제 5판

공중보건학

PUBLIC HEALTH | 5th Edition

이규식 · 김미정 · 김채봉 · 박남수
오지영 · 전상남 · 현숙정 · 황성완 공저

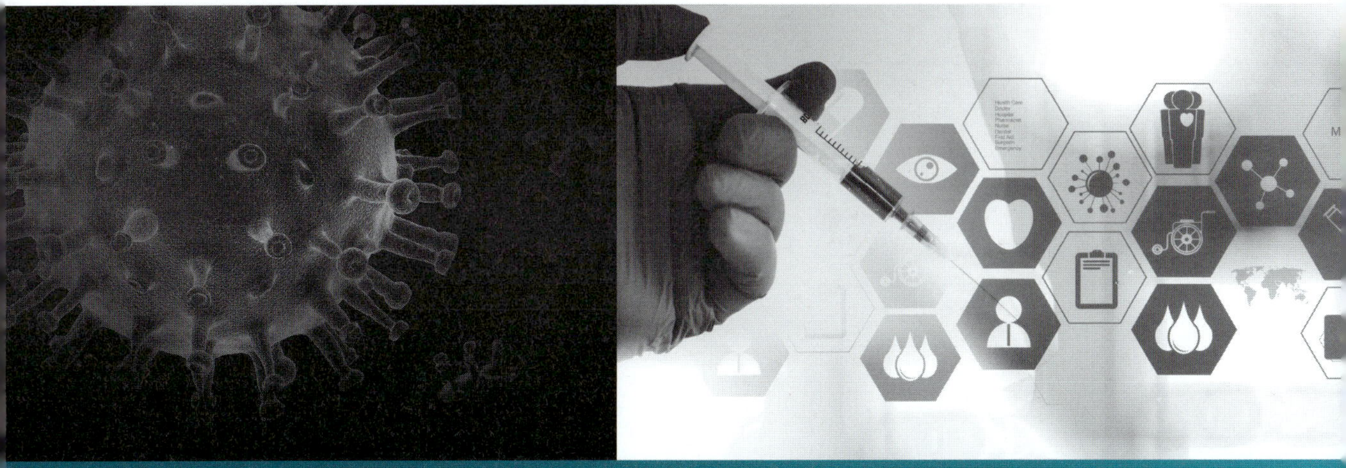

계축문화사

머리말 Preface

코로나가 끝나고 1년이라는 시간이 흘렀다. 코로나와 같은 새로운 환경이 우리에게 맞닥드리지 않아야 하겠지만 이제는 코로나와 같은 불확실한 상황이 와도 새롭게 대처하지 않을까 하는 자신감을 가질 수 있는 것 같다. 다만, 아직도 자연 앞에서 인간이 매우 나약함을 인정하고, 자연과 더불어 살 수 있는 방법을 찾는 것이 우리에게 주워진 숙제가 아닌가 생각된다.

초판을 출간하고 벌써 5판을 발간하면서 10년이라는 시간이 흘러왔다. 지속적으로 개정 작업을 하면서 최신의 내용을 담으려고 노력하였지만 아직도 부족함을 느낀다.

본서는 크게 3편으로 구분되어 있고, 제1편에서는 『공중보건학의 이해』와 관련해서 '건강과 건강증진', '공중보건'으로 구성되어 있고, 제2편에서는 『역학 및 질병관리』에 대해서 '역학', '보건통계와 국가보건통계', '감염병 및 기생충 질환 관리', '만성질환 및 손상관리'로 구성되어 있으며, 제3편에서는 『보건관리』 측면으로 '보건행정', '의료보장과 의료공급체계', '보건교육', '인구보건', '환경보건', '산업보건', '보건영양', '영영별 보건 – 학교보건, 노인보건, 정신보건, 모자보건'으로 구성되어 있다. 책의 분량이 많아지는 부담을 줄이고, 최신의 데이터로 변경을 해야 하는 경우를 대비해서 시범적으로 제2편의 보건통계와 국가보건통계에 QR코드를 삽입하였다. 여러분들의 반응 여부에 따라서 앞으로 새로운 시도를 더 할 예정이니 많은 의견 주시기 바란다.

본서를 출판하게 도움을 주신 계축문화사 편집부 여러분들께 지면을 통해서 감사의 마음을 전하고자 하며, 본서를 보시는 모든 독자들에게 행운이 있기를 바란다.

2024. 12

저자 일동

차례 Contents

제1편 공중보건학의 이해

제1장 건강과 건강증진 ······ 3

1. 건강의 개념과 건강결정요인 4
2. 건강증진의 개념과 접근전략 6
3. 국민건강증진종합계획 11
4. 지역사회 통합건강증진사업 15

제2장 공중보건 ······ 21

1. 공중보건학의 개념 22
2. 공중보건의 영역 23
3. 공중보건학의 역사 25
4. 일차보건의료 30

제2편 역학 및 질병관리

제1장 역학 ······ 37

1. 역학의 개념 38
2. 질병발생 원인과 유행 기전 39
3. 역학적 연구 접근단계 및 방법 42

제2장 보건통계와 국가보건통계 ······ 55

1. 보건통계 56
2. 보건지표 및 보건통계 58

3. e–나라지표 59
4. 국가승인통계 65
5. 병원통계 66

제3장 감염병 및 기생충 질환 관리 ········· 69
1. 감염병 관리의 발전사 70
2. 감염병의 유행요인 71
3. 감염병의 생성과정 72
4. 감염병의 역학적 특성 및 관리 81
5. 필수예방접종 84
6. 검역 86
7. 급성 감염병 관리 87
8. 만성 감염병 관리 96
9. 기생충 질환 관리 102

제4장 만성질환 및 손상관리 ········· 111
1. 만성질환의 관리 112
2. 손상관리 138
3. 응급처치 147

제3편 보건관리

제1장 보건행정 ········· 167
1. 보건행정의 개관 168

2. 우리나라의 보건행정조직 177
3. 조직 및 인사행정 184
4. 보건기획 및 정책 192
5. 세계의 보건기구 200

제2장 의료보장과 의료공급체계 ······ 207
1. 의료보장의 개념과 원리 208
2. 초기 의료보장제도의 등장 209
3. 2차 세계대전 이후 의료보험제도의 개혁 212
4. 의료보장의 구성요소 215
5. 의료보장과 의료공급체계 219
6. 우리나라 의료보험제도의 개요 222

제3장 보건교육 ······ 231
1. 보건교육의 개념 232
2. 보건교육 이론 234
3. 보건교육방법 236
4. 보건교육사 238

제4장 인구보건 ······ 245
1. 인구의 개념 246
2. 인구에 관한 이론 246
3. 인구의 변화 이론 248
4. 인구 지표 251
5. 인구 현황 253
6. 인구문제와 인구정책 259

7. 세계 및 우리나라의 인구 262

제5장 환경보건 ········ 267

1. 기후와 일광 268
2. 환경보건 276
3. 환경성질환 288
4. 환경보건의 역사 및 환경오염 290
5. 생활오염 298
6. 물리적 요인 321
7. 환경위생 326
8. 직업병(직업성질환) 327

제6장 산업보건 ········ 333

1. 산업보건의 이해 334
2. 근로자 보건관리 336
3. 산업재해 337
4. 직업병 340
5. 산업안전 348

제7장 보건영양 ········ 353

1. 보건영양의 개념 및 중요성 354
2. 보건영양의 영역 355
3. 보건영양자료 369
4. 우리나라 보건영양관련사업 및 정책 372

제8장 영역별 보건 ········· 377
1. 학교보건 378
2. 노인보건 388
3. 정신보건 396
4. 모자보건 407

찾아보기 ········· 423

제 1 편

공중보건학의 이해

1장 건강과 건강증진

2장 공중보건

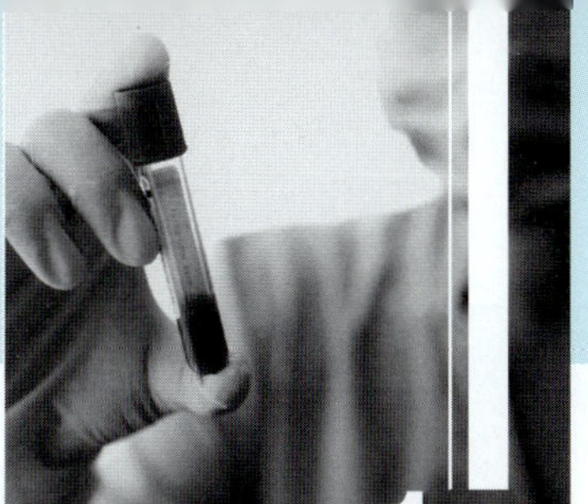

제 1 장 건강과 건강증진

개 요

현대 산업사회로 발전하면서 경제적 발전과 함께 국민의 건강수준이 크게 향상된 것은 사실이나, 산업화와 도시화에 따른 환경오염의 증대 및 인구의 고령화와 함께 생활양식의 변화 등으로 만성퇴행성 질환 중심의 상병구조의 변화, 이로 인한 의료비 증가 등의 문제가 대두되게 되었으며, 점차 삶의 질 향상에 대한 관심도 높아져가고 있다.

이러한 건강에 대한 개념과 건강문제의 변화로 인해 개인을 주 대상으로 개인의 책임하에 이루어지는 변화에 초점을 두고 시행되어 왔던 재래의 건강증진방법에 대한 근본적인 변화가 요구되고 있다. 질병발생 후 치료에 의존하는 의료적 접근의 소극적인 대응이 아니라 질병발생 이전에 개인의 생활양식 변화와 환경조성을 위한 접근에 더 많은 비중을 두어야 한다.

건강증진은 개인의 건강생활 실천능력 제고뿐 아니라 법·제도·공공정책 등의 사회지원체계가 건강 친화적으로 구축되도록 하는 데 초점을 두고 있는 국민건강의 새로운 패러다임이다. 건강증진의 목표는 비용 효과적이며 지속가능한 방법으로 자가 건강관리(self-care) 능력을 향상시키고, 개인이나 지역사회가 가지고 있는 건강 잠재력을 최대한 이끌어 내도록 역량을 강화함으로써 건강한 수명을 연장하고, 만성질환 증가로 인한 국가의 경제·사회적 부담을 경감시키고자 하는데 있다.

이 장에서는 건강과 건강증진의 개념에 대한 이해를 바탕으로 건강증진을 위한 원칙과 접근전략에 대하여 구체적으로 학습한다.

학습목표

1. 건강 및 건강결정요인의 개념에 대해 설명할 수 있다.
2. 건강증진의 개념과 접근전략을 설명할 수 있다.
3. 오타와 선언과 상하이 선언에서 채택한 건강증진전략을 설명할 수 있다.
4. 국민건강증진종합계획의 의의와 기본틀을 설명할 수 있다.

1 건강의 개념과 건강결정요인

1.1 건강(Health)

건강의 정의는 시대와 역사의 변천에 따라 변화하여 왔으며 또한 같은 시대라 할지라도 개인이나 집단의 문화적 상태에 따라 다르다.

WHO(1948)에서는 건강을 단순히 질병이 없고 허약하지 않은 상태만을 의미하는 것이 아니고 육체적, 정신적, 사회적 안녕이 완전한 상태로 정의하고 있다.

과거에는 건강과 질병이라는 이분법적 사고로 인해 질병이 없는 상태를 건강으로 인식하여, 환자 개개인과 고위험군에 대해 관심을 두고 질병에 대한 예방대응능력이 아닌 특정질환과 그 원인에 대한 대책을 개발해왔다.

그러나 인간의 건강은 계속 변화하는 외부 생활환경의 자극으로부터 적응 또는 저항하여 생리적인 항상성을 유지하고 있다. 건강과 불건강은 유동적으로 변화하는 상태이기 때문에 인간의 건강상태는 최고의 건강(peak wellness)에서 죽음 직전 최저의 건강(extreme poor health)까지의 연속선상에서 변화하는 것이다. 이 때문에 건강은 질병상태에서부터 최적의 건강상태에 이르는 하나의 연속선으로 표현되고 있으며, 이러한 연속선에서 인간의 건강수준은 매일 다양하게 변화되어질 수 있다.

인간이 일상생활에서 효율적으로 대처하고 기능하는 것을 건강상태라 한다면 적절히 대처하지 못하거나 통합하지 못하는 것을 불건강상태라 할 수 있으며, 인체가 완전히 회복 불가능한 장애를 받으면 사망하게 된다.

현재는 건강과 질병의 연속선에 대한 이해를 바탕으로 건강을 유지하고 증진할 수 있는 방향으로 점차 신체적, 정신적, 사회적 등 많은 영역들이 통합된 단계로 다양화되고 있음을 알 수 있으며, 사람은 자신에게 가능한 최적의 수준이 각기 다르므로, 최적의 건강상태를 유지하기 위한 적극적인 건강행위(health behavior)가 요구되고 있다.

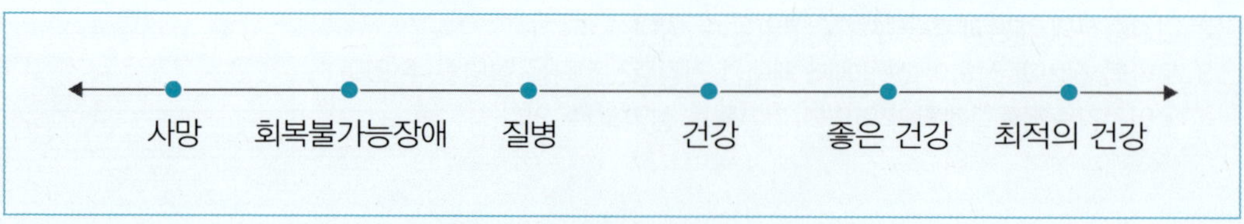

그림 1-1 건강 불건강의 연속선

WHO에서는 각 개인의 건강을 최고 수준으로 향유함은 민족, 종교, 정치 이념, 경제 · 사회적 상태를 초월해서 누구나 받아야 할 기본적인 권리(건강권)라고 표명하였으며 이에 대한 국가적 책임에 대해 언급하고 있다.

1.2 건강결정요인(Determinants of Health)

건강을 유지하고 증진시키기 위해서는 건강에 영향을 미칠 가능성이 있는 요인의 파악이 중요하다.

과거에는 생물의학적 요인들이 주로 질병을 유발하는 요인으로 파악되어 이에 대한 의학적 접근이 이루어졌다.

1974년 캐나다 라론드 보고서에서는 건강장(health field)을 생물학적 요인, 환경적 요인, 생활습관 및 보건의료서비스의 4가지로 제시하였으며, 보우포드(Boufford, 2003)는 이러한 요인들을 각각 개인의 유전적, 생물학적 요인(20%), 환경적 요인(20%), 개인의 생활습관(50%), 보건의료서비스(10%) 등으로 구분하여 설명하였다.

유럽에서는 사회적 결정요인(social determinants of health)의 개념이 등장하였다. WHO 유럽본부에서는 1998년 처음으로 9개의 사회적 결정요인을 정하였으나 2003년 social gradient, stress, early life, social exclusion, work, unemployment, social support, addiction, food, transport를 사회적 결정요인으로 열거하고 있다(WHO, 2003; 이규식 2015 재인용).

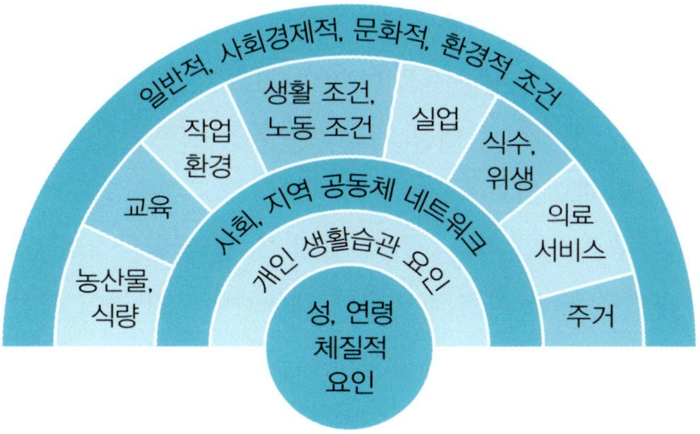

그림 1-2 건강결정요인 모형

자료 : 화이트헤드와 달그랜(1991)

2 건강증진의 개념과 접근전략

2.1 건강증진의 개념

건강의 개념이 과거 생존을 위한 질병치료와 예방 목적에서 벗어나 일상적인 삶의 수단, 자원이라는 관점에서 신체적 능력 뿐만 아니라 사회와 개인이 보유하고 있는 역량까지 강조하는 적극적 개념으로 전환되고 있다. 또한 건강에 영향을 미치는 요인들이 생활습관외 다양한 사회 · 경제 · 문화적 환경을 포함하고 있기 때문에 이러한 건강개념의 변화에 따라 건강증진의 개념도 변화하고 있다.

초기 질병발생을 막으려는 소극적 입장의 예방에서 건강수준을 현재보다 나은 수준으로 증진시켜 보려는 적극적인 입장으로 전환되었다. 건강증진은 보건 분야의 책임을 규정할 뿐만 아니라 건전한 생활습관에서 안녕한 상태로의 발전까지 포괄하고 있는 개념이라 할 수 있다.

오타와 헌장(1986)에서는 건강증진이란 사람들이 자기의 건강에 대한 관리를 증가시켜 건강을 개선할 수 있는 능력을 배양하는 과정이라 정의하였다. Beattie(1991)는 건강증진이 개인과 지역사회의 모든 측면을 다루며 좋은 건강습관의 발현 및 유지 그리고 전도에 필요한 환경적, 법적 변화를 위한 모든 시도와 보건교육을 포함한다고 정의하고 있으며, Tannahill(1985)은 건강증진이란 건강교육, 질병예방, 건강보호 등을 통하여 좋은 건강습관을 유지 향상시키고 나쁜 건강습관을 예방하기 위한 일련의 노력으로 구성되어 있다고 주장하였다.

세계보건기구(1998)에서는 건강증진을 개인의 기술이나 능력을 향상시키는 활동뿐만 아니라 사회적 · 환경적 · 경제적 상태를 개선하는 활동을 포함하는 포괄적인 사회적이고 정치적인 과정으로 정의하고 있다.

건강증진은 현재 인구구조의 변화, 만성질환의 증가, 생활환경의 변화, 건강문제에 대한 능동적 대응 요구라는 제반 환경의 변화에 대응하여 사람들이 자신의 건강을 관리하고 향상시킬 수 있는 능력을 함양하는 과정이다. 따라서 육체적, 정신적, 사회적 안녕상태에 도달하기 위해 개인이나 집단이 건강에 대해 인식하고, 요구를 충족하며, 환경에 대처하거나 변화해 나가야만 한다.

2.2 건강증진 접근전략

건강증진을 위한 접근전략으로는 과거 전염성 질환, 의료체계의 정비, 질병의 예방과 치료라는 질병관리적 건강관리에서 벗어나 생활습관성 만성질환과 손상에 대한 관심, 건강한 환경의 구축, 다양한 건강결정요인의 관리, 건강한 공공정책의 수립, 다양한 부문과의 연계와 적극적 참여 등과 같은 개인, 조직 환경, 지역사회 및 국가 정책수준을 모두 포괄하는 사회생태학적 접근으로 전환되고 있다.

1) 오타와 헌장의 건강증진 전략

오타와 헌장(1986)에서는 건강증진의 핵심전략을 주창(advocacy), 역량강화(enabling), 중재(mediate)로 제시하였고, 5가지 구체적인 실행전략을 권고하였다.

첫째, 주창(advocacy)이다. 건강증진의 중요성을 주장하고, 전파하며 홍보하고, 근거를 찾아 설명하고, 같은 신념을 가진 사람들을 모아서 세력화하는 일 등이다. 국가정책의 우선순위로 상정하고 사회분위기를 바꾸는 일이다.

둘째, 역량강화(enabling)이다. 전통적인 건강을 위한 보건의료는 전문가가 제공하는 것이었다. 그러나 건강을 유지 · 향상하는 일은 의료인에게 의료를 제공받는 것으로는 부족하고 본인의 역할이 중요하다는 점이 강조되었다. 본인이 스스로 할 수 있도록 교육하고 태도를 변화시키고 할 수 있는 능력을 강화해야 문제를 해결할 수 있게 되었다. 따라서 본인 스스로 할 수 있도록 개인의 능력을 향상시키는 역량강화(enabling)가 가장 중요한 내용으로 변화되었다. 전문가가 제공하는 보건의료서비스에서 전문가는 상담, 교육, 정보제공 등으로 개인의 역량을 높여주고 질병예방관리의 많은 부분을 스스로 하는 건강증진활동으로 해결하도록 하는 것과 같이 질병관리의 패러다임 변화가 요구되고 있다.

셋째는 중재 : 부문 간 소통과 협력(mediate)이다. 개인적 수준에서의 건강증진을 위한 노력은 한계가 있다. 건강의 사회적 결정요인과 같이 직업, 주거, 소득에 차이가 있고 사회적 위치에 따라 개인이 노력으로는 불가능한 부문이 많기 때문에 지역사회 보건정책과 모든 정책에 건강을 우선하는 정책(Health in All Policies)으로의 발전이 요구되고 있다. 부문간 소통과 협력은 건강증진을 사회적 문제로 인식하고 건강증진을 위해 사회 각 부문에서 협조하기 위한 중요한 수단이다.

오타와 헌장에서 제시한 건강증진을 위한 구체적인 실행전략은 다음과 같다.

(1) 건강한 공공정책 수립(Build healthy public policy)

건강증진은 보건의료보다 포괄적이며, 모든 정책은 건강에 미칠 영향을 고려하여 결정되어야 한다. 건강과 소득 등과 관련된 사회정책은 형평성 문제와 밀접하게 연관되어 있으므로 이들 정책들이 상호 유기적인 결합이 요구된다. 또한 건강증진정책은 건강에 긍정적인 영향을 미칠 수 있는 공공정책의 입안에 방해되는 요소를 개선시켜 건강에 대한 접근성을 높일 수 있는 방안을 강구하여야 한다.

(2) 지원 환경 조성(Create supportive environments)

우리가 생활하고 있는 사회는 매우 복잡하게 얽혀 있으며, 건강은 다른 가치와 분리해서 생각할 수 없다. 도시화와 같은 급변하는 환경이 건강에 미치는 영향을 체계적으로 평가해 나가면서 건강에 이익을 주는 요소들을 강화시켜 나가야 한다. 따라서 인간과 인간을 둘러싼 주위 환경과의 연관 속에서 건강을 바라보는 사회-생태학적 접근이 요구되며 이러한 환경을 건강을 지원할 수 있도록 조성하고 유지하는 노력이 필요하다

(3) 지역 역량 강화(Strengthen community actions)

건강증진사업은 우선순위결정, 의사결정, 기획 전략과 지역사회 건강 향상에 대한 중재를 통해 근거기반으로 효과적으로 지역 역량을 키워 나가야 한다. 이 때 무엇보다 중요한 것은 지역사회 스스로 자신들의 열정과 비전을 수립해서 추진할 수 있도록 자율을 부여하는 것(empowerment)이다. 지역사회가 자조 능력과 사회적 지원을 함양하기 위해 기존 인적 및 물적 자원을 잘 활용해야 하고 공적 참여와 보건사업의 방향을 강화할 수 있도록 체계를 갖춰 나가야 한다. 이를 위해서는 포괄적이고 지속적인 정보 제공, 다양한 보건사업 중재프로그램의 제공 및 예산 확보가 필요하다.

(4) 개인 역량 개발(Develop personal skills)

건강증진사업은 정보제공, 보건교육, 생활습관 개선 등 개인으로서 사회인으로서 능력을 키울 수 있도록 지원해 나가야 한다. 이 때 개인이 자신의 건강과 주위 환경을 관리하고 건강을 향상시킬 수 있는 (일상의) 선택을 잘 할 수 있도록 해야 한다. 생애주기별 특성을 이해하고, 이는 학교, 가정, 직장 그리고 지역사회 등 주어진 환경과의 조화를 충분히 고려해야 한다.

(5) 보건의료체계 개선(Reorient health services)

건강증진사업 주체는 사회구성원, 지역사회, 보건 전문가, 보건의료서비스 조직과 정부 모두가 되어야 한다. 현재의 보건의료체계가 단순히 임상과 치료서비스를 제공하는 차원에서 벗어나 건강을 증진시키는 데 관심을 가지고 참여할 수 있도록 유기적으로 협력해 나가야 한다. 이를 위한 개인과 지역사회의 요구 그리고 보건 부문과 사회, 정치, 경제 및 물리적 환경 등 부문간 채널을 확보하도록 지원해 나가야 한다.

2) 상하이 선언의 건강증진 전략

오타와 선언 후에 7번의 건강증진 국제회의가 개최되었다. 제2차 아델레이드 회의(1988)에서 '공중보건정책에 대한 권고,' 제3차 선즈볼 회의(1991)에서 '건강을 지지하는 환경조성', 제4차 자카르타 회의(1997)에서 '새 시대의 새로운 역할 21세기의 건강증진선언', 제5차 칸쿤 회의(2000)에서 '건강증진 아이디어를 행동으로 하는 장관선언'을 채택하였고, 제6차 방콕 회의(2005)에서는 '세계화와 건강증진, 건강의 사회적 결정요인에 대한 방콕헌장'을 채택하였다. 제7차 나이로비 회의(2009)에서 '정책과 시행을 일치', 제8차 헬싱키 회의(2013)에서는 '모든 정책에 건강을 우선'의 의제를 발표하였다.

제9차 상하이 회의(2016)에서는 'UN의 2030년까지 세계의 지속가능성을 위한 과제에서 건강증진의 역할을 선언하고, 건강도시에 관한 상하이 합의서를 채택하였다. 지속가능한 발전의 본질이 되는 것은 "건강"과 "웰빙"임을 인식하고, 지속가능발전을 위한 모든 활동을 통해 건강증진을 달성하고자 하였다.

WHO는 건강을 증진하고, 지속가능 발전을 도모하기 위한 3대 전략으로 ① 좋은 거버넌스(Good governance for health), ② 건강도시, ③ 건강정보 이해능력을 선정하였다.

표 1-1 상하이 선언의 건강증진 3대 전략

좋은 거버넌스	건강한 도시와 공동체	건강정보 이해능력
• 건강을 보호하고 안녕을 증진할 수 있는 시스템 구축	• 다른 도시정책과 상호 도움이 되는 정책을 우선 선택	• 건강정보 이해능력이 건강의 핵심적 결정요인임을 인정
• 보편적 의료보장 도입	• 사회 혁신과 양방향 기술의 활용	• 건강정보 이해능력을 개선할 수 있는 국가적 · 지역적 전략 마련
• 국제 문제해결 가능한 글로벌 거버넌스 강화	• 사회적 평등과 포용 추구	• 시민의 자가 건강관리 능력 향상
• 전통의학의 가치 고려	• 보건 · 복지 서비스의 형평성 재정립	• 건강한 선택을 장려하는 소비환경 조성

(1) 건강을 위한 좋은 거버넌스 구축(Good governance for health)

건강에 중요한 영향을 미치는 모든 건강결정요인, 특히 사회적, 경제적 및 환경적 요인들과 일상생활의 여러 여건 들을 적절하게 다루기 위해서는 이에 대한 정치적 리더십 뿐만 아니라 좋은 거버넌스 구축이 필요하다. 우선, 모든 정책에서 건강을 고려한 접근(Health in All Policies, HiAP)으로 여러 부문 간에 정책의 일관성을 갖고 보다 통합 조정된 노력이 필요하며, 정부부서의 다 부문 간 참여 및 협력 뿐만 아니라 지역사회, 시민사회 및 비정부기관, 민간기업 등 사회의 여러 부문이 참여하는 접근이 이루어져야 한다.

'건강을 위한 좋은 거버넌스' 구축과 관련한 구체적 실행전략은 건강을 보호하고 안녕을 증진할 수 있는 시스템 구축, 보편적 의료보장 도입, 국제간 문제해결을 위한 글로벌 거버넌스 강화, 전통의학의 중요성과 가치 고려 등이다.

(2) 건강한 도시와 지역사회(Healthy cities and communities)

건강은 일상생활이 이루어지는 학교, 집, 이웃, 직장 등 생활터 속에서 형성된다. 도시의 물리적 및 사회적 환경을 지속적으로 조성하고 개선해가며, 지역사회 자원을 확충해가서, 주민들이 상호지원하면서 일상생활에서의 모든 역할 수행과 최대한의 잠재력 발휘가 가능하도록 하는 것이 필요하다. '건강한 도시 및 지역사회' 접근과 관련한 구체적 실행전략은 다른 영역의 도시정책과 상호 도움이 되는 정책을 우선 선택, 사회 혁신과 양방향 기술의 활용, 사회적 평등과 포용 추구, 보건 · 복지 서비스의 형평성 재정립이다.

(3) 건강정보 이해활용능력 향상(Health literacy)

건강정보 이해활용능력은 개인이 자신과 가족, 지역사회를 위해 '건강을 증진시키고 좋은 건강수준을 유지하는 방법에 대한 정보 접근성을 갖고, 이해하며 이용하는 개인의 능력'을 말한다. 건강정보 이해활용능력은 개인의 건강을 위한 자원일 뿐만 아니라 지역사회의 자원으로, 인구집단 내 높은 수준의 건강정보 이해활용능력은 지역사회가 건강의 사회적 결정요인들을 다루고 관리하는데 참여하는 것을 가능하게 한다. 건강정보 이해활용능력 향상을 위한 접근과 관련한 구체적 실행전략은 건강정보 이해능력이 건강의 핵심적 결정요인임을 인정, 건강정보 이해능력을 개선할 수 있는 국가적 · 지역적 전략 마련, 시민의 자가 건강관리 능력 향상, 건강한 선택을 장려하는 소비환경 조성이다.

3 국민건강증진종합계획

정부는 국민건강증진법에 따라 질병 사전 예방 및 건강증진을 위한 중장기 정책 방향을 제시하고자 국민건강증진종합계획을 수립하고 있다. 국민건강증진종합계획은 건강정책의 총괄목표를 달성하기 위해 다른 법령에 따른 건강증진 관련 정책을 체계적으로 연계하는 계획으로, 건강정책의 문제점과 미래 여건 변화에 대처하기 위한 국가차원의 비전과 목표를 설정하고 실천전략을 제시하며, 정부와 지방자치단체의 세부과제별 종합계획 및 연간 실행계획을 일관성 있게 수립하기 위한 지침이다.

3.1 국민건강증진종합계획 추진 경과

2002년부터 10년 단위로 계획을 수립하고, 5년마다 보완계획을 마련하여, 현재까지 총 4차례 종합계획을 수립 · 시행하며 효율적인 운영 및 목표 달성을 위해 모니터링, 평가, 환류하고 있다

표 1-2 국민건강증진종합계획 연차별 자료

구분	시기	주체	구성내용	비전
HP 2010	1차계획 (2002~2005)	보건복지부	6개 분야 39개 사업 40개 목표	75세의 건강장수 실현이 가능한 사회
	2차계획 (2006~2010)	보건복지부 한국보건사회연구원	4개 분야 24개 과제 108개 사업 244개 성과지표	온 국민이 함께 하는 건강세상
HP 2020	3차계획 (2011~2015)	보건복지부 한국건강증진개발원	6개 분야 32개 과제 140개 사업 405개 성과지표	온 국민이 함께 만들고 누리는 건강세상
	4차계획 (2016~2020)	보건복지부 한국건강증진개발원	6개 분야 27개 과제 140개 사업 357개 성과지표	
HP 2030	5차계획 (2021~2030)	보건복지부 한국건강증진개발원	6개 분야 28개 과제 83개 사업 400개 성과지표	모든 사람이 평생 건강을 누리는 사회

3.2 제5차 국민건강증진종합계획 2030

모든 사람이 평생 건강을 누리는 사회

건강수명 연장, 건강형평성 제고

기본원칙

1. 국가와 지역사회의 모든 정책 수립에 건강을 우선적으로 반영한다.
2. 보편적인 건강수준의 향상과 건강형평성 제고를 함께 추진한다.
3. 모든 생애과정과 생활터에 적용한다.
4. 건강친화적인 환경을 구축한다.
5. 누구나 참여하여 함께 만들고 누릴 수 있도록 한다.
6. 관련된 모든 부문이 연계하고 협력한다.

건강생활실천	정신건강관리	비감염성질환 예방관리
• 금연 • 절주 • 영양 • 신체활동 • 구강건강	• 자살예방 • 치매 • 중독 • 지역사회 정신건강	• 암 • 심뇌혈관질환 • 비만 • 손상
감염 및 기후변화성 질환 예방관리	**인구집단별 건강관리**	**건강친화적 환경 구축**
• 감염병 예방 및 관리 • 감염병 위기 대비 · 대응 • 기후변화성 질환	• 영유아 • 아동 · 청소년 • 여성 • 노인 • 장애인 • 근로자 • 군인	• 건강친화적 법제도 개선 • 건강정보 이해력 제고 • 혁신적 정보기술의 적용 • 재원마련 및 운용 • 지역사회 자원 확충 및 거버넌스 구축

그림 1-3 제5차 국민건강증진종합계획 2030 기본틀

1) 비전과 총괄목표

"모든 사람이 평생 건강을 누리는 사회"를 만든다는 비전 아래, 건강수명의 연장과 소득 간, 지역 간 건강 격차를 줄이는 건강형평성 제고를 총괄목표로 정했다.

(1) 건강수명

2018년 기준 70.4세인 건강수명을 2030년까지 73.3세로 연장하는 것을 목표로 한다.

(2) 건강형평성

소득 수준 상위 20%와 하위 20%의 건강수명 격차를 2030년까지 7.6세 이하로 낮춘다. 지자체 건강수명의 상위 20%와 하위 20%의 격차를 2030년까지 2.9세 수준으로 낮춘다('18년 기준 2.7세).

2) 기본원칙

(1) 국가와 지역사회의 모든 정책 수립에 건강을 우선적으로 반영

건강의 사회적 결정요인(Social Determinants of Health)을 확인하고, 건강증진과 지속가능 발전을 도모하기 위한 다부처 · 다분야 참여를 추진한다. 모든 정책에서 건강을 우선적으로 고려(Health in All Policies)하는 제도 도입을 지향한다.

(2) 보편적인 건강수준 향상과 건강형평성 제고를 함께 추진

중점과제별로 특히 취약한 집단 · 계층을 확인하고, 이들에게 편익이 돌아갈 수 있도록 정책목표와 우선순위를 설정한다. 세부사업 및 성과지표 선정 시 기본적으로 성별 분리 지표를 설정하고, 소득 · 지역 등 건강의 사회적 결정요인에 따른 격차 감소를 고려한다.

(3) 모든 생애과정과 생활터에 적용

영유아 · 아동 · 청소년 · 성인 · 노인 등 생애주기별 단계와 학교 · 군대 · 직장 등 생활터 내에서 적절한 건강 정책이 투입될 수 있도록 정책을 설계한다.

(4) 건강친화적인 환경 구축

모든 사람이 자신의 건강과 안녕(well-being)을 위한 잠재력을 최대한 발휘할 수 있는 사회적 · 물리적 · 경제적 환경을 조성한다.

(5) 누구나 참여하여 함께 만들고 누릴 기회 보장

전문가 · 공무원뿐만 아니라 일반 국민의 건강정책 의견 수렴 및 주도적 역할을 부여하고, 관련된 모든 부문이 연계하고 협력한다. SDGs 등 국제 동향과 국내 분야별/지역별 건강정책과의 연계성 확보, 향후 분야별/지역별 신규 계획 수립 시 지침으로 기능한다.

3) 분과별 추진 과제

표 1-3 제5차 종합계획 분과별 중점과제

분과명	중점과제	개요
건강생활실천	금연	• 부담금 인상, 광고 없는 담뱃갑 도입 등 규제 강화 • 미래흡연 고위험군 흡연예방
	절주	• 주류광고 규제 대상 확대 • 공공장소 음주규제 입법화
	영양	• 영양플러스 확대 • 간편식 영양표시 의무화
	신체활동	• 건강친화기업 인증제 • 건강인센티브제 도입
	구강건강	• 아동 · 장애인 치과주치의 • 생활터별 구강위생 강화
정신건강관리	자살예방	• 고위험군 발굴관리
	치매	• 치매안심센터 기능강화 등 치매 친화적 환경조성
	중독	• 조기개입 및 지원강화로 정신건강 서비스이용률 제고
	지역사회 정신건강	• 일차의료기관과 정신과 연계 • 권역 트라우마센터 확대
비감염성 질환 예방관리	암	• 검진항목 주기 등 국가 암 검진 개선 타 만성질환과 연계 협력 강화
	심뇌혈관 질환	• 일차의료 만성질환관리 내실화 • 지역심뇌혈관질환센터지정
	비만	• 대상자별 비만예방 • 학교 · 학원주변 비만유발환경 개선
	손상	• 손상감시체계 통합시스템 • 손상예방관리법 제정

분과명	중점과제	개요
감염 및 기후 변화성 질환 예방 관리	감염병 예방	• 결핵 이동검진 • 에이즈 검진 강화
	감염병 대응	• 전자검역체계 구축 • 국가예방접종지원 질 강화
	기후변화성 질환	• 기후보건영향평가
인구 집단별 건강 관리	영유아	• 고위험 산모 신생아 의료체계 개선 • 영유아 검진 확대
	아동청소년	• 맞춤형 건강증진 교육
	여성	• 임신고민여성 지원 • 취약 여성 건강보호
	노인	• 방문건강관리사업 고도화 • 방문진료 활성화
	장애인	• 장애친화 검진기관 확대 • 장애친화 산부인과
	근로자	• 과로사 고위험군 지원
	군인	• 군 특성별 건강서비스 • 군 내 감염병 대응강화
건강 친화적 환경 구축	건강친화적 법 · 제도 개선	• 건강영향평가 도입
	건강정보 이해력 제고	• 건강정보이해력 실태조사 • 건강정보 종합 포털
	혁신적 정보기술 적용	• 스마트 건강관리서비스 • 건강관리서비스 인증제
	재원 운용 등	• 건강증진부담금 재정건정성 확보
	지역사회 자원확충 등	• 주민건강센터 확충

최종목표를 달성하기 위해 건강결정요인별로 우선적으로 달성해야 하는 정책목표를 분과로 선정하고 각 분과내에서 우선적으로 추진해야 하는 과제를 선정하였다. 총 6개 분과에 걸친 28개 중점 과제를 마련하고, 400개의 성과지표를 설정하였으며, 그 중 건강수명과 건강형평성에 핵심적으로 기여하는 64개 지표를 대표지표로 선정하였다.

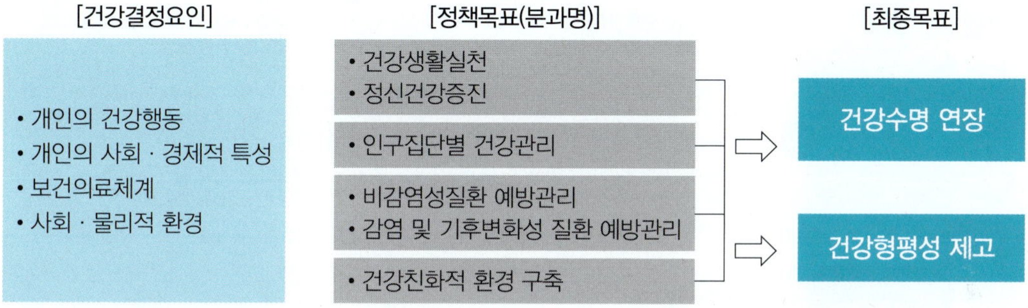

4 지역사회 통합건강증진사업

4.1 지역사회 통합건강증진사업의 개념과 구성요소

1) 지역사회 통합건강증진사업 개념

보건복지부에서는 2013년부터 기존 전국을 대상으로 획일적으로 실시하는 국가 주도형 사업방식에서 벗어나 지자체가 지역사회 주민을 대상으로 실시하는 건강생활실천 및 만성질환 예방, 취약계층 건강관리를 목적으로 하는 사업을 통합하여 지역특성 및 주민수요에 맞게 기획 · 추진하는 사업으로 사업 영역간 경계를 없애고 주민 중심으로 사업을 통합 협력하여 수행하고 있다.

지역사회 통합건강증진사업의 목표는 지역사회 주민의 건강수준 향상을 위해 지자체가 주도적으로 지역별 다양한 특성과 주민 요구와 연계되는 건강증진사업을 발굴 수행하여 지역주민의 건강증진사업 체감도 및 건강행태를 개선시키는데 있으며, 중앙정부와 지방정부가 함께 노력하여 국민건강증진종합계획의 목표를 달성하고자 한다.

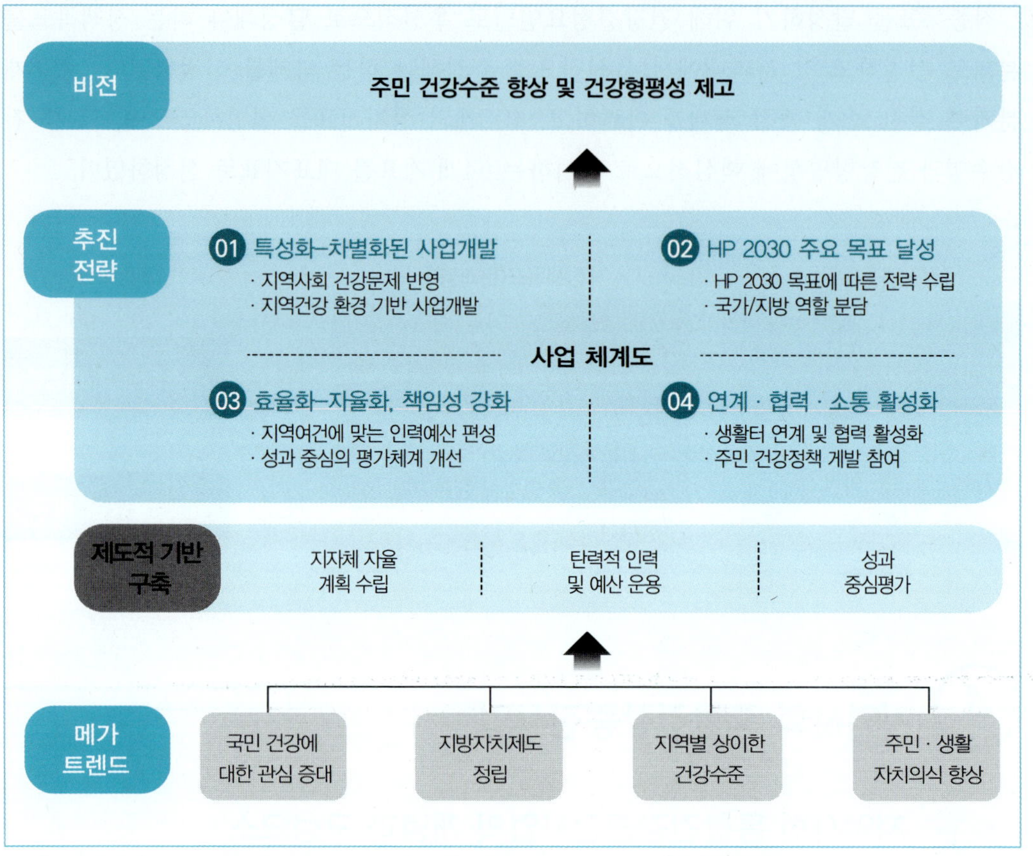

그림 1-4 지역사회 통합건강증진사업 비전 및 전략

2) 지역사회 통합건강증진사업 구성요소와 사업모형

지역사회 건강증진사업의 구성요소로 건강문제, 대상군, 수행방법 세 가지를 제시하고 있으며, 이를 다각적으로 고려하여 사업을 구성하고 추진하도록 권장하고 있다.

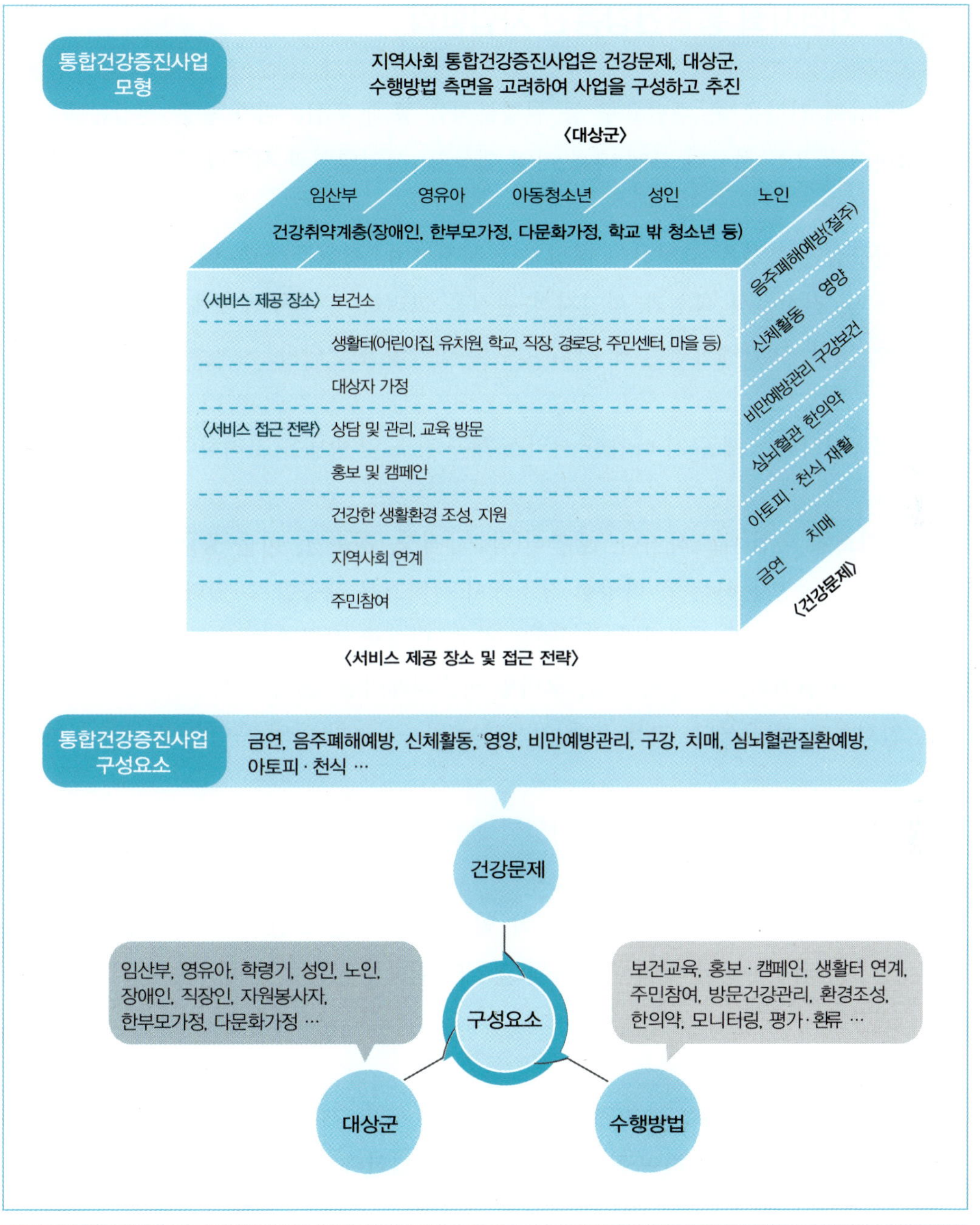

그림 1-5 지역사회 통합건강증진사업의 구성요소와 사업모형

4.2 지역사회 통합건강증진 사업방법

1) 지역사회 건강문제, 주민요구 등 현황분석을 통해 우선순위가 높은 건강문제를 선정하여 목표를 정하며 그에 따른 사업 대상자, 사업영역과 사업량 등을 선택한다.

- 인구집단 특성을 고려하여 대상자를 선정하며, 생애주기 뿐 아니라 성별 건강행태 및 건강문제 특성과 성인지적 관점을 고려하여, 음주폐해예방(절주), 신체활동, 영양, 비만예방관리 등 사업영역 및 전략을 선정한다.

2) 건강증진서비스 제공 시 다양한 서비스 제공 장소 및 방법을 고려하여 수행한다.

(1) 보건소에 직접 내소하거나, 생활터(학교, 직장, 경로당, 마을 등) 연계, 대상자 가정을 직접 방문하는 등 다양한 장소에서 서비스를 제공할 수 있다.
(2) 지역사회 주민과 직접대면이 어려운 경우, 다양한 비대면 방식으로 서비스 제공을 권장한다(전화, 문자, 동영상, 모바일 어플리케이션 등).
(3) 일회성이 아닌 상담, 교육 등과 연계되어 지속가능한 사업 운영을 위해 노력한다.

3) 보건소는 지역사회 내 건강증진사업의 총괄 · 조정 · 연계 역할을 수행한다.

- 보건소 내 · 외 자원의 효과적 파악 및 협력을 위한 보건소 주도의 '협의기구' 구성 · 운영과 다양한 지역사회 자원 및 네트워크를 활용한 연계 · 협력 사업 수행을 권장한다.

4) 대상자의 건강에 영향을 미치는 다양한 요인(개인, 개인 간, 조직/환경, 지역사회, 정책 수준 등)을 고려하여 포괄적인 전략을 수립한다.

(1) 개인 수준으로는 상담 · 교육 등, 개인 간 수준으로는 동아리와 같은 자조집단 · 건강지도자 형성 등, 지역사회 수준으로 홍보 및 캠페인 · 지역사회 자원연계 · 환경조성, 모니터링 등, 정책 수준으로 건강증진관련 조례제정 등의 다양한 접근전략을 활용한다.
(2) 지역사회 주민이 건강증진사업 기획에 참여하고, 점진적으로 사업 전 과정을 주도

하게 하여 지역사회 전반적 변화를 유도하는 주민 참여형 건강증진 전략을 수행할 수 있다.

[참고문헌]

김명 외 (2017), 보건교육과 건강증진, 서울 : 계축문화사

박윤형 (2016), 제9차 건강증진국제회의와 상하이 선언, 보건행정학회지 26(4), 243-245

배상수 (2012), 『건강증진의 이론과 접근방법』, 서울: 계축문화사

보건복지부, 한국건강증진개발원 (2021), 제5차 국민건강증진종합계획

이명순 (2018), UN 2030 의제 지속가능발전목표 달성과 세계수준의 건강증진노력, 보건교육건강증진학회지 35(4), 1-18

이주열 (2016), 공중보건학, 서울 : 군자출판사

Beattie A (1991), Knowledge and control in health promotion. In: Calnan M, Gabe J, Bury M (eds.), The Sociology of the Health Service. London, UL: Routledge

Boufford JI (2003), Assuring the public's health in the 21st century, ASTHO-NACCHO 2003 Joint Conference URL: http://www.astho.org/About/ASTHONACCHO-Joint-Council/ [accessed 2017-08-31]

Dahlgren G, Whitehead M (1991), Policies and Strategies to Promote Social Equity in Health. Stockholm, Sweden: Institute for Futures Studies

World Health Organization (2016), World Health Organization. Shanghai Declaration on promoting health in the 2030 Agenda for Sustainable Development. Proceedings of 9th Global Conference on Health Promotion; 2016 Nov 21-24; Shanghai, China. Geneva

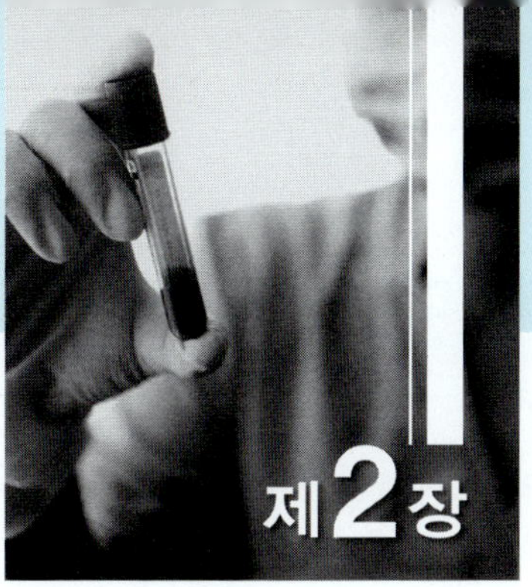

제 2 장 공중보건[1]

개 요

위생학(hygiene)은 원래 질병을 예방하고 건강을 유지·증진시키려는 과학으로 오래 전부터 존재해 왔다. 이 위생학은 희랍 신화에 나오는 아폴로(Apollo)의 아들인 Asclepius(의학의 신)의 딸 중 건강의 여신으로 불리우던 Hygieia(또는 Hygiea, Hyeia)에서 유래되었으며(Wikipedia), 기원 전 2세기경 이태리의 의학자 Galenus가 인간의 건강 유지·증진에 관한 학문으로 위생학이라는 단어를 처음 사용하게 되었다. 또한 이 단어가 위생이라고 번역된 것은 중국의 고서 『장자(壯子)』 중에 있는 위생이라는 말의 개념이 위생학의 개념과 같은 뜻으로 사용된 데서 비롯되었다.

초기의 위생학은 개인위생학(personal hygiene)에 중점을 두었으나 프랑스혁명을 기점으로 공중위생학이 발전하게 되었다. 또한 위생학을 협의의 위생학과 광의의 위생학으로 분류하는 경향이 있는데 협의의 위생학이란 환경위생학을 말하며 광의의 위생학은 소위 현대의 공중보건학을 말한다.

학습목표

1. 공중보건의 개념에 대해서 이해한다.
2. 공중보건학의 범위에 대해서 이해한다.
3. 공중보건학의 역사를 안다.

[1] 본문의 내용 중 ChatGPT를 활용하여 일부 내용을 수정하였음(2024.7.12)

1 공중보건학의 개념

공중보건학(public health)은 공공과 민간, 지역사회와 개인의 조직화된 노력과 정보의 선택을 통한 질병을 예방, 공중의 건강을 향상시키는 과학이다.

1) **개인위생** : 개인과 가정의 건강향상을 위한 생활환경의 개선 방법이다. 즉, 개인보건이 개인에 한정하여 손상된 신체적, 정신적 장애를 원상태로 되돌리거나 손상 부위를 최소화하는 개인 건강에 한하여 접근하는 방법

2) **공중보건** : 지역주민의 집단 건강을 발전시키기 위한 조직적 노력의 방법이다. 대상이 개인이 아니고 집단이다. 집단은 작게는 지역주민이 되고 크게 보면 국민 전체, 나아가서는 전인류를 뜻한다.

공중보건학에 대해 여러 학자들이 다양하게 정의하고 있으나 그 중 대표적인 윈슬로(Yale대학 교수, 1877~1957)의 정의를 보면

> Public health is the science and art of preventing disease, prolonging life and promoting human health through organized efforts and informed choices of society, organizations, public and private, communities and individuals.

"공중보건학이란, ① 환경위생, ② 감염병관리, ③ 개인위생에 대한 교육, ④ 질병의 조기발견과 예방적 치료를 위한 의료 및 간호사업의 조직, ⑤ 모든 사람에게 건강유지에 적합한 생활수준을 보장할 사회제도를 발전시키기 위한 조직화된 지역사회의 노력을 통하여 ㉠ 질병을 예방하고, ㉡ 수명을 연장하며, ㉢ 신체적·정신적 효율을 증진하기 위한 과학인 동시에 기술로 모든 시민으로 하여금 건강과 장수에 대한 천부적 권리(생득권)를 향유할 수 있도록 하는 데 있다"고 하였다.

공중보건학은 개인이 아닌 지역사회 주민전체를 대상으로 하고 있으며, 조직화된 지역사회의 노력을 통해 질병예방, 수명연장, 신체적 정신적 건강 및 효율의 증진을 목적으로 하는 과학이며 기술이다.

2 공중보건의 영역

공중보건은 역학, 생물통계학 및 건강서비스의 융합적 접근이 필요한 학문으로 환경보건, 지역사회보건, 행동 건강, 보건경제학, 공공정책, 보험 의학 및 산업안전보건을 포함한 중요한 하위분야이다. 즉, 공중보건학은 보다 나은 삶의 질을 추구하고 또한 건강 보호와 증진을 위해 인간집단의 불건강을 초래할 수 있는 모든 분야가 취급되어야 하므로 하나의 종합적 응용과학이라고 할 수 있고 그 범위는 역학 및 질병관리 분야, 환경보건 분야, 보건관리 분야로 대별할 수 있다.

(1) **역학 및 질병관리 분야 :** 전염병 및 비전염성 질환관리, 역학, 기생충 질병관리 등

(2) **환경보건 분야 :** 환경위생, 식품위생, 환경오염, 산업보건 등

(3) **보건관리 분야 :** 보건행정, 인구보건, 모자보건, 가족계획, 보건영양, 보건교육, 학교보건, 정신보건, 보건통계 등

공중보건학과 비슷한 학문으로 예방의학(preventive medicine), 위생학(hygiene), 사회의학(social medicine), 지역사회보건학(community health) 또는 현재의 건강상태를 보다 좋게 한다는 건강증진 이념을 바탕으로 한 건설의학(constructive medicine) 등이 있다.

1980년대 신공중보건(new public health)이 등장하면서 공중보건은 건강증진, 건강보호, 예방서비스 등으로 공중보건의 영역이 다양화되었다(표 2-1 참조). 또한, 공중보건

표 2-1 공중보건의 영역

	건강증진	예방	건강보호	건강평가 및 질병감시
사업 내용	• 가정, 학교, 일터, 지역사회에서의 건강한 조건 조성 • 금연, 운동, 영양, 절주 등 건강생활 실천 • 정신건강의 향상 • 건강지원을 위한 사회물리적 환경조성 • 건강향상 능력배양	• 만성질병 예방 • 장애 예방 • 구강질환 예방 • 감염병 예방과 통제 • 여행 관련 질병통제 · 예방(신종질환 등) • 조기검진	• 지역사회 공중위생(깨끗한 물, 음식물 등)의 유지 • 병원균 통제 • 위험물질(화학물질, 방사선 등)로부터의 보호 • 생활안전, 학교안전, 산업안전	• 인구집단의 건강상태 변화에 대한 보고와 감독 · 감시 • 임상적 역학 및 실험실의 감시망을 통하여 질병발생을 탐지

자료 : 박재용(2017)

의 영역에는 인구집단의 건강상태 변화에 대한 보고와 감독 · 감시, 임상적 역학 및 실험실의 감시망을 통해 질병발생을 탐지하는 등의 부분도 포함되며, 공중보건영역은 계속 확대되고 있다(박재용, 2017)[2].

미국 IOM(1988)에서는 미국 공중보건의 미래를 위하여 정부가 해야 할 핵심적 기능 10가지를 3개의 범주 속에서 다음과 같이 분류하고 있다(박재용, 2017).

① **사정**(assessment) – 필요도 사정, 건강 모니터

② **정책개발**(policy development) – 교육과 역량강화, 지역사회참여, 정책개발

③ **보증**(assurance) – 법과 규제, 서비스 제공, 유능한 인력 확보, 평가

WHO 유럽본부(2012)에서는 공중보건에 필수적인 10가지 활동(10 EPHOs)을 선정하고 있다.

① 대중의 건강과 행복(well-being)에 대한 감시(surveillance)

② 건강상의 위해나 응급 시 대응과 감독

③ 환경, 작업장, 식품, 기타에서 오는 문제로부터 건강을 보호

④ 건강의 사회적 결정요인과 건강불평등에의 대처를 포함한 건강증진

⑤ 질병의 조기발견을 포함한 질병예방

⑥ 건강과 행복을 위한 거버넌스

⑦ 유능한 공중보건 인력과 의료인력을 보증

⑧ 지속가능한 조직 구조와 재정을 보증

⑨ 건강을 위한 주창(advocacy), 소통(communication), 동원(mobilization)

⑩ 공중보건에 대한 정책을 수행하고 실행하기 위한 연구의 수행

---

2) 질병과 건강에 관련된 요인은 수없이 많기 때문에 공중보건체계의 영역과 경계를 정확하게 정의하는 것은 매우 어려움

첫째, 치료를 포함하는 건강관리를 위한 개인적 접근이 공중보건에 속하는지 아니면 의료의 영역에 해당하는가 하는 문제가 있음

둘째, 사회 구성원들 간에 '건강'과 '건강결정요인'에 대한 견해가 상이함

셋째, 공중보건체계의 영역과 경계는 역사적, 정치적, 경제적, 문화적, 사회적 산물이므로 국가마다 차이를 보일 수밖에 없음. 의료체계의 경우 건강보험이나 재원조달, 서비스 제공이나 관리 방식, 국가의 경제수준 등의 기준을 이용하여 유형화를 하고, 각 유형별로 의료체계의 영역과 경계를 제시함으로써 이러한 난관을 극복해왔으나 공중보건체계와 관련해서는 아직 유형화를 위한 시도가 정착되지 못하였음

3 공중보건학의 역사

3.1 고대기(기원전~서기 500년)

공중보건은 고대에 초기 뿌리를 두고 있다. 인류 문명의 시작부터, 오염된 물과 적절한 배수처리 시설의 결핍이 지역사회 질병으로 확산된다고 인식되었다. 초기 종교에서는 건강과 관련해서 먹는 음식의 유형부터 음주 또는 성관계와 같은 개인적인 행동까지도 규제하려고 시도했다. 지도자들은 사회적 안정, 번영과 질서를 유지하기 위해서 국민의 건강을 책임졌다.

로마 시대, 인간 폐기물에 대한 적절한 전환이 도시지역의 공중보건이 필요한 것으로 잘 이해하고 있었다. 고대 중국 의사들은 기원전 1000년경에 천연두의 유행에 따른 종두 실습을 개발하였다. 질환이 없는 개인은 감염된 개인의 병변 주위에 형성된 건조하게 쌓여있는 부스럼에 의해서 면역력을 측정하였다. 또한, 아이들은 팔뚝에 상처를 내고 손상된 부위에 고름을 가지고 예방접종을 통해서 보호되었다(Wikipedia).

그리스인으로 유럽 최초의 역사가인 헤로도터스(Herodotus, BC 480~425)는 그의 저서 『역사』에서 "기원전 1000년경의 이집트인들은 그 당시 문명 세계에서 가장 건강한 종족이었으며, 개인 청결이 강조되고 공중위생 개념이 뛰어나 공동 하수구나 정화조 또는 치료약제들을 소유하고 있었다."고 밝히고 있다. 이들 이집트인들의 공중보건 개념은 기원전 1700년경부터 400년간 집단 이주 생활을 한 헤브르인들이 전수하여 기원전 1200년경 모세의 인도로 출애굽하여 시나이 반도에서의 40년간의 유목생활 가운데 모세가 저술한 레위기에 잘 나타나 있으며, 악성 피부병과 한센병의 조기진단 방법 및 격리를 통한 전염예방, 산모의 부정을 벗기는 의식, 청결한 개인위생과 성병 예방을 위한 그릇된 성관계를 금하는 규정 등을 구체적인 치유절차와 함께 기록하고 있어 오늘날의 관점에서도 전혀 손색이 없는 인류 최초의 보건법전이라 할 수 있다(Hanlon & Pickett, 1984; Institute of Medicine, 1988).

또한 히포크라테스(Hippocrates, BC 460~377) 같은 위인이 나타나 질병발생의 원인은 신의 저주에서 비롯된 것이 아니라 자연적인 소인 즉, 기후나 물리적 환경의 영향에 연유되어 있을지도 모른다는 인류 최초의 합리적이고도 과학적인 질병관을 제시하였다. 히포크라테스는 질병발생 원인을 환경과 연계시켜 해석하려는 최초의 노력을 그의 저서 'Airs waters and places'에서 시도하고 있으며, 사람과 환경과의 부조화가 질병을 발생시킨다는 장기설(miasma theory)은 오염된 공기를 장기라 하고 이 장기가 몸에 들어가면 인체를 구성하고 있는 혈액, 점액, 황담즙, 흑담즙의 분비의 균형이 깨져(4체액설) 질병이 야기된다고 하였다. 이 이론은 로마시대의 갈레노스(Claudius Galenus, AD 130~260)와 같은 자연과학자들에 의해 계승 발전되었다.

3.2 중세기(500~1500년)

중세기는 흔히 문화적 암흑기로 불리며, 이 시기의 중심 사상은 기독교였다. 성경의 잘못된 해석과 로마인 및 그리스인의 퇴폐적 향락문화에 대한 반작용으로 인해 과학과 의학의 발전이 중지되었고, 학문 탐구는 멸시되었다. 비위생적이고 세속적인 생활 양식은 보건학적인 측면에서도 큰 영향을 미쳐, 중세 유럽에서 최대의 재앙인 페스트가 창궐하였다.

14세기 유럽에서는 페스트로 인해 수많은 사람들이 목숨을 잃었고, 죽은 사람의 시체를 제거하면 세균 감염의 확산을 방지할 수 있다고 믿었다. 그러나 페스트는 설치류와 벼룩(rodent-borne fleas)에 의해 더욱 쉽게 확산되었다. 일부 도시는 감염을 막기 위해 도시를 불태우는 극단적인 방법을 사용하기도 했다. 이는 쥐 감염(rodent infestations)을 방지하는 데 다소 도움이 되었으나 근본적인 해결책은 아니었다. 중세 시대에 검역소의 발달은 다른 전염성 질병의 영향을 완화시키는 데 중요한 역할을 했다.

중세기 동안 종교집단에 의하여 많은 병원이 건립되었으나 그리스 의학에 의해 확립되었던 과학적 의학 지식은 실종되었고 중세의 수도원들은 교회의 성전 의식의 장소로 변모되었다. 위생개념이 무시된 채, 사람들은 신에 대한 기도와 회개를 통해 질병의 원인인 악령을 제거하고자 하였다.

1485년 베네치아 공화국(Republic of Venice)은 해외로부터 자국 내 전염병 확산을 방지 하기 위해 상설 법원을 설립했다. 초기에는 세 명의 감독관이 베네치아 상원에 의해 임명되었고, 1537년에 그랜드위원회(Grand Council)에서 이 업무를 맡게 되었으며, 1556년에는 두 명의 심사위원을 추가하여 통제 업무를 강화했다.

이 시기의 공중보건 노력은 주로 종교적 신념과 결부되어 있었으며, 비과학적인 방법에 의존하는 경향이 있었다. 그러나 일부 도시에서는 공중보건의 중요성을 인식하고 전염병 확산을 방지하기 위한 다양한 조치를 취했다. 이는 이후 공중보건의 발전에 중요한 기초가 되었다.

3.3 여명기(르네상스, 1500~1850년)

이 시기는 공중보건 사상이 싹튼 시기로 문예부흥과 산업혁명으로 근대 과학기술이 발달되었던 시기이다. 중세와는 달리 인간 본연의 모습으로 되돌아가 현세의 인간사, 인간의 세속적인 생활에 더 관심을 가지고 고전학문을 연구하였으며, 이는 인간 중심의 보건의학으로 발전하게 되었다.

보건의료의 역사적 측면에서 르네상스는 오늘날의 공중보건의 발전을 가능하게 한 중요한 시기이다. 르네상스 시기의 근대 과학기술의 발달은 공중보건 발전에의 필수 불가결한 수단으로 작용하여 해부학과 생리학의 기초가 되었다. 질병발생현상의 관찰과 이의 분류로 질병의 발생 및 전파 양상을 면밀하게 분석할 수 있는 지식을 갖추게 되었다.

근세에 이르러 직업 형태의 변화에 주목하여 『노동자 질병론(De Morbis Artificum Diatriba)』을 발표한 이탈리아 의사 라마찌니(Ramazzini, 1633~1714)는 노동자의 건강문제에 관한 최초의 종합적이고, 직업병을 집대성한 논문을 발표하여 근대 산업위생의 기초를 쌓았다. 독일의 프랭크(J.P. Frank, 1745~1821)는 "국민의 건강을 확보하는 것은 국가의 책임이다"라고 주장하고 『전의사 경찰체계』라는 의사(위생) 행정에 관한 12권의 저서에서 지역사회적 규모의 의학과 조직 관리의 필요성 및 정신보건, 개인위생, 국민보건 등을 망라한 보건학 최초의 저서를 출간하였다. 스웨든(Sweden)은 세계 최초의 국세조사를 실시하였고(1749년), 제너(E. Jenner, 1749~1823)는 우두종두법을 개발하였다(1798년).

미셸 푸코(Michel Foucault)에 의하면, 전염병 모델(plague model of governmentality)은 나중에 콜레라 모델(cholera model)에 의해서 반박되었다. 콜레라가 대유행한 1829년과 1851년 사이에 유럽을 황폐화시켰고, 물의 흐름, 공기의 순환, 공동묘지의 위치 등등에 초점을 맞춘 푸코의 "사회 의학(social medicine)"이 주장되었다. 이러한 것과 관련해서 장기설(miasma theory of disease)이 탄생했다.

산업혁명으로 인해 영국에서는 빈부의 격차가 극심해졌으며, 노동자 계층은 빈곤과 질병이 만연하였다. 채드윅(Edwin Chadwick, 1800~1890)은 열병을 조사하고 "Fever Report"를 작성하여 정부에 보고한 것이 계기가 되어 1842년에는 공중위생 감독 및 각종 위생조사를 위한 보건정책조사위원회가 설치되어 채드윅을 중심으로 "영국 근로자의 위생 상태에 관한 조사보고서"가 만들어졌다. 이 보고서는 위생 개혁의 중요성, 그리고 중앙과 지방을 일괄한 보건행정기구 확립의 필요성을 제시하였으며, 이것이 근거가 되어 세계 최초의 공중보건법(Public Health ActPublic Health Act, 1848)이 제정되었고

이 법에 근거하여 공중보건국(General Board of Health)과 지방보건국(Local Board of Health)이 설치됨으로써 보건행정의 기틀이 마련되었다.

미국에서는 Lemull Shattuck(1793~1859)이 1842년에 보건 분야의 지침서라고 불리는 매사추세츠주의 위생위원회 보고서(『Report of the sanitary Commission of Massachusetts』)를 제출하였는데, 그 내용은

① 중앙보건국 설치
② 보건정보 교환의 체계화
③ 생정통계의 자료수집과 분석
④ 도시 및 건물의 위생관리
⑤ 학교보건에 관한 연구
⑥ 위생감시제도의 확립
⑦ 결핵대책
⑧ 이주민에 대한 건강관리
⑨ 정신병에 대한 감시
⑩ 매연에 의한 공해대책
⑪ 시범주택의 건립
⑫ 공공수영장 및 목욕탕의 건립
⑬ 의학교육에서의 위생교육 실시
⑭ 정기 신체검사의 실시
⑮ 설교자들을 통한 보건교육 등이다.

이 보고서가 발표된 지 19년 만에 매사추세츠주(Massachusetts)에 처음으로 보건국이 설치되어(1869) 일반행정과 더불어 의사가 보건행정에 참여하게 되었다. 오늘날 쉐턱(Shattuck)은 미국의 채드윅(Chadwick)으로서 추앙을 받고 있으며, 그의 보고서는 미국 공중보건 역사의 이정표가 되었다.

3.4 확립기(1850~1900년)

확립기는 세균학 및 면역학 분야의 많은 업적들로 인해 예방의학적 사상이 싹트기 시작하고 공중보건학이 제도적으로나 내용적으로 확립되기 시작한 시기이다.

영국의 존 스노우(John Snow, 1813~1858)의 『콜레라에 관한 역학조사 보고서(On

the Mode of Communication of Cholera, 1855)』는 장기설(miasma theory)을 뒤집고 전염병 감염설을 입증하는 동기가 되었다. 그 후 코흐(R. Koch)의 결핵균 발견(1882년), 콜레라균 발견(1883년) 등 세균배양 기술과 세균 자체에 대한 연구 경향과 현대의학의 창시자인 파스퇴르(L. Pasteur)의 닭콜레라 백신(1880년), 탄저균 발견(1881), 돼지단독 백신(1883년), 광견병 백신(1884년)의 개발 등 감염의 발생기전을 규명하여 전염병 예방과 치료에 중점을 두는 두 가지 방향의 발전이 있었다.

독일의 비스마르크(Bismark)에 의해 세계 최초의 근로자 질병보호법이 제정(1883년)되어 사회보장제도를 마련하는 계기가 되었으며, 막스 폰 페텐코퍼(Max von Pettenkofer, 1818~1901)에 의해 1866년에 뮌헨대학에 최초로 위생학 교실이 개설됨으로써 실험위생학의 기초를 확립하게 되었다.

윌리엄 래스 본(William Rathborne)은 1862년 영국 리버풀시를 16개 구획으로 나누어 방문간호사업을 시작하였는데 이것이 오늘날 보건소제도의 효시가 되었다.

19세기 말에는 미생물이 특정 전염병을 발생시킨다는 세균에 의한 질병발생 원인을 실증적 연구결과를 통해 규명함에 따라 공중보건서비스의 발전이 두드러지게 되었다. 이와 같이 질병발생 원인인 많은 미생물이 밝혀지고 그 병원체가 지니는 역할이 확인됨에 따라 미생물의 작용기전과 관련해서 감염의 형성기전이나 예방법 및 치료에 관심이 생겨나기 시작했다. 그 결과 점차 면역학이 발달되고, 이러한 지식은 20세기 초에 이르자 공중보건사업의 과학화에 결정적인 영향을 주게 되었다.

3.5 발전기(20세기 이후)

확립기의 공중보건학은 영국, 독일, 프랑스 등 유럽을 중심으로 발전하여 왔으나 발전기의 공중보건학은 영국과 미국을 중심으로 이루어지기 시작하였으며, 발전기에 접어들면서 임상의학의 발전과 인류 보건증진을 위한 국제기구의 설립, 인구집단을 대상으로 한 질병발생의 분포, 경향의 양상을 규명하고, 분포와 경향을 결정하는 요소들을 탐구하는 역학의 발달로 오늘날 공중보건은 개인건강 증진사업과 함께 국민건강 향상에 크게 이바지하고 있다.

공중보건은 또한 선진국과 후진국 국민들의 생활환경 여건에 따라 또는 건강 개념의 진화와 확대에 따라 다양해지고 있다. 따라서 1960년대 이후 보건의료에 대한 지역사회의 다양한 요구에 부응하기 위해 포괄적 보건의료의 필요성이 대두되었으며, 지역사회 보건 문제를 해결하기 위한 노력으로 보건소제도의 보급이 활발하였다.

제2차 세계대전 이후 영국에서는 의료보험과 같은 보험제도나 의료보호와 같은 공적 부조를 통한 사회보장제도가 발전되었다. 이후 인구의 폭발적인 증가와 산업의 급격한 성장으로 인구의 질적, 양적 관리의 중요성이 대두되어 모자보건과 가족계획사업이 국가시책사업으로 이루어졌다.

WHO는 1977년 “2000년대까지 인류에게 건강을 확보하자(Health for all by the year 2000)”라는 인류건강 실현목표를 설정하고, 1978년 소련 Alma-Ata회의에서 최선의 실현방안으로 일차보건의료(primary health care)를 채택하여 전인류의 건강증진을 위한 세계적 전략이 마련되기도 하였다.

근래 환경에 관한 관심도 또한 급격히 증가하여 국제인간환경회의(1972)는 스톡홀름(Stockholm)에서 “지구는 하나뿐(The Only One Earth)”이라는 슬로건을 내걸고 지구를 오염으로부터 보호하려는 노력을 다짐하는 인간환경선언을 하였으며, 1992년 6월 브라질의 리오에서 각국 정상들이 모여 환경정상회담을 개최하여 “리오환경선언(Rio Declaration)”이 선포되었고, 지구환경보전을 위한 행동강령인 “의제 21(Agenda 21)”이 채택되었다. 20세기 후반부터 의학계의 관심은 질병의 근원은 특정한 한 원인에서가 아니라 복합적인 다요인에서 기인된다는 데 있으며, 전염성이 아닌 비전염성 만성퇴행성 질환의 질병발생을 이해하기 위해서는 사회적, 심리적, 생리적인 모든 측면이 고려되어야 하며 예방이 더욱 강조되고 있다.

4 일차보건의료

일차보건의료(Primary Health Care, PHC)는 개인과 지역사회의 건강증진, 질병예방, 치료 및 재활 서비스를 포괄적으로 제공하는 접근 방식이다. 이는 건강이 기본 인권이며 모든 사람들이 필수 보건서비스를 받을 권리가 있다는 원칙에 기반하고 있다. PHC는 지역사회의 적극적인 참여와 협력을 바탕으로, 비용효과적이고 접근 가능한 보건의료를 제공하는 것을 목표로 한다.

4.1 일차보건의료의 배경

보건의료 분야는 종래의 치료 위주에서 예방 위주로 변화하고 있으며, 질병양상은 감염병관리 보다도 비감염성 질환관리 위주로 변화하고 있다. 특히, 보건의료가 국민의 기본 권리로 인식되고 있으며, 이에 대한 국민의 요구가 증대하고 있으나, 이를 충족시켜야 할 보건의료자원은 부족할 뿐 아니라 불균형하게 분포하고 있는 것이 현실로써 해결해야 할 문제이다.

이러한 문제는 병 · 의원 중심으로 발전해온 기존의 보건의료전달체계 만으로는 해결될 수 없으며, 지역사회 주민의 건강 확보를 위한 보건의료서비스 추진에도 큰 문제가 된다. 따라서 지역사회 주민의 의료비 부담을 줄이고 필요시 가까운 곳에서 적절한 서비스를 받을 수 있는 새로운 보건의료전달체계를 개발하기 위하여 개발도상국은 물론 선진국도 노력하고 있다.

이에 세계보건기구(WHO)는 전인류를 위한 보건의료의 새로운 접근방법을 모색하기에 이르렀는데, 이를 일차보건의료(primary health care) 개념으로 발전시켰다.

일차보건의료란, 필수 보건의료(essential health care)를 지역사회의 각 개인과 가족이 받아들일 수 있고, 비용지불이 가능한 방법으로 그들의 적극적인 참여 하에 손쉽게 골고루 활용할 수 있도록 하는 실제적 접근방법이다. 즉, 단순히 1차 진료만을 의미하는 것이 아니라 제도적, 기술적으로는 개인, 가족 및 지역사회를 위한 건강증진, 예방, 치료 및 재활 등의 서비스를 모두 포함하는 포괄적 보건의료를 의미한다(이주열, 2012).

PHC 개념은 1978년 세계보건기구(WHO)와 국제연합긴급아동기금(UNICEF)이 소련의 알마아타(Alma-Ata)에서 개최한 국제회의에서 내세운 "2000년까지 모든 인류에게 건강을 확보시키자(Health for all by the year 2000)"는 슬로건(목표) 달성을 위한 기본적인 세계의 전략으로 강조되었다.

이러한 새로운 보건의료 질서의 필요성은 1960년대 개발도상국들의 국민보건에 대한 각성에 의하여 1970년대 들어 지역사회 의료개념이 대두됨에 따라 발생한 당연한 결과라고 볼 수 있다. 이에 세계보건기구는 새로운 보건의료 질서를 위한 새로운 접근방법을 모색했으며, 이를 일차보건의료 개념으로 발전시켰다.

일차보건의료에서는 의료공급자보다는 지역사회가 자주적으로 보건의료체계에 대한 책임을 수행하며, 그 책임을 수행함에는 지역사회가 어떻게 결정하는가를 중요시하고 있다.

4.2 일차보건의료의 목표와 원칙

일차보건의료의 궁극적인 목표는 모두에게 더 좋은 보건서비스를 제공하는 것이다.

세계보건기구(WHO)는 이 목표를 달성하기 위해 다섯 가지 핵심 요소를 정의했다(WHO, 2011).

1) 건강에 있어 배제와 사회적 격차 감소(유니버설 보험 개혁)
2) 사람들의 요구와 기대에 맞는 보건서비스 조직화(서비스 전달체계의 개혁)
3) 모든 부문에 있어 건강의 통합(공공 정책 개혁)
4) 정책 소통 협력 모델 추구(리더십 개혁)
5) 이해 관계자의 참여 증가

이러한 요소 뒤에 확인된 기본 원칙은 알마아타 선언의 포괄적인 의료시스템의 일부로서 다른 부문과의 조정에 PHC를 시작하고 유지하기 위해 국가 정책으로 공식화해야 한다(WHO, 1978).

① **보건의료의 평등한 재분배(Equitable distribution of health care)** : 일차 진료 및 지역사회에서 주요한 보건 문제와 관련된 다른 서비스들은 다른 서비스에 관계없이 성별, 연령, 계급, 색상, 도시/농촌 위치와 사회적 계층의 모든 개인에게 동등하게 제공

② **지역사회 참여(Community participation)** : 지역, 국가 및 기타 사용 가능한 자원을 최대한 활용하기 위한 지역사회 참여

③ **보건 인력 개발(Health workforce development)** : 포괄적인 보건의료는 숙련된 의사, 간호사, 협조적인 보건 전문가, 지역사회 보건 근로자와 보건팀과 일하는 다른 사람들의 적절한 수와 재분배에 의존하고, 지역수준에서의 지원하는 것

④ **적정 기술의 사용(Use of appropriate technology)** : 의료기술은 지역사회에서 접근할 수 있고, 적절한 가격으로, 적용가능하며, 문화적으로 수용되어야 한다.

⑤ **다양한 접근(Multi–sectional approach)** : 건강은 단지 공식 보건 분야 내 개입으로 개선될 수 없고, 다른 분야도 건강의 증진과 지역사회의 자립을 촉진하는 것도 동등하게 중요하다는 인식. 이러한 부분은 농업(예 : 식품 안전); 교육; 통신(예를 들면 건강문제를 예방하고 이를 제어하는 방법); 하우징; 공공업무(예를 들어, 안전한 물과 위생 처리의 충분한 공급을 보장); 농촌 개발; 산업; 지역사회 조직화(펀차트(Panchayats) 또는 지방 자치 단체, 자원 봉사 단체 등) 등이 포함

결론적으로, 일차보건의료(PHC)는 보건의료가 짧은 개입이 아니라, 사람들의 삶을 개선하고 건강에 좋지 않게 기여하는 근원적인 사회경제적 조건을 완화하는 지속적인 과정임을 인식해야 한다.

4.3 일차보건의료의 필수사업 내용

소련의 알마아타(Alma–Ata)의 국제회의에서 채택된 알마아타선언문에서는 일차보건의료의 사업내용이 8가지였으나, 추후 1가지가 추가되어 9가지로 분류하고 있다.

① **보건교육** : 주요 보건 문제에 대한 인식과 예방 방법 교육

② **식생활 및 영양 개선** : 적절한 식생활 및 영양개선

③ **안전한 식수공급** : 기본적 환경위생 및 적당한 주거생활

④ **모자보건사업** : 가족 계획을 포함한 모자보건사업

⑤ **예방접종관리** : 주요 질병에 대한 예방 접종

⑥ **질병의 조기 진단과 치료** : 질병의 조기 발견과 적절한 치료

⑦ **기본 의약품 공급** : 필수 의약품의 접근성과 공급 보장

⑧ **지방풍토병 예방 및 관리** : 지방풍토병의 예방과 관리

⑨ **심신장애자의 사회의학적 의료** : 심신장애자의 사회적 재활과 지원

[참고문헌]

박재용 (2017). 공중보건사업의 개혁, 이슈페이퍼 제20호. 서울: 건강복지정책연구원

이주열 (2012). 공중보건학. 서울: 군자출판사

Chadwick E (1842). Chadwick's Report on Sanitary Conditions. Excerpt from the Poor Law Commissioners on an Inquiry into the Sanitary Conditions of the Labouring Population of Great Britain (pp.369-372). Added by Laura Del Col: to The Victorian Web. [accessed 2009-11-08]

Chadwick E (1843). Report on the Sanitary Condition of the Labouring Population of Great Britain. A Supplementary Report on the results of a Special Inquiry into The Practice of Internment in Towns. London: Reprinted by R. Clowes & Sons, for Her Majesty's Stationery Office. [accessed 2009-11-08]

Hanlon G, Pickett J (1984). Public Health Administration and Practice. New York, NY: Times Mirror/Mosby

Institute of Medicine (1988). A History of the Public Health System. In: Institute of Medicine. The Future of Public Health. Washington, DC: The National Academies Press, pp. 56-72

Winslow CE (1920). The untilled field of public health. Science 51(1306): 23-33. DOI: 10.1126/science.51.1306.23 PMID: 17838891

WHO (1978). Declaration of Alma-Ata. Adopted at the International Conference on Primary Health Care, Alma-Ata, USSR, 6-12. URL: http://www.who.int/publications/almaata_declaration_en.pdf [accessed 2017-08-31]

WHO (2011). 10 Facts on Breastfeeding. URL: http://www.who.int/features/factfiles/breastfeeding/en/ [accessed 2017-08-31]

WHO (2011). Health topics: Primary health care. URL: http://www.who.int/topics/primary_health_care/en/ [accessed 2011-03-28]

제 2 편

역학 및 질병관리

1장 역 학
2장 보건통계와 국가보건통계
3장 감염병 및 기생충 질환 관리
4장 만성질환 및 손상관리

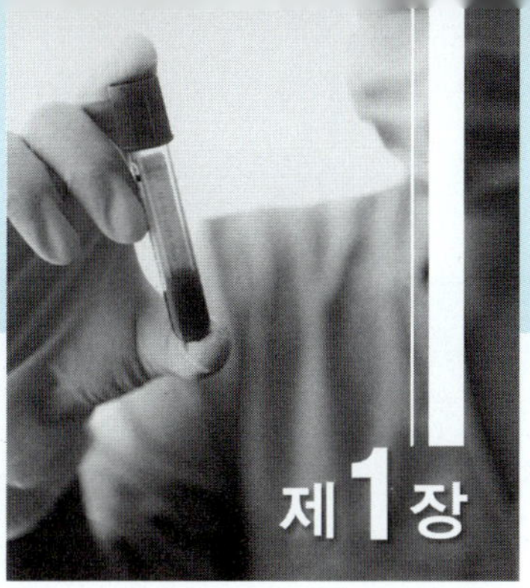

제 1 장 역 학

개 요

신문이나 뉴스를 통해 우리는 코로나바이러스감염증-19로 인해 양성 판정이 났을 때 가장 먼저 이루어지는 조치는 환자 및 밀접접촉자의 격리와 함께 역학조사반이 등장하여 조사를 하고 있다는 소식을 쉽게 접하였다. 역학은 질병에 대한 원인을 규명하여 효율적인 예방법을 찾는 학문으로 질병의 예방과 치료를 위해서는 무엇보다도 어떠한 원인으로 그러한 질병이 발생했는지 파악하는 것이 중요하다.

John Snow(1813~1858)는 1853~1854년에 런던에서 발생하였던 콜레라의 3차 유행시 그 원인을 연구하였다. 역학연구를 통해 Broad Street의 펌프가 콜레라 발생의 요인임을 밝혀내고 펌프를 철거하여 그 물을 마시지 못하도록 하였는데, 그 후로는 환자의 발생이 감소하고 끝내는 종식되었다.

본 장에서는 역학의 개념과 역할, 연구방법 방법 등에 대해 학습함으로써 역학에 대한 기본적 지식과 중요성을 이해하고자 한다.

학습목표

1. 역학의 개념과 역할에 대해 학습한다.
2. 질병발생의 3대 인자에 대해 학습한다.
3. 역학연구 방법에 대해 학습한다.
4. 질병발생의 위험도 산출방법에 대해 학습한다.

1 역학의 개념

1.1 정의

인간집단 내 발생하는 모든 생리적 상태 및 이상상태의 빈도와 분포를 기술하고 이들의 빈도와 분포를 결정하는 요인들을 원인적 연관성 여부를 근거로 그 발생원인을 규명함으로써 효율적 예방법을 개발하는 학문이다.

1.2 어원

Epidemiology의 어원은 기원전 3세기경 히포크라테스의 저서명이었던 epidemic [epi(=upon, 덮는다)과 demos(=population, 국민)]에 logos(=science, 학문 및 과학)를 붙인 것이다.

1.3 역학의 역할

1) 기술적 역학

자료수집 이전에 어떠한 의도적 설계나 조작없이 기존자료, 또는 수집한 자료를 분석하고 해석하여 그 의미를 기술하는 것이다.

예) 도시와 농촌간 사망률 비교

사망신고 자료를 통한 조사망률, 성별 · 연령별 혹은 원인별 사망률

2) 원인규명의 역할

역학의 궁극적 목표는 질병발생을 예방하는 데 있다. 따라서 질병발생의 원인 혹은 유행의 원인을 찾아내어 질병의 확산으로 인한 손실을 막기 위한 것이다.

3) 연구전략 개발의 역할

보건학에서는 인간의 건강 혹은 질병이 연구대상이기 때문에 사람의 건강에는 전혀 영향을 미치지 않으면서도 어떤 특정 요인의 존재나 부재가 건강에 미치는 결과를 명백히 증명해 줄 수 있는 연구방법의 개발이 필요하다.

4) 질병 또는 유행 발생의 감시 역할

건강의 위해가 되는 유행의 발생을 사전에 방지하려면 질병의 양적인 변화(확산, 감소)나 이상상태를 정밀히 감시해야 한다.

5) 보건사업 기획과 평가의 역할

보건사업의 필요성 평가, 새로 도입될 사업계획 및 설계에 대한 평가, 사업의 진행과정과 집행의 효율성에 대한 평가, 사업 수행 후 얻어진 효과에 대해 평가하는 역할을 한다.

6) 임상연구에서의 활용

역학연구에서 얻어진 여러 정보는 임상 분야에서의 질병의 진단, 치료 등에 많은 기여를 하고 있다.

예) 환자를 대상으로 하는 치료제 및 수술효과의 측정, 진단방법의 정확성, 생물학적 변이의 분포 및 정상치와 비정상치의 구분

2 질병발생 원인과 유행 기전

2.1 역학의 기본인자

1) 병인(病因) : 질병을 일으키는 원인으로 질병발생에 핵심적 역할을 한다.

P·U·B·L·I·C·H·E·A·L·T·H

(1) **생물학적 요인** : 세균, 바이러스, 박테리아, 곰팡이, 기생충 등
(2) **물리 · 화학적 요인** : 대기, 기압, 중금속, 방사선, 화학물질, 냉 · 과열 등
(3) **영양소적 요인** : 영양소(지방, 탄수화물, 단백질, 비타민 등)의 결핍 또는 과잉섭취가 병인으로 작용하여 영양결핍증이나 비만증, 심장병, 당뇨병 등을 발병
(4) **정신적 요인** : 스트레스, 정서적 불안정
(5) **사회환경적 요인** : 환경오염, 산업재해

2) 숙주 : 개인의 병인에 대한 감수성과 면역기전에 좌우되며, 내적 요인과 외적 요인의 상호작용에 의해 결정된다.

* 숙주의 저항력 및 면역력에 영향을 미치는 요인

(1) **유전적 요인** : 질병의 감수성과 관련이 있는 내적 요인
(2) **생물학적 요인** : 성별, 연령별, 인종 및 종족별 특성
(3) **체질적 요인** : 선천적, 후천적 저항력, 과거 폭로 경험, 영양상태, 성격 등
(4) **사회 · 경제적 요인** : 사회경제적 수준과 결혼 및 가족형태, 직업 등

3) 환경 : 질병발생에 영향을 미치는 외적 요인이다.

(1) **생물학적 환경요인** : 병원소, 미생물 등
(2) **물리 · 화학적 환경요인** : 고열과 한랭 및 공기, 기압, 소음 등
(3) **사회적 환경요인** : 인구분포, 사회조직과 경제상태, 사회적 관습, 인구분포, 생활습관 등

2.2 질병발생의 다요인설(David Locker, 2003)

1) Clark의 질병발생 3원론

건강은 병인, 숙주, 환경의 3요소가 상호작용에 의해 균형을 유지하여야 성립되며, 이러한 균형이 깨어졌을 때는 질병이 발생한다.

2) Gordon의 지렛대 이론(Level theory)

병원체, 숙주, 환경의 요인들이 평형을 이루어 어느 쪽으로 기울어지게 되면 질병이 발생한다.

3) Mausner와 Kramer의 수레바퀴모형

인간과 환경과의 상호관계를 설명하는 모형(유전적 요인과 환경요인)으로 환경요인(생

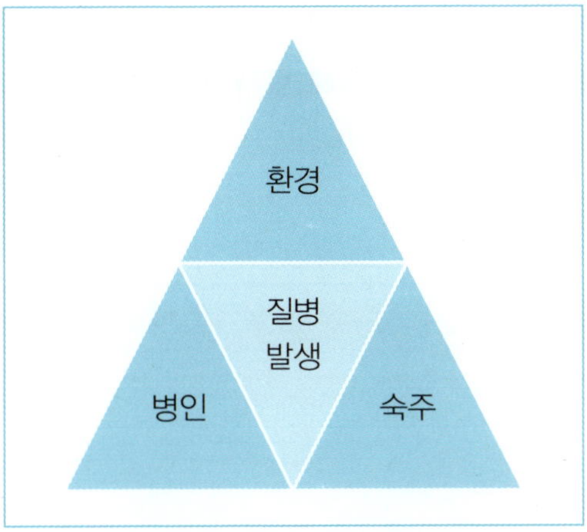

그림 1-1 병인, 숙주 및 환경의 상호관계

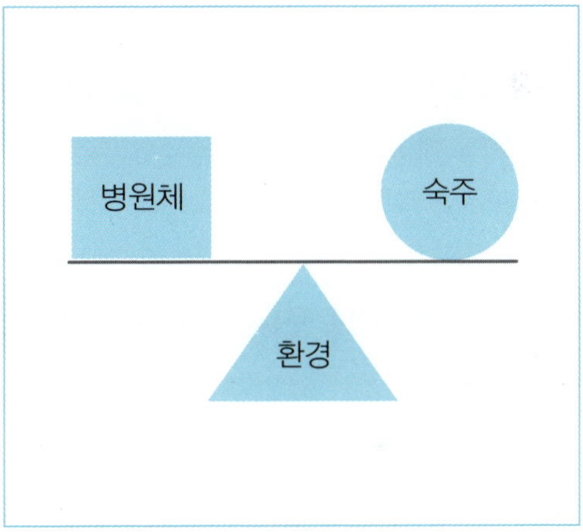

그림 1-2 지렛대 모형

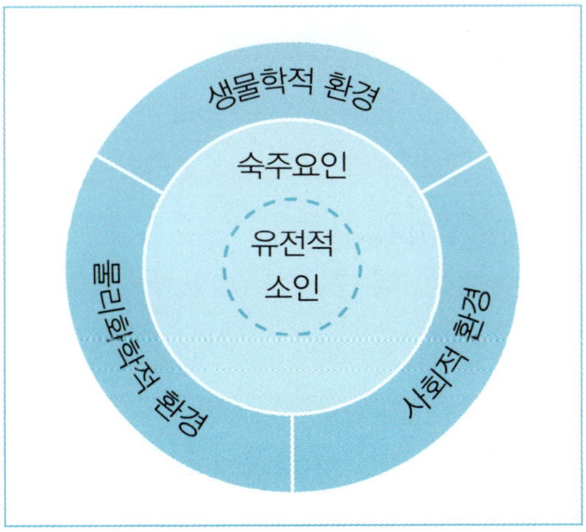

그림 1-3 사람과 환경 사이의 상호작용에 관한 수레바퀴 모형

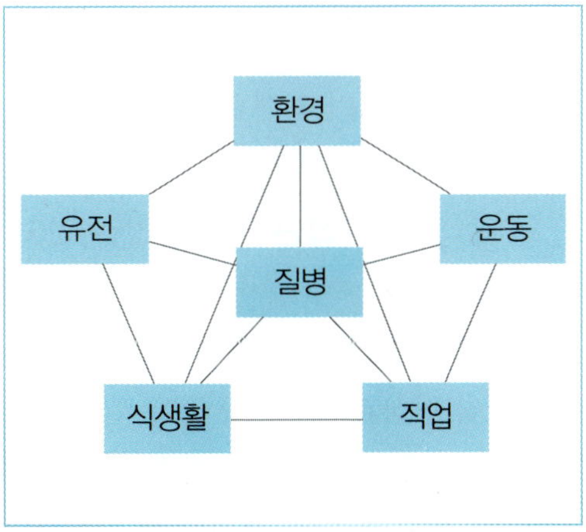

그림 1-4 거미줄 모형

물학적, 물리 · 화학적, 사회적 환경)이 인간 숙주를 둘러싸고 있는 환경이다. 수레바퀴의 중심은 유전적 소인을 가진 숙주가 있고 그 숙주를 둘러싸고 있는 환경과 상호작용에 의해서 질병이 발생된다고 보고 있다.

(1) **유전성 질병** : 유전적 소인이 크게 작용

(2) **생물학적 요인에 의한 전염병** : 생물학적 환경이 물리화학적, 사회적 환경보다 더 크게 작용하게 될 것이며, 유전적 소인의 작용은 적음

4) Macmahon과 Pugh의 거미줄(원인망) 모형

거미줄과 같이 질병발생이 어느 한가지 원인이 아닌 여러 가지 복합 요인으로 어떤 질병이 발생된다는 모형이다. 즉 질병발생은 여러 가지 원인에 의해 발생될 수 있다는 다요인설에 해당된다.

3 역학적 연구 접근단계 및 방법

3.1 과학적 연구 및 접근단계

1) 과학적 연구의 정의

어떤 과제나 현상을 논리적으로 설명할 수 있는 사실 혹은 원리를 찾기 위한 목적으로 수행되는 계통적이고 객관적인 조사(김정순, 2011)

2) 역학적 연구 접근단계(김정순, 2011; 김양호 등, 2014)

(1) 1단계 : 건강문제 선정 자료수집과 분석

① 관찰 현상과 추론

예) 연대별 각종 암에 대한 사망률 분석 → 폐암에 의한 사망률(남자 > 여자, 지역적 또는 종족 간에도 큰 차이)은 다른 암에 비해 수십 년간 현저히 증가 → 환경요인 보다는 행태요인과 관련이 있음을 시사

② 이론의 유도

예) ㉠ 폐암이 유행의 양상으로 증가, ㉡ 이를 저지하기 위한 원인 구명이 필요함

(2) 2단계 : 건강문제 원인에 대한 가설 설정

예) 담배 피우는 행태가 폐암 발생과 원인적인 연관성이 있을 가능성

① 남자가 여자보다 폐암 사망률이 몇 배 높은데, 남 · 녀 간에 환경이나 행태에 차이가 나는 요인은 무엇인가?

② 흑인, 백인, 황인 중 폐암 사망률의 차이를 가져오게 한 요인은 무엇인가?

(3) 3단계 : 가설을 증명하기 위한 연구방법 설계

원인과 결과(예 : 폐암 발생과 담배 피우는 행태 사이)의 연관성 증명을 위한 변수의 선정, 조작적 정의(예 : 폐암의 진단기준, 흡연과 금연의 기준), 측정방법 검토

(4) 4단계 : 미리 설계되고 검증된 방법으로 자료수집

(5) 5단계 : 분석된 자료에 대한 일반화 법칙을 정리 확정(동일한 특정 조건하에서의 일정성 규명)

(6) 6단계 : 건강문제 발생을 예방할 수 있을 것인가의 여부 시험

예) 금연 캠페인 → 폐암 발생 감소 효과(흡연이 폐암의 원인임을 확고히 증명)

3.2 역학적 연구방법(전국대학보건관리학교육협의회, 2009)

1) 기술역학

인구집단을 대상으로 집단에서 발생되는 질병의 양상 및 분포, 규모 등을 그 집단의 특성에 따라 조사하여 있는 그대로의 상황을 기술하는 방법이다.

주로 질병발생의 원인에 대한 가설을 얻기 위하여 시행되는 연구이다.

집단의 특성이란 연령, 성별, 지역적 및 시간적 특성을 말하며 이런 특성과 질병발생과의 관련성 유무를 기술하게 된다.

(1) 인구학적 특성(인적 변수)

① **연령** : 역학 연구에서 가장 기본적인 변수로 각 연령별로 특정 질병발생 분포가 달라진다.

예) 만성질환은 연령이 증가할수록 증가

② **성별** : 남녀의 생리적 특성과 생활환경 및 습관, 사회적 역할 등의 차이로 발생되는 질병의 종류와 분포는 달라진다.

예) 여자 – 갑상선 중독증, 당뇨병, 담낭염, 관절염, 우울 등
  남자 – 소화성 위궤양, 동맥경화성 심장질환 등

③ **인종** : 인종간의 습관, 유전적 차이, 영양상태, 환경적 차이로 인한 질병의 종류와 분포가 달라진다.

예) 동양인 – 위암, 서양인–관상동맥 심장병, 백인 – 유방암, 흑인– 자궁경부암

④ **사회 · 경제적 상태** : 직업, 교육정도, 소득, 거주지 등의 사회 · 경제적 상태는 질병 발생과 밀접한 관계가 있다.

(2) 지역적 특성

국가 간의 차이는 각 나라의 기후조건, 사회 · 경제적 조건, 관습, 식생활 등의 영향에 따라 나타나며, 지역 간의 차이는 자연적인 여건과 도시와 농촌 간의 차이, 환경과 기후의 차이 등의 특성에 영향을 받는다. 어떤 질병의 유행이 지역적으로 어떻게 분포하는가에 따라 다음과 같이 구별된다.

① **전세계적(pandemic ; 범발적)** : 질병의 만연정도가 심하여 세계적으로 발생 또는 유행하는 경우

② **유행성(epidemic)** : 질병이 단시일내에 계속적으로 발생하고 국가 또는 지역에 전반적으로 질병이 발생하는 경우

③ **토착성(endemic)** : 일부 지역에 특수하게 환자가 계속적으로 발생하거나 주기적으로 발생하는 경우 비교적 오랜 기간 동안 발생수준이 일정한 양상을 유지하는 경우

④ **산발성(sporadic)** : 환자와 환자와의 전파경로가 확실치 않고 장소와 시간을 달리하여 산발적으로 발생하는 질병 양상

(3) 시간적 특성

질병발생을 일반적으로 월간 또는 연간 단위로 표시한다. 그러나 급성 질환의 경우, 시간별로 분석하거나 희귀한 질병일 경우는 수년 단위로 분석할 수도 있다. 시간별 질병

발생의 양상은 추세변동, 주기변동, 계절변동, 일기변동으로 구분하며, 또 장기, 주기, 단기로 구분하기도 한다.

① **추세변동(secular trend)** : 장기변화라고도 하며, 어떤 질병을 수년 또는 수십 년간 관찰하였을 때 장기간을 주기로 유행의 경향을 보이는 것을 말한다.
예) 장티푸스(30~40년 주기), 디프테리아(10~24년), 인플루엔자(약 30년) 등

② **주기변동(epidemic cycle)** : 순환변화라고도 하며, 수년의 간격으로 질병의 발생이 반복되는 경우를 말한다.
예) 백일해(2~4년), 홍역(2~3년) 등이 있다.

③ **계절변동(seasonal change)** : 1년을 주기로 질병이 발생하는 것을 말한다.
예) 여름철에는 소화기계 감염병, 겨울철에는 호흡기계 감염병이 유행

④ **단기변동(short-term fluctuation)** : 시간별, 날짜별 혹은 주별로 질병발생 양상이 변화하는 것을 말한다.
예) 급성 감염병의 집단 발생시

⑤ **불규칙변화(point epidemic)** : 돌발적으로 질병이 발생하여 집중적으로 많은 환자가 발생하는 경우로써 외래 전염병의 국내 침입시 돌발적으로 유행하는 경우가 대부분이다.
예) 콜레라, SARS, 신종 인플루엔자

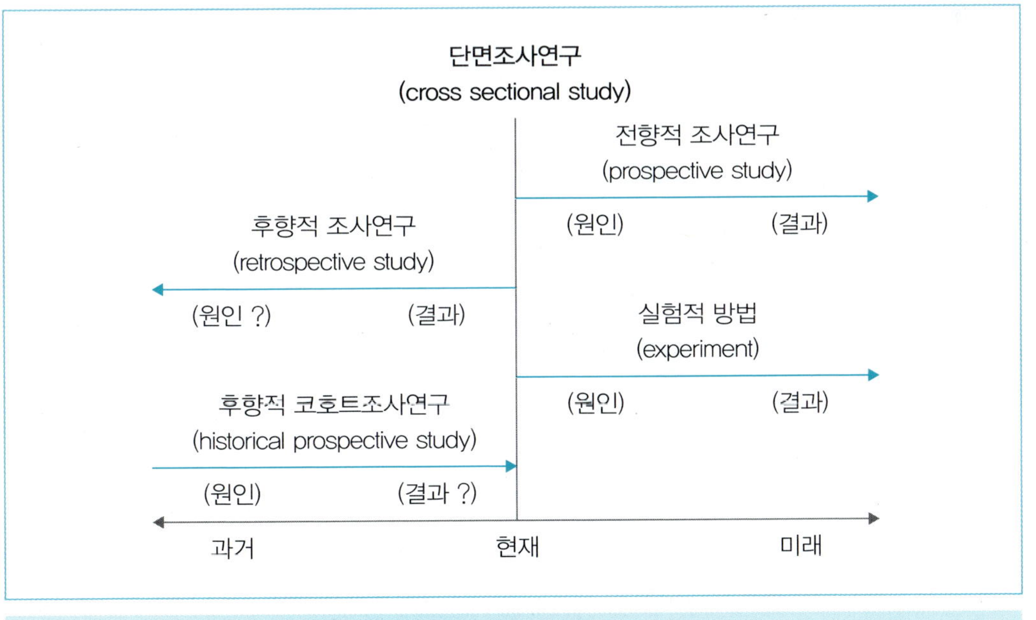

그림 1-5 역학적 방법과 시간적인 관계

2) 분석역학

기술역학을 통하여 설정된 구체적인 가설을 증명하기 위한 것으로 관찰을 통하여 얻어진 질병발생과 그 요인 혹은 속성과의 인과관계를 규명해 내는 연구방법이다.

(1) 단면조사 연구(Cross-sectional study)

① 단면조사 연구의 정의와 특성

특정한 시점에서의 특정 인구집단을 대상으로 구체적 가설을 증명하기 위하여 의심이 되는 요인과 질병의 인과의 관계를 보는 연구설계이다.

아래의 경우에 해당되는 경우로 나누어 관계를 살펴볼 수 있다.

㉠ 의심되는 요인과 질병을 동시에 가지고 있는 집단

㉡ 의심이 되는 요인을 가지고 있지 않으나 질병을 가지고 있는 집단

㉢ 의심이 되는 요인을 가지고 있으나 질병을 가지고 있지 않은 집단

㉣ 의심되는 요인과 질병을 모두 가지고 있지 않은 집단의 빈도를 비교할 수 있는 방법이다.

② 단면조사 연구의 장점

㉠ 장기간 추적을 요하는 cohort 연구에 비해 시행하기가 쉽다.

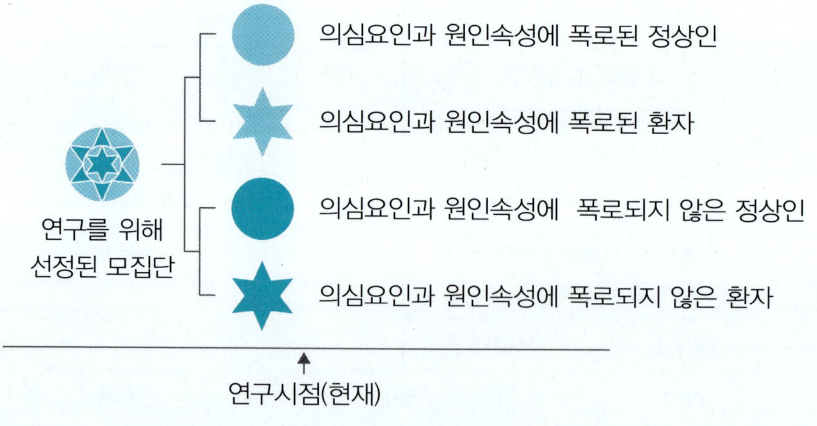

그림 1-6 단면조사 연구

㉡ 단시간 내에 결과를 얻을 수 있어 시간과 경비가 절약된다.
㉢ 모집단을 대표하는 표본인구를 추출하기 때문에 유병률을 포함한 어떤 사실을 찾거나 가설 검증에 도움이 된다.
㉣ 동시에 여러 질병과 요인과의 관련성을 조사할 수 있다.

③ 단면조사 연구의 단점

㉠ 특정 시점에서 조사를 하기 때문에 빈도가 낮은 질병(예, AIDS)이나 이환 기간이 짧은 급성 감염병 등의 질병에는 부적합하다.
㉡ 상관 관계만을 알 수 있을 뿐이며, 인과관계를 규명하긴 어렵다.
㉢ 질병을 발생시킨 여러 요인들 중에서 원인요인을 찾아내기 어렵다.
㉣ 대상 인구집단이 비교적 커야 한다.

(2) 환자 – 대조군 연구(Case-control study)

① 환자 – 대조군 연구의 정의와 특성

후향적 조사(retrospective study)라고 불리며, 특정 질환을 가지고 있는 환자군과 특정 질환을 가지고 있지 않은 대조군을 선정하여 질병을 가지고 있기 전 의심되는 위험 요인(risk factor)에 폭로되었던 비율을 비교하여 원인관계를 규명하는 방법을 말한다.

이 연구방법에서는 환자군과 대조군의 선정이 가장 중요하다. 이를 위해 진단기준이 명확하여야 하며 특정한 기간의 기준을 기술하는 것도 필요하다. 대조군 선정 시 질병의 원인일 것이라고 생각되는 요소 이외의 모든 다른 조건은 비슷해야 한다.

② 환자 – 대조군 연구의 장점

㉠ 연구가 비교적 용이하며, 시간, 경비, 노력이 적게 든다.
㉡ 표본 인구가 적어도 되어 적은 연구대상자로도 연구가 가능하다.
㉢ 희귀 질병이나 잠복기가 긴 만성질환 연구도 가능하다.
㉣ 연구결과를 비교적 빠른 시일 안에 알 수 있다.
㉤ 기존의 자료 등을 활용한 연구도 가능하다.

P·U·B·L·I·C·H·E·A·L·T·H

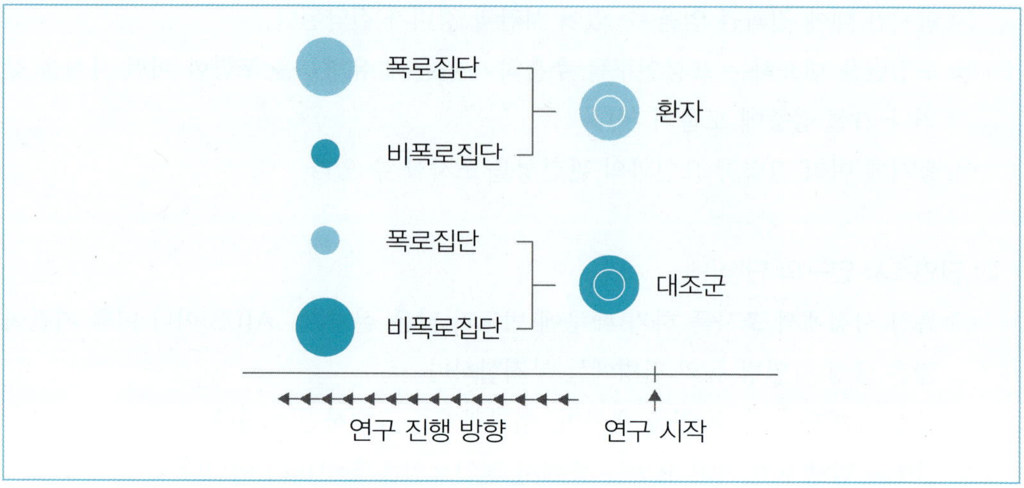

그림 1-7 환자–대조군 연구

③ 환자 – 대조군 연구의 단점

㉠ 환자군과 모든 조건이 비슷한 대조군의 선정이 어렵다.

㉡ 연구에 필요한 정보가 과거 행위에 관한 것이므로 편견의 발생, 정확도, 신뢰도에 문제가 발생할 수 있다.

㉢ 표본을 일반화하여 설명하기 어렵다(표본의 대표성 문제).

㉣ 정보수집이 불확실하다.

㉤ 혼란변수의 제어가 쉽지 않다.

(3) 코호트 연구(Cohort study)

① 코호트 연구의 정의와 특성

특정 질병에 이환된 환자를 제외하고 건강한 사람을 모집단으로 하여 표본 집단을 추출한 후 질병발생의 요인에 폭로된 집단과 폭로되지 않은 집단을 분류하여 대상 질병이 발생할 때까지 장기간 추적 관찰하다가 두 집단의 질병발생률을 비교, 분석하는 전향성 연구(prospective study)이다.

② 코호트 연구의 장점

㉠ 속성 또는 요인에 편견이 적다.

㉡ 비교적 신뢰성 높은 자료를 얻을 수 있으며, 발병률, 위험도 등을 정확히 산출할

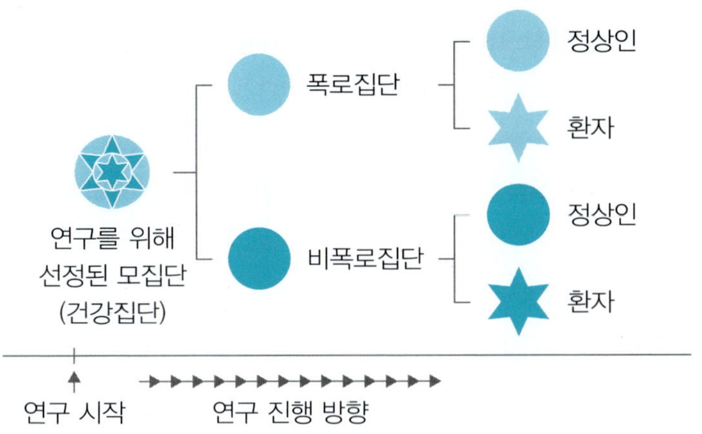

그림 1-8 전향성 코호트 조사 연구

수 있다.

㉢ 한 연구에서 여러 개 가설 또는 다른 질환과의 관계도 검증할 수 있다.

㉣ 인과관계를 정확히 파악할 수 있다.

③ 코호트 연구의 단점

㉠ 관찰기간이 길고 대상자가 탈락하기 쉬워 많은 대상자를 필요로 한다.

㉡ 장기간 계속 관찰하여야 하므로 비용, 시간, 노력이 많이 든다.

㉢ 발생률이 낮은 질병에는 연구하기 어렵다.

㉣ 진단방법과 기준에 변동이 생길 수 있다.

* **후향적 코호트** : 연구시작 시점에서 과거의 관찰시점으로 거슬러 가서 연구시점에 나타난 결과가 관찰시점에서 의심되는 요소를 갖고 있는 사람들과 갖고 있지 않는 사람들을 구분한 후 기록을 통하여 질병발생 원인을 찾아내는 방법이다.

3) 기타 연구방법

(1) 실험역학

임상역학이라고 불리며 주로 새로운 처치 방법이나 치료 약품 등의 효과 및 효능 등을 규명하기 위하여 연구대상에게 실험 조작을 하여 그것이 원인이 되어 어떠한 반응이 나타나는가를 관찰하는 방법이다. 실험역학은 윤리적인 이유로 인해 인간에게의 적용에 제한이 따라 인구집단을 대상으로 하는 역학에서 적용할 수 없는 경우가 많다.

(2) 작전역학

보건서비스를 포함한 지역사회보건서비스의 운영에 관한 계통적 연구를 의미하며, 보건사업 평가 연구 영역과 일치한다.

3.3 질병발생의 위험도

1) 측정의 타당도와 신뢰도

위험요인에 대한 노출여부	질병발생 여부		계
	+	−	
+	a	b	a+b
−	c	d	c+d
계	a+c	b+d	N

(1) 타당도(Validity)

측정값 또는 측정방법이 측정하고자 하는 것을 얼마나 정확하게 측정하였는지를 평가하는 정도를 말한다.

① **민감도(Sensitivity)(a/a+c)** : 실제 병이 있는 사람을 특정 진단검사법으로 검사한 후 병이 있다고 판정할 수 있는 능력

② **특이도(Specificity)(d/b+d)** : 특정 진단검사법으로 검사한 후 병이 없는 사람을 병이 없다고 판정할 수 있는 능력 또는 확률

③ **예측도(Predictability)**

㉠ **양측 예측도(a/a+b)** : 특정 진단검사법으로 양성이라고 판정된 사람 중 정말 양성일 확률

㉡ **음성 예측도(d/c+d)** : 특정 진단검사에서 음성이라고 판정된 사람 중 실제 병이 아닐 확률

(2) 신뢰도

같은 대상을 같은 방법으로 측정할 때 얼마나 일관성 있게 일치하느냐를 검증하는 것을 말한다.

2) 상대위험도(Relative risk)

비교위험도라고도 하며, 폭로군에서는 비폭로군에 비해 질병발생 위험이 몇 배나 더 높은가를 나타내주는 것이다. 위험요인을 갖고 있거나 폭로된 군에서의 질병발생률을 폭로되지 않은 군에서의 질병발생률로 나누어 준 것이다.

$$\text{상대위험도(RR)} = \frac{\text{폭로군에서의 질병발생률}}{\text{비폭로군에서의 질병발생률}} = \frac{a}{a+b} \div \frac{c}{c+d} = \frac{a(c+d)}{c(a+b)}$$

* 환자-대조군 연구에서는 상대위험도 산출이 불가능하여, 교차비를 활용하여 원인과 질병발생 연관성을 측정한다.

$$\text{교차비(odds ratio)} = \frac{ad}{bc}$$

3) 귀속위험도(Attributable risk)

$$\text{기여위험도(AR)} = \frac{a}{a+b} - \frac{c}{c+d}$$

P·U·B·L·I·C·H·E·A·L·T·H

우리나라에서 시행된 강화 코호트

고혈압은 주요 만성질환으로 이에 관한 건강관리 및 연구의 중요성은 1980년대 중반 시작되었다. 하지만 대다수의 연구는 성인 대상이었고, 아동의 혈압분포와 변화에 대한 연구가 전무했던 시기였다.

이에 고혈압의 결정요인을 소아기에서 찾고자 혈압을 장기간 추적 · 연구하여, 국내 소아의 혈압 수준을 추정하고 나아가 관련 요인을 알아보기 위한 목적으로 강화 코호트를 시작하게 되었다. 강화 코호트는 1986년 강화읍의 4개 초등학교(강화, 갑룡, 대월, 합일)의 1학년 6세 아동 430명(남자 211명, 여자 219명)을 대상으로 하였으며, 총 3차에 걸쳐 연구대상자를 확대하였다. 1987년에는 강화군 소재 8개 초등학교를 추가하였고, 1992년과 1995년에 대상자들의 중학교, 고등학교 진학시기에 맞추어 대상자를 추가하였다. 최종적으로 1,223명(남자 586명, 여자 637명)에 대한 연구를 수행하였다. 조사내용은 구조화된 자기기입식 설문조사를 통해 음주, 흡연, 신체활동량, 질병력, 가족력 등의 일반적 특성을 살펴보았다.

강화 코호트를 통해 만 6세부터 25세까지 한국인의 성장에 따른 혈압의 변화 양상과 어려서부터 혈압, 비만도, 콜레스테롤 등이 상대적으로 높았던 사람은 계속 높은 수준을 유지하여 성인이 되면 고혈압, 비만, 고지혈증 등에 이를 가능성이 높아진다는 지속성 현상을 밝혀내었다. 또한 청소년기에 상대적으로 혈압, 콜레스테롤, 체중, 혈당이 높거나 흡연을 하는 사람들은 20대부터 혈관벽이 다른 사람보다 두꺼워져 동맥경화의 위험이 높다는 결과를 발표하기도 하였다.

[참고문헌]

김양호 등 (2014), 『공중보건학』, 서울: 현문사

김정순 (2011), 『역학원론』, 서울: 신광출판사

전국대학보건관리학교육협의회 (2009), 『보건교육사를 위한 보건학』, 서울: 한미의학

Locker D (2003), Social determinants of health and disease. In: Scambler G. (ed.), Sociology as Applied to Medicine (5th ed.). Edinburgh, UK: Saunders

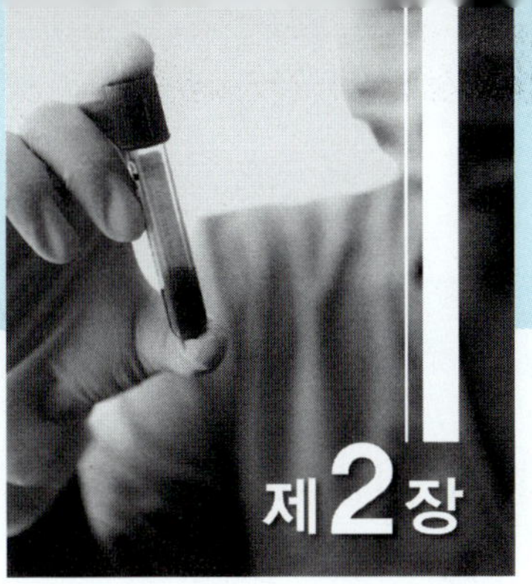

제 2 장 보건통계와 국가보건통계

개 요

보건통계는 사람의 생명, 건강 및 증식 등에 관한 생물학적 현상인 출생, 사망, 질병, 혼인, 이혼과 관련된 인구의 특성을 연구하는 분야이다. 따라서 보건의료분야의 모든 정책을 수립 및 연구하는 과정에서 복합적인 현상을 이해하고 설명하기 위해서는 객관적인 접근이 필수적이다. 따라서 보건의료분야에서 다루는 방대한 양의 통계자료를 수집·정리하고, 관측된 자료로부터 필요한 정보를 얻기 위해서는 통계자료분석 과정은 반드시 필요하다. 이러한 과정을 이해하고, 통계자료를 생성하기 위한 기본적인 개념을 이해하고자 한다.

학습목표

1. 보건통계학의 개념을 이해한다.
2. 모집단 및 표본, 변수의 개념을 이해한다.
3. 보건통계자료를 이해하고 생성할 수 있다.
4. 보건지표 및 국가승인통계에 대해서 이해한다.

1 보건통계

보건통계(保建統計, health statistics, public health statistics)란 인간집단의 생명, 건강 및 증식 등에 관련되는 생물학적 현상인 출생, 사망, 질병, 혼인, 이혼과 이러한 현상을 일으키는 인구의 특성을 연구하는 생정통계(生政統計, vital statistics)만이 아니라 생정통계 현상에 영향을 미치는 관련 영역의 변량들까지를 연구하는 학문이다.

이동우(1992)는 보건과학에 추측통계학 방법과 기술통계학 방법을 도입하여 보건과학에서 다루는 여러 현상의 규칙성을 확률사상에 의거 설명하는 학문이라고 정의하였다.

1.1 모집단(Population)

모집단이란 조사하고자 하는 사항의 잘 정의된 조사단위의 전 집합을 의미한다. 모집단을 구성하는 수량적 크기를 모집단의 크기(population size)라고 부르며, 모집단의 크기에 따라 유한개인 경우에 유한모집단(finite population)과 그 수가 무한개인 경우 무한모집단(infinite population)으로 구분한다.

모집단을 설정하는 이유로 첫째, 조사의 한계를 정하는 것이다. 즉, 처음에 모집단을 정함으로써 수집하려고 하는 통계자료의 조사대상자 범위를 이미 정한 모집단으로 한정하는 것이다. 둘째, 조사결과의 설명의 한계를 정하는 것이다. 이 모집단으로부터 수집한 통계자료의 처리 결과를 얻는 뜻은 이 모집단에 한정하여 설명해야 하기 때문이다.

1.2 표본(Sample)

표본은 모집단을 구성하는 전체 조사대상 중 일부의 조사단위를 채택하였을 때 얻는 모집단의 일부를 의미한다.

표본을 조사하는 이유는 첫째, 무한모집단은 모집단의 구성단위가 무한히 많기 때문에 실제로 전수조사가 가능하지 않으므로 표본조사를 할 수밖에 없다. 둘째, 모집단이 유한모집단이라 하더라도 모집단을 구성하는 조사단위가 많으면 무한모집단의 경우와 마찬가지로 실제로 전수를 조사하는 것은 불가능하므로 표본조사를 할 수밖에 없다. 셋째, 전수조사를 하면 조사값에 대한 오차가 커지므로 표본조사를 한다. 넷째, 일정 시점에서 정한 모집단은 그 모집단의 특성이 시간이 흐름에 따라 변화가 있을 수 있다. 다섯째, 표본조사는 경제적으로도 이득이 있다.

1.3 변수(Variable)

변수는 사람 또는 사물의 변화가 가능한 상태 또는 특성을 말한다. 상수는 사람 또는 사물의 변화가 가능하지 않은 상태 또는 특성을 말한다.

변수의 분류에는 첫째, 설명변수로 통계학적 술어로 독립변수라고 하며, 다른 변수의 뜻이나 상태 또는 분포를 설명하는 역할을 하는 변수를 말한다. 둘째, 피설명변수로 통계학적 술어로 종속변수라고 하며, 설명변수에 의하여 설명되어지는 변수를 의미한다.

1.4 통계자료의 조건(이동우, 1992)

첫째, 모집단의 구성단위, 범위 및 크기를 정함

둘째, 연구의 실행적 목적을 정함

셋째, 확률표본의 추출방법을 결정해야 함

넷째, 변수의 측정 내용을 명확하게 정해야 함

다섯째, 측정단위와 분석단위를 정해야 함

여섯째, 측정기준을 정해야 함

일곱째, 측정기간을 정해야 함

여덟째, 측정값의 기록방법을 정해야 함

아홉째, 발생 가능한 비표본오차의 종류를 기록하고 이 표본오차를 줄일 방법을 정해야 함

1.5 자료의 정리

1) 도수분포표

2) 도표

3) 대푯값

4) 산포도

2 보건지표 및 보건통계

보건지표(health indicator)는 지역주민 또는 국민의 건강상태 및 보건수준을 설명해 주는 자료로 건강지표라고도 한다.

2.1 출생에 관한 통계지표

출생에 관한 지표는 모자보건, 가족계획 등과 관련하여 건강평가의 수단으로 중요한 보건학적 의미를 갖고 있으며, 출생에 의해서 변화하는 인구상태를 율로서 측정하는 것이다. 이들 지표로는 다음 여러 가지가 있으나 그 원칙은 일정 인구(총인구 또는 가임여성)에 대한 출생수를 계산하는 것이라 할 수 있으며, 경제성장률을 예측함에 있어 중요한 지표가 된다.

2.2 사망에 관한 통계지표

사망은 인구동태사상 중의 하나로 질병적 상황보다는 파악이 용이한 사항이기 때문에 건강수준을 측정하는 도구로 중요한 의미로 쓰이고 있다.

2.3 질병통계

인구의 질병상태는 출생이나 사망처럼 그 정의가 확실하지 않고 다양하기 때문에 객관적으로 측정하기가 어렵다. 질병의 구조, 분포 등의 질병통계는 의료시설의 배치, 예방, 치료, 재활 등의 의료공급과 관련된 보건정책 수립과 시행에 있어서 중요한 자료가 된다. 주로 사용되는 질병관계 지표에는 다음과 같은 것들이 있다.

3 e-나라지표[1]

3.1 GDP대비 경상의료비 추이

경상의료비[2]는 보건의료서비스와 재화의 소비를 위하여 국민 전체가 1년간 지출한 총액을 의미한다. 정부 · 의무가입제도는 정부(중앙 · 지방), 의무가입(건강보험, 산재보험, 장기요양보험, 자동차책임보험)에 의해 지출된 보건의료비며, 민간의료비는 임의가입(민영보험, 비영리단체, 기업), 가계직접부담(법정본인부담, 비급여본인부담)에 의해 지출된 보건의료비를 말한다.

경상의료비 지출 추이를 분석함으로써 보건의료 정책 수립을 위한 기초자료 뿐만 아니라 성과평가 등을 위한 자료로 활용된다.

GDP 대비는 경상금액의 국내총생산(GDP)에 대한 경상의료비 비중으로 경상의료비 지출 수준을 보기 위한 지표이다.

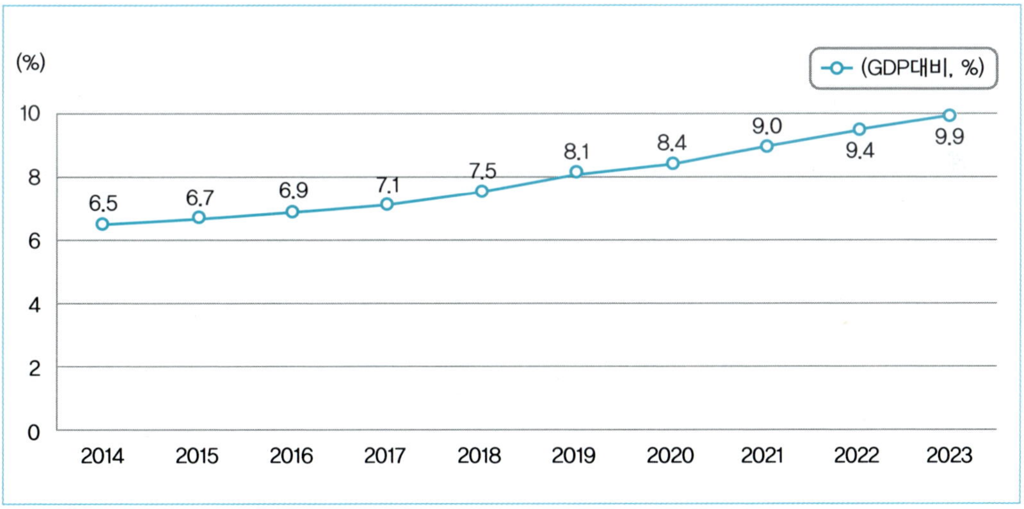

그림 2-1 GDP 대비 경상의료비 추이

자료 : 보건복지부, 「2022년 국민보건계정」, OECD Health Statistics 2024

1) 보건복지부(https://www.mohw.go.kr/menu.es?mid=a10406020000, 2024.07.11.) 보건분야

2) 경상의료비 통계는 통계법 제18조에 의한 국가승인 통계임(승인통계명 : 『국민보건계정』, 승인번호 : 제117068호. * 통계명 변경 : 국민의료비추계및국민보건계정 → 국민보건계정('16.6.30.)

3.2 기대수명(0세 기대여명) 및 유병기간 제외 기대수명(건강수명)

기대수명은 0세의 출생아가 앞으로 생존할 것으로 기대되는 평균 생존 연수(0세의 기대여명)를 말하며, 기대여명은 특정 연령(x세)의 사람이 앞으로 살 것으로 기대되는 연수를 의미한다. 즉, 평균수명 = 기대수명 = 출생시 기대여명이다.

유병기간 제외 기대수명(건강수명)은 기대수명 중 질병이나 부상으로 고통받은 기간을 제외한 건강한 삶을 유지한 기간을 의미한다. 건강수명은 유병기간 제외 기대수명, 주관적 건강평가 기대수명으로 작성되며, 여기서는 유병기간 제외 기대수명만 수록한다.

기대수명은 생명표에 의해서 작성되며, 생명표의 의의는 현재의 연령별 사망수준이 유지된다면 특정 연령의 사람이 향후 몇 세까지 살 수 있는지 추정한 통계표이며, 생명표의 활용도는 보건 · 의료정책수립, 보험료율, 인명피해 보상비 산정의 기초자료 및 장래인구추계 작성, 국가 · 지역 간 경제 · 사회 · 보건수준 비교의 기초자료로 활용된다.

유병기간 제외 기대수명(건강수명) 수치가 높을수록 질병이나 부상으로 고통받은 기간을 제외한 건강한 삶을 유지한 기간이 길어짐을 의미한다.

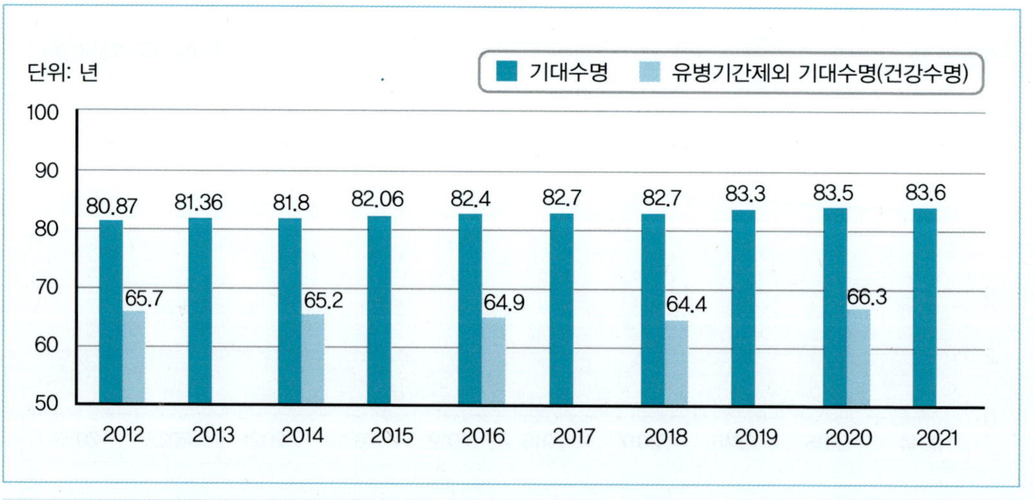

그림 2-2 기대수명 및 건강수명 추이

자료 : 통계청, 생명표, 「국가승인통계 제101035호」

3.3 의료급여 수급현황

의료급여는 국민기초생활보장수급자 및 그 외(국가유공자 등) 저소득층이 자력으로 의료문제를 해결할 수 없는 경우에 국가재정으로 의료비를 지원하는 공공부조제도이다. 생활 유지 능력이 없거나 생활이 어려운 자에게 의료급여를 실시함으로써 국민보건 향상 및 사회복지 증진에 기여함을 목적으로 하며, 의료보험과 함께 국민 의료보장정책의 중요한 수단으로서 사회보장제도의 주요지표로 활용된다.

표 2-1 의료급여 수급현황

	2014	2015	2016	2017	2018	2019	2020	2021	2022	2023
의료급여 수급자수	1,441	1,534	1,506	1,486	1,485	1,489	1,527	1,516	1,522	1,517
수급률	2.9	3.0	2.9	2.9	2.9	2.9	3.0	3.0	3.0	2.9

자료 : 국민건강보험공단「의료급여통계」

3.4 항생제 및 주사제 처방률

항생제 처방률이란 의료기관(상급종합병원, 종합병원, 병원, 요양병원, 의원)의 내원일수 대비 항생제 처방이 있는 건수 비율(건강보험 급여 청구기관 기준)을 말하며, 주사제 처방률이란 의료기관(상급종합병원, 종합병원, 병원, 요양병원, 의원)의 내원일수 대비 주사제 처방이 있는 건수 비율(건강보험 급여 청구기관 기준)을 말한다.

외래환자의 항생제, 주사제 처방추이를 비교할 수 있으며, 항생제, 주사제 처방추이를

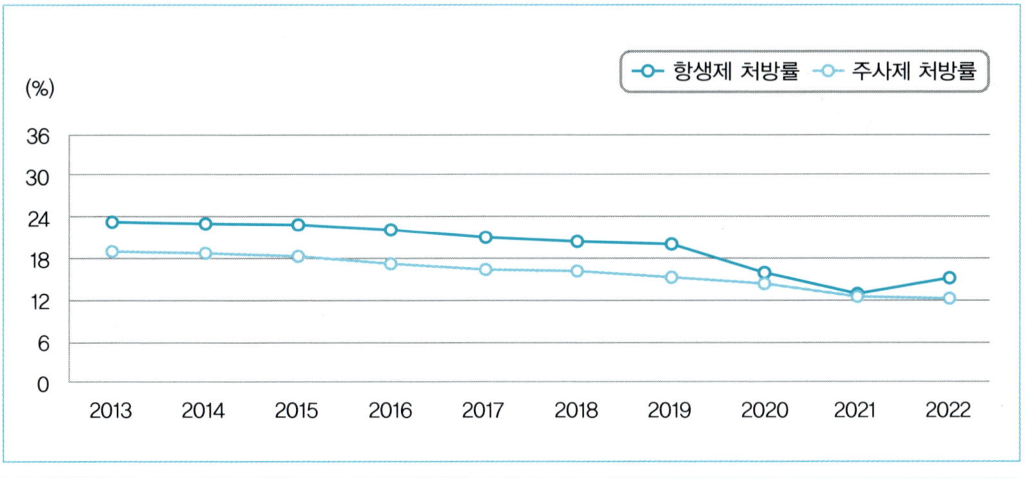

그림 2-3 항생제 및 주사제 처방률

자료 : 보건복지부(건강보험심사평가원 자료)

지속적으로 모니터링 함으로써 의사들의 항생제, 주사제 처방을 줄이고 궁극적으로 국민들의 항생제 내성률과 주사제 부작용을 감소시키고자 한다.

2001년부터 시작된 약제급여 적정성평가는 국민보건에 미치는 영향이 큰 항생제, 주사제 등의 약물 오남용을 줄이고 적정약제 사용을 도모하고자, 의료기관별 약제 처방경향을 비교 분석하고 그 결과를 환류함으로써 의료기관이 자율적으로 약제상용을 관리하고 개선할 수 있도록 지원한다.

3.5 건강보험 재정 및 급여율

건강보험 보장률은 비급여를 포함한 총진료비 중 건강보험에서 부담하는 부담 비율이며, 건강보험 급여율는 비급여를 제외한 총 진료비 중 건강보험에서 부담하는 부담비율로 건강보험이 적용되는 진료비 중 건강보험 부담비율을 의미한다. 암환자 보장률은 대표적 중증고액질환인 암환자에 대한 건강보험 보장률을 의미한다.

건강보험재정은 보험료 수입, 국고지원 등으로 이루어진 “수입”과 보험급여비, 관리운영비 등으로 이루어진 “지출”을 의미하며, 재정 현황은 이러한 수입과 지출의 추이를 살펴보는 것이다.

건강보험 보장률은 비급여를 포함한 총진료비 중 건강보험에서 부담하는 비율로서 건강보험의 보장 수준을 나타내는 척도로 활용되며, 건강보험 재정 분석을 통하여 적정 보험료율 인상률 결정 등 정책수립 시 활용한다.

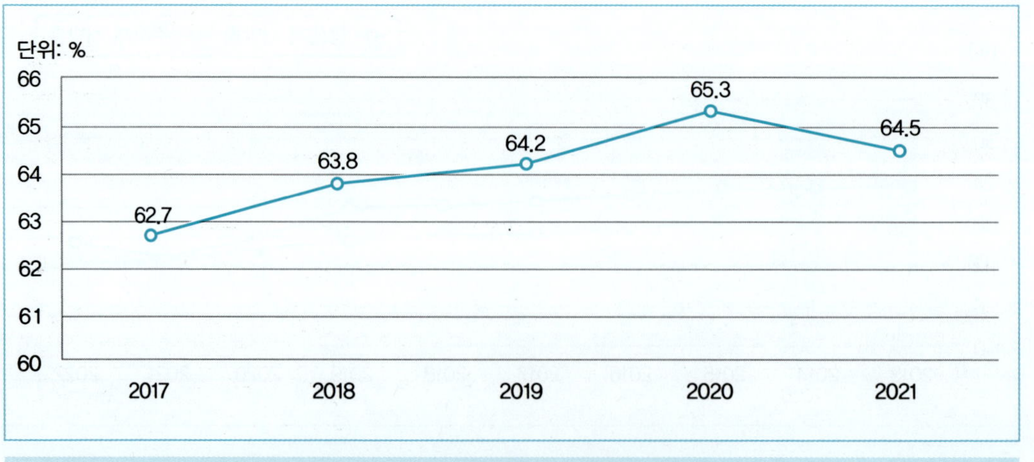

그림 2-4 건강보험 보장률 추이

자료 : 보건복지부(국민건강보험공단자료)

○ 건강보험 보장률 ={건강보험급여비/(건강보험급여비+법정본인부담금+비급여본인부담금)}×100

 – 건강보험보장률 증가할수록 보장성이 확대됨을 의미

○ 건강보험 급여율 ={건강보험급여비/(건강보험급여비+법정본인부담금)}×100

○ 수지율 = 지출/수입

 – 수지율이 100 초과면 지출이 수입보다 큰 적자를, 100이면 균형을, 100 미만이면 흑자를 의미

3.6 뇌사자 장기기증 현황

뇌사자란 뇌사판정기준 및 뇌사판정절차에 따라 뇌 전체의 기능이 되살아 날 수 없는 상태로 판정된 자를 의미하며, 장기 기증자란 다른 사람의 장기 등의 기능회복을 위하여 대가 없이 자신의 특정한 장기 등을 제공하는 자를 말한다.

뇌사자의 장기기증은 1인이 신장, 간장 등 수개의 장기를 다수의 이식대기자에게 이식하였다 하더라도 통계상으로는 기증한 1명에 대한 통계이므로 실제로 이식받은 자와 숫자는 상이할 수 있다.

뇌사자 장기기증 현황은 각 국가의 장기기증 활성화 정도를 나타낼 수 있는 중요한 지표로서, 장기기증의 국가별 비교기준(인구 100만명 당 뇌사자 장기기증자수)으로 활용

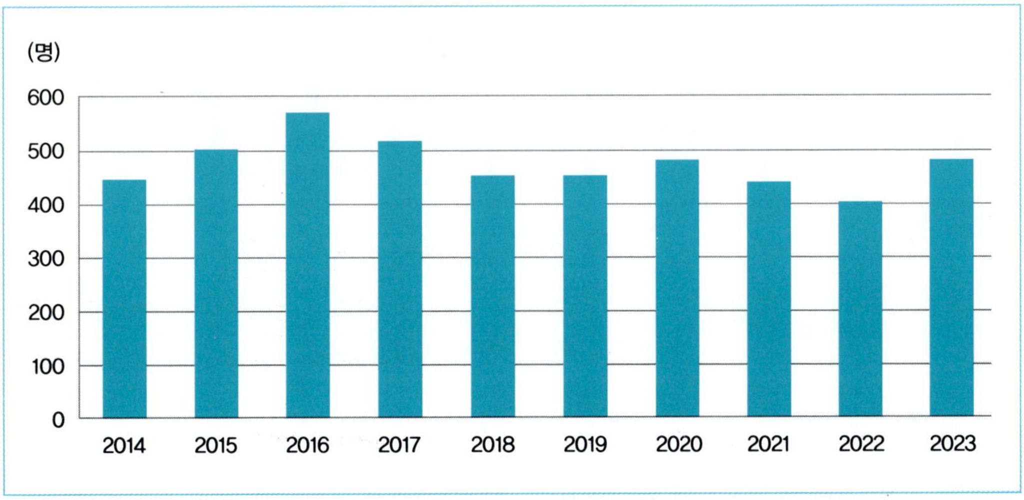

그림 2-5 뇌사자 장기기증 현황

자료 : 국립장기이식관리센터 「장기기증 및 이식 통계연보」

되며, 뇌사자 장기기증 추이는 장기이식 대기자들에게는 대기기간의 변동을 알려주는 지표로 활용될 수 있다.

3.7 암 발생 및 사망 현황

조발생률(암발생률)은 연간 발생자수를 연앙인구로 나눈 수치를 100,000 분비로 나타낸 수치며, 조사망률(암사망률)은 연간 사망자수를 연앙인구로 나눈 수치를 100,000 분비로 나타낸 수치이다.

암발생은 악성신생물(C00-C97, 골수증식성질환, 골수형성이상증후군) 중 위암, 폐암, 간암, 대장암, 유방암, 자궁경부암을 제외한 암종을 말하며, 암사망은 악성신생물(C00-C97) 중 위암, 폐암, 간암, 대장암, 유방암, 자궁암을 제외한 암종(기타암에 식도암, 췌장암, 후두암, 난소암, 전립선암, 갑상선암, 비호지킨림프종, 백혈병 등이 포함됨)을 말한다.

암 연구 및 진료 영역에서의 기초 자료로 활용이 가능하고 암 관리 정책 수립의 기초자료로서 역할을 할 것으로 기대된다.

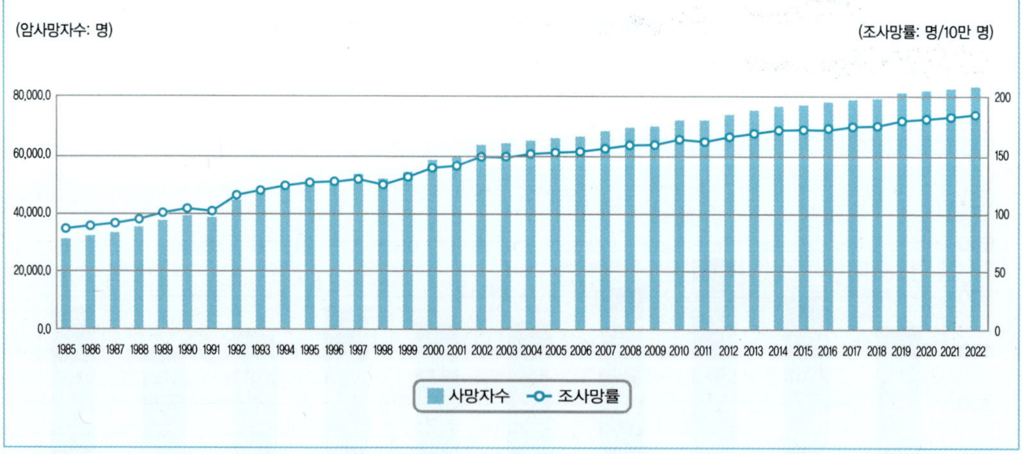

그림 2-6 암사망자수/조사망률

자료 : 통계청 사망원인통계(국가승인통계 제101054호)

3.8 세대당 건강보험료 부담액

건강보험대상자는 국내에 거주하는 모든 국민으로, 직장가입자와 지역가입자로 구분되며, 직장가입자는 근로자, 사용자, 공무원 · 교직원이고, 그의 부양가족들은 피부양자가 될 수 있으며, 지역가입자는 직장가입자를 제외한 도시 및 농어촌 지역주민 등을 의미한다. 직장가입자는 사용자와 가입자가 보험료의 50%씩 부담하고 있으며, 세대당 평균보험료는 직장 · 지역가입자의 본인부담 보험료를 기준으로 작성된다.

가입자(직장, 지역)의 보험료 증가추이와 가입자간 보험료 부담수준을 나타내기 위하여 고안된 지표이다.

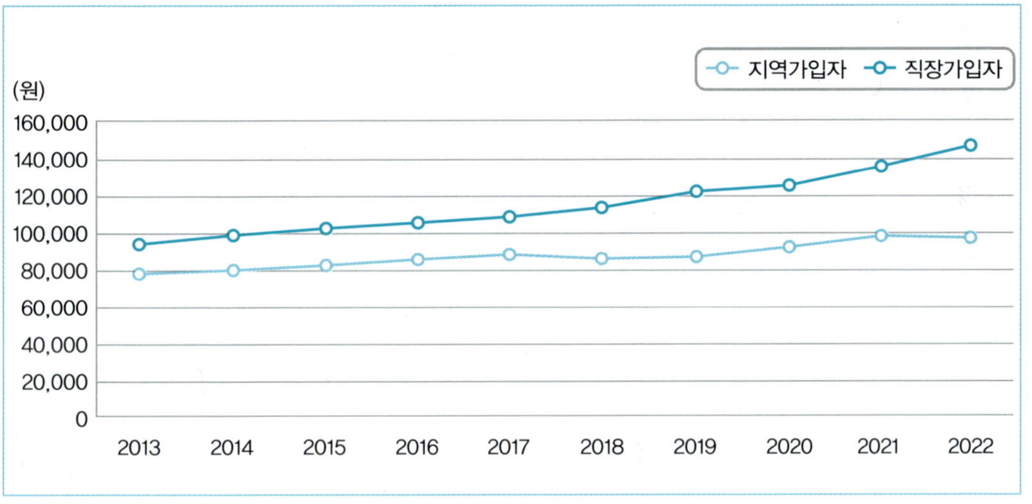

그림 2-7 세대당 건강보험료 부담액

자료 : 국민건강보험공단, 건강보험 주요통계

4 국가승인통계

보건복지부는 새로운 환경변화와 사회적 이슈에 선제적으로 대응하고, 수요자 요구에 부합하는 다양한 정책통계의 개발을 위해 2024년 9월 말 기준으로 「통계법」 제18조 및 제20조에 의거 보건복지부가 생산하는 국가승인통계는 보고통계 17종, 가공통계 8종, 조사통계 15종의 총 40종의 통계를 생산 · 관리하고 있다(보건복지부 홈페이지)[3)]

보건복지부에서는 인구, 가구, 사망 현황 등 보건복지분야 정책 수립에 참고할 수 있

3) 보건복지부 홈페이지(https://www.mohw.go.kr/statList.es?mid=a10406010100&bid=&nPage=1&b _list=15&stts_nmss=ALL&subj_cd=&mmrl_date=&act=list, 2024.7.11. 현재)

는 타 기관의 통계까지 포함하여 보건복지 관련 분야의 전체 지표를 수록한 「보건복지 통계연보」, OECD 회원국 통계의 국제비교를 지원하는 「OECD Health Statistics」를 발간하여 정책 참고자료로 활용하고 있다.[4)]

표 2-2 주요 책자 발간 현황

간행물명	발간시기	내용
보건복지통계연보	연 1회 (12월)	보건복지 분야의 수준 및 변화 등을 측정할 수 있는 기본 통계자료와 관련 국내 · 국외 주요 통계자료 수록 ※ 인터넷 게재 및 간행물 발간 제공
OECD Health Statistics 2022	연 1회 (9월)	건강상태, 건강위험요인, 보건의료자원, 보건의료이용, 보건의료비용 등에 대한 OECD 국가의 통계지표 수록

5 병원통계

5.1 외래환자 초진율(New Outpatient Visits)

병원의 신규환자 비율을 나타내는 지표이다.

$$\text{외래환자 초진율} = \frac{\text{초진환자수}}{\text{연외래환자수}} \times 100$$

5.2 외래환자 입원율(Admissions rate of Outpatient)

병원에 내원하는 연외래환자 중 실입원환자수를 나타내는 지표로서 입원환자의 중증도와 입원환자가 늘어날 가능성을 간접적으로 판단할 수 있다.

$$\text{외래환자 입원율} = \frac{\text{실입원환자수}}{\text{연외래환자수}} \times 100$$

4) 보건복지부, 2022 보건복지백서(2023), 1055p

5.3 병상이용률(Bed Occupancy rate)

가동병상 중 실제로 얼마나 이용되었는지를 나타내는 지표이다.

$$\text{병상이용률} = \frac{\text{연입원환자수}}{\text{연병상수}} \times 100$$

5.4 병원이용률(Hospital Utilization)

가동병상수의 효율성을 측정하는 의미는 병상이용률과 동일하나 분자인 연입원환자수 대신 조정환자수를 적용하여 판단한다.

$$\text{병원이용률} = \frac{\text{조정환자수}(\text{총재원일수} + \text{연외래환자수} \times \frac{\text{외래환자1인1일당 진료비}}{\text{입원환자1인1일당 진료비}})}{\text{연병상수}(\text{병상수} \times \text{입원진료일수})} \times 100$$

5.5 병상회전율(Bed Turnover)

이용 가능한 총병상을 사용한 평균 환자수를 말한다. 일반적으로 평균 재원일수가 긴 병원의 병상회전율은 낮고, 평균 재원일수가 짧은 병원의 병상회전율이 높다.

$$\text{병상회전율} = \frac{\text{퇴원실인원수}}{\text{병상수}} \quad \text{또는} \quad \frac{(\text{퇴원실인원수} + \text{입원실인원수}) \div 2}{\text{병상수}}$$

5.6 평균재원일수(Average Length of Stay)

퇴원한 환자들의 평균입원기간을 나타내는 것으로 퇴원환자들의 재원일수를 그 퇴원환자수로 나눈 비율을 의미한다.

$$\text{평균재원일수} = \frac{\text{퇴원환자재원일수누계}}{\text{연실퇴원환자수}} \quad \text{또는} \quad \frac{\text{총재원일수}}{(\text{입원실인원} + \text{퇴원실인원}) \div 2}$$

[참고문헌]

구성회 외 (2014), 『공중보건학』, 서울: 고문사

김영훈 외 (2018), 『병원경영학원론』, 서울: 수문사

남철현 외 (2014), 『공중보건학』, 서울: 계축문화사

보건복지부 (2018), 2017 보건복지백서, 보건복지부

보건복지부 (2023), 2022 보건복지백서, 보건복지부

보건복지부 (2024), 승인통계 https://www.mohw.go.kr/statList.es?mid=a10406010100&stts_nmss=ALL [accessed 2024-07-11]

이동우 (1992), 『보건통계학방법』, 서울: 신광출판사

황성완 외 (2022), 『병원회계 및 재무관리』, 서울: 계축문화사

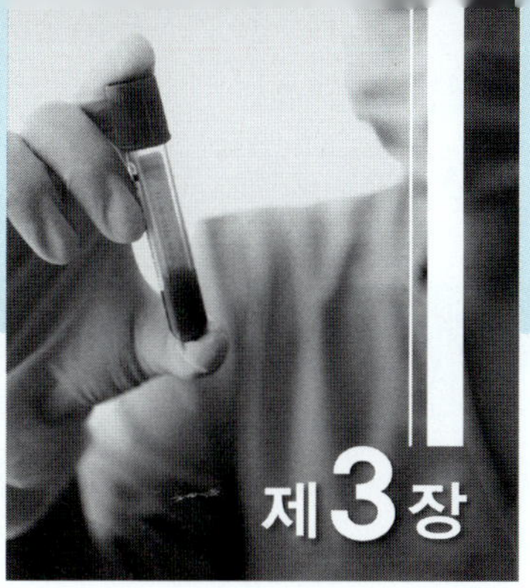

제3장 감염병 및 기생충 질환 관리

개 요

최근 전 세계적으로 문제가 되고 있는 신종플루, 조류독감, 슈퍼박테리아, 코로나바이러스감염증-19(코로나19) 등 신종 감염병의 출현이 우리나라를 포함해 글로벌 이슈로 부상하면서 국민의 건강과 사회에 심각한 위협으로 부각되었다.
특히, 코로나19는 과거에 발견되지 않았던 새로운 코로나바이러스인 SARS-CoV-2에 의해 발생하는 호흡기 감염병이다. 이 새로운 바이러스와 질병은 2019년 12월 중국 우한에서 처음 보고되었고, 전 세계로 퍼져 현재 국제 사회가 풀어야 할 가장 큰 문제이며, 팬데믹을 억제하기 위해서는 국가 간의 협력이 중요하다.
우리나라의 경우 인적 물적 교역량이 많아짐에 따라 인플루엔자 확산 위험도가 매우 높은 수준으로 평가되었으며, 기후환경변화 및 항생제남용 등으로 인한 신, 변종 및 재유행감염병이 급증하고 있다. 그러나 아직까지 확실한 대응책이 미흡한 상황이라 어느 때보다 더 국가적인 차원에서의 관리대책이 필요하다.
이에 국가에서는 우리나라의 감염병 위기대응 능력을 높여, 감염병 걱정없는 건강하고 안전한 국가 실현이 중요하다. 따라서 이 장에서는 감염병의 생성과정 및 예방과 관리대책 그리고 기생충 질환에 대하여 구체적으로 학습한다.

학습목표

1. 감염병의 개념과 역사적 변천과정을 설명할 수 있어야 한다.
2. 감염병의 생성과정을 설명할 수 있어야 한다.
3. 감염성 질환의 예방과 관리방법을 제시할 수 있어야 한다.
4. 법정감염병의 종류를 구분할 수 있어야 한다.
5. 급성감염병과 만성감염병의 특성을 설명할 수 있어야 한다.
6. 기생충을 분류하고 해당 기생충 질환을 열거할 수 있어야 한다.
7. 기생충의 병원체, 전파, 감염증상 및 예방대책을 설명할 수 있어야 한다.

1 감염병 관리의 발전사

1.1 감염병의 개념

1) 감염(Infection)

감염은 미생물이 숙주 내로 침입하여 증식(multiplication)하는 상태를 말하며, 그 결과로 국소세포 손상을 초래하거나 하나 이상의 독소를 분비하고 항체-항원반응을 유발하는 과정이다.

2) 감염병(Communicable disease)

숙주가 감염으로 손상되어 발병되었을 경우 이것을 감염병(infectious disease)이라 하며, 감염병은 세균, 바이러스, 진균 또는 사상균, 기생동물과 같은 다양한 병원체가 숙주의 몸 안에 들어가서 증식해 일으키는 질환이다.

1.2 감염병의 역사적 발전사

전염성 때문에 인간은 끊임없이 감염병으로 인한 고통을 받고 있다. 현대의 과학과 의학의 발달, 생활수준의 향상으로 감염병 발생이 현저히 감소하긴 했지만 여전히 보건상의 많은 문제점을 남겨 두고 있다.

감염병의 역사적 발전사는 다음과 같다. 종교적설 시대→점성설 시대→장기설 시대→ 접촉 전염설 시대→미생물 병인설 시대이다(표 3-1).

표 3-1 감염병의 역사적 발전사

구분	내용
종교적설 시대 (religious era)	• 원시적인 사고방식에 의한 선악신설시대(善惡神說時代)로서, 사람들이 선신과 악신의 두 신에 의한 초자연적인 신의 작용에 의존하던 시대
점성설 시대 (astrology era)	• 신벌설(神罰說)을 전혀 믿지 않은 것은 아니지만 자연에 대한 인식이 점점 높아짐에 따라 질병의 발생이 환경과 어떤 물리적 상태와 관계가 있다고 믿음 • 별자리의 이동에 따라 질병, 기아, 전쟁 등이 발생한다고 믿는 점성설
장기설 시대 (miasma theory era)	• 감염병의 전파는 나쁜 공기나 공기 중의 유독물질 때문에 발생된다고 믿던 시대
접촉 전염설 시대 (contagious communicable theory era)	• 질병에 대한 경험이 많아짐에 따라 한 사람으로부터 다른 사람으로 전염할 수 있다고 믿는 접촉 전염설이 나타남
미생물 병인설 시대 (bacteriological era)	• 질병의 발생은 현미경적 미생물에 기인한다는 것을 증명 • 세균학의 발달로 면역학도 발전하기 시작하여 질병을 예방하는 백신을 개발하게 되어 감염병 예방에 크게 공헌

2 감염병의 유행요인

2.1 감염병 유행의 3대요인

1) 감염원(Source of infection)

병원체를 전파시킬 수 있는 근원이 되는 모든 것, 즉 환자, 보균자, 감염동물, 오염식품이나 오염 식기구 및 생활용구 등을 의미한다.

2) 감염경로(Route of transmission)

감염경로는 감염원으로부터 감수성 보유자에게 병원체가 운반되는 과정이다. 예를 들어, 접촉전염, 공기전파(비말전파), 동물매개 전파 등이 있다.

3) 감수성 숙주(Susceptible host)

숙주의 감수성이 높은 인구집단은 감염병 유행이 잘 일어나지만 면역성이 높은 집단에서는 유행이 잘 이루어지지 않는다. 즉 감염병에 대해 저항성이나 면역성이 없어서 감염이 잘 될 수 있는 숙주를 감수성 숙주라 한다.

3 감염병의 생성과정

감염병 생성과정 6단계는 다음과 같다. 즉, 감염병의 발생에는 병원체 → 병원소 → 병원소로부터 병원체의 탈출 → 전파 → 병원체의 신숙주 내의 침입 → 숙주의 감수성의 6개 요소가 연쇄적으로 작용하게 되고, 이들 6개 요소 중 어느 한 가지가 결여되더라도 감염병은 발생하지 못하게 된다.

3.1 병원체

병원체는 숙주에 침입하여 특정한 질병을 일으키는 데 필요한 미생물로서, 바이러스(virus), 세균(bacteria), 리케치아(rickettsia), 원충류(protozoa), 진균 또는 사상류(fungus) 등이 포함된다.

1) 병원체의 종류

(1) 바이러스(Virus)

바이러스는 가장 작고 광학현미경으로는 볼 수 없으며, 전자현미경으로만 볼 수 있고 열에 약하다. 살아 있는 조직세포 내에서만 증식하며 인플루엔자, 홍역, 뇌염, 소아마비, 감기 등의 질병을 일으킨다.

(2) 세균(Bacteria)

세균은 육안으로 관찰할 수 없으며 단세포로 된 식물성 생물체로 조직세포 내에서 번식한다. 또한 견고한 세포벽을 가지고 있으며, 형태에 따라 간균, 구균, 나선균으로 구분한다. 장티푸스, 디프테리아, 결핵, 폐렴, 콜레라, 나병 등의 질병을 일으킨다.

(3) 기생충(Parasite)

기생충은 원충류(protozoa)와 후생동물(metazoa)이 있다. 원충류는 단세포 동물로서 대체로 중간숙주에 의해 전파된다. 말라리아, 아메바성이질, 아프리카 수면병 등이 대표적인 질환이다. 후생동물은 크기와 형태가 다양하여 육안으로 볼 수 있으며, 회충, 십이지장충 등이 있다.

(4) 진균 또는 사상균(Fungus)

진균은 버섯, 효모, 곰팡이 등과 같은 아포형성 식물로서 무좀, 진균증 등 피부병을 일으킨다.

(5) 리케치아(Rickettsia)

리케치아는 세균과 바이러스의 중간 크기로 세균과 유사한 화학적 성분을 가지고 있으며, 화학요법제에 대해 감수성이 있는 점이 바이러스와 다르다. 발진티푸스와 발진열, 쯔쯔가무시병 등을 일으킨다.

2) 병원체의 병원성, 병독성, 감염력과 전염력과의 관계

(1) **감염력(Infectivity)** : 병원체가 숙주에 침입하여 알맞은 기관에 자리잡고 증식하는 능력

$$\text{감염력} = \frac{\text{총감염자수}}{\text{위험에 노출된 감수성자수}}$$

(2) **병원력(병인성, pathogenesis)** : 감염된 숙주로 하여금 발병하게 하는 병원체의 능력

$$\text{병인성} = \frac{\text{환자수}}{\text{총감염자수}}$$

(3) **독력(병독성, virulence)** : 중독한 질병을 일으키는 능력으로서, 독력(toxigenicity), 침습성(invasiveness) 및 감염을 조장하는 물질에 의하여 영향을 받는다.

$$\text{독력} = \frac{\text{중증환자수} + \text{사망자수}}{\text{환자수}}$$

P·U·B·L·I·C·H·E·A·L·T·H

3.2 병원소(Reservoir)

1) 병원소의 정의

병원소는 병원체가 생활하고 증식하면서 다른 숙주에 전파될 수 있는 상태로 저장되는 장소이다. 병원소는 궁극적인 감염원이며 종류에는 인간병원소, 동물병원소, 토양 등이 있다.

2) 병원소의 종류

(1) 인간병원소(Humanreservoir)

① 현성 감염자

현성 감염자(apparent infection)는 병원체에 감염되어 자각적 또는 타각적으로 임상증상이 있는 사람으로서 흔히 우리가 환자라고 한다. 역학적인 측면에서는 질병에 이환되어 있다는 것을 쉽게 인지할 수 있어 관리가 쉽다.

② 불현성 감염자

불현성 감염자(inapparent infection)는 병원체에 감염되었으나 임상증상이 아주 미약하여 본인이나 타인이 환자임을 간과하기 쉬우며, 미생물학적이나 면역학적 방법에 의해서만 발견이 가능하다. 이에 감염병 관리상 중요 관리 대상이 된다. 무증상 감염을 일으키는 질병으로는 장티푸스, 세균성 이질, 콜레라, 성홍열 등이 있다.

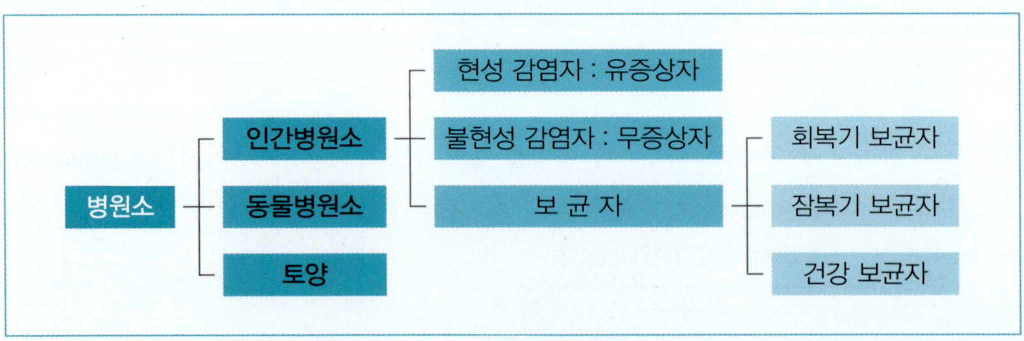

그림 3-1 병원소의 종류

③ 보균자

보균자(carrier)는 자각적, 타각적으로 임상증상이 없는 병원체 보유자로서 전염원으로 작용하는 감염자를 말한다. 보균자는 환자보다도 역학적으로 더욱 중요한 병원소가 되며, 보균자수는 일반적으로 환자수보다 많기 때문에 감염병 관리상 중요한 대상이 되고 있다.

보균자의 종류와 관련되는 질병

① **병후 보균자** : 전염성 질환에 이환하여 그 임상증상이 완전히 소실되었는데도 불구하고 병원체를 배출하는 보균자로서 세균성 이질, 디프테리아 등이 있다.
② **잠복기 보균자** : 어떤 전염성 질환의 잠복기간 중에 병원체를 배출하는 감염자로서 디프테리아, 홍역, 백일해 등의 감염자가 있다.
③ **건강 보균자** : 감염에 의한 임상증상이 전혀 없고, 건강자와 다름 없지만 병원체를 보유하는 보균자로서 디프테리아, 폴리오, 일본뇌염 등에 감염된 보균자에서 볼 수 있다. 그밖에 병원체가 숙주로부터 배출되는 지속기간에 따라 일시적 보균자, 영구적 보균자, 만성 보균자 등으로 구분되기도 한다.

(2) 동물병원소(Animalreservoir)

동물이 병원체를 보유하고 있다가 인간숙주에게 전염시키는 전염원으로 작용하는 경우로서 이런 감염병을 인축(수)공통감염병(zoonosis)이라 하는데, 해당 동물과 감염병은 다음과 같다.

표 3-2 동물병원소와 감염병

동물	감염병
소	결핵, 탄저, 파상열, 살모넬라증
돼지	살모넬라증, 파상열, 탄저, 일본뇌염
양	탄저, 파상열
개	광견병, 톡소플라스마증
말	탄저, 유행성 뇌염, 살모넬라증
쥐	페스트, 발진열, 살모넬라증, 렙토스피라증, 양충병
고양이	살모넬라증, 톡소플라스마증

(3) 토양

토양은 무생물이면서 진균류의 병원소로서 작용한다. 파상풍, 탄저, 렙토스피라 등이 해당된다.

3.3 병원소로부터 병원체의 탈출(Escape from reservoir)

(1) 호흡기계 탈출

호흡기계 탈출은 비강, 기도, 기관지, 폐 등의 부분에서 증식한 병원체가 외호흡을 통해서 나가며 주로 대화, 기침, 재채기를 통해 전파된다. 여기에 해당하는 질병은 폐결핵, 폐렴, 백일해, 홍역, 수두, 천연두 등이 있다.

(2) 소화기계 탈출

소화기계 탈출은 위장관을 통한 탈출로 소화기계 감염병이나 기생충 질환일 경우 분변이나 구토물에 의해서 체외로 배출되는 경우이다. 이질, 콜레라, 장티푸스, 파라티푸스, 폴리오 등이 여기에 해당된다.

(3) 비뇨생식기계 탈출

비뇨생식기계 탈출은 주로 소변이나 성기 분비물을 통해 나간다.

(4) 개방병소로 직접탈출

개방병소로 직접탈출은 신체 표면의 농양, 피부병 등의 상처 부위에서 병원체가 직접 탈출하는 것을 말한다. 나병 등이 여기에 속한다.

(5) 기계적 탈출

기계적 탈출은 흡혈성 곤충에 의한 탈출과 주사기 등에 의한 탈출을 말하며, 발진열, 발진티푸스, 말라리아 등이 있다.

3.4 전파(Transmission)

병원소로부터 탈출한 병원체는 다른 숙주에게 감염을 시켜야만 성장 및 증식이 가능하다. 탈출한 병원체가 새로운 숙주에게 감염시키기까지의 전파 형태는 크게 직접전파와 간접전파로 구분된다.

1) 직접전파

직접전파는 병원체가 매개체 없이 새로운 숙주로 직접 전파되는 것이다. 환자의 기침, 재채기 등에 의해서 발생하는 호흡기계 질병(감기, 결핵, 홍역 등)이나 신체적 접촉에 의해서 발생하는 질병(성병과 피부병 등)이 여기에 속한다.

2) 간접전파

간접전파는 배출된 병원체가 어떤 매개체를 통해 새로운 숙주에게 운반되는 과정을 말하며, 간접전파에는 비활성매개체 전파와 활성매개체 전파, 공기전파 등이 포함된다.

(1) 비활성매개체 전파

비활성매개체 전파는 무생물을 매개로 전파하는 것으로서, 식품, 물, 생활용구, 완구, 수술기구 등의 무생물 전파를 말한다. 이들을 구분하면 식품이나 물과 같이 섭취를 하는 것과 매개체 자체는 숙주의 내부로 들어가지 않고 병원체를 운반하는 수단으로서만 작용하는 매개물(formite)이 있다. 식품은 이질, 장티푸스, 파라티푸스, 유행성간염, 폴리오, 콜레라 등 소화기계 감염병의 전파체로서 식품의 관리는 감염병 관리에 있어서 매우 중요하며, 기생충 질환도 식품을 매개로 하여 대부분 감염되고 있다.

(2) 활성매개체 전파

① 절지동물에 의한 전파

모기와 같은 절지동물(arthropod)에 의한 것과 중간숙주에 의한 것이 있다. 중간숙주에 의한 것은 흡충류에 있어 패류나 담수어와 스파르가눔(sparganum)의 경우 개구리나 뱀 등 극히 제한적이며, 절족(절지)동물에 의한 전파가 감염병 관리상 많은 부분을 차지하고 있다.

② 절족동물에 의한 전파

주로 매개 곤충에 의한 전파로 기계적 전파와 생물학적 전파가 있다. 기계적 전파는 매개 곤충이 단순히 기계적으로 병원체를 운반하는 것으로서 매개 곤충 내에서는 병원체의 증식이 일어나지 않는다. 생물학적 전파는 병원체가 매개 곤충 내에서 성장이나 증식을 한 뒤에 전파하는 경우로서 매개 곤충 자체가 전파 과정에 생물학적으로 중요한 역할을 담당하게 된다.

표 3-3 주요 매개체와 감염병

매개곤충	감염병
모기	말라리아, 사상충증, 일본뇌염, 황열
파리	장티푸스, 파라티푸스, 세균성 이질, 콜레라, 폴리오
이	발진티푸스, 재귀열
벼룩	발진열, 흑사병
털진드기	쯔쯔가무시병
바퀴벌레	장티푸스
물고기	간흡충증

(3) 공기전파

공기매개 전파는 비말핵(droplet nuclei)인 즉, 공기 중에 떠다니는 입자가 분산 미생물을 포함하여 만들어지는 전파이다. 재채기, 기침, 대화할 때 감염원이 환자에게서 배출되어 공기 중에 부유하다가 이를 흡입하면 감염이 성립되는 경우이다.

3.5 병원체의 신숙주내 침입(Entry into new host)

병원체의 침입양식은 병원체의 탈출구와 보통 일치한다. 호흡기계 감염병은 호흡기로 침입하고, 소화기계 감염병은 주로 경구로 침입한다. 또한 태반 및 경피를 통하거나 주사기 등에 의한 기계적 침입과 성병처럼 점막이나 상처부위를 통한 경피 침입이 있다.

표 3-4 새로운 숙주로의 침입

계통별	감염병
호흡기계 침입	결핵, 한센병, 두창, 디프테리아, 홍역, 유행성이하선염 등
소화기계 침입	콜레라, 이질, 장티푸스, 폴리오, 감염성 간염 등
성기, 점막, 피부	매독, 임질, 연성하감 등
점막, 피부 등	트라코마, 파상풍, 페스트, 발진티푸스, 일본뇌염 등

3.6 숙주의 감수성(Susceptibility of new host)

1) 감수성의 정의 및 용어정의

숙주 체내에 병원체가 침입하였다고 해도 반드시 감염 또는 발병되는 것이 아니고, 그 숙주가 감수성 상태에 있을 때 감염 또는 발병이 일어난다. 침입한 병원체에 대항하여 감염 또는 발병을 막을 수 있는 능력에 미치지 못하는 방어력 상태를 감수성(susceptibility)이라고 한다.

(1) **저항력(resistance)** : 병원체가 숙주 체내에 침입했을 때의 방어 작용

(2) **면역(immunity)** : 저항력이 충분히 클 때 면역이라 하고, 이것은 절대적인 방어를 의미하는 것

(3) **감염지수(contagious index)** : 미감염자의 체내에 병원체가 침입했을 때 100% 발병하지는 않는다. 두창이나 홍역의 경우 95%는 발병하고 나머지 5%의 사람은 발병하지 않는데, 어떤 것은 선천면역과 관련해서 설명이 되기도 하지만 Gottstein은 이런 수치를 접촉지수 또는 감염지수(contagious index)라고 명명하였다. 또한 De Rudder는 다음과 같이 감염지수를 산출하였다. 홍역, 두창(95%) 〉 백일해(60~80%) 〉 성홍열(40%) 〉 디프테리아(10%) 〉 소아마비(0.1% 이하)

2) 면역(Immunity)

면역(immunity)은 어떤 특정한 감염균에 대하여 자기 몸을 방어하고, 임상적인 증상을 없애거나 가볍게 하는 능력을 말한다.

(1) 선천면역

종속 저항력(species immunity), 인종 저항력(racial immunity) 및 저항력의 개인차(individual immunity)가 있는데 이것을 자가 방어력이라 한다.

(2) 후천면역

능동면역(active immunity)과 수동면역(passive immunity)으로 구분되며, 능동면역은 자연능동면역과 인공능동면역으로, 수동면역은 자연수동면역과 인공수동면역으로 구분된다.

① 능동면역

능동면역은 숙주 스스로가 면역체를 형성하여 면역을 지니게 되는 것으로 어떤 항원(antigen)의 자극에 의해서 항체가 형성되는 것을 말한다. 능동면역에는 자연능동면역과 인공능동면역이 있다.

㉠ 자연능동면역

각종 질환에 이환된 후 형성되는 면역으로서 그 면역의 지속 기간은 질환의 종류에 따라 다르다. 즉, 영구면역이 되는 경우도 있으며, 지속 기간이 아주 짧은 경우도 있다.

㉡ 인공능동면역

인위적으로 항원을 체내에 투입하여 항체가 생성되도록 하는 방법으로 생균, 사균, 순환독소(toxoid) 등을 사용하는 예방접종으로 얻어지는 면역을 말한다.

② 수동면역

수동면역은 이미 면역을 보유하고 있는 개체가 가지고 있는 항체를 혈청 또는 기타의 수단으로 다른 개체에게 주는 방법을 말한다.

㉠ 자연수동면역

모체로부터 태반이나 수유를 통하여 얻는 면역

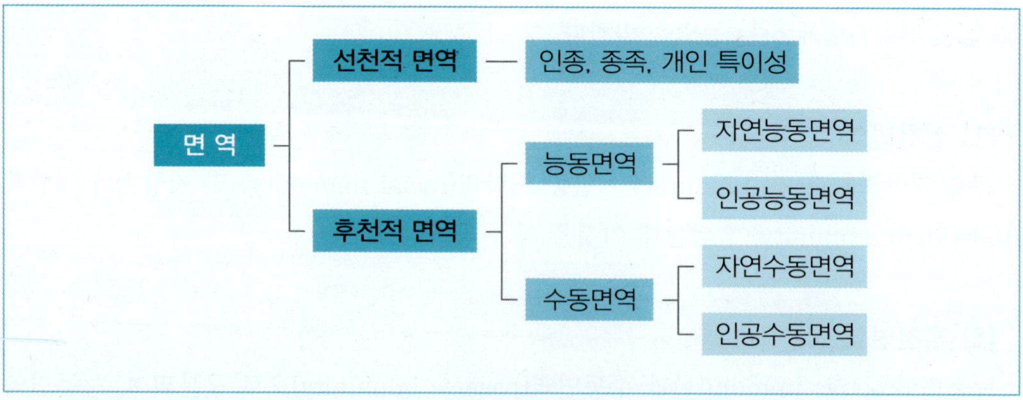

그림 3-2 면역의 종류

㉡ 인공수동면역

인위적으로 면역혈청, 즉 γ-globulin이나 anti-toxin 등을 주사하여 얻는 면역

표 3-5 자연능동면역 되는 질병

항목	질병명
1. 한 번 이환되면 두 번 이환되는 일이 드문 감염병 (영구면역이 잘 되는 것)	두창, 홍역, 수두, 콜레라, 백일해, 성홍열, 발진티푸스, 장티푸스, 페스트, 유행성이하선염
2. 불현성 감염에 의해서 강한 면역이 형성되는 감염병 (영구면역이 잘 되는 것)	일본뇌염, 소아마비
3. 이환되어도 약한 면역만 형성되는 것	디프테리아, 인플루엔자, 수막구균성수막염, 폐렴, 세균성 이질
4. 감염면역만 형성되는 것	매독, 임질, 말라리아

4 감염병의 역학적 특성 및 관리

4.1 감염병의 특성과 종류

과거 사망원인에 높은 비중을 차지했던 감염병은 항생제와 백신의 개발과 생활환경 및 보건의식의 향상으로 인해 그 발생이 계속 감소하고 있다. 질병 양상이 비감염성 질환 위주로 비중이 옮겨감에 따라 상대적으로 소홀히 여겨지기 쉬우나 최근 감염병 발생 양상이 달라지고, 새로운 감염병이 등장하여 많은 사람들이 감염되고 초점이 모아지고 있어 특히, 국가적 차원의 관리가 필요하다고 할 수 있다.

감염병은 크게 급성감염병과 만성감염병으로 나누어진다. 급성감염병은 발생률이 높고 유병률이 낮은 것이 특성이며, 만성감염병은 발생률이 낮고 유병률이 높은 특성을 갖고 있다.

4.2 감염병 관리

1) 감염병의 신고 및 보고체계

(1) 「감염병의 예방 및 관리에 관한 법률」에 의하여 소속기관의 의사, 치과의사 또는 한

의사는 다음과 같은 사실(표본감시 대상이 되는 제4급감염병으로 인한 경우는 제외함)이 있으면 소속 의료기관의 장에게 보고하여야 한다.

① 감염병 환자 등을 진단하거나 그 사체를 검안한 경우
② 예방접종 후 이상반응자를 진단하거나 그 사체를 검안한 경우
③ 감염병환자 등이 제1급감염병부터 제3급감염병까지 해당하는 감염병으로 사망한 경우
④ 감염병환자로 의심되는 사람이 감염병병원체 검사를 거부하는 경우
(※ 다만, 의료기관에 소속되지 아니한 의사, 치과의사 또는 한의사는 그 사실을 관할 보건소장에게 신고)

(2) **보고를 받은 의료기관의 장은**

① **제1급감염병의 경우** – 즉시 신고
② **제2급감염병 및 제3급감염병의 경우** – 24시간 이내 신고
③ **제4급감염병의 경우** – 7일 이내에 질병관리청장 또는 관할 보건소장에게 신고

2) 법정감염병의 개념 및 종류

(1) 개념

법정감염병은 「감염병의 예방 및 관리에 관한 법률」에 구체적으로 명시된 감염병으로서 법으로 규정하여 관리하는 질병이다. 이 법은 국민 건강에 위해(危害)가 되는 감염병의 발생과 유행을 방지하고, 그 예방 및 관리를 위하여 필요한 사항을 규정함으로써 국민 건강의 증진 및 유지에 이바지함을 목적으로 한다.

(2) 법정감염병의 종류

제1급감염병, 제2급감염병, 제3급감염병, 제4급감염병, 기생충감염병, 세계보건기구감시대상 감염병, 생물테러감염병, 성매개감염병, 인수(人獸)공통감염병 및 의료관련감염병으로 구분된다. 이들 감염병에 대해서는 국가나 지방자치단체가 환자의 발생신고와 의무, 예방접종실시, 방역사업 등의 규정을 두어 발생과 유행을 방지하기 위한 행정적 관리를 하고 있다.

제1급 감염병	제2급 감염병	제3급 감염병	제4급 감염병	기생충 감염병
생물테러감염병 또는 치명률이 높거나 집단 발생의 우려가 커서 발생 또는 유행 즉시 신고하여야 하고, 음압격리와 같은 높은 수준의 격리가 필요한 감염병(17종)	전파가능성을 고려하여 발생 또는 유행 시 24시간 이내에 신고하여야 하고, 격리가 필요한 감염병(21종)	그 발생을 계속 감시할 필요가 있어 발생 또는 유행 시 24시간 이내에 신고하여야 하는 감염병(27종)	표본감시 활동이 필요한 감염병(22종)	기생충에 감염되어 발생하는 감염병
가. 에볼라바이러스병 나. 마버그열 다. 라싸열 라. 크리미안콩고출혈열 마. 남아메리카출혈열 바. 리프트밸리열 사. 두창 아. 페스트 자. 탄저 차. 보툴리눔독소증 카. 야토병 타. 신종감염병증후군 파. 중증급성호흡기증후군(SARS) 하. 중동호흡기증후군(MERS) 거. 동물인플루엔자 인체감염증 너. 신종인플루엔자 더. 디프테리아	가. 결핵(結核) 나. 수두(水痘) 다. 홍역(紅疫) 라. 콜레라 마. 장티푸스 바. 파라티푸스 사. 세균성이질 아. 장출혈성대장균감염증 자. A형간염 차. 백일해(百日咳) 카. 유행성이하선염(流行性耳下腺炎) 타. 풍진(風疹) 파. 폴리오 하. 수막구균 감염증 거. b형헤모필루스인플루엔자 너. 폐렴구균 감염증 더. 한센병 러. 성홍열 머. 반코마이신내성황색포도알균(VRSA) 감염증 버. 카바페넴내성장내세균목(CRE) 감염증 서. E형간염	가. 파상풍(破傷風) 나. B형간염 다. 일본뇌염 라. C형간염 마. 말라리아 바. 레지오넬라증 사. 비브리오패혈증 아. 발진티푸스 자. 발진열(發疹熱) 차. 쯔쯔가무시증 카. 렙토스피라증 타. 브루셀라증 파. 공수병(恐水病) 하. 신증후군출혈열(腎症候群出血熱) 거. 후천성면역결핍증(AIDS) 너. 크로이츠펠트-야콥병(CJD) 및 변종크로이츠펠트-야콥병(vCJD) 더. 황열 러. 뎅기열 머. 큐열(Q熱) 버. 웨스트나일열 서. 라임병 어. 진드기매개뇌염 저. 유비저(類鼻疽) 처. 치쿤구니야열 커. 중증열성혈소판감소증후군(SFTS) 터. 지카바이러스 감염증 퍼. 매독	가. 인플루엔자 나. 삭제〈2023.8.8.〉 다. 회충증 라. 편충증 마. 요충증 바. 간흡충증 사. 폐흡충증 아. 장흡충증 자. 수족구병 차. 임질 카. 클라미디아감염증 타. 연성하감 파. 성기단순포진 하. 첨규콘딜롬 거. 반코마이신내성장알균(VRE) 감염증 너. 메티실린내성황색포도알균(MRSA) 감염증 더. 다제내성녹농균(MRPA) 감염증 러. 다제내성아시네토박터바우마니균(MRAB) 감염증 머. 장관감염증 버. 급성호흡기감염증 서. 해외유입기생충감염증 어. 엔테로바이러스감염증 저. 사람유두종바이러스 감염증	질병관리청장이 고시하는 감염병(7종) 가. 회충증 나. 편충증 다. 요충증 라. 간흡충증 마. 폐흡충증 바. 장흡충증 사. 해외유입기생충감염증

세계보건기구(WHO) 감시대상 감염병	생물테러감염병	성매개감염병	인수공통감염병	의료관련감염병
질병관리청장이 고시하는 감염병				
세계보건기구가 국제공중보건의 비상사태에 대비하기 위하여 감시대상으로 정한 감염병 (9종)	고의 또는 테러 등을 목적으로 이용된 병원체에 의하여 발생된 감염병 (8종)	성 접촉을 통하여 전파되는 감염병 (7종)	동물과 사람 간에 서로 전파되는 병원체에 의하여 발생되는 감염병 (12종)	환자나 임산부 등이 의료행위를 적용받는 과정에서 발생한 감염병 (6종)
ⓐ 두창 ⓑ 폴리오 ⓒ 신종인플루엔자 ⓓ 중증급성호흡기증후군(SARS) ⓔ 콜레라 ⓕ 폐렴형 페스트 ⓖ 황열 ⓗ 바이러스성 출혈열 ⓘ 웨스트나일열	ⓐ 탄저 ⓑ 보툴리눔독소증 ⓒ 페스트 ⓓ 마버그열 ⓔ 에볼라바이러스병 ⓕ 라싸열 ⓖ 두창 ⓗ 야토병	ⓐ 매독 ⓑ 임질 ⓒ 클라미디아감염증 ⓓ 연성하감 ⓔ 성기단순포진 ⓕ 첨규콘딜롬 ⓖ 사람유두종바이러스 감염증	ⓐ 장출혈성대장균 감염증 ⓑ 일본뇌염 ⓒ 브루셀라증 ⓓ 탄저 ⓔ 공수병 ⓕ 동물인플루엔자 인체감염증 ⓖ 중증급성호흡기증후군(SARS) ⓗ 변종크로이츠펠트-야콥병(vCJD) ⓘ 큐열 ⓙ 결핵 ⓚ 중증열성혈소판감소증후군(SFTS) ⓛ 장관감염증	ⓐ 반코마이신내성황색포도알균(VRSA) 감염증 ⓑ 반코마이신내성장알균(VRE) 감염증 ⓒ 메티실린내성황색포도알균(MRSA) 감염증 ⓓ 다제내성녹농균(MRPA) 감염증 ⓔ 다제내성아시네토박터바우마니균(MRAB) 감염증 ⓕ 카바페넴내성장내세균목(CRE) 감염증

자료: 국가법령정보센터, 2024

5 필수예방접종

감염병 관리수단으로서 감염병 유행에 대비하여 필수예방접종을 실시해야 하는데 특별자치시장 · 특별자치도지사 또는 시장 · 군수 · 구청장은 감염병의 예방 및 관리에 관한 법률의 규정에 의해 다음의 질병에 관하여 필수예방접종을 실시하여야 한다.

표 3-7 우리나라 필수예방접종 기준표

분류	연령	접종내용
기초 접종	1주 이내	B형 간염
	4주 이내	BCG
	2개월	B형 간염, DTaP, 폴리오
	4개월	DTaP, 경구용 폴리오
	6개월	DTaP, 경구용 폴리오
	12~15개월	MMR(홍역, 유행성이하선염, 풍진)
	12~24개월	일본뇌염(1~2주 간격으로 2회)
	36개월	일본뇌염
추가 접종	15~18개월	DTaP
	4~6세	DTaP, 폴리오, MMR
	11~12세	성인용 Td(성인용 파상풍, 디프테리아 혼합백신)

* DPT = D : diphtheria(디프테리아), P : pertussis(백일해), T : tetanus(파상풍)
* MMR = M : measles(홍역), M : mumps(유행성이하선염), R : rubella(풍진)

자료: 질병관리본부, 예방접종도우미, https://nip.cdc.go.kr/irgd/index.html

어린이 국가예방접종 지원사업

예방접종 대상 감염병 예방을 위해 꼭 필요한 예방접종 서비스를 가까운 지정의료기관에서도 비용부담 없이 접종할 수 있도록, 국가에서 지원하는 백신(18종)의 예방접종비용을 지원하는 사업

- **사업대상** : 12세 이하 어린이(2011.1.1. 이후 출생자, 2024년도 기준)
- **사업내용** : 필수예방접종의 접종비용(백신비 및 예방접종 시행비) 전액 지원
- **접종기관** : 전국 보건소 및 지정의료기관
- **지원백신** : 총 18종
  - 결핵(BCG, 피내용), B형간염(HepB), 디프테리아/파상풍/백일해(DTaP), 파상풍/디프테리아(Td), 파상풍/디프테리아/백일해(Tdap), 폴리오(IPV), 디프테리아/파상풍/백일해/폴리오(DTaP-IPV), 디프테리아/파상풍/백일해/폴리오/b형헤모필루스인플루엔자(DTaP-IPV/Hib), b형헤모필루스인플루엔자(Hib), 폐렴구균(PCV), 홍역/유행성이하선염/풍진(MMR), 수두(VAR), 일본뇌염 불활성화 백신(IJEV), 일본뇌염 약독화 생백신(LJEV), A형간염(HepA), 사람유두종바이러스(HPV) 감염증, 인플루엔자(IIV), 로타바이러스(RV) 감염증

자료 : 질병관리본부, (https://nip.kdca.go.kr/irhp/infm/goVcntInfo.do?menuLv=1&menuCd=131)

6 검역

6.1 검역과 격리

1) 정의

(1) 환자격리

다른 사람에게 전염시킬 우려가 있는 환자나 보균자를 그 상태가 해소될 때까지 격리

(2) 건강격리

전염성이 있는 감염병 환자와 접촉한 사람이나, 유행 지역에서 들어온 사람, 기타의 경로를 통하여 감염병의 감염을 받았을 가능성이 있는 사람들에 대하여 일정 기간 동안 이동을 제한하여 격리

(3) 검역감염병

콜레라, 페스트, 황열, 중증 급성호흡기 증후군(SARS), 동물인플루엔자 인체감염증, 신종인플루엔자, 중동 호흡기 증후군(MERS), 에볼라바이러스병 등 8종류와 질병관리청장이 고시하는 검역감염병

2) 검역법에 규정된 주요 내용

(1) **검역목적** : 감염병이 국내 또는 국외로 전염되는 것을 방지한다.

(2) **검역대상** : 항공기, 선박, 승무원 및 승객, 화물 및 소지품, 동식물의 위생 상태, 쥐나 해충의 유무

(3) **검역감염병 환자 등의 격리기간** : 감염력이 없어질 때까지로 하고, 격리기간이 지나면 즉시 해제하여야 한다.

(4) **검역감염병 접촉자 감시 또는 격리기간** : 해당 검역감염병의 최대 잠복기간을 초과할 수 없다(콜레라 : 5일, 페스트 : 6일, 황열 : 6일, 중증 급성호흡기 증후군(SARS) : 10일, 동물인플루엔자 인체감염증 : 10일, 중동 호흡기 증후군(MERS) : 14일, 에볼라바이러스병 : 21일).

7 급성 감염병 관리

7.1 소화기계 감염병

소화기계 감염병은 환자나 보균자의 분변으로 배설된 병원체가 음식물이나 물에 오염되고 경구적으로 침입되어 감염이 일어나는 수인성 감염병을 말한다.

1) 장티푸스

장티푸스(typhoid fever)는 우리나라 여름철에 발생하는 수인성 감염병이다. 제2급 법정감염병으로서, 고열과 두통, 식욕감퇴, 서맥, 비장이 커지고 마른 기침을 유발한다. 발병 후 1주 이내에는 혈액에서, 1주 후부터는 소변이나 대변에서 균이 발견된다. 환자의 진단은 혈청검사로서 widal test가 도움이 된다.

(1) 감염특성

① **병원소** : 환자나 보균자

② **전파** : 환자 또는 보균자의 대 · 소변에 오염된 음식물이나 식수

③ **잠복기** : 1~3주 전후

(2) 예방방법

① 환자 및 보균자의 색출 관리

② 분뇨물, 파리, 음식물, 상수 등 환경관리

③ 보건교육 및 예방접종의 강화

2) 세균성이질

세균성이질(bacillary dysentery)은 우리나라에 국한된 지역사회 수준의 대 · 소 유행을 일으키고 있는 감염병이다. 제2급 법정감염병으로서, 고열과 구역질, 구토, 경련성 복통, 설사를 유발한다. 대변에 혈액과 점액, 고름 등이 섞여 나오기도 한다.

(1) 감염특성

① **병원소** : 사람만이 병원소

② **전파** : 음식의 오염이나 환자의 배설물이 파리나 손을 통해서 경구감염

③ **잠복기** : 보통 2~7일

(2) 예방방법

① 장티푸스와 같은 관리

② 예방접종은 실시하지 않음

3) 콜레라

콜레라(cholera)는 제2급 법정감염병으로서 인도, 방글라데시, 동남아 일대에 상재하고 있으며, 해외에서 유입되는 감염병이다. 구토, 설사, 탈수, 허탈 등의 증세를 일으키는 질환이다.

(1) 감염특성

① **병원소** : 사람이 주병원소

② **전파** : 감염된 환자의 대변, 구토물 또는 파리에 의해 오염된 음식을 섭취

③ **잠복기** : 보통 12~48시간이지만 최장 5일

(2) 예방방법

① 철저한 검역관리

② 환자의 신속한 보고 및 격리

③ 환경위생 강화 및 식품가열섭취, 식기의 철저한 관리

4) 파라티푸스

파라티푸스(paratyphoid fever)는 제2급 법정감염병이며, 급작스런 발병으로 시작되어 고열, 두통, 비장종대, 설사를 동반한다.

(1) 감염특성

① **병원소** : 사람이 주병원소이고 드물게는 가축

② **전파** : 보균자나 환자의 대 · 소변과 직 · 간접으로 접촉

③ **잠복기** : 잠복기는 1~2주지만 침입균량이 많을 때는 1~10일

(2) 예방방법

① 장티푸스와 같은 관리

5) 폴리오

폴리오(poliomyelitis)는 소아마비라고도 불리며, 주로 소아에게 발생하고 중추신경계의 손상에 의한 마비를 일으키는 제2급 법정감염병이다. 고열, 무균성 수막염, 마비성 질환, 그리고 사망에 이르는 넓은 범위의 위중도를 가진 급성 바이러스 감염이다.

(1) 감염특성

① **병원소** : 사람 뿐이며 불현성 감염인 사람, 특히, 어린이인 경우가 대부분

② **전파** : 사람끼리의 직접 접촉

③ **잠복기** : 1~3주 전후

(2) 예방방법

① 철저한 예방접종

② 환경소독

7.2 호흡기계 감염병

1) 디프테리아

디프테리아(diphtheria)는 제1급 법정감염병으로서 편도선, 인두, 후두, 비강, 때로는 다른 기관의 점막(결막, 성기) 또는 피부의 병변(염증에 둘러싸인 접착성 회색막)을 일으킨다. 면역된 어머니로부터 출생한 영아들은 비교적 면역성이 높다.

(1) 감염특성

① **병원소** : 사람

② **전파** : 환자나 보균자와의 콧물, 인후분비물, 기침 또는 피부의 상처 접촉으로 전파

③ **잠복기** : 잠복기는 보통 2~5일, 전염기는 2주 정도

(2) 예방방법

① 예방접종

② 환경소독 및 환자의 격리

2) 백일해

백일해(pertussis, whooping cough)는 제2급 법정감염병으로서, 100일 만큼이나 길게 발작적 기침을 한다고 해서 붙은 이름이다. 9세까지 발병이 높고 특히 1~5세에서 많이 발병한다.

(1) 감염특성

① **병원소** : 감염된 사람

② **전파** : 비말감염전파, 환자의 객담에 오염된 먼지에 의한 간접전파

③ **잠복기** : 1주 정도

(2) 예방방법

① 예방접종

3) 홍역

홍역(measles)은 제2급 법정감염병으로서 법정감염병 중 가장 많이 발생하며, 주기적으로 1~5년 간격으로 유행한다. 발열, 결막염, 감기, 기침, 발진 등의 증상을 보이는 급성 감염병이고, 폐렴이 합병되어 사망하기도 한다. 붉은 발진은 3일에서 7일째 얼굴부터 나기 시작하여 전신으로 퍼지는데 4~7일 뒤 없어진다. 선천적 면역성은 없고 홍역을 앓고 난 뒤 면역은 영구적이다.

(1) 감염특성

① **병원소** : 사람

② **전파** : 비말감염전파, 감염된 사람의 코나 목의 분비물 및 직접 접촉

③ **잠복기** : 8~13일

(2) 예방방법

① 환자의 격리와 예방접종

4) 풍진

풍진(german measles, rubella)은 제2급 법정감염병으로서 임신초기에 이환되면 태아에 영향을 줄 수 있다. 홍역보다 증상이 가벼우나 보통은 열이 나고 목 뒤의 림프절이 커지면서 발진이 생긴다.

(1) 감염특성

① **병원소** : 사람

② **전파** : 전염원은 환자이며, 인두에서 배출되는 비말이나 비말핵이 전염원

③ **잠복기** : 2~3주

(2) 예방방법

① 환자의 격리와 예방접종

5) 유행성이하선염

유행성이하선염(epidemic parotitis, mumps)은 지역에 따라 볼거리로 불리우며 제2급 법정감염병이다. 이 감염병도 소아기에 흔히 걸리는 질환이며, 이하선을 침범하여 종창, 오한, 미열이 계속되다가 고환, 난소, 젖샘 등의 생식선에 감염되기도 한다.

(1) 감염특성

① **병원소** : 사람

② **전파** : 감염된 사람의 타액과 직접 접촉이나 비말에 의해 전파

③ **잠복기** : 2~3주 내외, 전염기간은 발병 전 48시간 동안이 가장 전염성이 높음

(2) 예방방법

① 환자의 격리 관찰 및 예방접종

6) 인플루엔자

인플루엔자(influenza)는 제4급 법정감염병으로서 유행성 감기라고도 한다. 겨울에 호발하며 전염력이 매우 강하고, 갑작스런 발열(38~40℃), 오한, 두통, 근육통, 전신쇠약, 기침 등의 증상이 나타난다.

(1) 감염특성

① **병원소** : 병원소는 환자이며, 전염원은 환자의 비말

② **전파** : 비말에 의한 직접전파가 주가 되며, 오염된 물건에 의한 간접전파

③ **잠복기** : 24~72시간

(2) 예방방법

① 예방접종

② 유행 시 사람이 많은 밀집장소는 가지 말아야 함

7.3 동물매개 감염병

1) 공수병

공수병(rabies)은 제3급 법정감염병으로서 광견병이라고 한다. 감염된 동물에 물렸을 때에 감염되며, 우리나라에서는 대부분 집에서 기르는 개에 물려서 발생한다. 감염되면 근육마비와 혼수상태로 거의 100% 사망한다.

(1) 감염특성

① **병원소** : 견과(犬科)의 많은 야생동물과 가축

② **전파** : 공수병에 걸린 개의 바이러스가 함유된 타액

③ **잠복기** : 2~6주로 짧으면 10일, 길면 1년 이상

(2) 예방방법

① 개에 대한 예방접종

② 감염동물의 도살 및 동물수입 시 철저한 검역

2) 렙토스피라증

렙토스피라증(leptospirosis)은 제3급 법정감염병으로서 들쥐의 배설물을 통해 감염된다. 우리나라는 주로 9~10월의 벼농사 지역에 주로 발생하며, 사람의 피부상처를 통해 감염된다. 초기 증상으로는 고열, 오한, 두통 등의 감기 증상과 비슷하며, 시간이 경과하면 호흡곤란과 기침 및 객혈로 치명률이 높다.

(1) 감염특성

① **병원소** : 소, 돼지, 개, 말 등을 포함하는 가축 등

② **전파** : 감염된 동물의 오줌을 통해 상처난 피부와 접촉시 전파, 감염된 쥐의 오줌으로 오염된 음식물

③ **잠복기** : 보통 10일인데 그 범위는 4~19일

(2) 예방방법

① 논, 밭, 들에서 작업할 때 피부를 보호

② 작업 후에는 손, 발을 깨끗이 씻는 개인위생

7.4 절족동물 매개 감염병

1) 페스트

페스트(pest)는 설치류, 특히 쥐와 쥐벼룩에 전파되는 특이한 급성 감염병이다. 국내 발생은 없었으나 남미, 동남아, 아프리카 등에 많이 발생하고 있는 검역감염병으로 병변이 생긴 림프절은 부어오르고 염증이 생기며, 압통이 있고 곪기도 하는 증상이 있다. 또한 열이 있으며 패혈성 페스트로 진행되어 혈류를 타고 유포된다. 폐 페스트는 사람에서

사람으로 직접 전파되며, 비말감염이 주요 원인이다.

(1) 감염특성

① **병원소** : 야생쥐들이 페스트의 자연 병원소

② **전파** : 감염된 설치류에 물리는 것

③ **잠복기** : 보통 2~6일이며, 1차성 페스트 폐렴에서는 1~6일

(2) 예방방법

① 벼룩제거와 철저한 검역활동

② 예방접종

2) 말라리아

말라리아(malaria)는 전 세계적으로 가장 많이 이환되는 급성 감염병 중 하나로 학질로 불리기도 하며, 모기가 매개 전파한다. 모기는 인체 내에서 무성생식을 모기체 내에서는 유성생식을 하기 때문에 종말숙주이고 인간은 중간숙주가 된다. 제3급 법정감염병으로 적도를 중심으로 아프리카 지역, 중남미지역 및 아시아 남부지역에 주로 유행한다. 증상은 발열, 오한, 발한, 두통으로 시작하여 황달, 응고불량, 쇼크, 간 및 신부전, 급성 뇌병증과 혼수 등도 진행된다.

(1) 감염특성

① **병원소** : 사람

② **전파** : 감염된 학질모기에 물렸을 때 전파, 오염된 주사기와 바늘, 감염된 사람의 혈액을 수혈할 때도 전파

③ **병원체** : 원충 중 포자충류(말라리아 원충)

(2) 예방방법

① 모기에 물리지 않도록 하는 것

② 매개 모기의 서식처 없애기

③ 환자의 혈액을 철저히 관리

3) 일본뇌염

일본뇌염(japanese encephalitis)은 매개체가 작은 빨간집모기(culex tritaeniorhyncus)이다. 감염자 천명 중 1~2명만이 임상증상을 나타내는 현성 감염자이고 대부분이 불현성 감염자로 질병 후에는 면역이 형성된다. 제3급 법정감염병으로 우리나라는 8월부터 10월에 호발한다.

(1) 감염특성

① **병원소** : 돼지

② **전파** : 감염된 돼지를 흡혈한 모기(빨간집모기)에 물릴 때 전파

③ **잠복기** : 5~15일

(2) 예방방법

① 매개 모기의 서식처를 없애고 유충을 박멸

② 예방접종을 실시

4) 유행성출혈열

유행성출혈열(epidemic hemorrhagic fever)은 신증후군출혈열(hemorrhagic fever with renal syndrome : HFRS)이라고 부르며, 우리나라에서는 주로 경기도 북부 및 강원도 등지에서 늦봄(5~6월)과 늦가을(10~12월)에 야외 활동이 많은 군인과 농부들에게 많이 발생한다. 증상은 3~8일간의 발열, 결막충혈, 쇠약감, 요통, 두통, 복통, 식욕부진, 구토 등이 특징이다.

(1) 감염특성

① **병원소** : 등줄쥐인 apodemus agrarius

② **전파** : 등줄쥐에 기생하는 좀진드기가 전파

③ **잠복기** : 보통 9~35일

(2) 예방방법

① 들쥐 배설물에 접촉하거나 진드기에 감염되지 않도록 풀밭에서 피부 노출시키지

P·U·B·L·I·C·H·E·A·L·T·H

않기

② 예방접종을 실시

5) 쯔쯔가무시증

쯔쯔가무시증(scrub typus, 양충병)은 털진드기의 유충이 사람을 물어서 걸리게 되며, 증상으로는 고열, 오한, 두통 등의 감기증상이 있다가 전신 피부에 홍반이 생긴다. 제3급 법정감염병이다.

(1) 감염특성

① **병원소** : 들쥐 및 털진드기

② **전파** : 감염된 들쥐에서 털진드기가 매개를 하여 병원체를 보유하고 있다가 사람에게 전파

③ **잠복기** : 보통 10일

(2) 예방방법

① 산림지역이나 목초지에서 피부노출을 삼간다.

② 야외활동 후 옷에 묻은 먼지를 털고 목욕을 한다.

8 만성 감염병 관리

8.1 결핵

결핵(tuberculosis)은 결핵균에 의한 감염으로 발생하며 주로 폐결핵에 많이 이환되고 전염력이 높다. 치료약의 개발과 보건교육의 결과로 발생이 많이 감소하고 있으나 약물의 남용으로 인한 내성균, 재감염, 보균자 관리 등의 문제가 여전히 남아 있다. 주로 폐결핵 환자로부터 나온 미세한 침방울 혹은 비말핵에 의해 직접 감염되며, 감염된다고 하여 모두 결핵에 걸리는 것은 아니고 보통 접촉자의 30% 정도가 감염되고 감염된 사람의 10% 정도가 결핵 환자가 된다. 증상으로 첫감염은 모르는 사이 지나치는 것이 보통이다. 그러나 첫감염이 직접 폐결핵으로 진행될 수도 있고, 혹은 세균의 림프 및 혈액을 통

해 뇌막성 또는 기타 폐의 침범이 일어날 수도 있다. 피로감, 열, 체중 감소에 이어 기침, 흉통, 객혈, 쉰 목소리 등의 증상들이 감염이 진행됨에 따라 나타난다.

1) 감염특성

(1) **병원소** : 소나 환자

(2) **전파** : 인체에 결핵균(균양성)을 가지고 있는 부위에 따라 탈출 방법이 다름
폐결핵은 객담이나 비말로 감염
인체 감염은 비말 감염, 우유로 인한 감염, 균에 의해 오염된 식기나 식품으로 전파

결핵관리사업의 내용

① **환자의 발견사업** ; 성인의 경우 X-선 간접촬영에서 직접촬영으로 환자를 확정하며, 객담검사로 균양성 여부를 판단한 후 등록 관리하고 있다.

② **예방접종사업** ; 생후 4주의 영아에게 BCG(Bacille de Calmette et Guerin) 접종을 실시하고 초등학교 학생에게는 투베르쿨린 검사(tuberculin test)를 실시한다.

2) 예방방법

(1) **결핵감염검사** : tuberculin 반응검사

(2) **예방접종** : BCG접종(가능한 출생 후 1개월 이내에 접종 필요)

8.2 한센병

한센병(leprosy)은 과거에 나병이라고 하였으며, 제2급 법정감염병이다. Hansen씨에 의해 병원체가 발견되어 한센병이라고 하며 중세 유럽에 대유행을 가져왔던 만성 감염병이다. 질병에 대한 잘못된 인식과 증상의 특성 때문에 환자는 사회적으로 격리되고 있어 올바른 인식이 필요하다. 한센병은 격리가 필요한 질환이 아니며 성적인 접촉과 임신을 통해서도 감염되지 않는다. 증상으로는 말초신경을 손상시킨다.

1) 감염특성

(1) **병원소** : 사람
(2) **전파** : 감염병소의 배설물, 분비물 등에 오염된 물건을 통한 간접전파와 환자와의 접촉에 의한 직접전파
(3) **잠복기** : 상당히 긴 편이며 평균 4~10년

2) 예방방법

(1) 감염성 환자를 조기에 발견하여 규칙적인 치료 및 접촉자 관리
(2) 감염성 환자의 비강 분비물은 소독처리

8.3 성병

성 접촉에 의해 감염되는 성병(sexually transmitted disease)은 최근 성병(venereal disease)이란 용어 대신에 세계보건기구에서 성행위 전파질병으로 부르고 있다. 성병은 세균성(치유가능)과 바이러스성(치유불가능)으로 구분된다. 바이러스성 성병은 치유도 불가능하지만 대부분 자각증상이 없어서 감염인도 모르는 사이 계속 타인에게 전파된다.

1) 매독

매독(syphillis)은 성교시 감염되는 경우가 보통이지만 때로는 키스를 통해서도 감염된다. 성교 후 3주쯤 성기나 입술에 딱딱한 종기가 생기나 통증도 없고 얼마 후 종기도 없어지나 이것은 병균이 몸 속 깊이 파고 들어가 며칠 후 더 심한 증세가 나타난다. 이것이 매독 제1기이며, 제2기 매독 증상은 치료를 받지 않고 방치했을 경우 감염 후 3개월 또는 그 이상이 되면 전신 특히 안면 · 흉부 · 배부에 손톱만한 홍반이 출현하게 된다. 이러한 발진은 홍역 때와 같이 작은 것부터 화농된 것으로 백선과 같은 증상이 있고, 또는 입 안이나 점막에 구진이나 백색 괴양이 생긴다. 이러한 증상은 3~6개월 동안 지속되며, 사라지고 나타나는 증상이 반복된다. 이런 잠재기를 지나 제3기로 접어들며, 이때에는 뇌와 척추의 손상으로 정신이상이 오거나 눈이 멀고 생명을 잃게 된다.

(1) 감염특성

① **병원소** : 사람

② **전파** : 직접 접촉감염과 모체로부터 태반을 통한 선천성 매독과 수혈감염

③ **잠복기** : 10일~10주인데 통상적으로 3주

(2) 예방방법

① 환자의 조기발견을 위한 정기적인 검진

② 환자의 격리 및 보건교육

2) 임질

임질(gonorrhea)은 성 접촉에 의해 감염되며, 우리나라에서 진단된 성병 중 절반 이상을 차지하는 가장 흔한 질병이다. 남성의 증상은 배뇨곤란과 함께 전부 요도로부터 고름이 나온다. 이 감염은 그대로 끝나거나 후부 요도로 퍼져 부고환염을 일으키고 만성 보균 상태가 되기도 한다. 여성의 경우 50% 이상이 아무런 증상을 느끼지 못하여 치료에 어려움이 있으며, 질분비물이 많아지고 방뇨시 통증이 있다. 치료하지 않으면, 자궁내막염, 난관염 혹은 골반 복막염의 증상을 나타내며 불임증의 위험이 뒤따르게 된다.

(1) 감염특성

① **병원소** : 사람

② **전파** : 대부분 성적 행위의 결과로 감염된 사람의 점막에서 나온 삼출물과 접촉에 의해 전파

③ **잠복기** : 보통 2~7일

(2) 예방방법

① 환자의 조기발견을 위한 정기적인 검진과 조기치료

② 보건교육

③ 접촉자의 추적, 관리

8.4 후천성 면역결핍증

후천성 면역결핍증(acquired immune deficiency syndrome)은 제3급 법정감염병으로 면역기능이 떨어짐으로서 건강한 인체 내에서는 활동이 억제되어 병을 유발하지 못하던 세균, 곰팡이, 바이러스, 기생충 등이 병원체로 재활하거나 새로운 균이 외부로부터 침입 및 증식하여 발병하는 모든 증상들을 총칭한다. 즉, AIDS는 인간 면역결핍 바이러스(human immunodeficiency virus)에 의한 감염병이다. HIV가 인체에 침입하면 우리 체내에서 질병을 막아주는 T임파구를 공격하여, 면역체를 만드는 B세포의 활동을 억제시키게 되고 면역결핍 상태를 일으켜 사망하게 하는 치명적인 질환이다.

초기 증상은 기운이 없고 극심한 피로감, 식욕저하, 고열, 식은땀을 흘리며, 일정 기간이 지나면 대퇴부, 목, 겨드랑이 등의 임파절과 간이 붓고, 체중이 감소되며, 원인불명의 설사 등이 나타난다. 말기에는 면역 기능저하로 호흡기 증상 및 AIDS 관련증후군과 함께 붉고 푸른 반점이 나타나는 카포시육종 등이 보인다.

1) 감염특성

(1) **병원소** : 사람

(2) **전파** : 환자와의 성적 접촉, 감염된 혈액 및 혈액제품의 수혈, 감염혈액에 오염된 주사기로 정맥 주사, 감염 모체로부터 신생아에게 수직감염

(3) **잠복기** : 잠복기는 확실하지는 않으나 6개월에서 7년 이상인 것으로 알려져 있음

2) 예방방법

(1) 환자의 조기발견체계의 구축과 전파방지 대책

(2) 보건교육

8.5 간염

간염(hepatitis)은 간세포 및 간 조직에 염증이 생기는 질환이다. 간염에는 A형(hepatitis A), B형(hepatitis B), C형(non-A, non-B), delta형이 있다. A형은 급성감염병인 유행성 간염을 일으키며 식욕부진 및 피로, 황달, 복부 불편감, 미열 등의 증상을

보인다. B형 간염에 감염된 사람은 치료가 잘 안되고 만성으로 이환되며 치사율이 높은 특성이 있다. 우리나라는 B형 간염의 이환율이 선진국에 비해 월등히 높으며 만성화하여 간암이 되기도 하여 2000년 제3급 법정감염병으로 규정하였다.

1) A형 간염

(1) 감염특성

① **병원소** : 사람

② **전파** : 분변 오염의 음식물을 통한 경구 감염

③ **잠복기** : B형 간염보다 짧은 2~7주

(2) 예방방법

① 환경위생 및 개인위생 관리

② 예방 백신

2) B형 간염

(1) 감염특성

① **병원소** : 사람

② **전파** : 바이러스에 감염된 혈액 및 체액 감염, 모체로부터의 수직감염, 성적인 접촉이나 수혈, 오염된 주사기 재사용, 피어싱, 문신에 의한 감염

③ **잠복기** : 보통 45~180일이며 평균 60~90일

(2) 예방방법

① 예방접종

② 감염의 위험성이 높은 환경 개선 및 혈액의 철저한 검사

3) C형 간염

C형 간염은 한번 감염되면 대부분 만성 C형 간염으로 진행되며, 간경변증 및 간암이 발생하여 사망에 이를 수도 있다.

9 기생충 질환 관리

9.1 기생충의 정의

기생충(parasite)이란 다른 생물체의 몸속에서 먹이와 환경을 의존하여 기생생활을 하는 무척추동물이다. 기생생활의 경우 거처를 제공하는 생물을 숙주(host)라고 하고, 거처를 빌리는 쪽을 기주(parasite)라고 하며, 이런 기생생활 현상에 의해 숙주에서 질병이 일어났을 때를 기생충 질환(parasitic disease)이라 한다.

9.2 기생충의 유형

기생충에는 외부에 기생하는 외부 기생충과 체내에 기생하는 내부 기생충으로 분류하는데 대부분은 내부 기생충이며, 병원성을 갖는 인체 기생충도 거의 내부 기생충이다. 그 중 인체 기생충과 병원성이 있는 내부 기생충을 중심으로 분류하면 다음과 같다.

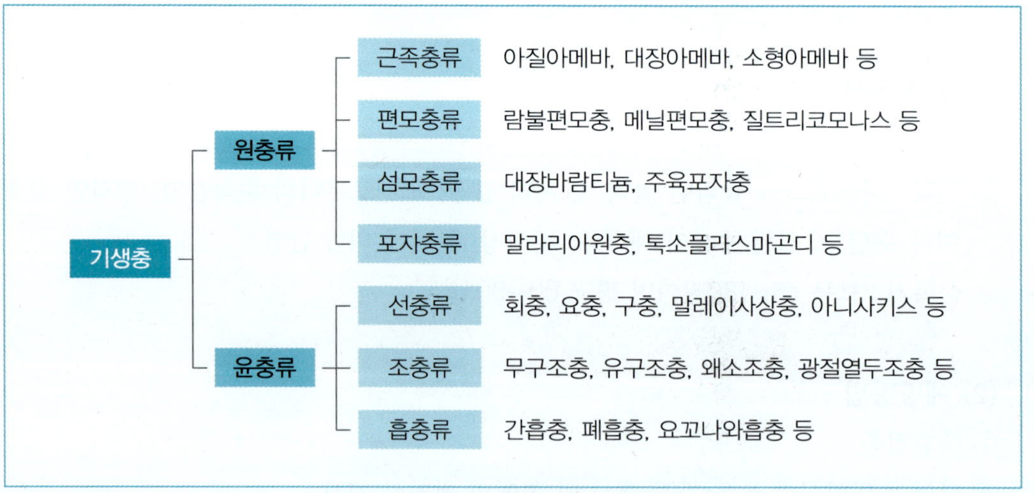

그림 3-3 인체 기생충의 분류

9.3 우리나라 기생충 감염 현황

우리나라의 기생충 감염률 조사는 『감염병의 예방 및 관리에 관한 법률('10.12.31)』에 의거 정부사업으로 1971년 제1차를 시작으로 매 5~7년마다 수행하여 2012년까지 「제8차 전국 장내기생충 감염현황조사」를 실시하였다. 추진목적은 우리나라 전국민 중 표본추출에 의한 대표성과 신뢰성을 갖춘 장내기생충 감염실태를 조사하여 국가 기생충관리사업의 방향설정과 대국민 홍보자료로 활용하고자 한다.

전국민 장내기생충 실태조사는 우리나라의 전반적인 장내기생충 감염 상황을 파악하고 국가 차원의 정책 수립에 필요한 자료를 확보한다는 중요한 의미가 있다. 또한 우리나라의 성공적인 장내기생충 관리사업을 통하여 국민보건 향상 및 건강증진사업의 효율성을 극대화시켰으며, 축적된 장내기생충 관리사업 노하우는 WHO를 비롯한 세계 기구나 국제협력 사업을 통하여 개발도상국의 기생충질환 퇴치관리를 위한 모델로 개발, 제공될 수 있을 것이다.

8차 조사에서 기생충 양성자 수는 130만 명으로 추정된다. 간흡충은 93만명(1.86%), 요코가와흡충 13만명(0.26%), 편충 20.5만명(0.41%)으로 전체 기생충의 97.3%를 차지하였다.

표 3-8 연도별 장내기생충 실태조사 결과

년도	피검 자수	충란 양성자수	충란 양성률	회충	구충	편충	동양모양선충	간흡충	폐흡충	요코가와흡충	유무구조충	참굴큰입흡충	광절열두조충	요충
1차 (1971년)	24,887	20,970	84.3	54.90	10.7	65.4	7.7	4.6	0.090	–	1.90	–	–	1.30
2차 (1976년)	27,178	12171	63.2	41.00	2.2	42.0	1.0	1.8	0.070	–	0.70	–	–	–
3차 (1981년)	35,018	14,381	41.1	13.00	0.5	23.4	0.2	2.6	0.000	1.20	1.10	–	–	12.00
4차 (1986년)	43,590	5,630	12.9	2.10	0.1	4.80	0.02	2.7	0.002	1.00	0.30	–	–	3.60
5차 (1992년)	46,912	1,806	3.8	0.30	0.01	0.20	0.004	2.2	0.000	0.30	0.06	–	–	0.90
6차 (1997년)	45,832	1,098	2.4	0.06	0.007	0.04	0	1.4	0.000	0.30	0.02	–	–	0.60
7차 (2004년)	20,541	879	3.7	0.05	0.0	0.27	0	2.4	0.002	0.50	0.00	–	–	0.60
8차 (2012년)	23,956	645	2.6	0.03	0.0	0.41	0	1.9	0.000	0.26	0.04	0.02	0.01	–

자료 : 보건복지부

질병청에 따르면, 간흡충을 포함한 유행지역 전체 장내기생충 감염률은 2012년 9.4%에서 2020년 5.9% → 2021년 5.2% → 2022년 5.3% → 2023년 3.7%로 크게 감소했으며, 간흡충 감염률은 2.0%로 나타났다. 그러나 일부 지역에서는 여전히 5% 이상의 간흡충 감염률을 보이고 있다. 또한 2024년 질병관리청은 큰 강 주변에 민물고기 섭취가 용이한 지역, 39개 시 · 군 주민 2만4200명을 대상으로 간흡충, 장흡충, 회충, 편충, 폐흡충 등 장내기생충 감염실태 조사를 3월 15일부터 10월까지 실시하고자 하며, 조사지역 보건소와 협력하고자 한다. 질병청은 "간흡충 및 장흡충은 식품매개기생충으로 감염은 민물고기 생식 습관으로 발생하고 있다"면서 "특히 간흡충은 담도에 기생하며 담도를 확장시키고 만성적인 염증을 일으킬 수 있으며 심한 경우 담관암을 유발하는 주요한 생물학적 발암원인체로 알려져 있어 관리가 필요하다"고 한다.

9.4 기생충 감염 예방법

기생충은 생으로 먹는 생선회, 육회, 야채, 과일이나 불결한 음료수, 사람과 사람의 접촉과 성행위, 동물이나 그 밖의 열대, 더운 지방에서의 음식물 등에 의해서 감염된다. 기생충은 우리가 살아가는 환경 모든 곳에 있으며 매우 쉽게 감염될 수 있기 때문에 항상 기생충 예방에 신경을 써야 한다.

예방법

- 식사 전, 물 마시기 전이나 애완동물을 만진 후, 화장실을 다녀온 후에는 손을 깨끗이 씻는다.
- 흙에서 기생충 알에 감염될 수 있으므로 흙, 모래, 정원에서 일을 할 때는 장갑을 사용한다.
- 어린이들이 기생충 감염이 의심되는 애완동물에게 뽀뽀를 하거나 애완동물이 어린이들을 핥지 못하도록 주의를 준다.
- 야채와 과일은 희석한 소금물로 씻어 먹는다.
- 오염되지 않은 끓인 물을 마신다.
- 익히지 않은 음식, 날고기, 민물 생선회, 날계란 등을 먹는 것을 금한다.
- 숲에서 일을 할 때는 긴팔, 긴바지와 장화를 신고 일을 한다.
- 생활 환경을 깨끗하게 유지한다.
- 강, 호수, 연못에서 수영을 할때는 물을 마시지 않도록 주의하고 수영 후에는 깨끗한 물로 여러번 씻는다.

9.5 기생충 질환의 종류

1) 선충류(Nematoda)

(1) 회충증(ascariasis)

회충은 전 세계적으로 분포되어 있으며 특히, 온난 습윤하거나 환경위생이 불량한 지역에 감염률이 높으며, 우리나라에서 가장 높은 감염률을 나타내는 기생충이다.

① **병원체** : ascaris lumbricoides

② **전파** : 분변으로 탈출하여 토양, 오염된 야채, 불결한 손, 파리의 매개에 의한 음식물의 오염으로 경구침입하며, 위장을 통과하여 소장에 정착

③ **감염증상** : 권태, 미열이 있고 소화장애, 식욕이상, 이미증, 구토, 변비, 복통이 있고, 빈뇨, 두드러기증, 충양돌기염, 췌장염, 유충성 폐렴 등

④ **예방대책** : 분변관리, 청정 채소의 장려, 환자의 정기적 구충 실시, 파리구제 및 환경개선, 보건교육 실시 등

(2) 구충증(hook worm disease)

구충에는 사람에게 기생하는 아메리카구충(necator americanus)과 십이지장충(ancylostoma duodenale) 및 개 · 소 · 양 등에 기생하는 고유의 구충이 있다.

① **병원체** : 십이지장충, 아메리카구충

② **전파** : 인체의 소장에 기생하면서 산란을 해서 분변으로 탈출하며, 자연환경에서 2주일이면 부화하여 간상유충을 거쳐 환경조건이 불량하면 감염형으로 되어 경피침입을 함

③ **감염증상** : 충체의 흡혈로 인한 혈액의 손실과 충체의 독성 물질에 의한 인체조혈기능의 저하, 토식증 등이 일어나며, 많은 사상유충이 경구적으로 침입할 경우에 채독증(菜毒症)이 발생

④ **예방대책** : 경피적 침입을 하므로 인분을 사용한 밭에서 작업시에는 피부가 직접 흙 등에 닿지 않게 장화나 장갑을 사용해야 하며 정기적으로 집단 구충해야 함

(3) 요충증(enterobiasis)

요충의 충란은 건조한 실내에서 장기간 생존하며, 집단감염이 쉽게 되는 기생충이다. 특히 밀집지역, 생활 정도가 높은 곳에 많이 분포하며 성인보다는 소아에게 많이 감염된다.

① **병원체** : enterobius vermicularis

② **전파** : 충란이 경구적으로 침입되면 소장에서 부화하고 맹장, 결장 등에 이르러 성충으로 성장하며, 직장내에서 기생하다가 항문주위로 기어나와 산란함

③ **감염증상** : 항문부위, 회음부 등에 심한 소양증(anal itching)이 있고, 긁게 되면 발적, 종창을 일으키며 2차적인 세균감염을 유발

④ **예방대책** : 집단 구충을 실시 및 위생생활 필요

2) 조충류(Cestoda)

조충류는 편형동물에 속하며, 자웅동체이며 소화관이 없고 두부에서 이어지는 편절은 수개에서 수천개까지 이어지는 것도 있다.

(1) 유구조충증(갈고리촌충 ; pork tapeworm)

전 세계적으로 분포하며 특히, 돼지고기를 생식하는 지역주민들에게 많이 감염된다. 성충감염보다는 충란 섭취로 뇌, 안구, 근육, 장벽, 심장, 폐 등에 낭충증(cysticercosis) 감염이 많다.

① **병원체** : taenia solium

② **전파** : 분뇨에서 탈출한 충란이 돼지에 침입한 후 부화하여 유구낭미충이 되며, 돼지고기를 생식할 때 인체에서 산란하여 혈류를 따라 각 장기로 이동

③ **감염증상** : 성충이 소장 상부에서 기생하므로 복통, 두통, 불쾌감, 설사, 식욕감퇴 등의 소화기계 증상이 나타남

④ **예방대책**

㉠ 돼지고기를 충분히 익혀 먹을 것

㉡ 환자는 빨리 구충시킬 것

㉢ 돼지가 먹는 사료에 분변이 섞이지 않도록 할 것

(2) 무구조충증(민촌충 ; beef tapeworm)

무구조충은 세계 각지에 분포되어 있으며, 유구조충보다 감염률이 높다. 보통 쇠고기를 생식하는 지역에서 높게 분포한다.

① **병원체** : taenia saginata

② **전파** : 분변과 함께 배출된 충란이 소에 침입한 후 장관에서 부화하여 유충이 근육

이나 조직속에 들어가서 무구낭미충이 됨. 낭미충에 감염된 쇠고기를 생식하면 소장에서 탈낭하여 성충으로 발육

③ **감염증상** : 불쾌감, 상복부 둔통, 식욕부진, 소화불량 등 소화기계 증상

④ **예방대책**

㉠ 쇠고기를 충분히 익혀 먹을 것

㉡ 환자는 빨리 구충시킬 것

㉢ 소가 먹는 풀에 분변을 버리지 않도록 할 것

3) 흡충류(Trematoda)

흡충류는 편형동물에 속하는 것으로서 대개 좌우대칭이며, 소화관은 불완전하며, 2개의 흡반(sucker)을 갖고 있다.

(1) 간흡충증(clonorchiasis)

간흡충증은 민물고기를 생식하는 생활습관을 가지고 있는 지역주민에게 특히 많이 감염되며, 우리나라의 낙동강, 영산강, 섬진강 등의 강 유역 주민의 감염률이 높다.

① **병원체** : clonorchis sinensis

② **전파** : 성충이 충란을 산란하면 간 담도를 통하여 장관을 거쳐 분변으로 배출된다. 이후 민물에 서식하는 제1중간숙주인 쇠우렁이에 침입한 후 제2중간숙주인 잉어, 참붕어 등의 피하조직에서 피낭유충이 된다. 따라서 감염된 민물고기를 생식하거나 조리과정 중에서 다른 음식물을 거쳐 경구감염된다.

③ **감염증상** : 소화불량, 간비대, 빈혈, 야맹증, 부종, 황달이 나타나고 말기에는 간경변으로 사망

④ **예방대책**

㉠ 민물고기의 생식과 회를 먹는 습관을 금한다.

㉡ 민물고기 조리 후는 조리기구를 깨끗이 씻는다.

㉢ 인분 관리를 철저히 한다.

(2) 폐흡충증(paragonimiasis, oriental lung fluke)

우리나라에서 가재를 생식하는 산간지역에 많이 분포되어 있으며 특히, 어린이의 홍역 등에 가재의 생즙을 먹이는 습관이 있는 지역에서 많이 유행되었다.

① **병원체** : paragonimus westermani

② **전파** : 객담이나 대변으로 배출된 충란이 수중에서 부화하여 제1중간숙주인 다슬기에 침입한 후 제2중간숙주인 가재, 게 등에 침입함. 이를 생식함으로써 감염되며, 인체 내의 십이지장에서 탈낭하고 어린 충체는 장벽, 복강, 횡격막, 흉막강을 거쳐 폐에 침입하여 성충으로 발육

③ **감염증상** : 폐디스토마의 기생 부위에 따라 폐부 폐디스토마증, 복부 폐디스토마증, 뇌부 폐디스토마증, 안와 폐디스토마증 등

④ **예방대책**

㉠ 민물게, 참게, 가재의 생식을 금한다.

㉡ 유행지역에서는 생수를 마시지 않는다.

㉢ 환자의 객담을 위생적으로 처리한다.

4) 원충류(Protozoa)

원충류는 단일세포로 되어 있으나, 후생동물(metazoa)과 같이 운동성, 소화, 영양분의 섭취, 생식 등의 기능을 수행한다.

(1) 이질아메바증(amoebiasis)

원충류 중 근족충류(rhizopoda)에 속하며, 열대와 아열대에 많이 분포되어 있다.

① **병원체** : entamoeba histolytica

② **전파** : 분변으로 배출된 포낭형은 식품, 물 등에 오염되어 경구적으로 침입되면 회장 하부에서 탈낭하여 대장으로 하행하여서 점막에 침입하여 분열 증식한다. 인체 감염 후 잠복기는 1개월 정도가 된다.

③ **감염증상** : 급성 및 만성 이질, 간, 폐, 뇌농양 등

④ **예방대책**

㉠ 음료수를 끓이거나 소독하여 마신다.

㉡ 분변 처리 및 환경위생 관리를 철저히 한다.

(2) 질트리코모나스(trichomonas vaginalis)

세계 각지에 분포하며 대부분 성생활에 의하여 전파되어 일종의 제4 성병이라고 부르는 원충이다.

① **병원체** : trichomonas vaginalis

② **전파** : 성교에 의해 감염되며 욕조나 변기를 통한 감염도 있음

③ **감염증상** : 남자들은 임상적으로 아무런 자각증상도 나타나지 않으며, 여자에게서는 질 점막의 발적, 출혈 등을 보이고 대하가 심하며 악취, 소양감 등이 있음

④ **예방대책**

㉠ 불결한 성생활을 주의한다.

㉡ 오염된 변기나 내의 등의 위생적인 관리

㉢ 보건교육을 실시

[참고문헌]

구난숙 외 (2012), 『공중보건학』, 서울: 파워북

국가법령정보센터 (2024), 감염병의 예방 및 관리에 관한 법률. URL: http://www.law.go.kr/LSW/lsInfoP.do?lsiSeq=202892&efYd=20200101#AJAX

보건복지부 (2013), 「제8차 전국민 장내기생충 감염실태조사」, 보건복지부 보도자료(2013.5.22)

윤희종 (2012), 『공중보건학』, 서울: 현문사

이주열 (2012), 『공중보건학』, 서울: 군자출판사

질병관리본부, 예방접종도우미, URL: https://nip.cdc.go.kr/irgd/index.html [accessed 2017-08-31]

질병관리청, URL: https://nip.kdca.go.kr/irhp/infm/goVcntInfo.do?menuLv=1&menuCd=131 [accessed 2024-10-04]

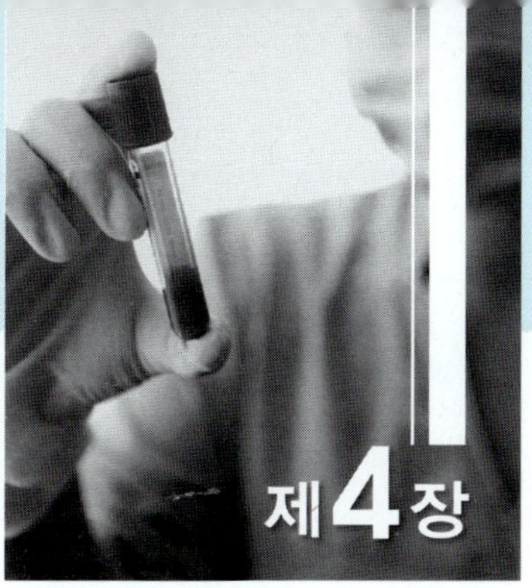

제4장 만성질환 및 손상관리

개 요

고령화 사회로의 진입과 더불어 식생활의 서구화, 영양과잉, 운동 부족 등의 요인으로 성인 만성질환 환자가 급증하고 있다. 아토피와 알레르기 비염과 같은 만성질환은 어린이와 청소년층에서도 증가하고 있다. 2023년 10대 사망원인은 악성 신생물(암), 심장 질환, 폐렴, 뇌혈관 질환, 고의적 자해(자살), 당뇨병, 고혈압성 질환, 패혈증, 코로나19 질환 순이다. 예상치 못한 변종 바이러스인 코로나19 감염으로 인한 사망(2022년 코로나 19 사망원인 3위)을 제외하면 암, 심장 질환, 뇌혈관 질환과 같은 만성질환에 의한 사망이 오랜 기간 지속되어 왔다. 만성질환은 다양한 원인에 의해 발생하고 완치가 어려우며 질병 자체의 문제보다는 그로 인한 합병증과 심각한 건강 문제를 유발할 수 있어서 예방과 관리가 중요하다. 만성질환의 자연사에 따른 단계별 예방이 필요한 이유이다. 나이에 비례하여 나타나는 만성질환에 비해 손상은 나이와 무관하게 회복이 어려운 신체적, 정신적 고통을 남기고, 재활과 같은 장기적인 관리가 요구되어 개인의 삶의 질을 저하할 뿐 아니라 국가의 의료비 부담을 증가시키는 주요 원인으로 작용한다. 따라서 손상에 대한 적극적인 예방과 체계적인 관리가 중요하다. 본 장에서는 만성질환 역학과 손상역학에 대해 학습한다.

학습목표

1. 만성질환의 개념과 특징을 설명할 수 있다.
2. 주요 만성질환의 역학적 특징과 예방단계를 설명할 수 있다.
3. 국가단위의 만성질환 감시와 관리에 대한 종합대책을 설명할 수 있다.
4. 손상의 개념과 특징을 설명할 수 있다.
5. 주요 손상의 역학적 특징과 예방단계를 설명할 수 있다.
6. 국가단위의 손상감시와 관리에 대한 종합대책을 설명할 수 있다.
7. 상황별 응급처치 방법을 설명할 수 있다.

1 만성질환의 관리

1.1 만성질환의 개념

1) 만성질환(Chronic diseases)

(1) 만성질환

만성질환은 급성질환과 비교하여 대체로 병의 진행속도가 느리고 유병기간이 긴 질환을 총칭한다. 당뇨, 고혈압, 고지혈증, 동맥경화증, 관절염, 심장질환, 뇌졸중, 암 등과 같이 발병시점이 명확하지 않고 증세가 서서히 나타나 장기간 지속된다.

(2) 생활습관병

식습관, 운동습관, 흡연, 음주 등의 생활습관이 질병의 발생과 진행에 영향을 미치는 질환이다. 주로 지방 과잉섭취, 불균형한 식습관 등 장기간 잘못된 생활습관에 의해 나타나며, 대부분의 만성질환은 생활습관병에 해당한다.

(3) 성인병

40세 이상에서 발병률이 증가하는 병으로 성인과 노인에게 많이 발생하는 병을 총칭한다. 대부분 생활습관에 의해 나타나는 만성질환이다.

2) 만성질환의 일반적 특징

① 생활습관과 관련이 높다.
② 증세가 완만하게 나타나며 장기간 지속된다.
③ 발현기간이 길고 발생시점이 불분명하다.
④ 호전과 악화를 반복하며 점차 나빠진다.
⑤ 기능적 장애 또는 불구를 동반한다.
⑥ 대체로 연령의 증가와 더불어 증가한다.
⑦ 관리는 가능하지만 완치는 어렵다.
⑧ 대부분 발병 원인이 명확하지 않고 다원적이다.

3) 만성질환의 발생 요인

만성질환은 발현기간이 길고 발생시점이 불명확하기 때문에 원인을 명확하게 알기 어렵다. 감염병처럼 병원체라는 결정적 원인이 있거나 사고와 중독처럼 외인성 요인이 있는 것이 아니라 만성질환은 여러 가지 조건이 갖추어졌을 때 복잡한 과정을 거쳐 발생한다. 따라서 이들의 요인을 찾아내고 상호관계를 해명하는 것이 현대의학의 과제이다. 지금까지의 연구에 의하면 만성질환은 생활습관, 유전적 요인, 사회경제적 요인, 정신적 요인, 환경 요인, 영양상태, 신체의 생리적 기전의 변화 등이 복합적으로 작용하여 발생한다고 알려져 있다.

(1) 생활습관 요인

만성질환을 생활습관병이라고 할 만큼 식습관, 운동습관, 수면습관 등 잘못된 생활습관에 의하여 유발된다. 불규칙한 식습관, 자극적이고 짠 음식 섭취, 과다한 지방섭취, 운동부족 등은 고혈압, 고지혈증, 당뇨병 유발과 관련이 있다. 뜨거운 음료를 마시는 습관은 후두암과 식도암을 유발할 수 있다.

(2) 유전적 요인

한 가족은 식습관과 생활습관이 비슷하여 유사한 만성질환을 겪기도 하지만, 타고난 유전적인 요인과도 관계가 있기 때문에 가족력이 있다면 미리 위험요인에 주의를 기울여야 한다. 유방암, 난소암, 당뇨병, 본태성 고혈압 등은 유전적인 요인에 의해 발병할 수 있다.

(3) 사회경제적 요인

직업, 교육정도, 결혼유무, 거주지, 소득수준 등의 사회경제적 요인에 따라 질병의 양상도 다르게 나타난다. 인종이나 지역에 따라 다빈도 암의 종류가 다르게 나타나며, 발암물질에 노출되는 직업에 종사하면 암이 발생할 수 있다. 광부에게 폐암이 많이 나타나고, 방사선 취급 직업군에서 피부암과 백혈병의 발생이 많게 나타나는 것이 대표적인 예이다.

(4) 기호 요인

대표적인 기호품은 담배와 술이다. 담배 자체가 발암 물질인 타르, 혈압을 올리는 니

P·U·B·L·I·C·H·E·A·L·T·H

코틴 등 여러 가지 해로운 화학물질로 이루어져 있기 때문에 흡연은 암, 만성 호흡기 질환 뿐 아니라 관상동맥경화증, 심혈관 질환을 유발한다. 과음은 만성 알콜중독, 간경화증, 간암, 동맥경화증, 뇌장애, 비타민결핍증 등에 영향을 미친다. 마약이나 약물의 중독 등도 만성질환과 관련이 있다.

(5) 기타

영양부족 및 과다, 열량 불균형, 과체중 등 개인의 영양상태, 신체의 생리적 기전의 변화도 만성질환을 유발한다. 수질 및 대기오염, 환경오염, 스트레스, 분노와 같은 환경적, 정신심리적인 상태도 만성질환의 요인이다. 과도한 스트레스는 위궤양, 고혈압, 당뇨 등과 관련이 있다. 비만, 고지혈증, 고혈압, 당뇨병 등은 심뇌혈관질환과 같은 또 다른 심각한 만성질환을 유발할 수 있다.

1.2 만성질환 예방과 관리

1) 만성질환 관리의 중요성

(1) 유병률 증가

평균수명이 늘어나면서 만성질환 환자도 함께 증가하고 있다. 2023년 OECD 보건통계에 따르면 2021년 기준 우리나라의 기대수명은 83.6세(남자 80.6세, 여자 86.6세)로 OECD 회원국의 기대수명인 80.3년보다 3.3년 길다. 이렇듯 국민의 수명 연장과 저출산 및 노인인구의 증가는 인구구조의 변화를 초래하였으며 노인인구에 잘 이환되는 만성질환자의 수도 증가하였다. 급속한 고령화로 고혈압 및 당뇨 환자도 빠르게 증가하는 추세이다. 젊은 층에서도 서구화된 식습관, 생활양식과 환경의 변화 등으로 아토피피부염, 알레르기성 비염 등의 만성질환자가 해마다 증가하고 있다. 만성질환은 관리는 가능하지만 완치가 어렵기 때문에 한번 이환되면 죽을 때까지 꾸준히 관리하여야 한다. 이로 인한 국가 의료비 지출도 크게 늘고 있다.

(2) 주요 사망원인

만성질환은 국내외 주요 사망원인이다. 2023년 기준으로 국내 10대 사망원인은 악성 신생물(암), 심장 질환, 폐렴, 뇌혈관 질환, 고의적 자해(자살), 당뇨병, 고혈압성 질환, 패혈증, 코로나19 질환 순이다. 예상치 못한 신종 감염병인 코로나19가 10대 사망원인에 포함되었으며 이를 제외하면 20세기 후반부터 현재까지 주된 사망원인은 암, 심장 질환, 뇌혈관 질환과 같은 만성질환이다. 폐렴은 2004년에는 사망원인 10위에서 꾸준히 순위가 상승하여 2020년에는 3위를 차지하며 3대 사망원인에 포함되었다. 폐렴은 80세 이상에서 2위, 70대에서 4위로 고연령층에서 높게 나타나 고령인구의 증가로 인한 변화로 해석된다(그림 4-1). 10대부터 30대까지는 고의적 자살이 1위, 악성신생물이 2위를 차지하였다.

(단위: 인구 10만 명당 명)

순위	사망원인	사망률	'22년 순위 대비
1	악성신생물(암)	166.7	-
2	심장 질환	64.8	-
3	폐렴	57.5	↑(+1)
4	뇌혈관 질환	47.3	↑(+1)
5	고의적 자해(자살)	27.3	↑(+1)
6	알츠하이머병	21.7	↑(+1)
7	당뇨병	21.6	↑(+1)
8	고혈압성 질환	15.6	↑(+1)
9	패혈증	15.3	↑(+2)
10	코로나19	14.6	↓(-7)

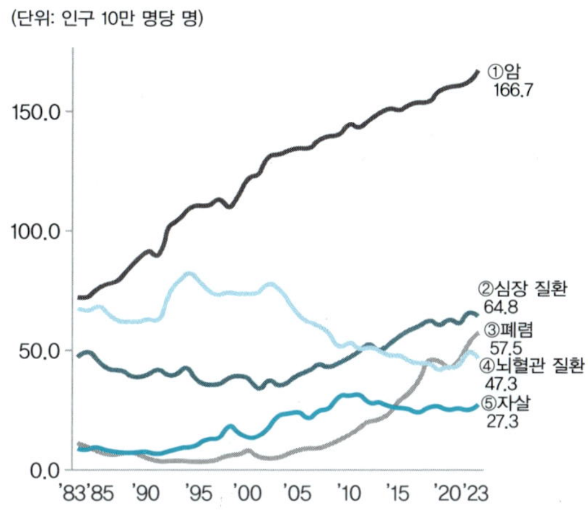

그림 4-1 2023년 사망원인 순위와 추이

자료 : 통계청, 2023년 사망원인 통계 결과, 2024.10.4.

(3) 이환기간의 장기화

만성질환은 질병 자체의 문제보다 또 다른 건강상의 문제와 치명적인 질환을 유발할 수 있으며, 일단 발병하면 완치가 어렵고 평생을 관리해야 하는 경우가 많다. 긴 유병기간은 환자에게 신체적, 정신적 고통과 경제적인 부담을 크게 할 뿐 아니라 국가 의료비 증가 등 사회적으로도 큰 비용을 야기한다. 평균 기대수명은 늘었더라도 만성질환에 의한 삶의 질 저하는 고통을 수반할 수밖에 없다.

2) 예방관리

만성질환은 위험 요인의 노출에서 발병까지의 기간이 길고, 서서히 진행되어 질병 발생 시점을 알기 어렵다. 또한 한번 발병하면 장기간 지속되며 심각한 합병증을 유발할 수 있으므로 만성질환의 자연사에 따른 단계별 적절한 예방이 필요하다.

(1) 1차 예방(Primary prevention)

① **목적** : 질병에 걸리기 전에 병의 원인이 되는 요소들을 미리 제거하는 것이다. 즉, 질병이나 손상으로부터 건강한 사람을 보호하기 위한 활동이다. 예방은 전체 인구집단을 대상으로 하는 인구집단기반 접근법(population-based approach)과 고위험군만을 대상으로 하는 고위험군 접근법(high-risk approach)으로 구분할 수 있다.

② **방법** : 환경 위생, 식품 위생 등 공공 위생의 확보와 운동, 영양 조절, 금연, 절주, 식습관 개선 등 개인의 건강증진, 보건교육, 특정 질환에 대한 예방접종 등이 해당된다.

(2) 2차 예방(Secondary prevention)

① **목적** : 질병에 걸렸다면 임상증상이 나타나기 이전에 조기에 발견하고 치료하여 질병의 진행을 막는 것이다.

② **방법** : 질환의 조기 발견을 위해 정기적인 신체검사, 건강검진 등의 활동과 발견된 질환을 치료하는 활동이 해당된다. 만성질환은 호전과 악화를 반복하며 점차 나빠지는 경향이 있어서 조기에 발견하여 악화되지 않도록 하는 것이 중요하다.

(3) 3차 예방(Tertiary prevention)

① **목적** : 질병으로 인한 장애를 최소화하여 신체 퇴보를 방지하고 삶의 질을 극대화하는 것이다.

② **방법** : 만성질환의 후유증 및 합병증의 예방과 관리, 장기간 건강문제의 관리, 재활을 통한 사회 복귀 및 적응 등의 활동이 해당된다. 뇌졸중 환자의 재활 프로그램, 만성통증관리 프로그램 등이 그 예이다.

(4) 단계별 예방관리 사례

질병관리청은 만성콩팥병의 예방과 관리를 통해 말기 신부전 발생을 억제하고 생존율을 향상하기 위하여 만성콩팥병 예방관리사업을 진행하고 있다. 효율적 예방관리를 위하여 예방관리를 위한 법, 조직, 정책 정비 및 현황을 파악하고, [그림 4-2]와 같이 단계별 예방관리를 실시한다.

① **1차 예방** : 일반 인구 집단 및 만성콩팥병 고위험군 관리

② **2차 예방** : 만성콩팥병 환자의 조기진단 및 조기치료

③ **3차 예방** : 신대체요법(투석, 신장이식) 필요군에 대한 관리

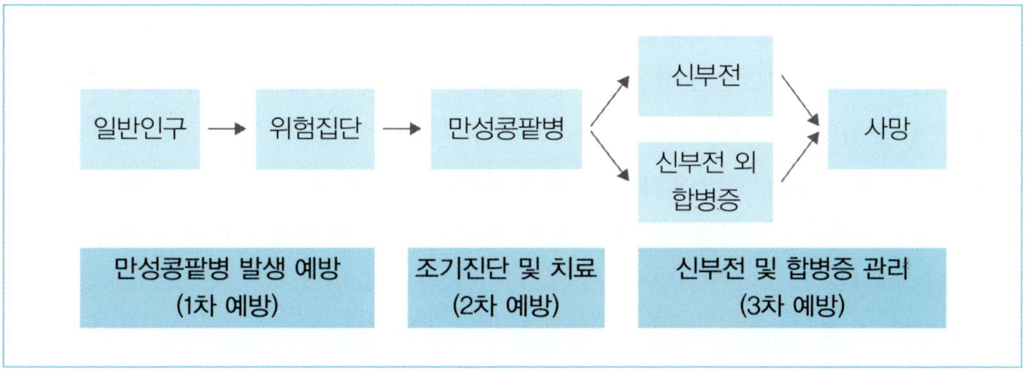

그림 4-2 만성콩팥질환 예방관리 기반 구축

자료: 질병관리청 (https://www.kdca.go.kr/contents.es?mid=a20303020600)

발생을 예방하기 위한 1차 예방 전략으로 근거중심의 예방관리 지침인 '만성콩팥병 예방과 관리를 위한 9대 생활수칙'을 배포하고, 라디오 등의 매체를 통한 공익광고 등 지속 가능한 건강캠페인을 실시하고 있다. 2차 예방을 위해서는 국가건강검진에 신장 기능과 관련된 검사항목(크레아티닌, 신사구체여과율)을 포함하고 있으며, 국민건강영양조사에 신장 기능과 관련된 검사를 포함하여 조기발견을 위한 활동을 하고 있다. 3차 예방은 만성 신부전과 그 합병증을 잘 관리하는 것으로 신장투석의 치료 접근성을 개선하고 혈액투석 의료기관의 질 향상 대책을 마련하여 중증 환자의 생존과 삶의 질 향상을 위해 노력하고 있다.

1.3 주요 만성질환의 역학적 특성

1) 고혈압(Hypertension)

(1) 정의

혈압은 심장이 펌프질할 때 혈관 벽에 가해지는 압력으로 심장이 수축할 때의 수축기 혈압과 심장이 이완할 때의 이완기혈압으로 구분된다. 고혈압은 평상시에 혈압이 정상

범위를 초과하여 지속해서 높은 상태를 의미하며 우리나라 성인 3명 중 1명에게 발병하는 가장 흔하면서도 관리가 잘 안되는 만성질환이다. 국민건강영양조사에서는 검진 당시 수축기혈압이 140mmHg 이상 또는 이완기혈압이 90mmHg 이상이거나, 고혈압약을 복용하고 있는 경우를 고혈압으로 정의하며, 2022년 조사 결과 30세 이상 성인의 고혈압 유병률은 27.3%로 추정되었다. 고혈압은 국내외 주요 사망 원인인 심·뇌혈관 질환의 주된 위험 요인이므로 고혈압의 예방은 국민건강증진 차원에서 매우 중요하다.

고혈압의 기준과 정상혈압에 대한 기준은 지침마다 다소 차이가 있지만 우리나라에서는 대한고혈압학회의 진료지침을 기준으로 한다. 최소 2번 이상 혈압을 측정하여 진단한다.

① **고혈압** : 수축기혈압 140mmHg 이상 또는 확장기혈압 90mmHg 이상
혈압의 높이에 따라 '1기 고혈압'과 '2기 고혈압'으로 분류

② **정상혈압** : 수축기혈압 120mmHg 미만이고 확장기혈압 80mmHg 미만
임상적으로 심뇌혈관질환 위험도가 가장 낮은 최적의 혈압

대한고혈압학회의 고혈압 진료지침에 따른 혈압의 분류는 [표 4-1]과 같다.

표 4-1 혈압의 분류 (단위 : mmHg)

구 분	정상혈압	주의혈압	고혈압전단계	고혈압		수축기 단독 고혈압
				1기	2기	
수축기혈압	< 120	120~129	130~139	140~159	160 이상	≥ 140
조건	그리고	그리고	또는	또는	또는	그리고
이완기혈압	< 80	< 80	80~89	90~99	≥ 100	< 90

자료: 대한고혈압학회, 2022년 진료지침, 2022

고혈압은 본태성 고혈압과 이차성 고혈압으로 구분한다.

① **본태성 고혈압(essential hypertension)** : 원인이 불명확한 고혈압으로 고혈압 환자의 95% 정도를 차지

② **이차성 고혈압(secondary hypertension)** : 심혈관 질환, 신장질환, 부신질환, 갑상선 질환 등의 원인 질환에 의해 나타나는 고혈압

(2) 원인

고혈압과 관련된 위험 인자에는 가족력, 음주, 흡연, 고령, 운동 부족, 비만, 염분과 지방질의 과다섭취, 스트레스 등의 심리적 요인과 환경적 요인 등이 있다. 명확하게 밝혀진 발생기전은 없지만, 나트륨 섭취량, 대사증후군 등이 관련이 있다는 연구결과들이 있다.

(3) 증상

대개는 특이한 증상이 없다. 두통, 이명, 현기증, 불면증, 불안, 피로감 및 신경질적인 증상이 나타나기도 하지만 직접적인 관계가 명확하지 않아 증상으로 고혈압을 추정하지는 않는다.

(4) 예방과 관리

국민건강증진을 위해 고혈압의 예방과 관리는 필수적이다. 본태성 고혈압 환자의 혈압 치료의 목표는 혈압을 140/90mmHg 미만으로 유지하여 혈압상승에 의한 심 · 뇌혈관질환을 예방하고 사망률을 낮추는 것이다. 이차성 고혈압은 혈압을 상승시킨 원인 질환을 치료함으로써 혈압을 관리한다. 고혈압은 처방대로 혈압강하제를 정확하게 복용해야 하며 약물치료만큼 생활 습관의 개선이 중요하다. 체중조절, 식이요법, 규칙적인 운동, 정기적인 혈압측정을 통해 관리해야 한다. 혈압측정은 조기 발견과 조기 치료를 위하여 자각증상의 유무를 불문하고 정기적으로 실시해야 한다.

다음은 대한고혈압학회에서 제시한 고혈압 예방을 위한 7가지 생활수칙이다.

① 음식을 골고루 싱겁게 먹읍시다.
② 살이 찌지 않도록 알맞은 체중을 유지합시다.
③ 매일 30분 이상 적절한 운동을 합시다.
④ 담배는 끊고 술은 삼가합시다.
⑤ 지방질을 줄이고 야채를 많이 섭취합시다.
⑥ 스트레스를 피하고 평온한 마음을 유지합시다.
⑦ 정기적으로 혈압을 측정하고 의사의 진찰을 받읍시다.

2) 당뇨병

(1) 정의

당뇨병은 췌장의 인슐린 분비량이 부족하거나 정상적인 기능이 이루어지지 않는 대사성 질환이다. 혈당을 낮추는 인슐린이 기능을 못하여 혈중 포도당 농도(혈당)가 높아지며 소변으로 다량의 포도당을 배출하는 특징이 있다.

① **당뇨 시 혈당** : 공복 시 126mg/dL 이상 혹은 식후 2시간 후 200mg/dL 이상

② **정상 혈당** : 공복 시 100mg/dL 미만, 식후 2시간 후 혈장 혈당 140mg/dL 미만

(2) 제1형 당뇨병과 제2형 당뇨병

당뇨병은 인슐린 생성 여부에 따라 제1형 당뇨병과 제2형 당뇨병으로 구분한다.

① **제1형 당뇨병** : 췌장에서 인슐린 분비세포가 파괴되어 인슐린이 분비되지 않아 인슐린 투여가 필요한 당뇨병. 인슐린 의존형 당뇨병(Insulin dependent diabetes mellitus; IDDM) 혹은 소아나 청소년기에 주로 발생

② **제2형 당뇨병** : 췌장에서 인슐린이 정상적으로 분비되더라도 신체 세포들이 인슐린에 대한 반응성이 떨어져서 인슐린이 기능을 발휘하지 못하는 당뇨병. 인슐린 비의존형 당뇨병(Non insulin dependent diabetes mellitus; NIDDM)이라고도 함. 전체 당뇨환자의 80% 이상이 제2형 당뇨병이며 비만에 의해 소아에게도 제2형 당뇨병이 증가하는 추세임

(3) 원인

유전적인 요인, 서구화된 식습관, 과체중, 비만, 운동부족, 스트레스 등의 요인과 췌장수술, 감염, 약제, 임신 등이 관련이 있다. 나라마다 조금씩 다른 고위험군의 기준을 제시하고 있지만 한국인에 적절한 제2형 당뇨병의 위험인자는 과체중, 가족력, 공복혈당장애나 내당능장애(정상과 당뇨병의 중간단계)의 과거력, 임신성 당뇨병이나 4 kg 이상의 거대아 출산력, 고혈압, 고지혈증, 심혈관질환 등이다.

(4) 증상

대표적인 증상은 다뇨(Polyuria), 다음(Polydipsia), 다식(Polyphagia), 체중 감소(Weight loss) 등 이다. 초기에는 대부분 증상을 느끼지 못하여 당뇨 합병증이 나타난 후에 진단되기도 한다. 당뇨 합병증으로는 망막병증, 신부전, 신경병증이 대표적이며 기

타 합병증으로 족부궤양, 피부소양증 등이 나타난다. 당뇨는 심혈관계 질환의 위험을 높인다.

(5) 예방과 관리

당뇨병 예방은 당뇨병의 발생 시기를 늦추고, 당뇨병으로 인한 합병증을 예방하는 것이다. 특히 운동, 체중조절, 식이요법 등으로 인슐린을 분비하는 췌장 베타세포의 기능을 보존하고 인슐린의 저항성을 낮추어 가능한 정상 혈당 범위로 유지하는 것이 중요하다. 다음은 일반적으로 알려진 당뇨를 예방하기 위한 생활수칙이다.

① 체중 조절로 정상체중을 유지한다.
② 과식, 고탄수화물, 고열량, 저섬유질 식이를 피한다.
③ 규칙적인 운동으로 인슐린의 효과적인 이용을 돕는다.
④ 매년 정기적으로 당뇨검사를 실시한다.
⑤ 감염증에 걸리지 않도록 주의한다.
⑤ 임신초기에 당뇨병 검사를 받는다.
⑥ 스트레스와 과로가 쌓이지 않도록 한다.

3) 이상지질혈증

(1) 정의

이상지질혈증은 혈액 속에 있는 주요 지질 성분(콜레스테롤, 중성지방)이 정상 범위를 벗어난 상태이다. 이상지질혈증은 허혈심장질환의 주요 위험 요인 중 하나로, 동맥경화, 심근경색, 뇌졸중 등의 발생 가능성을 높인다. 이상지질혈증은 고콜레스테롤혈증, 고중성지방혈증, 저밀도지단백 콜레스테롤(LDL-C) 증가, 고밀도지단백 콜레스테롤(HDL-C) 감소와 같은 형태로 나타난다. 일반적으로 총콜레스테롤(240mg/dL 이상), LDL-콜레스테롤(160mg/dL 이상), HDL-콜레스테롤(40mg/dL 미만), 중성지방(200mg/dL 이상) 4개 기준 중 하나라도 이상 기준치(괄호)에 해당하면 이상지질혈증이라고 진단한다.

한국지질동맥경화학회의 자료(2022년)에 따르면 이상지질혈증은 우리나라 20세 이상 성인 중 40.2%에서 나타날 정도로 흔한 질환이며, 연령에 따라 유병률도 증가한다. 연령별 유병률을 성별로 나누어 보면, 남성은 전 연령대에서 전반적으로 약 47.4%가 이상지질혈증을 나타낸다. 여성에서는 33%의 유병률을 보이는데, 폐경기 전에는 남성보다 유병률이 낮지만, 연령에 따라 유병률이 증가하여 폐경 이후에는 남성과 비슷하다.

이상지질혈증의 유병률은 동반 질환 유무에 따라 큰 차이가 있다. 당뇨병이 없는 사람의 이상지질혈증 유병률은 26%인데 비해, 당뇨병이 있는 사람의 유병률은 87.1%에 달한다. 고혈압이 없는 사람의 이상지질혈증 유병률은 27%이지만, 고혈압이 있는 사람의 유병률은 72.1%에 달한다. 또한 이상지질혈증은 비만 정도와 관련을 보여서 저체중, 정상체충, 과체중, 비만에 따른 유병률은 각각 10.5%, 26.2%, 44.0%, 55.4%이다.

(2) 원인

인체 대사에 필요한 중성지방과 콜레스테롤은 1/4은 장에서 흡수된 후 체액을 통해 간으로 운반되며, 3/4는 간에서 합성된 지단백이 LDL 콜레스테롤과 중성지방 형태로 전신에 전달된다. 이상지질혈증은 과다한 지방 섭취, 음주, 흡연, 운동 부족 등으로 발생하며, 당뇨병이 있으면 중성지방이 높고 HDL 콜레스테롤이 낮아질 수 있다. 비만이나 염증 반응으로도 콜레스테롤 합성이 증가하여 이상지질혈증의 원인이 될 수 있다.

(3) 예방과 관리

콜레스테롤은 체내 합성 양이 더 많아 유전적, 체질적인 요소가 더 크지만, 이상지질혈증을 예방하기 위해서 식사요법과 운동 관리가 필수적이다. 혈액 내 중성지방이나 콜레스테롤 농도를 정상으로 유지해야 하는데, 적정 체중을 유지하기 위해 적절한 에너지 섭취와 3대 영양소 섭취 비율을 유지하면서 포화지방이 낮은 식품을 선택하도록 한다. 지방은 에너지 섭취량의 30% 이내, 탄수화물은 에너지 섭취량의 65%를 넘지 않도록 권고하고 있다. 다만 이것은 상한치를 제시한 기준으로 한국인 영양섭취 기준에서는 탄수화물은 55~60%, 지방은 15~25% 수준에서 섭취할 것을 권고하고 있다. 운동의 효과는 직접적으로 혈중 콜레스테롤 농도를 낮추는 것보다는 섭취한 에너지를 충분히 사용하여 남는 에너지원이 콜레스테롤 형태로 체내에 쌓이는 것을 예방하는데 효과가 있다.

이상지질혈증이 발생하면 약물 치료의 효과가 우수하지만, 식사요법이나 운동, 금연 등 치료적 생활 습관 개선에 우선 힘써야 한다.

4) 뇌졸중

(1) 정의

뇌졸중(stroke)은 뇌혈관이 막히거나 파열되어 뇌 기능의 일부 혹은 전체의 기능을 상실하여 그 장애가 상당 기간 이상 지속되는 만성질환으로 뇌혈관사고(Cerebral Vascular Accident; CVA)라고도 한다. 뇌졸중은 허혈성 뇌졸중과 출혈성 뇌졸중으로 구분된다.

① **허혈성 뇌졸중(뇌경색)** : 혈전이나 색전에 의해 뇌의 혈관이 막히면서 뇌 조직이 괴사하는 질환. 고혈압과 당뇨병 등에 의해 뇌의 작은 혈관들이 손상되어 발생하기도 함

② **출혈성 뇌졸중(뇌출혈)** : 뇌혈관의 파열로 혈액이 뇌 조직 내부로 유출되어 발생하는 뇌혈관 질환. 고혈압, 뇌동맥류, 동정맥 기형 등에 의해 발생함

2021년 국민건강영양조사에 따른 30세 이상 성인의 뇌졸중 유병률은 1.6%로 추정되었다. 50세 이상의 경우에 전체 유병률이 1.6%이며, 남성이 2.1%, 여성이 1.2%로 남성의 유병률이 높았다. 질병관리청의 「심뇌혈관질환발생통계」에 의한 뇌졸중 발생률은 10만 명당 171.4건이며, 남성이 192.5건, 여성이 150.5건으로 여성보다 남성에게 더 많이 발생하였다. 2021년 뇌졸중의 30일 치명률은 7.4%, 1년 치명률은 19.3%이다.

(2) 원인

뇌출혈 환자의 75%가 동맥경화증, 고혈압 및 당뇨, 고지혈증으로 인한 혈관질환이 원인이 되어 발생한다.

(3) 증상

초기증상으로는 심한 두통, 구토, 시력장애, 인지기능 저하가 나타나며 팔과 다리의 근력저하, 편측마비, 안면마비, 구음장애 등이 나타난다.

(4) 예방과 관리

평상시 고혈압, 당뇨, 고지혈증과 같은 만성질환 관리, 비만 예방, 음식 조절, 적절한 운동, 금연, 절주 등의 건강증진 운동을 생활화하고, 뇌졸중이 발생했다면 사망과 후유증이 발생하지 않도록 신속한 응급조치가 필요하다. 후유증으로 인한 부담 또한 중요한 문제인데 더 악화되지 않도록 뇌졸중 재활 프로그램 등을 통해 재발을 방지하고 삶의 질을 높일 수 있도록 해야 한다.

다음은 질병관리청의 심뇌혈관질환홍보사업에서 제시한 「심뇌혈관질환 예방과 관리를 위한 9대 생활수칙」이다.

① 담배는 반드시 끊습니다.

② 술은 가급적 마시지 않습니다.

③ 적당량 음식을 규칙적으로 골고루 섭취합니다.

④ 규칙적으로 매일 30분 이상 운동하고, 오래 앉아서 생활하는 시간을 줄입니다.

⑤ 적정한 체중과 허리둘레를 유지합니다.

⑥ 스트레스를 잘 관리하여 즐거운 마음으로 생활합니다.

⑦ 정기적으로 혈압, 혈당, 콜레스테롤 수치를 측정합니다.

⑧ 고혈압, 당뇨병, 이상지질혈증 환자는 적절한 관리와 치료를 받습니다.

⑨ 뇌졸중, 심근경색증의 응급 증상을 미리 알아두고 응급 상황이 발생하면 즉시 119를 부릅니다.

5) 허혈심장질환(Ischemic heart disease)

(1) 정의

허혈심장질환은 동맥경화증, 혈전, 혈관의 수축 및 연축 등에 의해 심장에 혈액을 공급하는 관상동맥이 좁아지면서 심근에 빈혈현상을 초래하여 나타나는 질환이다. 허혈심장질환은 협심증과 심근경색증으로 구분되는데 협심증이 악화되면 심근경색을 초래한다.

① **협심증** : 관상동맥이 좁아지면서 심근에 혈액 공급이 부족하여 나타나는 허혈성 심장 질환

② **심근경색증** : 관상동맥이 완전히 막혀서 심장 근육에 혈액을 공급하지 못하여 심근에 괴사가 생긴 상태

2021년 국민건강영양조사에 따른 30세 이상 성인의 심뇌혈관질환 유병률은 2%로 추정되었다. 질병관리청의 2021년 「심뇌혈관질환발생통계」에 따르면 인구 10만 명당 심근경색증의 발생률은 67.4명이다. 이 중 남성이 99.4명, 여성이 35.6명으로 남성의 유병률이 매우 높았다. 2021년 심근경색증의 30일 치명률은 13.3%, 1년 치명률은 24.1%이다.

(2) 증상

갑작스러운 쥐어짜는 듯한 흉통, 가슴에서 팔이나 목으로 번지는 통증, 질식할 것 같은 느낌, 소화불량과 같은 불편함 등이 나타난다.

(3) 원인

고혈압, 당뇨병, 고지혈증, 비만, 흡연, 운동 부족, 가족력, 고령 및 유전 등이 위험 요

인이다.

(4) 예방과 관리

심뇌혈관질환은 혈관장애로 예방관리가 거의 비슷하다. 고혈압, 당뇨병, 고지혈증 등을 관리하고 위에서 언급한 질병관리청의 심뇌혈관질환홍보사업에서 제시한 심뇌혈관질환 예방관리 9대 생활수칙을 준수한다.

6) 악성신생물(암)

(1) 정의

암은 비정상적으로 세포가 변하여 불완전하게 성숙하고, 과다하게 증식하는 질환이다. 이 중 암세포가 빠르게 증식하여 체내 각 부위로 전이되어 생명을 위태롭게 하는 특징을 가진 암을 악성 신생물이라고 한다. 일반적으로 암이라고 하면 악성 신생물을 의미한다. 암 사망률은 80년대 이후 꾸준히 증가하고 있다. 2021년 우리나라에서 가장 많이 발생한 5대 암은 갑상선암, 대장암, 폐암, 위암, 유방암 순이며, 남자는 폐암, 위암, 대장암, 전립선암, 간암 순이며, 여자는 유방암, 갑상선암, 대장암, 폐암, 위암 순이다(표 4-2).

표 4-2 우리나라 성별 주요 암발생 현황(2021년)

순위	전체		남자		여자	
	암종	발생자수(백분율%)	암종	발생자수(백분율%)	암종	발생자수(백분율%)
	전체	277,523(100.0)	전체	143,723(100.0)	전체	133,800(100.0)
1	갑상선	35,303(12.7)	폐	21,176(14.7)	유방	28,720(21.5)
2	대장	32,751(11.8)	위	19,533(13.6)	갑상선	26,532(19.8)
3	폐	31,616(11.4)	대장	19,142(13.3)	대장	13,609(10.2)
4	위	29,361(10.6)	전립선	18,697(13.0)	폐	10,440(7.8)
5	유방	28,861(10.4)	간	11,207(7.8)	위	9,828(7.3)
6	전립선	18,697(6.5)	갑상선	8,771(6.1)	췌장	4,280(3.2)
7	간	15,131(5.5)	신장	4,775(3.3)	간	3,924(2.9)
8	췌장	8,872(3.2)	췌장	4,592(3.2)	자궁체부	3,749(2.8)
9	담낭/담도	7,617(2.7)	방광	4,201(2.9)	담낭/담도	3,532(2.6)
10	신장	6,883(2.5)	담낭/담도	4,085(2.8)	난소(11위)	3,182(2.4)

자료 : 국가암등록사업 연례보고서(2021년 암등록통계), 보건복지부 외, 2023.12

암환자가 늘어난 이유는 발암물질의 증가, 노인인구의 증가와 근본적인 원인도 있지만, 국가 차원의 암환자 보고 체계와 진단 기술의 발달로 암의 발견이 쉬워졌기 때문이다.

(2) 원인

세계보건기구 산하의 국제암연구소(International Agency for Research on Cancer, IARC)의 '세계 암보고서 2020'에 의하면 암 유발 요인은 흡연, 감염, 음주, 비만, 운동부족, 방사능, 대기오염, 만혼에 따른 출산 지연 등이며, 특히 전 세계 암 사망자의 20%, 폐암 사망자의 70%가 흡연자였다. 국내 주요 암의 일반적인 원인은 [표 4-3]과 같다.

표 4-3 암의 주요 발생 원인 (국제암연구소, IARC)

암종	원인
대장암	붉은 고기 및 가공육 섭취, 비만, 알코올 소비, 흡연, 유전적 요인
폐암	흡연, 대기오염, 라돈 가스, 석면 노출, 직업적 발암 물질
위암	헬리코박터 파일로리 감염, 짠 음식 및 가공육 섭취, 흡연
유방암	호르몬 요인(에스트로겐 노출), 비만, 알코올 소비, 가족력
간암	간염 바이러스(B형, C형), 알코올 소비, 비만, 곰팡이 독소(아플라톡신)
췌장암	흡연, 비만, 만성 췌장염, 가족력
자궁경부암	인유두종바이러스(HPV) 감염

(3) 증상

암의 징후와 증상은 암의 종류, 크기와 위치에 따라 다양하다. 암의 초기 단계에는 특별한 증상이 없는 경우가 많으나 진행되면 체중감소, 발열, 피로, 전신쇠약, 식욕저하 등의 전신적인 증세가 나타난다. 대한암협회에 의한 암의 조기 발견을 위한 부위별 경고 증상은 다음과 같다.

① **위** : 상복부 불쾌감, 식욕부진 또는 소화불량이 계속될 때
② **자궁** : 이상 분비물 또는 비정상적인 출혈이 있을 때
③ **간** : 우상복부 둔통, 체중감소 및 식욕부진이 있을 때
④ **폐** : 계속되는 마른기침이나 혈담이 나올 때
⑤ **유방** : 무통의 종괴 또는 유두 출혈이 있을 때
⑥ **대장 · 직장** : 점액이나 혈변, 배변 습관의 변화가 있을 때
⑦ **혀 · 피부** : 난치성 궤양 혹은 검은 점이 더 까맣게 되고 커지면서 출혈이 있을 때

⑧ **비뇨기** : 혈뇨나 배뇨 불편이 있을 때

⑨ **후두** : 쉰 목소리가 계속될 때

(4) 예방과 관리

암은 개인의 건강생활실천과 국가의 지원을 통해 예방할 수 있다. 세계보건기구는 의학적인 관점에서 암 발생 인구의 ⅓은 예방 가능하고, ⅓은 조기진단만 되면 완치가 가능하며, 나머지 ⅓의 환자도 적절한 치료를 하면 완화가 가능한 것으로 보고 있다. 다음은 국가암정보센터의 국민 암 예방 10대 수칙이다. 이 수칙은 관련 연구결과와 검증 과정을 통해 지속해서 보완되고 있다.

① 담배를 피우지 말고, 남이 피우는 담배 연기도 피하기

② 채소와 과일을 충분하게 먹고, 다채로운 식단으로 균형 잡힌 식사하기

③ 음식을 짜지 않게 먹고, 탄 음식을 먹지 않기

④ 암 예방을 위하여 하루 한두 잔의 소량 음주도 피하기

⑤ 주 5회 이상, 하루 30분 이상, 땀이 날 정도로 걷거나 운동하기

⑥ 자신의 체격에 맞는 건강 체중 유지하기

⑦ 예방접종 지침에 따라 B형 간염과 자궁경부암 예방접종 받기

⑧ 성 매개 감염병에 걸리지 않도록 안전한 성생활 하기

⑨ 발암성 물질에 노출되지 않도록 작업장에서 안전 보건 수칙 지키기

⑩ 암 조기 검진 지침에 따라 검진을 빠짐없이 받기

7) 알레르기 질환

(1) 정의

아토피란 피부와 혈류에 항체가 존재하여 천식, 아토피성 피부염, 비염과 같은 즉각적인 알레르기 반응을 경험하는 것을 말한다. 아토피가 피부 증상으로 나타나는 것은 아토피 피부염이고 호흡기 증상으로 나타나는 것은 천식과 알레르기성 비염이다. 생활환경의 변화로 인한 알레르기 질환의 악화 요인 증가와 소아 감염성 질환 감소에 의한 면역체계 변화 등으로 알레르기 질환이 꾸준히 증가하고 있다.

① **아토피 피부염** : 피부에 발생하는 만성 알레르기 염증성 질환으로 가려움증으로 인해 자주 긁게 되어 피부가 손상되면 염증이 악화되고 가려움증도 더욱 심해지는 악순환이 일어난다.

② **천식** : 공기의 통로인 기도에 알레르기 반응 때문에 염증이 발생하는 질환이다. 최근 전 세계적으로 천식 환자가 늘고 있고 이로 인한 입원과 사망환자도 늘고 있다. 숨이 차고 기침과 쌕쌕거리는 숨소리가 나타난다.

③ **알레르기 비염** : 알레르겐이 호흡을 통해 코로 들어오면, 히스타민이라는 천연화학물질이 체내의 세포에 의해 방출되어, 코의 안쪽에서 다량의 점액이 생성되고 부풀어 오르며 염증이 발생하는 질환이다. 이에 따라 콧물, 심한 재채기, 눈물, 가려움증이 나타난다.

질병관리청의 국민건강통계(국가승인통계 제117002호, 국민건강영양조사)에 따른 만 19세 이상 알레르기 질환의 의사진단경험률 추이는 [그림 4-3]과 같다.

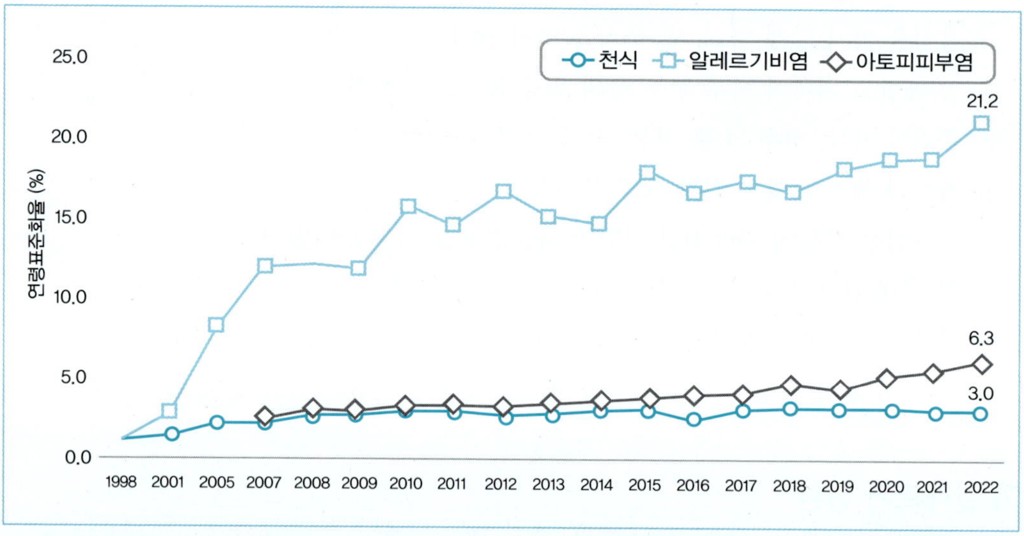

그림 4-3 알레르기 질환의 의사진단경험률 추이

자료: e-나라지표, 만성질환 현황(https://www.index.go.kr)

(2) 원인

유전적 요인, 환경적 요인, 알레르기 반응, 피부장벽 이상, 가족 중에 천식, 비염 등 다른 알레르기 질환이 있는 경우 아토피 질환이 발생할 가능성이 높다. 이 질환은 식품이나 집먼지진드기 등과 같은 알레르겐에 의해서 발생하며 급격한 실내 온도와 습도 변화 등에 의해 악화된다. 최근 아토피 질환의 증가는 환경오염, 각종 알레르겐의 증가, 식생활의 변화 등 환경성 요인이 크다.

(3) 예방과 관리

아토피 질환을 예방하기 위해서는 집먼지진드기, 꽃가루, 애완동물의 털, 바퀴벌레, 곰팡이 등에 노출되지 않도록 실내 환경을 청결히 하고, 쾌적한 공기가 유지될 수 있도록 한다. 필요할 경우 약물치료, 면역치료, 수술 등의 치료를 받는다. 다음은 질병관리청의 아토피 · 천식예방관리사업에서 제시한 알레르기 질환 예방관리수칙이다. 식품 알레르기와 아나필락시스 예방관리 수칙도 포함되었다.

「아토피 피부염 예방관리수칙」

① 보습 및 피부관리를 철저히 해야 합니다.
- 목욕은 매일 미지근한 물로 10분 이내로 합니다.
- 약산성 물비누를 사용하여 매일 목욕하고 때를 밀면 안됩니다.
- 보습제는 하루에 적어도 두 번 이상, 목욕 직후 바릅니다.
- 피부에 자극이 없는 옷을 입어야 합니다.
- 손톱, 발톱을 짧게 깎도록 합니다.

② 정확히 알레르기로 진단된 식품만을 제한합니다.
③ 스트레스를 잘 관리해야 합니다.
④ 적절한 실내 온도와 습도를 유지해야 합니다.
⑤ 효과와 안전성이 입증된 방법으로 꾸준히 치료합니다.

「천식 예방관리수칙」

① 금연을 하시고, 담배 피는 옆에도 가지 않습니다.
② 운동과 사회 활동에 적극 참여합니다.
③ 정상 체중을 유지하도록 합니다.
④ 감기나 독감 예방을 위하여 손 씻기를 잘 하도록 합니다.
⑤ 실내는 깨끗이 청소하고 청결하게 유지합니다.
⑥ 공해나 황사가 심한 날은 외출을 삼가거나 황사마스크를 착용합니다.
⑦ 천식 발작에 대비한 약물을 항상 소지하고 정확한 사용법을 익혀두어야 합니다.
⑧ 효과적이고 검증된 치료방법으로 꾸준히 관리하도록 합니다.

「알레르기 비염 예방관리수칙」

① 실내는 청결하게 유지하고, 대기오염이 심한 날은 외출을 삼가거나 마스크를 착용

합니다.

② 비염의 원인 및 악화요인을 검사로 확인한 후 회피합니다.

③ 금연하고, 간접흡연도 최대한 피합니다.

④ 감기예방을 위하여 손을 잘 씻습니다.

⑤ 효과와 안전성이 입증된 방법으로 꾸준히 치료합니다.

「식품알레르기 예방관리수칙」

① 특정 식품에 노출된 후 두드러기, 부종, 가려움, 복통, 구토, 설사, 기침, 호흡곤란, 어지러움 등의 증상이 있으면 식품알레르기를 의심합니다.

② 의사의 진료를 통해 식품알레르기가 진단되면 원인식품을 제한합니다.

- 식품을 섭취하기 전에 원인식품과 교차반응(원인식품과 비슷한 성분이 포함된 다른 식품에도 알레르기 증상이 나타나는 것)이 흔한 식품이 포함되어 있는지 항상 확인합니다.
- 조리기구와 식기에 묻어있는 적은 양으로도 증상이 발생할 수 있으므로 주의합니다.
- 원인식품을 만지거나 흡입하는 것도 주의합니다.
- 불필요한 식이 제한은 소아청소년의 성장과 발달을 해칠 수 있습니다.

③ 식품알레르기 환자는 갑작스러운 증상에 대비하여 응급약을 소지하고 사용법을 익힙니다.

④ 정기적인 진료와 상담으로 식품알레르기가 소실되거나 새로 생기는지 확인합니다.

- 식품알레르기는 나이에 따라 변화되는 경우가 있어 정기적인 진료가 필요합니다.
- 식품알레르기의 치료는 원인식품의 종류와 심한 정도, 나이에 따라 다르므로 반드시 의사의 지시에 따릅니다.

「아나필락시스 예방관리수칙」

① 아나필락시스는 급격하게 전신적으로 발생하여 생명을 위협하는 중증 알레르기 반응입니다.

② 아나필락시스의 개인별 원인과 증상을 알고 자가 주사용 에피네프린 사용법을 숙지하고 항상 휴대합니다.

③ 아나필락시스 증상이 나타나면, 자가 주사용 에피네프린을 가지고 있는 경우 바로 투여하고 즉시 응급실로 갑니다.

④ 자가 주사용 에피네프린 투여 후 증상이 좋아지더라도 2차 반응이 올 수 있어 반드시 신속하게 응급실로 갑니다.
⑤ 아나필락시스 원인진단과 관리를 위해 정기적으로 알레르기 전문의의 진료를 받습니다.
⑥ 자신이 아나필락시스가 있음을 주변에 알리고 응급상황에서 도움을 받을 수 있도록 합니다.
⑦ 식품에 의한 아나필락시스는 적은 양의 식품섭취, 흡입, 피부접촉에 의해서도 발생할 수 있어 주의합니다.
⑧ 약물에 의한 아나필락시스의 경우, 금지약물과 알레르기 증상, 투여 가능 약물이 적힌 약물안전카드를 소지하고 처방 때마다 의사, 간호사, 약사에게 확인합니다.
⑨ 아나필락시스가 있는 사람은 보육 · 교육기관, 직장, 식당 등에 원인물질을 미리 알려 노출을 피하고 응급상황에 대처합니다.

1.4 국가 차원의 만성질환 관리

우리나라는 만성질환과 손상의 현황 파악과 근거 중심의 대책 마련을 위해 국가 및 지역 단위의 조사감시체계를 구축하여 운영하고 있다. 개인 책임 위주의 의료서비스만으로는 적정한 수준의 만성질환 관리가 어렵고, 의료서비스는 주로 급성기 치료에 집중되어 있어서 지속적이고 포괄적인 관리를 위해서는 국가 차원의 만성질환 관리 전략이 필요하다. 만성질환 관리 대책으로 집단 검진, 대국민 홍보교육, 환자등록제도, 재가치료 활성화 등이 있으며, 대표적인 국가사업으로는 심뇌혈관질환 예방관리사업, 암관리사업 등이 있다.

1) 심뇌혈관질환 예방관리사업

심뇌혈관질환은 암을 제외한 만성질환 중 사망률이 가장 높은 질환으로 이로 인한 사회경제적 부담이 급증하고 있다. 2022년 기준 우리나라 10대 사망원인 중 심뇌혈관질환에 포함되는 사망원인은 심장질환(2위), 뇌혈관질환(5위), 당뇨병(8위), 고혈압성 질환(9위)으로 10개 중 4개를 차지한다. 심장질환과 뇌혈관질환의 사망자 수는 전체 사망의 15.8% 차지한다. 고령화로 인해 발생률은 증가하지만, 치료기술의 발달로 치명률은 감소하고, 합병증에 의한 장애 인구를 양산하기 때문에 이로 인한 국가의 의료비 부담이 급증하고 있다. 실제 심뇌혈관질환에 속하는 순환기계질환의 진료비는 12.7조원으로 암

진료비인 9조원보다 높다.

(1) 심뇌혈관질환의 예방 및 관리에 관한 법률

우리나라는 심뇌혈관질환의 예방, 진료, 재활 및 연구 등에 관한 정책을 종합적으로 수립 · 시행하여 심뇌혈관질환으로 인한 개인적 고통과 피해 및 사회적 부담을 줄이기 위해 2016년 「심뇌혈관질환의 예방 및 관리에 관한 법률(약칭: 심뇌혈관질환법)」을 제정하여 시행하고 있다(2017년 5월 30일). 이 법은 "심뇌혈관질환"을 심혈관질환과 뇌혈관질환뿐만 아니라 심뇌혈관질환의 선행 질환인 고혈압, 당뇨병, 이상지질혈증을 심뇌혈관질환으로 정의한다.

심뇌혈관질환은 발생 즉시 치료를 하지 않으면 심각한 합병증을 초래하거나 사망에 이를 수 있기 때문에 응급 치료가 필수적이다. 심뇌혈관질환 환자 중심의 의료이용 체계를 확보하기 위해 중앙심뇌혈관질환센터, 권역심뇌혈관질환센터 및 지역심뇌혈관질환센터를 지정하여 운영하고 있다. 권역심뇌혈관질환센터는 심뇌혈관질환의 적정 진료를 위한 응급 및 전문 치료 시스템 부재, 수도권 중심의 의료시설 집중에 따른 지역 간 의료격차 및 건강 격차의 문제를 해결하고자 지역 어디에서든 심뇌혈관질환 발생 시 적정시간(3시간) 내에 전문진료가 가능하도록 진료 네트워크를 구축하기 위해 시작되었다. 권역별로

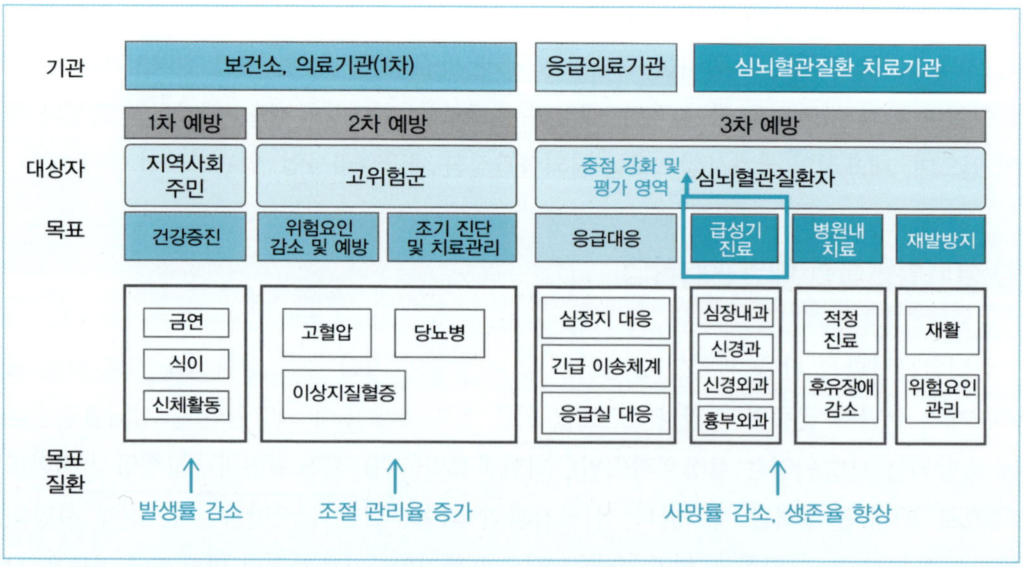

그림 4-4 심뇌혈관질환 예방관리 단계

자료: 2023-2027 제2차 심뇌혈관질환관리 종합계획(안), 2023.7. 관계부처합동, p.31

13개의 센터가 지정되어 24시간 전문진료팀을 운영하고 지역사회 병원 간 진료연계체계를 구축하여 심혈관질환 예방관리 중추 역할을 한다.

「심뇌혈관질환법」의 심뇌혈관질환의 정의에 선행 질환을 포함한 것은 선행 질환이 있

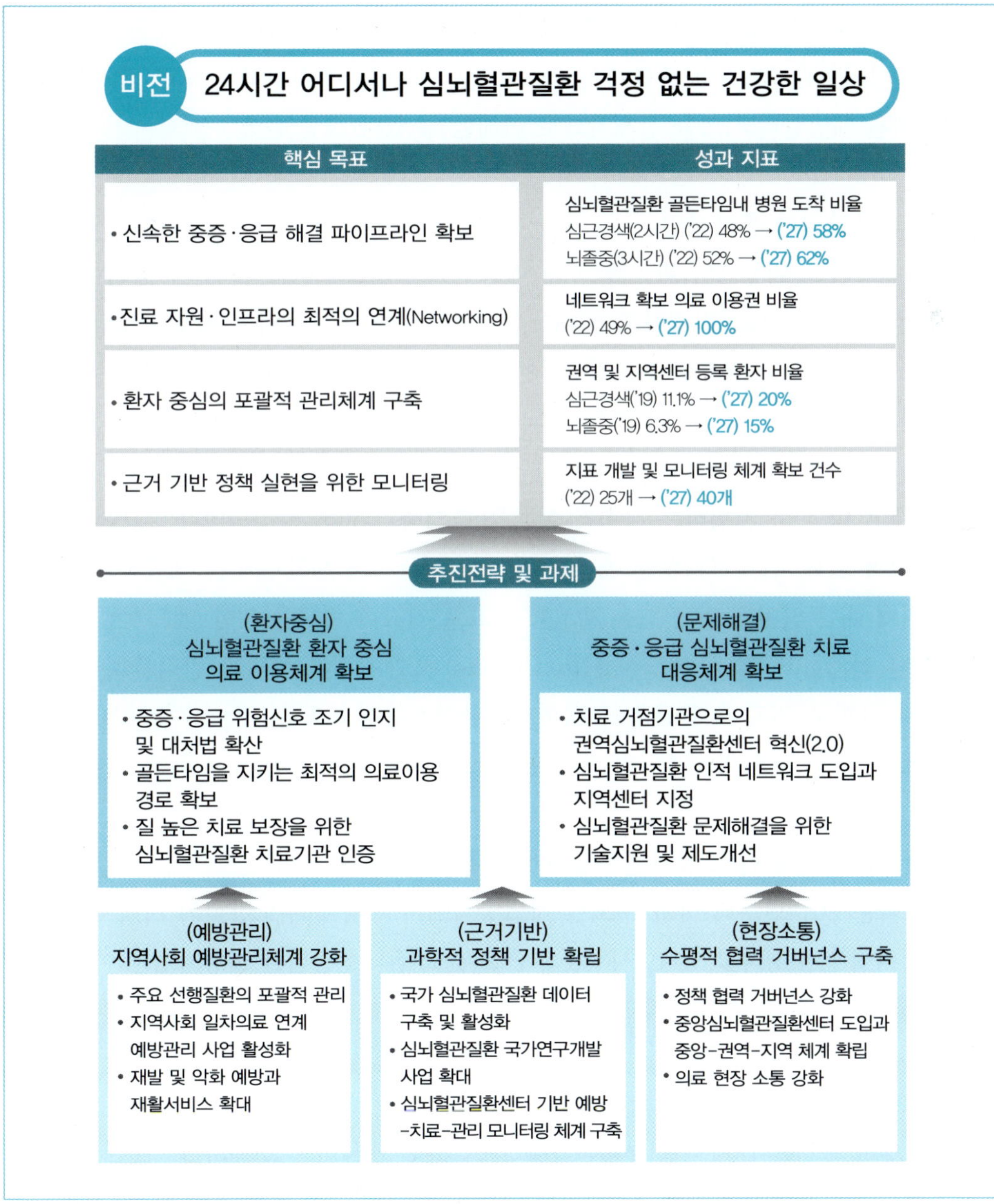

그림 4-5 제2차 심뇌혈관질환관리 종합계획('23-'27)

자료: 2023-2027 제2차 심뇌혈관질환관리 종합계획(안), 2023.7. 관계부처합동, p.10

는 사람은 심뇌혈관질환의 고위험군으로 관리되어야 하기 때문이다. [그림 4-4]는 응급의료이용체계를 포함한 심뇌혈관질환 예방관리 단계이다.

보건복지부장관은 이 법에 따라 심뇌혈관질환관리종합계획을 5년마다 수립해야 하며, 현재 「제2차 심뇌혈관질환관리 종합계획('23-'27)」에 따라 심뇌혈관질환 연구사업, 심뇌혈관질환 조사통계사업, 심뇌혈관질환 예방사업 등을 전개하고 있다.

「제2차 심뇌혈관질환관리 종합계획('23-'27)」의 목표와 추진전략을 보면 국가적 차원의 심뇌혈관 예방관리 사업을 전체적으로 이해할 수 있다(그림 4-5).

(2) 심뇌혈관질환 홍보사업

심뇌혈관질환은 위험요인 관리를 통해 예방이 가능하므로 예방을 위한 심뇌혈관질환 홍보사업을 적극적으로 진행하고 있다. 심뇌혈관질환 홍보사업은 사회마케팅(Social Marketing)에 입각한 건강행태 교정 및 선행 질환(고혈압, 당뇨병, 이상지질혈증, 비만) 예방차원의 '공중건강 캠페인'을 통해 심뇌혈관질환 관리 정책의 수행을 지원하고, 근거에 기반한 정보제공을 통하여 심뇌혈관질환의 심각성과 예방관리의 중요성에 대한 국민의 인식제고 및 이를 지원하는 사회적 여론을 조성하기 위해 추진되었다. 질병관리청은 전문 학회와 함께 '심뇌혈관질환 예방과 관리를 위한 9대 생활수칙'을 개발하고 이러한 생활수칙에 대한 인지율 및 실천율 제고를 목표로 건강한 혈관을 위한 '레드서클 캠페인'을 활발히 전개하고 있다. 레드서클(Red Circle)은 혈관질환 예방과 관리를 위한 건강캠페인의 심벌로 건강한 혈관을 상징한다. 국가건강정보포털(https://health.kdca.go.kr)에 심뇌혈관질환의 증상, 원인, 진단, 치료, 예방 등에 관한 정보를 제공한다.

(3) 시 · 군 · 구 보건소 심뇌혈관질환 예방관리사업

우리나라는 2013년부터 국가 주도형 사업방식에서 지자체 주도방식의 지역사회 통합건강증진사업을 수행하고 있다. 시 · 군 · 구 보건소 심뇌혈관질환 예방사업은 이러한 지역사회 통합건강증진사업의 일환이다.

① 지역사회 홍보사업

지역사회 주민을 대상으로 중앙-지역 참여 합동 캠페인을 수행한다. 심뇌혈관질환 예방관리주간(매년 9월 첫째 주) 지자체 단위의 캠페인(자기 혈관 숫자 알기, 레드서클 캠페인)을 수행하고, 지역매체를 활용한 심뇌혈관질환 예방관리 홍보, 지역사회 주민 대상 심뇌혈관질환 예방관리 건강강좌 등을 개최한다.

② 환자 조기발견사업

지역사회 주민을 대상으로 자각증상이 없는 고혈압, 당뇨병, 이상지질혈증 환자(고혈압 전단계 환자, 당뇨병 전단계 환자, 경계역의 이상지질혈증 환자 포함)를 조기에 발견하기 위해 연 2회 혈압 · 혈당 · 콜레스테롤 알기 캠페인을 전개하고 있다. 이 캠페인을 통해 심뇌혈관질환 예방관리를 위한 홍보자료를 배포하고, 혈압, 혈당, 콜레스테롤 측정과 측정 결과를 안내한다. 이상자에 대해서는 개별상담과 의료기관 진료 여부 확인 등의 사후관리를 하고 있다.

③ 고혈압 · 당뇨병 · 이상지질혈증 환자 등록관리사업

이 사업의 대상은 민간의료기관에서 고혈압 · 당뇨병 · 이상지질혈증(전단계 포함)으로 치료받는 환자 중 보건소로 의뢰되어 등록된 환자, 보건소 내 진료실 또는 방문건강관리사업을 통해 해당 질환으로 등록된 환자이다. 이는 정기적인 혈압, 혈당, 콜레스테롤 및 관련 검사를 받는 등록환자의 비율을 높이고, 정상수치를 위해 필요한 생활습관 개선 내용을 실천하는 등록 환자 비율을 높이고, 정상수치를 유지하는 환자의 비

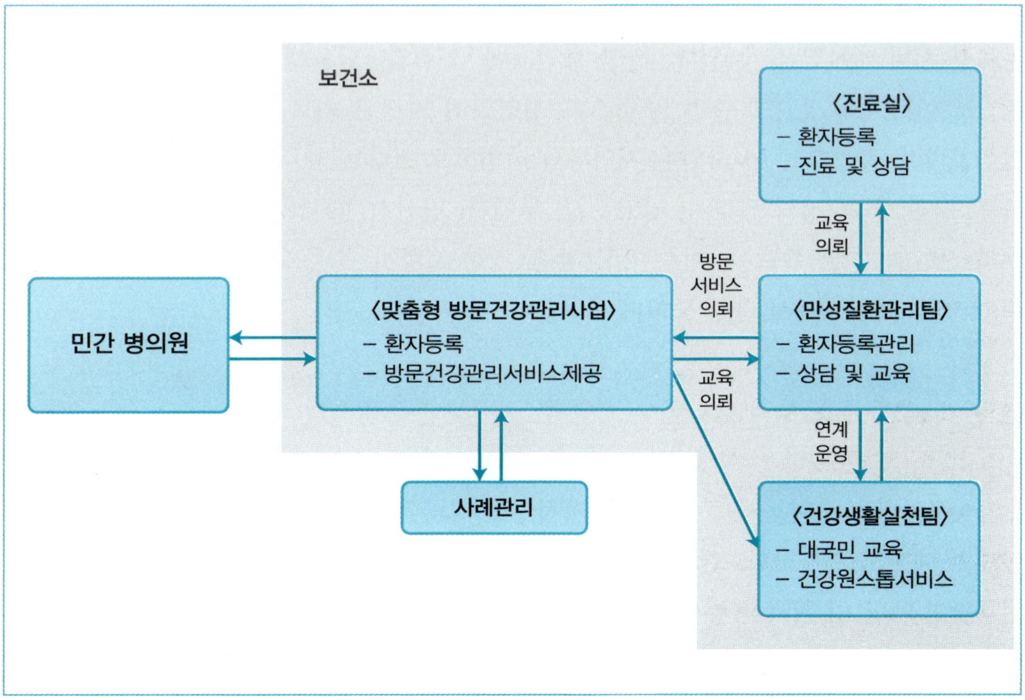

그림 4-6 만성질환 관리체계 강화를 위한 협조체계

율을 높이는 것이 목표이다. 민간 의료기관과 협력하여 환자가 지속적인 치료와 자가 관리 능력을 향상시킬 수 있는 교육을 실시하고, 보건소 진료환자의 경우에 의료진을 통한 적절한 처방을 지원한다.

[그림 4-6]은 만성질환 관리체계 강화를 위한 협조체계이다.

민간의료기관을 이용하는 환자의 경우에는 '고혈압 · 당뇨병 등록관리사업'을 통해 지속적인 치료의 중요성을 강조하고, 치료받고 있는 의료기관을 정기적으로 방문하도록 교육하고 있다. 이를 위해 의료기관과 보건소 연계를 통해 치료일정과 누락일정을 안내하는 서비스, 건강상담 서비스 등을 제공하여 환자의 건강행태 개선과 지속치료를 유도한다.

(4) 고혈압 · 당뇨병 등록관리사업

고혈압 · 당뇨병 등록관리사업은 병의원에서는 만 30세 이상 고혈압 · 당뇨병 환자를 대상으로 개인별로 전산 등록하여 종합적이고 효과적인 서비스를 제공하고, 사회경제적으로 취약한 만 65세 이상 등록환자에게 일부 진료비 및 약제비를 정부가 정액지원(월 3,500원, 진료 1,500원, 약제 2,000원)하는 사업이다. 합병증 발생, 거동장애 등으로 장기간 병의원을 방문하기 어려운 상황에 있을 때는 보건소를 통하여 개별 전화 상담과 방문보건 서비스를 받을 수 있다. 관할 보건소에 「고혈압 · 당뇨병 등록관리 의료기관」 또는 「고혈압 · 당뇨병 등록관리 약국」으로 신청하여 지정된 의료기관이나 약국에서 등록관리를 받을 수 있다. 이 사업은 지역특화 사업으로 2024년 기준 서울 성동구, 광주 광산구, 울산 중구, 경기 광명시, 남양주시, 부천시, 안산시, 하남시, 강원 동해시, 홍천군, 전북 진안군, 전남 목포시, 여수시, 장성군, 경북 포항시, 경주시, 경남 사천시, 제주 제주시, 세종 세종시에서 운영 중이다.

2) 만성콩팥병 예방관리사업

만성콩팥병은 사회경제적 부담을 증가시키고 심뇌혈관질환의 사망위험을 높이는 질환이지만 예방도 가능하다. 질병관리청에서는 건강한 콩팥으로 행복한 삶을 보장하고 만성콩팥병 예방 및 관리를 통한 말기신부전 발생 억제 및 생존율 향상을 목적으로 만성콩팥병 예방관리사업을 시행하고 있다. 일반 인구집단 및 만성콩팥병 고위험군 관리를 통해 만성콩팥병의 발생을 예방하고(1차 예방), 국가건강검진 시 만성콩팥병 관련 검진항목(eGFR, 요단백, 요잠혈)을 통해 조기발견할 수 있다(2차 예방). 국민건강영양조사

(BUN/Cr, 소변검사)를 통해 콩팥병을 조사하고 3단계 이상의 만성콩팥병 유병률을 산출한다. 경북대 및 전국 주요 5개 병원을 기반으로 말기신부전 환자 등록사업을 통해 말기신부전 환자의 전국적 자료를 수집하여 투석환자의 생존률, 빈혈, 영양, 심혈관 질환 등에 대한 연구를 진행하고 있다. 대학신장학회는 투석환자 등록사업을 통해 전국 인공신장실의 자발적인 참여를 통해 수집된 데이터를 분석하여 매년 보고서를 발간하고 있다.

3) 아토피·천식 예방관리사업

노인인구 증가, 사회경제적 성장에 의한 생활환경 및 면역체계 변화 등으로 천식 등 알레르기 질환이 증가추세이며, 국가차원의 천식 등 알레르기 질환 예방 · 관리를 위한 종합대책 필요성이 대두되었다. 알레르기 질환은 소아청소년에서 유병률이 높고 성인기 질환으로 이행될 가능성이 높으므로, 유소년기의 적정 관리가 중요하다. 아토피와 천식 질환 역시 대표적인 만성질환으로 잦은 재발과 증상악화로 소아에서 노인까지 전 생애동안 지속 관리해야 하며 사회경제적 비용부담을 증가시킨다. 핵심전략 사업으로 예방교육홍보, 조사감시 연구 및 경보체계, 적정치료 및 관리를 위한 환자 자가관리 교육, 표준진료 지침개발 및 보급, 보건소 예방관리사업, 아토피 · 천식 안심학교, 광역 아토피 · 천식 교육정보센터를 운영하고 있다.

4) 국가암관리사업

(1) 암관리법

정부는 국민 사망원인 1위인 암을 국가 차원에서 장기적 · 종합적으로 관리하기 위해 「암관리법」에 근거하여 국가암관리사업을 실시하고 있다. 「암관리법」은 국가가 암의 예방과 진료 및 연구 등에 관한 정책을 종합적으로 수립 · 시행함으로써 암으로 인한 개인적 고통과 피해 및 사회적 부담을 줄이고 국민건강증진에 이바지함을 목적으로 2003년에 제정되었다. 암과 관련된 정책은 「암관리법」, 「암관리법 시행령」, 「암관리법 시행규칙」에 따라 추진되고 있다.

과거 암정복 10개년 계획으로 '제1차 국가암관리종합계획(1996 ~2005)'을 시행하면서 국립암센터를 설립하고(2001년), 「암관리법」을 제정(2003)하는 등 국가 암관리 체계를 구축하고 암등록통계사업, 5대 암 검진 사업 등의 기틀을 마련하였다. 현재는 「암관리법」에 의해 5년 단위의 국가암관리종합계획을 수립하며, '제4차 국가암관리종합계획'(2021~2025)'이 수립되어 진행 중이다. 국가암관리사업은 국가암등록통계사업, 암예방사업, 국가암검진사업, 암환자의료비지원사업, 지역암센터지원사업, 재가암관리사업, 호스피스완화의료사업, 암정보사업으로 총 8개가 진행 중이다.

(2) 중앙암등록본부

정부는 국가 차원에서 장기적 · 종합적으로 암을 관리하기 위해 2000년 국립암센터를 설립하였다. 국립암센터는 부속병원, 연구소, 국가암관리사업본부, 대학원으로 구성되어 있으며, 중앙암등록본부로 지정되어 국가암등록통계사업의 중추적 역할을 수행하고 있다.

중앙암등록본부는 암 관련 전국단위 통계자료를 수집 · 관리 · 분석하고 국가 단위 암등록 통계(암발생률, 암생존율, 암유병률 등)를 산출하는 역할을 하는 곳이다. 1980년 국립의료원에 중앙암등록본부가 처음 설치되었으나, 2000년 국립암센터가 설립되면서 국립암센터로 이관되었다. 2004년 「암관리법」이 제정되면서 암관리법에 근거한 중앙암등록본부로 지정되었다.

2 손상관리

2.1 손상의 개념

1) 손상과 사고

(1) 손상

손상은 질병 이외의 외부적 요인에 의해 다치는 것이다. 세계보건기구(WHO)는 손상이란 의도적 혹은 비의도적 사고로 발생하는 신체 및 정신에 미치는 건강상의 해로운 결과라고 정의하였다. 손상은 인간의 한계 역치를 초과하는 정도로 신체에 미치는 기계적 힘, 열, 전기, 화학 및 방사선과 같은 물리적 요인에 급성 노출되어 야기된다.

(2) 사고

사고는 불안전한 상황과 불안전한 행동에 의해 발생하는 나쁜 결과이다. 자연재해와 같은 불가항력적인 사고도 있지만 대부분의 불안전한 상황과 불안전한 행동을 미연에 방지하여 사고를 예방하면 손상을 예방할 수 있다.

2) 손상의 원인

손상은 교통사고, 익수, 중독, 질식, 추락/낙상, 화상, 직업손상, 자해/자살, 폭력/타살 등에 의해 발생한다. 사고에는 이미 알려진 위험요소들이 존재한다. 위험요소는 인적요인, 장비요인, 환경요인으로 구분된다. 손상의 원인분석에 있어 어떠한 경우든 단일 원인은 거의 없으며 여러 원인이 복합적으로 작용한다.

① 인적요인(personal & behavioral factor) : 개인의 특성, 습관, 행동, 건강 등의 요인이다.

② 장비요인(equipment factor) : 차량결함, 가드레일, 안전시설물의 부재 등이 해당된다.

③ 환경요인(environment factor) : 배수구, 난간, 도로환경, 사고 다발지점, 법적 사회적 제도 등 물리적 환경과 사회적 환경을 포함한다.

2.2 손상 예방과 관리

1) 손상관리의 중요성

손상은 우리 사회에 막대한 사회경제적 부담을 주고 있다. 손상은 신체적 손상과 더불어 정신적 손상을 받을 수 있으며 심한 경우 적절한 치료법이 없거나 사망에 이른다. 또한, 고통과 장애가 평생 수반될 수 있으므로 예방이 최선의 방법이다. 2023년을 기준으로 전체 사망 중 질병 이외의 외부요인에 의한 사망이 차지하는 비중은 7.9%이다. 2023년 국내 외인에 의한 사망률(10만 명당)은 자살(27.3명), 운수사고(6.4명), 추락사고(4.9명) 익사사고, 타살, 화재사고, 중독사고 순이다(표 4-4). 추락은 미끄러지거나 넘어지

표 4-4 사망의 외인에 의한 성별 사망률 추이, 2013년-2023년 (단위: 인구 10만 명당, %)

	사망의 외 인	자 살	운수사고	추락사고	익사사고	타 살	화재사고	중독사고
2013년	61.2	28.5	11.9	4.6	1.2	1.1	0.6	0.5
2022년	52.1	25.2	6.8	5.3	0.9	0.6	0.5	0.5
2023년	54.4	27.3	6.4	4.9	1.0	0.6	0.4	0.4
증감률*(%)	4.4	8.5	-5.1	-6.9	9.3	-2.3	-16.8	-11.4

* 2022년 대비 사망 증감률

자료: 통계청, 2023년 사망원인통계, 2024.10.4

P·U·B·L·I·C·H·E·A·L·T·H

는 사고를 포함한다. 외인에 의한 사망은 외인에 의한 손상환자는 훨씬 더 많다는 것을 내포한다. 손상환자의 노동력 상실은 질병에 의한 것 보다 상대적으로 더 많은 기간 동안 일을 할 수 없게 되는 경향이 있어서 개인적인 경제적 손실은 물론 사회경제적 부담을 더욱 크게 하기 때문에 국가차원의 손상관리가 필요하다.

우리나라는 세계에서 자살률이 가장 높은 나라로 오랫동안 세계 자살률 1위라는 오명을 안고 있다. 10대부터 80대 이상 전 연령대에서 외인 중 자살에 의한 사망이 가장 많았다(그림 4-7).

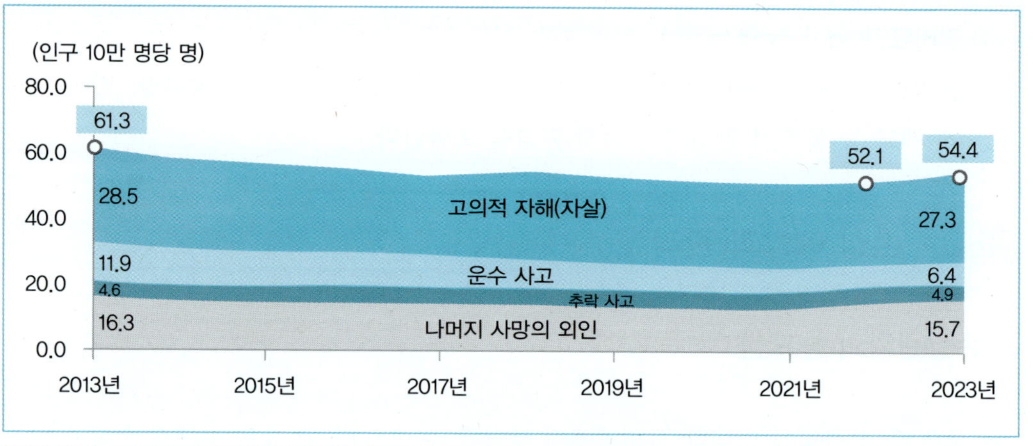

그림 4-7 외인에 의한 사망률 추이

자료: 통계청, 2023년 사망원인통계, 2024.10.4

2) 손상의 예방 및 관리

손상도 다른 질병과 마찬가지로 유행과 계절적 변화, 장기간의 추세, 인구학적 분포를 가진다고 밝혀지면서 손상에도 고위험군이 있으며 손상의 요인을 적절히 통제함으로써 예방이 가능하다는 개념이 대두되었다. 손상은 역학적 모형을 이용하면 손상에 관여된 요인을 찾을 수 있으며 앞으로 위험을 줄이기 위해 손상에 어떠한 개입을 해야 할지를 설정할 수 있다.

2.3 손상의 주요 외인

손상은 교통사고, 익수, 중독, 질식, 추락/낙상, 화상, 직업손상, 자해/자살, 폭력/타

살 등에 의해 발생한다. 이 중 치명적인 손상의 주요 외인인 운수사고, 자살, 추락, 익수에 대하여 살펴보자.

1) 운수사고

(1) 개요 및 발생현황

전 세계적으로 매년 약 1,200만 명이 교통사고로 사망하고 약 5,000만 명의 손상환자가 발생한다. 우리나라 교통사고로 인한 사망자수는 90년대까지 증가하다가 2000년 이후 감소하는 추세를 보이고 있으나 여전히 OECD 국가 중에서는 높은 편이다. 우리나라의 경우 60대 이상 인구에서 사망자수가 급격히 많으며, 보행 중 사망자의 구성비가 특히 높다.

(2) 위험요인(유발요인)

① **인적요인** : 개인적 운전습관, 건강상태, 휴대전화의 사용, 운전 중 화장하기, 음식섭취, 내비게이션 조작, DMB 시청 등

② **장비요인** : 차량결함, 가드레일, 횡단보도 가로등 등 보행자와 자동차를 위한 안전시설물

③ **환경요인** : 날씨, 도로환경, 사고 다발지점, 법적 사회적 제도 등

(3) 예방 및 관리

① 개인의 안전운전에 대한 인식 재고 및 안전운전

② 철저한 차량점검

③ 횡단보도 이용 및 도보 시 차량 주의

④ 도로표지판 주지 및 교통법규 준수

⑤ 보행자 및 자동차를 위한 안전시설물 설치

⑥ 교통안전을 위한 법적 제도적 장치 마련

2) 자해/자살

(1) 개요 및 발생현황

자살은 치명적인 결과를 초래하는 자해행위를 의미한다. 2004년부터 2023년 현재까

지 국내 자살률은 경제협력개발기구(OECD) 국가 중 1위이며, 특히 10대부터 30대까지의 사망원인은 자살이 1위를 차지한다. 자살로 인한 사망자의 10~20배의 사람들이 자살을 시도하는 것으로 보고되고 있으며 자살시도로 인한 손상은 평생 고통을 주기 때문에 심각한 정도로 우리 사회의 부담이 되고 있다. 자살시도 방법은 주로 질식(목맴), 중독(음독), 추락이다.

(2) 위험요인

근본적인 원인으로 생물심리학적 요인(유전적, 성격적 특성 등), 사회경제적 요인(경기침체, 가족해체 등)이 있다. 자살로 이어지는 중간과정으로 스트레스, 자살충동, 자살시도 등이 나타난다.

(3) 예방과 관리

자살은 한 개인의 문제인 동시에 가족, 사회, 국가 전체의 문제로서 주변사람들에게 정신적 충격을 줄 뿐만 아니라 타인의 자살을 유발하기도 한다. 따라서 자살은 개인적 선택의 문제가 아니라 사회적 문제로서 체계적인 대책을 마련해야 할 것이다. 자살예방을 위한 포괄적 접근전략의 예는 다음과 같다.

① 자살예방 홍보 및 계몽사업
② 자살 고위험 집단 조기발견 및 치료
③ 적극적인 자살예방 조기중재사업 개발, 수행
④ 자살예방 전문가 양성 사업
⑤ 지역사회중심의 일차보건서비스 활성화
⑥ 자살자 가족 및 시도자 치료 및 사후관리
⑦ 자살예방관련 사회제도의 개선 : 법적 제도적 체계 구축

3) 추락 및 낙상

(1) 개요 및 발생현황

추락 및 낙상은 넘어지거나 떨어져서 몸을 다치는 것으로 노인에게 주로 발생한다. 노인 낙상의 발생은 점점 늘어나고 있으며 심각한 손상을 동반하거나 낙상으로 인한 합병증으로 사망에까지 이르게 한다. 국내 65세 이상 노인의 신체 손상 중 반 이상이 낙상에 의하여 발생한다. 노인 낙상은 낙상으로 인한 사망 이외에도 중증의 손상으로 인해 삶의

질이 현저하게 감소하는 문제를 초래한다. 낙상은 노인 외상의 가장 큰 문제이며 노인층의 증가와 함께 지속적으로 증가될 것으로 예상된다. 2023년도 사망원인통계에 의하면 추락 및 낙상 손상으로 인한 사망률은 인구 10만 명당 4.9명으로 외인으로 인한 사망원인 중 자살, 운수사고에 이어 3위를 차지하였다.

(2) 위험요인

① **인적요인** : 고령, 음주, 걸음걸이 및 균형감각, 일상생활에 있어서의 기능장애, 시력문제, 운동부족, 향정신성 약물복용, 이전의 골절, 동반된 질환 등이 작용한다.

② **장비요인** : 안전벨트나 안전모 착용, 위험방지 장치나 난간 설치의 부재 등이다.

③ **환경요인** : 공사현장, 가정의 실내 환경, 공중환경, 침대, 창문, 야외 나무나 지붕, 미끄러운 바닥과 안전하지 못한 가구, 계단, 도로 환경 등이다.

(3) 예방 및 관리

추락 및 낙상은 개인의 인적요인 외에도 환경에 의한 위험요인이 존재하며 이는 국가 및 지역에 따라 달리 나타나기 때문에 추락 및 낙상손상을 예방하기 위해서는 먼저 역학 및 임상연구를 통해 지역적 결정인자와 위험집단을 알아내는 것이 필요하다. 일반적인 추락 및 낙상을 예방할 수 있는 것들은 다음과 같다.

① 어린이 안전교육

② 노인 추락 및 낙상손상 예방 교육

③ 작업장이나 공사장 내 안전막 설치

④ 적절한 조명 설치

⑤ 적절한 폭과 깊이의 계단 설치

⑥ 가구 및 구조물의 추락 및 낙상 위험거리 최소화

4) 익수

(1) 개요 및 발생현황

익수(drowning)란 물에 잠겨 구조된 상태를 말한다. 유아와 영아의 단순한 욕조나 수영장에서 익수사고가 나지만 성인은 강이나 바다의 수상 레저스포츠 사고 등으로 발생한다. 전체 익수 사망자는 1991년부터 꾸준히 감소하는 추세를 보였으나 자해, 자살로 인한 익수자는 점점 증가하는 추세이다. 익수 손상은 다른 손상에 비해 가장 높은 사망률을 보이고, 사망하지 않아도 치명적인 신경학적 손상과 임상적인 예후가 나타나므로 위험요인을 제거하여 익수 자체를 예방하는 것이 좋다.

(2) 위험요인

수상 안전사고의 85%는 인적 요인에 기인한다. 남자, 어린이기(5~9세)와 청소년기(15~19세)의 발생빈도가 높다. 수영미숙, 안전수칙 불이행, 자살시도, 음주 등이 원인이다. 월별 무더위가 심한 여름에 가장 많이 발생한다.

(3) 예방 및 관리

익수를 예방하기 위한 방법은 다음과 같다.

① 청소년층의 익수 예방을 위한 학교 교육과 사회의 제도적 방법개선 및 방향 모색

② 수영 가능지역에 대한 안전대책 마련 및 안전시설 설치, 구조용구 보급

③ 수영금지지역의 지도 · 단속 강화

④ 수영미숙에 대한 안전 교육 강화를 위한 수상안전요원 및 지도교사의 배치

⑤ 수영인구에 비해 시설부족으로 각 지역별 특별단체의 운영과 충분한 확충 필요

⑥ 중장년과 노인 연령층의 자살을 예방하기 위한 범국가적인 중재 프로그램과 사회분위기 조성

⑦ 독거노인들의 욕조 사고를 방지하기 위한 교육 홍보 강화와 노인용 욕조 내 미끄럼 안전 규제안 마련

2.4 국가 차원의 손상관리

1) 국가손상조사감시사업

2023년 하루에 72명이 손상으로 사망했고, 3,552명이 손상으로 응급실을 내원했고, 2,326명이 손상으로 입원을 하였다. 2023년 한해 손상 진료비는 5조3천억 원 이상이며, 손상에 의한 구급차 이용건수는 5만5천 건 이상이었다. 이러한 손상 현황을 제공하고 모니터링하기 위해 국가차원에서 손상 관련 부처와 기관에 산재되어 있는 손상 자료를 유기적으로 연계하여 손상과 관련된 통합정보를 수집하고 있다. 이러한 자료와 산출된 지표를 통해 관련 전문인이나 정책결정자들이 손상 예방 및 안전 증진 계획을 수립하고 정책을 실행할 수 있도록 한다.

우리나라는 국가손상조사감시체계를 갖추고 질병관리청, 해양수산부, 통계청, 소방청, 농촌진흥청, 국립중앙의료원, 도로교통공단, 국민건강보험, 산업재해예방 안전보건공단, 학교안전공제중앙회, 어린이집안전공제회, 한국소비자원, 한국생명존중희망재단, 국가손상조사감시사업 운영사업단 총 14개의 기관이 협력하여 '국가손상종합통계'를 매년 발간(2010년~)하고 있다.

통계산출을 위한 자료원은 사망원인통계, 국민건강영양조사, 퇴원손상심층조사, 응급실손상환자심층조사, 소방청 구급통계, 국민건강보험공단 자료, 국가응급진료정보망, 지역사회기반중증외상조사가 전체 손상영역에서 이용되며, 그 외에 교통사고현황, 산업재해현황, 학교안전사고조사, 농업인의 업무상 질병 및 손상조사, 어업인의 업무상 질병 및 손상조사 등 총 21개의 자료가 이용된다.

질병관리청은 국가손상정보포털(www.kdca.go.kr/injury)을 통해 손상 통계, 손상 예방지침 등의 자료를 통합적으로 제공하여 국민들에게 손상의 위험과 예방관리의 중요성을 알리고 있다.

2) 의료기관 기반 손상감시

의료기관 기반 손상감시의 대표적인 사업은 퇴원손상심층조사와 응급실손상환자심층조사이다.

(1) 퇴원손상심층조사

퇴원손상심층조사(2005년~)는 의료기관의 퇴원환자에 대한 국가단위의 보건통계 생산 및 손상규모를 파악하고자 의무기록 자료를 이용하여 퇴원환자의 정보를 수집하는 사업이다. 퇴원환자를 대상으로 손상환자에 대하여 심층조사를 실시하며, 손상환자 이외의 급성 심근경색증, 급성 뇌졸중, 천식환자, 만성 폐색성 폐질환 환자에 대해서도 심층조사를 한다. 조사 모집단은 100병상 이상의 일반병원에서 퇴원한 모든 환자이며, 단과병원, 요양병원, 노인전문병원, 보훈병원, 국군병원, 재활병원은 제외한다. 손상환자에 대해서는 외인정보(손상외인코드, 손상 의도성, 손상 발생장소, 손상 시 활동, 손상기전, 손상 발생일)와 손상 유형별 정보(운수사고 유형, 자살위험 · 동기, 중독물질) 등을 추가로 수집한다.

(2) 응급실손상환자심층조사

응급실손상환자심층조사(2006년~)는 손상예방과 정책수립에 유용한 정보를 확보하기 위해 의료기관 기반의 손상감시체계를 마련하기 위함이다. 응급실에 내원한 손상환자의 손상 기전과 원인에 대한 심층자료를 수집, 조사하여 손상통계를 산출하고 이를 바탕으로 손상 예방관리 정책 수립에 유용한 정보를 제공하는 것이 목적이다. 조사대상은 참여 병원(2023년 기준 23개 병원) 응급실에 내원한 손상환자이며, 조사항목은 손상 발생 위험 요인 및 손상 예방을 위한 중요한 정보를 얻을 수 있는 내용으로 구성된다. 조사방법은 참여병원 응급실에 내원한 손상환자에 대해 의료진이나 담당코디네이터가 퇴실 및 퇴원까지 추적관찰하여 면접조사와 의무기록 조사를 실시한다. 조사항목은 환자 기본정보, 손상 관련 정보(내원일시, 손상 발생일시, 손상 발생장소, 손상 시 활동, 음주여부, 손상기전, 내원수단, 의도성 여부, 손상 유발물질, 주증상, 활력징후)와 결과정보(응급진료결과, 입원 후 결과, 중증도) 등이다.

3) 지역사회기반 중증외상조사

지역사회기반 중증외상조사(2019년~)는 지역사회 응급의료대응체계를 평가하고 응급의료대응 역량을 강화하기 위한 정책 마련에 필요한 정보를 생산하여 중증손상에 의한 사망률을 낮추기 위해 시행되었다. 조사대상은 소방청 119구급데이터베이스에서 추출된 중증손상 환자와 다수사상 환자(6명 이상의 환자가 발생하는 손상 사고) 전체며, 전문조사원이 병원 방문이나 서면 자료를 이용하여 의무기록을 조사한다. 조사항목은 환자 기본정보, 손상정보, 초진진료정보, 치료 중 경과, 입원 후 결과, 손상 후 장애 및 재활정보, 2차 이송병원 정보, 사망환자 정보 등이며, 시도별 중증손상 및 다수사상 발생현황, 치료과정과 결과 등에 대한 정보를 제공한다.

4) 기타 조사와 자료원

'국가손상종합통계' 자료는 퇴원손상심층조사, 응급실손상환자심층조사, 지역사회기반 중증외상조사 이외에 여러 가지 손상감시 조사와 다양한 자료원을 통해 산출된다. 국민건강영양조사, 교통사고현황, 산업재해현황, 학교안전사고조사, 농업인의 업무상 질병 및 손상조사, 사망원인통계, 119구급서비스 통계연보, 건강보험통계, 국가응급진료정보망(NEDIS), 아동학대 주요통계, 노인학대 현황보고서, 청소년매체이용 및 유해환경실태조사, 학교폭력 실태조사, 어린이 안전사고 동향분석, 어린이집안전공제시스템 신고자료, 응급실기반 자살시도자 사후관리시스템(SPEDIS), 어업인의 업무상 질병 및 손상조사, 장애인학대 현황보고서를 통해 손상감시와 정보수집이 이루어진다.

3 응급처치

3.1 응급처치의 개념

1) 응급처치의 중요성

우리나라는 암환자 다음으로 순환기계 질환자의 사망률이 높다. 이러한 순환기계 질환은 만성질환이지만 심폐정지라는 급작스런 응급환자를 발생시켜 사망으로 이르게 한다. 사고에 의한 손상 역시 신속한 응급처치 여부에 따라 사망과 불구의 정도가 결정된다. 신속하고 적절한 응급처치는 부상자의 생존과 사망에 직접적인 영향을 미치며 완전한 회복과 장애에도 큰 영향을 끼치므로 일반인에 대한 응급처치에 대한 교육과 관심이 절실히 필요하다.

2) 응급처치(First aid)

응급처치는 전문적인 치료를 받기 전까지의 즉각적이고 임시적인 적절한 처치와 보호이다. 「응급의료에 관한 법률」에 의하면 응급처치란 응급의료행위의 하나로서 응급환자의 기도를 확보하고 심장박동의 회복, 그 밖에 생명의 위험이나 증상의 현저한 악화를 방지하기 위하여 긴급히 필요로 하는 처치를 말한다(응급의료에 관한 법률 제2조 3호).

3) 응급환자

질병, 분만, 각종 사고 및 재해로 인한 부상이나 그 밖의 위급한 상태로 인하여 즉시 필요한 응급처치를 받지 아니하면 생명을 보존할 수 없거나 심신에 중대한 위해가 발생할 가능성이 있는 환자 또는 이에 준하는 사람으로서 보건복지부령으로 정하는 사람을 말한다(응급의료에 관한 법률 제2조 1호).

응급의료에 관한 법률 시행규칙 [별표 1]

응급증상 및 이에 준하는 증상(제2조 제1호 관련)

1. 응급증상
   - 가. 신경학적 응급증상 : 급성의식장애, 급성신경학적 이상, 구토 · 의식장애 등의 증상이 있는 두부 손상
   - 나. 심혈관계 응급증상 : 심폐소생술이 필요한 증상, 급성호흡곤란, 심장질환으로 인한 급성 흉통, 심계항진, 박동이상 및 쇼크
   - 다. 중독 및 대사장애 : 심한 탈수, 약물 · 알콜 또는 기타 물질의 과다복용이나 중독, 급성대사장애(간부전 · 신부전 · 당뇨병 등)
   - 라. 외과적 응급증상 : 개복술을 요하는 급성복증(급성복막염 · 장폐색증 · 급성췌장염 등 중한 경우에 한함), 광범위한 화상(외부신체 표면적의 18% 이상), 관통상, 개방성 · 다발성 골절 또는 대퇴부 척추의 골절, 사지를 절단할 우려가 있는 혈관 손상, 전신마취하에 응급수술을 요하는 중상, 다발성 외상
   - 마. 출혈 : 계속되는 각혈, 지혈이 안되는 출혈, 급성 위장관 출혈
   - 바. 안과적 응급증상 : 화학물질에 의한 눈의 손상, 급성 시력 손실
   - 사. 알러지 : 얼굴 부종을 동반한 알러지 반응
   - 아. 소아과적 응급증상 : 소아경련성 장애
   - 자. 정신과적 응급증상 : 자신 또는 다른 사람을 해할 우려가 있는 정신장애
2. 응급증상에 준하는 증상
   - 가. 신경학적 응급증상 : 의식장애, 현훈
   - 나. 심혈관계 응급증상 : 호흡곤란, 과호흡
   - 다. 외과적 응급증상 : 화상, 급성복증을 포함한 배의 전반적인 이상증상, 골절 · 외상 또는 탈골, 그 밖에 응급수술을 요하는 증상, 배뇨장애
   - 라. 출혈 : 혈관손상
   - 마. 소아과적 응급증상 : 소아 경련, 38℃ 이상인 소아 고열(공휴일 · 야간 등 의료서비스가 제공되기 어려운 때에 8세 이하의 소아에게 나타나는 증상을 말한다)
   - 바. 산부인과적 응급증상 : 분만 또는 성폭력으로 인하여 산부인과적 검사 또는 처치가 필요한 증상
   - 사. 이물에 의한 응급증상 : 귀 · 눈 · 코 · 항문 등에 이물이 들어가 제거술이 필요한 환자

4) 응급처치의 일반적인 목적

귀중한 생명의 보존과 유지, 더 이상 상황이 악화되는 것을 방지, 현재 상황에서 빠른 회복을 이뤄내는 것이 응급처치의 목적이다.

3.2 응급처치 일반적 순서

1) 응급처치 3단계

응급환자가 발생하면 먼저 Check, Call, Care의 3단계 응급구조 활동을 실시한다.

(1) 현장조사(Check)

현장의 상황 파악과 부상자 · 환자에 대한 정보 획득 및 응급의료서비스 기관에 도움을 요청할 수 있는 사람을 찾는다.

(2) 응급의료서비스기관에 연락(Call)

① **연락처** : 응급의료정보센터(1339)와 소방방재청(119) 등에 연락한다.

② **연락내용** : 응급상황 발생 장소, 사건이 발생한 시간, 전화하는 사람의 이름과 연락 가능한 전화번호, 응급상황의 내용(교통사고, 화상, 심장마비 등), 부상자의 수, 부상자의 상태, 실시하고 있는 응급처치의 내용을 전달한다.

(3) 처치활동 및 도움(Care)

① **호흡계와 순환계 확인(CAB확인)** : 순환(Circulation), 즉 심장은 뛰고 있는지, 기도(Airway)는 열려있는지, 호흡(Breathing)은 하고 있는지 확인한다.

② **부상자에게 질문** : 말을 못할 경우에는 주위 사람에게서 필요한 정보를 얻는다.

③ **생체 징후 확인** : 호흡, 맥박, 체온 등의 생체 징후를 면밀히 살펴본다.

④ **머리에서 발끝까지 다른 부상 여부 조사** : 피부색, 동공반사, 의식유무 정도, 운동능력, 지각능력 등을 검사한다.

2) 응급처치 시 일반적인 주의사항

(1) 응급처치가 자신의 안전을 최대한 확보한다.

(2) 응급상황에서는 신속하게 다른 사람의 도움을 청하여야 한다.

(3) 당황하지 말고 행동은 신속하게 한다.

(4) 긴급환자를 최우선으로 조치한다.

(5) 음료 및 투약은 특별한 경우를 제외하고는 금지한다.

(6) 환자는 편안한 자세를 유지하도록 하고 보온에 유의한다.

(7) 불필요하거나 적절하지 않은 응급조치는 오히려 환자의 상태를 악화시킬 수 있다.

3.3 주요 응급처치 방법

1) 심폐소생술

(1) 심정지

심정지는 원인에 관계없이 심장의 박동이 정지되어 발생하는 일련의 상태를 말한다. 심장마비가 발생하면 온 몸으로의 혈액 순환이 중단되기 때문에 바로 조치를 취하지 않으면 사망하거나 심각한 뇌손상이 일어난다. 뇌는 혈액 공급이 4~5분만 중단돼도 영구적으로 손상될 수 있고 심폐소생술이 1분 지연될 때마다 생존율이 7~10% 감소한다. 심장마비를 목격한 사람이 즉시 심폐소생술을 시행하면 심장마비환자의 생명을 구할 수 있는 확률은 약 4배 이상 높아진다.

(2) 심폐소생술의 정의

심폐소생술은 심장마비가 발생했을 때 인공적으로 혈액을 순환시키고 호흡을 돕는 응급치료법이다. 뇌에 산소를 공급하여 심정지 환자의 뇌손상을 줄이는 결정적인 역할을 하며 궁극적으로는 심정지 환자의 생명을 구하는 것이다.

(3) 심폐소생술의 종류

① **심폐소생술(CPR)** : 인공호흡과 심장압박(심장마사지)을 같이 실시하는 것이다. 심폐소생술 교육을 받은 경우에 실시한다.

② **심장압박 소생술(Hands only CPR)** : 심장압박만을 시행하는 것이다. 호흡정지, 익수가 아닌 단순한 심정지 환자에게는 심폐소생술과 효과가 유사하다.

(4) 병원 밖 심장정지 기본소생술 순서(일반인 구조자)

다음은 일반인이 병원 밖에서 할 수 있는 기본소생술 단계이다.

① 현장 안전과 환자의 반응 확인

환자에게 접근하기 전에 구조자는 현장 상황이 안전한지, 감염의 가능성은 없는지를 우선 확인한 뒤에 환자에게 다가가 어깨를 가볍게 두드리며 "괜찮으세요?"라고 물어본다. 의식이 있다면 환자는 대답을 하거나 움직이거나 또는 신음 소리를 내는 것과 같은 반응을 확인하는 동안에 쓰러져 있는 환자의 머리나 목의 외상이 의심되면 손상이 더 악화하지 않도록 불필요한 움직임을 최소화한다.

② 응급의료체계 신고

환자의 반응이 없다면 심장정지 상태라고 판단하고 즉시 119에 신고하고 자동제세동기를 요청해야 한다. 주변에 큰 소리로 구조를 요청하고 다른 사람에게 119에 신고하도록 도움을 요청한다. 주변에 아무도 없는 경우에는 직접 119에 신고한다. 일반인은 호흡 상태를 정확히 평가하기 어렵기 때문에 구급상황(상담)요원의 도움을 받아 호흡 반응을 확인할 때는 숨을 쉬고 있는지 호흡이 정상인지 비정상적인 호흡(심장정지 호흡: gasping)인지 함께 확인한다(그림 4-8).

③ 호흡 확인

쓰러진 환자의 얼굴과 가슴을 10초 이내로 관찰하여 호흡이 있는지를 확인한다. 환자의 호흡이 없거나 비정상적이라면 심정지가 발생한 것으로 판단한다. 일반인은 비정상적인 호흡 상태를 정확히 평가하기 어렵기 때문에 이때도 응급의료전화상담원의 도움을 받는 것이 바람직하다. 의료종사자는 이러한 경우에 심장정지 의심환자의 맥박을 확인해야 하나 일반인은 이를 확인하기는 어렵기 때문에 맥박 확인은 하지 않고 바로 가슴압박을 하도록 한다. 심폐소생술은 구급대가 도착하거나 환자가 움직이거나 호흡이 정상화될 때까지 시행하여야 한다.

④ 가슴압박 30회 시행

인공호흡 교육을 받았거나 시행할 의지가 있다면 30:2로 가슴압박과 인공호흡을 시행한다(자동심장충격기를 사용할 수 있으면 자동심장충격기의 음성지시에 따라 제세동을 시행한다).

심폐소생술 중 가슴압박 깊이를 향상하기 위해 환자를 침대 등의 장소에서 바닥으로 옮기지 않도록 한다. 환자의 등이 바닥을 향하도록 한 후 가슴뼈(흉골)의 아래쪽 절반 부위에 깍지를 낀 두 손의 손바닥 뒤꿈치를 댄다. 손가락이 가슴에 닿지 않도록 주의하면서, 양팔을 쭉 편 상태로 체중을 실어서 환자의 몸과 수직이 되도록 가슴을 압박하고, 압박된 가슴은 완전히 이완되도록 한다. 가슴압박은 성인에서 분당 100~120회의 속도와 약 5cm 깊이(소아 4~5cm)로 강하고 빠르게 시행한다. '하나', '둘', '셋', …, '서른'하고 세어가면서 규칙적으로 시행하며, 환자가 회복되거나 119 구급대가 도착할 때까지 지속한다. 심정지 초기에는 가슴압박만을 시행하는 가슴압박 소생술과 인공호흡을 함께 실시하는 심폐소생술의 효과가 비슷하기 때문에 일반인 목격자는 지체 없이 가슴압박 소생술을 시행해야 한다. 만약 인공호흡을 할 수 있는 구조자는 인공호흡이 포함된 심폐소생술을 시행하도록 한다.

⑤ 인공호흡 2회 시행

환자의 머리를 젖히고, 턱을 들어 올려 환자의 기도를 개방시킨다. 머리를 젖혔던 손의 엄지와 검지로 환자의 코를 잡아서 막고, 입을 크게 벌려 환자의 입을 완전히 막은 후 가슴이 올라올 정도로 1초에 걸쳐서 숨을 불어넣는다. 숨을 불어넣을 때에는 환자의 가슴이 부풀어 오르는지 눈으로 확인한다. 숨을 불어넣은 후에는 입을 떼고 코도 놓아주어서 공기가 배출되도록 한다. 인공호흡 방법을 모르거나, 꺼려지는 경우에는 인공호흡을 제외하고 지속적으로 가슴압박만을 시행한다(가슴압박 소생술).

⑥ 가슴압박과 인공호흡의 반복

이후에는 30회의 가슴압박과 2회의 인공호흡을 119 구급대원이 현장에 도착할 때까지 반복해서 시행한다. 다른 구조자가 있는 경우에는 한 구조자는 가슴압박을 시행하고 다른 구조자는 인공호흡을 맡아서 시행하며, 심폐소생술 5주기(30:2 가슴압박과 인공호흡 5회)를 시행한 뒤에 서로 역할을 교대한다.

⑦ 회복자세

가슴압박과 인공호흡을 반복하던 중에 환자가 소리를 내거나 움직이면, 호흡이 회복되었는지 확인하고 회복되었으면 환자를 옆으로 돌려 눕혀 기도가 막히는 것을 예방한다. 그 후 계속 움직이고 호흡을 하는지 관찰한다. 환자의 반응과 정상적인 호흡이 없어지면 심정지가 재발한 것이므로 가슴압박과 인공호흡을 다시 시작한다.

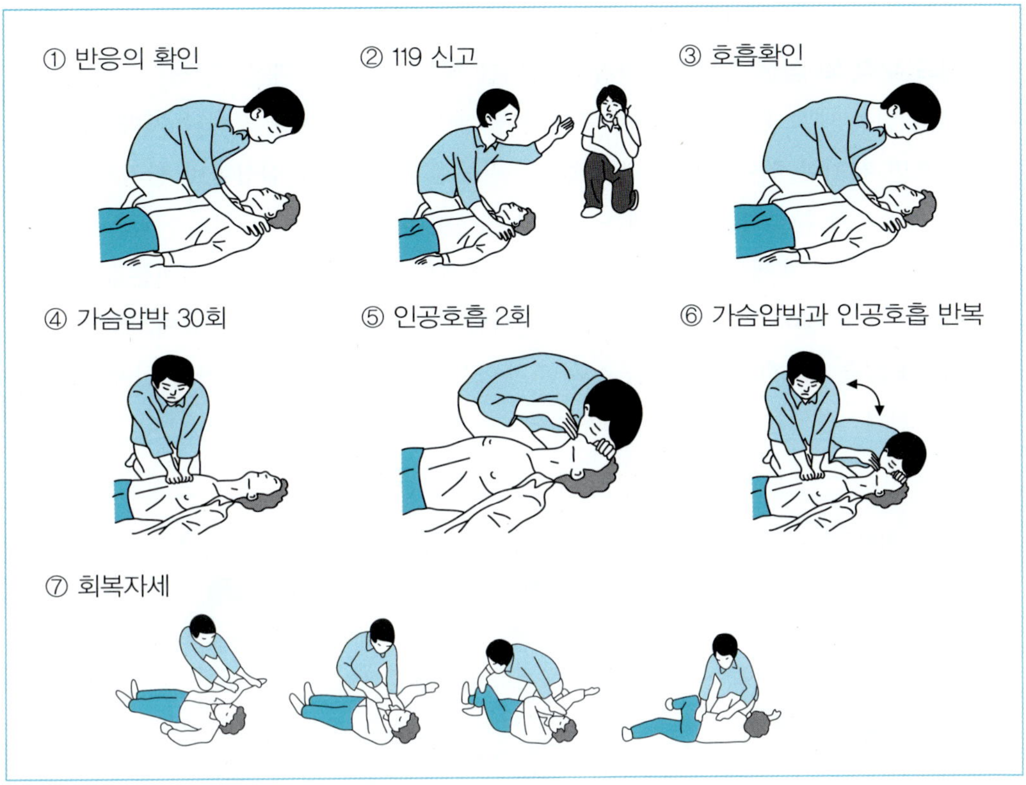

그림 4-8 목격자 심폐소생술의 시행방법

(5) 자동심장충격기(자동제세동기)를 이용한 심폐소생술

갑자기 발생된 심정지의 대부분은 심실세동에 의해 발생하며 이는 전기적 제세동기에 의해 치료될 수 있다. 심실세동이 발생한 후 제세동이 1분 지연될 때마다 제세동 성공 가능성이 7~10%씩 감소하며, 충격필요리듬 상태의 병원 밖 심장정지 환자에 대하여 목격자가 일반인 제세동을 한 경우에 제세동하지 않았을 때에 비하여 1개월 내 뇌기능회복 생존율이 2배 정도 증가한다.

자동심장충격기(Automated External Defibrillation, AED, 자동제세동기)는 「응급의료에 관한 법률」에 의해 공공보건의료기관, 구급차, 여객 항공기 및 공항, 철도객차, 20톤 이상의 선박, 다중이용시설 등에 설치되어 있으며, 일반인도 심정지 환자를 도울 수 있도록 자동제세동기 교육이 세계적으로 확대되고 있다. 다음은 자동제세동기를 활용한 심폐소생술 단계이다(그림 4-9).

① **전원 켜기** : 심폐소생술에 방해가 되지 않는 위치에 놓은 후 전원버튼을 누른다. 자

동심장충격기에서 나오는 안내에 따라 행동한다.

② **패드 부착 및 심전도 분석** : 환자의 상의를 벗긴 후에, 두 개의 패드를 포장지에 그려져 있는 대로 환자의 가슴에 부착한다. 패드 부착 부위에 땀이나 기타 이물질이 있으면 제거한 뒤에 패드를 부착한다. 자동심장충격기가 심장마비 환자의 심전도를 자동으로 분석하는 동안에는 환자와 접촉하지 않는다.

③ **제세동 시행** : 제세동이 필요하다는 음성안내가 나오면 제세동 실시버튼을 누른다. 제세동을 시행하기 전에는 반드시 주변사람들이 환자로부터 멀리 떨어지도록 한다.

④ **심폐소생술 재시행** : 제세동을 실시한 후에는 119구급대가 올 때까지 심폐소생술을 반복한다.

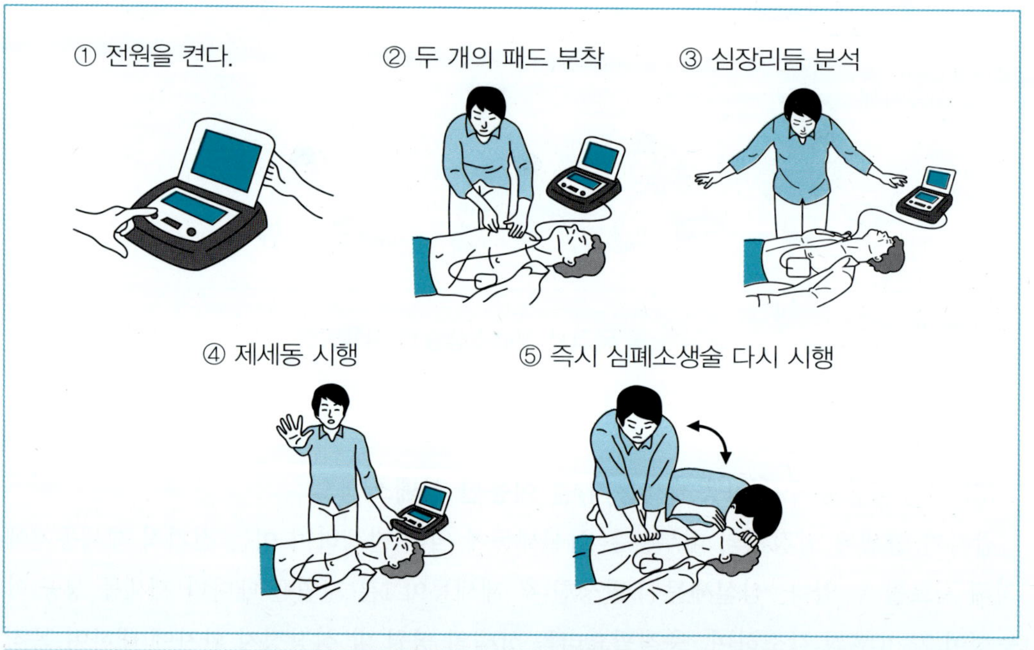

그림 4-9 자동제세동기(AED)를 활용한 심폐소생술

우리나라는 다중이용시설 등 심장정지 발생 가능성이 큰 장소에 자동제세동기 설치를 의무화하고 있어서 자동제세동기가 비교적 널리 보급되어 있는 국가이다. 그러나 일반인이 제세동을 시행하는 경우는 매우 드물다. 자동심장충격기(AED)를 이용하여 일반인 구조자가 할 수 있는 병원 밖 심장정지 기본소생술 단계는 [그림 4-10]과 같다.

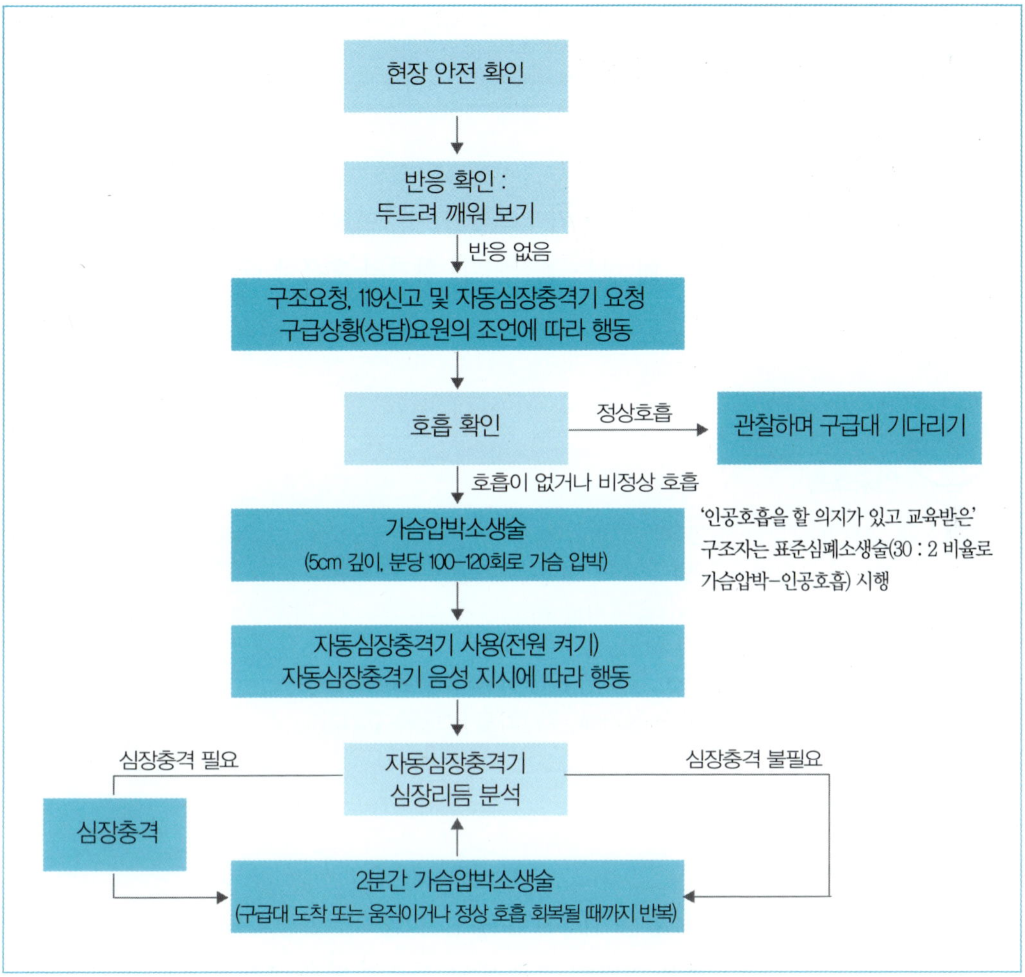

그림 4-10 2020년 성인 병원밖 심장정지 기본소생술 순서(일반인 구조자용)

자료: 2020년 한국심폐소생술 가이드라인

2) 인공호흡

(1) 기도유지

인공호흡을 성공적으로 수행하려면 기도개방이 필수적이다. 가슴압박과 인공호흡에 숙련된 구조자는 머리기울임-턱들어올리기(head tilt-chin lift) 방법을 사용하여 기도를 개방한다. 이 방법은 한 손은 심장정지 환자의 이마에 대고 손바닥으로 압력을 가하여 환자의 머리를 뒤로 기울이고, 반대편 손의 손가락으로 환자 아래턱의 뼈 부분을 머리 쪽으로 당겨 턱을 받쳐주어 머리를 뒤로 기울이는 방법이다. 기도가 열리면 환자의 입을 열어 입-입 호흡을 준비한다. 일반인 구조자는 교육 및 시행이 어려우므로 턱 밀어 올리기(jaw thrust)를 권장하지 않는다.

(2) 인공호흡

인공호흡은 호흡이 정지되어 충분한 가스교환이 이루어지지 않을 때에 인공적으로 폐의 가스교환을 촉진시키기 위하여 하는 조작이다. 환자의 호흡이 정지 상태에 있으면 즉시 인공호흡을 실시하여야 한다.

인공호흡

① 1초에 걸쳐 인공호흡을 한다.
② 가슴 상승이 눈으로 확인될 정도의 일 회 호흡량으로 호흡한다.
③ 2인 구조자 상황에서 전문기도기(기관 튜브, 후두 마스크 기도기 등)가 삽관된 경우에는 6초마다 1회의 인공호흡(10 회/분)을 시행한다.
④ 가슴압박 동안에 인공호흡이 동시에 이루어지지 않도록 주의한다.
⑤ 인공호흡을 과도하게 하여 과환기를 유발하지 않도록 주의한다.

(3) 인공호흡 방법의 종류

공기를 직접 환자의 폐 안에 넣는 인공호흡 방법은 입-입 인공호흡과 입-코 인공호흡 등이 있다. 입-입 인공호흡법은 환자의 코를 막고 환자의 입을 통해 입으로 공기를 불어 넣어주는 방법이다. 입-코 인공호흡은 환자의 입을 통해 인공호흡을 할 수 없을 경우에 환자의 코를 통하여 입으로 공기를 불어 넣어주는 방법이다. 백마스크(bag valve mask)를 이용한 인공호흡 방법도 있지만 혼자서 심폐소생술을 시행하는 경우에는 권장하지 않는다.

(4) 입-입 인공호흡

먼저 환자의 기도를 개방하고, 환자의 코를 막은 다음 구조자의 입을 환자의 입에 밀착시킨다. 인공호흡은 구조자의 평상시 '보통 호흡'을 1초 동안 환자에게 불어넣는 것이다. '깊은 호흡'은 환자의 폐가 과다팽창 되게 할 수 있고 구조자가 과호흡할 때 발생하는 어지러움이나 두통을 예방하기 위해서다. 인공호흡이 실패하는 가장 흔한 원인은 부적절한 기도 개방이므로, 첫 번째 인공호흡을 시도했을 때 환자의 가슴이 상승하지 않는다면 머리기울임-턱들어올리기를 다시 정확하게 시행한 다음에 두 번째 인공호흡을 시행한다.

① 의식유무와 호흡 확인

환자가 의식이 없으면 호흡을 하는지 10초 내에 보고, 듣고, 느낀다.

② 환자의 자세 교정과 기도 확보

환자를 바로 눕히고, 즉시 기도를 개방한다. 기도가 막히지 않도록 목을 들어 올리고 환자의 머리를 뒤로 젖힌다.

③ 호흡 유무 확인(보고, 듣고, 느낌)

호흡하는지의 확인은 기도개방을 유지한 상태에서 처치원이 자기의 뺨과 귀를 환자의 코와 입 가까이 대어 내쉬는 숨을 느껴보고, 눈으로는 가슴의 오르내림을 살펴보고 귀로는 호흡하는 소리를 들어보도록 한다. 호흡 유무 확인은 10초 내에 한다.

④ 두 번 충분히 불기

한손으로 아래턱을 위로 당기고 다른 손으로는 코를 막고, 충분히 날숨을 두 번 불어넣는다.

⑤ 맥박(경동맥) 확인

입을 떼어 환자의 허파에서 공기가 빠져나오도록 하고 가슴의 오르내림을 관찰함과 동시에 아래턱에 있던 손으로 맥박(경동맥)을 감지한다.

⑥ 규칙적으로 불어넣기

맥박은 있으나 호흡을 하지 않으면 즉시 규칙적으로 불어넣기를 실시한다. 만약 맥박이 없으면 즉시 심폐소생술을 실시해야 한다.

3) 쇼크(Shock)의 응급처치

(1) 쇼크

쇼크란 순간적인 혈액순환의 감퇴로 인하여 우리 몸의 전 기능이 부진되고 허탈된 상태로 충격이라고도 한다. 원인은 정신적인 타격이나 큰 부상, 심한 탈수에 의해 나타날 수 있다. 증상으로 초조, 어지러움, 피부창백, 식은 땀, 불안, 불규칙한 맥박, 빈맥, 호흡의 약화 등이 나타난다.

(2) 쇼크의 예방

중상자는 누구나 쇼크 상태를 일으킬 수 있으므로 쇼크 증상이 나타나기 전에 미리 응급처치를 실시하면 예방할 수 있다. 쇼크 증상이 발견되면 곧 적절한 응급처치를 하여 악화를 방지하도록 한다.

(3) 응급처치

① 편안한 자세 유지

쇼크가 일어나면 심장과 뇌로 흐르는 피의 양이 적어지므로 머리와 몸을 수평으로 눕혀 심장과 뇌에 흐르는 피의 양을 많게 한다. 머리에 부상이 없다면 하체를 20~30 cm 정도 높여주면 좋다. 가슴에 부상을 당하여 호흡이 힘든 환자는 호흡을 쉽게 하도록 머리와 어깨를 높게 하여 눕힌다. 기도를 개방하고 가급적 편안한 자세로 눕힌다.

② 정상 체온 유지

부상자의 체온을 정상적으로 유지하기 위해 힘쓰고, 부상자의 몸이 식으면 충격이 악화되므로 체온을 유지할 수 있는 담요 등을 깔고 덮어준다. 일사병, 열사병 등의 높은 열에 의한 환자는 시원하게 해준다.

③ 적절한 수분 공급

의식이 없거나 의식이 희미한 환자에게는 호흡기관에 잘못 들어갈 수 있으므로 원칙적으로 음료를 주지 않는다. 환자가 심하게 원할 때에는 깨끗한 천에 물을 적셔 입 언저리에 대어 준다. 열사병, 일사병, 심한 설사로 인한 탈수 등은 수분을 섭취하도록 한다.

4) 상처 보호와 지혈

(1) 상처

상처는 감염과 출혈을 동반할 수 있다. 상처부위에 병균이 침입하여 번식할 수 있으며 심한 출혈의 경우 생명을 위협할 수 있다. 혈액은 체중의 7%를 차지하는데 전체 혈액량의 20% 이상의 출혈이 발생할 경우 생명이 위험해진다.

(2) 응급처치

① **출혈이 심하지 않은 경우** : 병균의 침입을 막아 감염을 예방하는 것이 중요하다. 흙이나 더러운 것이 묻었을 경우 깨끗한 물로 상처를 씻어준 후 소독된 거즈로 상처를 드레싱을 하고, 뭉친 핏덩어리는 억지로 떼어내지 않는다.

② **출혈이 심한 경우** : 출혈이 심하면 즉시 지혈을 하고 출혈 부위를 높게 하여 안정되도록 눕힌다. 내출혈이나 상처에 박힌 큰 이물질 등은 함부로 처치하지 말고 의사에게 맡긴다.

[표 4-5]는 상처의 종류와 위험성을 나타낸다.

표 4-5 상처형태별 위험성

	찔린 상처	긁힌 상처	베인 상처	짓눌린 상처
상처 형태	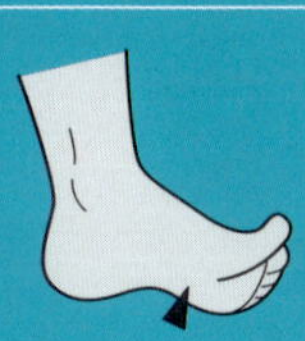	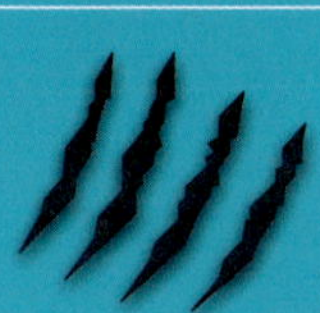	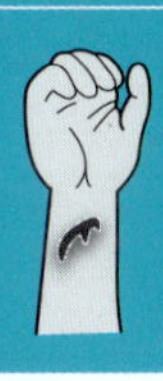	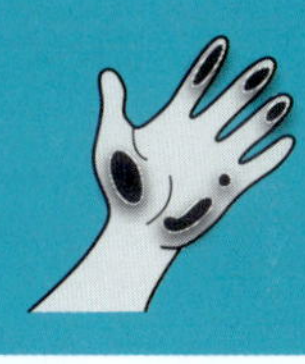
정의	못, 바늘, 철사 혹은 총알 등에 찔리거나 조직을 뚫고 지나간 상처	피부나 점막이 심하게 마찰되든가 또는 몹시 긁힘으로써 생긴 상처	칼, 면도날 또는 유리 조각과 같은 날카로운 물체에 의하여 베어진 상처	둔한 물건에 타박 또는 압박되거나 부딪혔을 때 생기는 상처
위험성	상처부위가 좁고 깊어 출혈은 적지만 소독하기 곤란하며 감염의 위험이 크다.	상처부위의 출혈은 심하지 않으나 감염되기 쉽다.	상처부위가 잘 감염되지 않으나 대부분 출혈이 심하다.	흔히 조직의 파괴를 초래하며 출혈은 적지만 그로 인해 감염의 위험성이 크다.

(3) 지혈 방법

지혈방법은 출혈 부위를 직접 압박하는 방법, 지혈점을 압박하는 법, 지혈대를 사용하는 방법이 있다(그림 4-11).

① **직접 압박** : 작은 외상의 경우 출혈 부위를 멸균 탈지면이나 거즈로 직접 압박하는 방법이다. 팔다리의 경우 팔다리를 심장보다 높이 들어 압박한다. 압박붕대를 사용

할 때는 너무 심한 압박이 가지 않도록 한다.

② **지혈점 압박** : 혈액을 공급하는 동맥을 압박하여 혈액 공급을 차단하는 방법이다. 직접 압박으로 지혈되지 않을 경우 병행한다. 상처보다 심장에 가까운 지혈점을 손가락이나 손바닥으로 지압한다. 오랫동안 압박해야 할 경우 30분마다 5분 정도 압박을 풀어서 혈액순환에 지장이 없도록 한다.

③ **지혈대 사용** : 팔이나 다리에 심한 출혈이 있을 때 직접 압박과 지압점 압박으로도 출혈을 막지 못하면 최후 수단으로 지혈대를 사용한다. 팔다리로 가는 혈액 공급을 거의 완전히 차단하기 때문에 거의 절단된 상처가 아니라면 가능한 사용을 피한다.

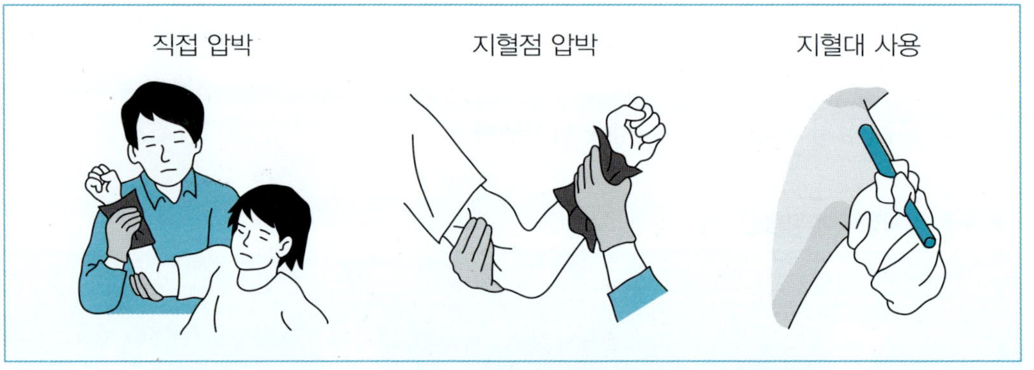

그림 4-11 지혈 방법

5) 이물질에 의한 기도 폐쇄

(1) 이물질에 의한 기도 폐쇄

성인은 이물질로 기도가 막히는 일은 주로 식사 중에 음식물에 의해서 많이 일어난다. 유아나 소아의 경우 대부분은 놀거나 먹을 때 발생한다. 예방을 위해 음식물을 잘게 썰어 먹고 천천히 씹는다. 씹거나 삼킬 때는 웃거나 빨리 말하지 않는다. 어린이의 경우 음식물이나 다른 물건을 입에 넣은 채 놀지 않도록 한다.

(2) 기도 폐쇄의 유형별 증상

① 부분 기도 폐쇄

호흡을 할 수 있는 경우에는 기침할 수도 있으나 호흡하는 중에 씩씩대거나 그르렁

거리는 소리가 나는 경우가 많다. 환자에게 기침과 호흡을 계속하게 하고 지켜본다. 환자가 이물질을 뱉어내려고 애쓰는 것을 방해하지 않는다.

② 완전 기도 폐쇄

환자가 의식이 있는 경우는 다음과 같은 세 가지 중요한 징후가 나타난다. 환자는 숨을 쉴 수 없고 기침을 할 수 없고 물음에 대답하지 못한다. 반사적으로 엄지손가락과 나머지 손가락으로 목을 움켜쥐는 동작을 한다. 환자에게 청색증이 나타나거나 호흡하려 애쓰는 과장된 몸짓이 나타난다. 이런 경우에는 즉각적으로 환자가 의식을 잃기 전에 응급조치를 취해야 한다.

(3) 이물질 제거 응급처치

① 등 두드리기

환자가 가벼운 기도 폐쇄 증상을 보이면서 기침을 크게 하고 있다면 환자의 자발적인 기침과 숨을 쉬기 위한 노력을 방해하지 않도록 한다. 기침을 효과적으로 하지 못하거나 심각한 기도 폐쇄의 징후를 보이면 즉시 두드리기를 우선 시행한다. 6회 연속 시행한 후에도 효과가 없다면 복부 밀어내기를 시행한다. 다만 1세 미만의 영아는 복강 내 장기 손상이 우려되므로 복부 압박을 하지 않는다. 임산부나 고도 비만 환자의 경우에는 등 두드리기를 시행한 후 이물이 제거되지 않으면, 복부 밀어내기 대신 가슴 밀어내기(chest thrust)를 시행한다.

② 복부 밀어내기(abdominal thrust, 하임리히법)

등 두드리기가 효과가 없다면 배꼽과 흉골 끝 사이의 배의 한중간을 빠르게 5회 밀쳐 올려 폐속의 공기를 밀어냄으로써 인위적으로 기침을 하게 하는 것이다. 환자가 서 있거나 앉은 상태에서 환자 뒤쪽에 서서 팔로 허리를 감싼 후 주먹을 쥔 엄지손가락 부분이 환자의 배꼽 위에 오도록 하고 주먹을 다른 손으로 감싸 쥔다. 두 손으로 환자의 복부 안쪽 위로 빠르게 밀어 올린다. 매번 밀어 올리고 나서 이물질이 제거되었는지를 확인한다. 기도 폐쇄가 해소되거나 환자가 의식을 잃기 전까지 등 두드리기와 복부 밀어내기를 5회씩 반복한다.

③ 손가락으로 훑어내기

의식이 없는 환자의 입안에 이물질이 보일 때에는 손가락으로 이물을 제거하는 것을 고려해 볼 수 있다. 하지만, 이물이 보이지 않을 때는 환자나 구조자가 오히려 해를 입거나 이물질이 기도 속에 더 깊이 들어갈 수 있으므로 맹목적으로 손가락으로 훑어내기를 시행하지 않도록 한다.

[참고문헌]

대한고혈압학회 (2022), 「2022년 고혈압 진료지침」URL: https://www.koreanhypertension.org/reference/guide?mode=read&idno=10081 [accessed 2024-10-05]

보건복지부·중앙암등록본부·국립암센터 (2021), 국가암등록사업 연례보고서(2021년 암등록통계)

심뇌혈관질환의 예방 및 관리에 관한 법률 [시행 2023.6.11.]

질병관리청, 2021 심뇌혈관질환 발생통계, 국가통계 승인번호 제177001호 https://www.kdca.go.kr/contents.es?mid=a20601210000,

질병관리청, 2022 국민건강통계, (국가승인통계 제117002호, 국민건강영양조사)

질병관리청, 국가손상정보포털, URL: https://kdca.go.kr/injury [accessed 2024-10-05]

질병관리청, 만성콩팥병의 예방관리, URL: https://www.kdca.go.kr/contents.es?mid=a20303020600

질병관리청, 심뇌혈관질환홍보사업

질병관리청·대한심폐소생협회 (2020.12), 「2020년 한국심폐소생술 가이드라인」

질병관리청 외, 제13차 국가손상종합통계, 2023.12

통계청 (2024), 2023년 사망원인통계 결과, 통계청 보도자료(2024.10.4.)

통계청, 국가통계포탈, URL: https://kosis.kr/search/search.do [accessed 2024-10-05]

e-나라지표, 만성질환유병률 추이: URL: https://www.kdca.go.kr/contents.es?mid=a20303020400, [accessed 2024-10-05]

International Agency for Research on Cancer (IARC) (2014), 「World Cancer Report 2014」, Geneva: WHO Press

OECD Health Statistics 2023, 보건복지부, 한국보건사회연구원(2023.7.5.), URL: https://www.mohw.go.kr/board.es?mid=a10107010000&bid=0037&act=view&list_no=378202&tag=&cg_code=&list_depth=1 [accessed 2024-8-21]

World Cancer Report: Cancer Research for Cancer Prevention, World Cancer Reports, Edited by Wild CP, Weiderpass E, Stewart BW, 2020]

제 3 편

보건관리

1장 보건행정
2장 의료보장과 의료공급체계
3장 보건교육
4장 인구보건
5장 환경보건
6장 산업보건
7장 보건영양
8장 영역별 보건

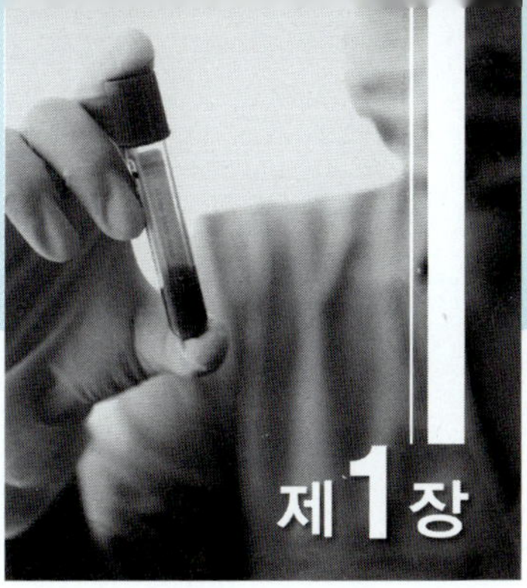

제 1 장 보건행정

개 요

사회가 발전됨에 따라 국민의 건강에 대한 인식이 높아져 보건복지서비스의 요구가 늘어나고, 보건의료기관에서도 고도의 전문성을 갖춘 보건행정 관리자를 요구하고 있다. 전국민 의료보험 가입, 평균수명의 증가, 국민의료비의 급증, 국민생활수준의 향상, 그리고 질병 유형의 변화 등으로 인하여 의료수요가 급증함에 따라서 의료경영의 합리화와 효율적인 보건의료 전달체계의 확립 및 관리를 위한 문제점 해결이 요구되고 있는 실정이다.

보건이란 질병을 예방하고, 수명을 연장시킴과 더불어 신체적·정신적 효율을 증진시키는 기술과 과학이다. 행정이란 법적인 범위 내에서 공공의 목적을 위하여 상호협동하는 합리적 활동이라 할 수 있다. 따라서 보건행정은 보건과 관련된 제반 지식과 기술을 행정에서 요구되는 여러 가지 기법과 원칙들에 연결시켜 적용하는 기술적 행정과정이다. 즉, 보건행정이란 지역사회주민의 건강을 유지·증진시키고 정신적 안녕 및 사회적 효율을 도모할 수 있도록 하기 위한 공적인 행정활동을 일컫는다.

학습목표

1. 보건행정의 특성과 범위를 습득한다.
2. 보건학의 역사와 현재의 주요 보건행정조직을 파악한다.
3. 조직 및 인사행정의 기본 원리와 개념을 이해한다.
4. 보건기획 및 정책의 본질을 학습한다.
5. WHO를 중심으로 기타 주요 보건기구를 알아본다.

1 보건행정의 개관

1.1 일반행정의 정의

1) 행정과 경영의 차이

(1) "국가 또는 공공의 기관에서 행하는 행정" 즉, 공행정(public administration)을 행정이라 하며, "개인기업체나 민간경영체에서 행하는 행정" 즉, 사행정(business administration)을 경영이라 한다.

① 행정과 경영의 유사점으로 목표달성을 위한 수단, 목표달성을 위한 협동적인 집단 노력 및 조직, 통제, 기획과 같은 기술적 측면을 갖는다는 점 등이다.

② 행정과 경영의 차이점으로 행정은 경영보다 법적 규제를 더 많이 받고, 수행에 있어서 고도의 일관성과 평등성을 유지해야 하지만, 경영은 상대적으로 법적 규제를 덜 받고, 모든 고객을 평등하게 대우할 필요가 없고 일관성을 유지 해야 할 필요가 없다.

표 1-1 행정과 경영의 비교

내 용	행 정	경 영
목 적	• 일반국민에게 봉사	• 개별적 경영단위의 이윤 추구
법규의 통제	• 행정은 관리보다 법적 규제를 더 많이 받음	• 법적 규제를 덜 받음
평등원칙의 적 용	• 행정은 수행에 있어서 고도의 일관성과 평등성을 유지해야 함	• 경영은 모든 고객을 평등하게 대우할 필요가 없으며 일관성을 유지해야 할 필요가 없음
정치적 성격	• 행정은 본질적으로 정치적 성격을 내포하고 있음 • 국민, 정당, 이익집단 등의 통제, 감독, 비판을 받음	• 관리의 경우도 이윤추구를 위해서는 정치적 요인을 도외시 할 수 없지만 본질적으로는 정치적 성격이 약함
권력수단	• 행정은 강제적 권력을 지니고 있음	• 관리는 원칙적으로 강제력을 지니지 않으며 공리적 권력을 주된 통제수단으로 함
업무의 일원성과 다원성의 차이	• 공공행정기관의 과업은 관리업무에 비해 더 다양하고 복잡하고 어려움	• 사적기관의 관리자는 단일적 운영이나 그에 관련된 운영에 대해서만 책임을 짐

자료: 남정집(2011), 참행정학(1판), 서울 : 북이그잼, 52쪽

2) 행정과정

(1) 행정과정

행정과정은 정부나 공공기관이 정책을 수립하고 실행하는 일련의 절차와 단계를 의미한다. 이는 특정 목표를 달성하기 위해 공공 자원을 효율적으로 관리하고 법적 및 규제 요건을 준수하며 국민의 요구를 반영하는 방식으로 이루어진다. 따라서 행정과정은 환경과의 끊임없는 상호작용을 고려하고 지속적이며 발전적인 기능적 관점에서 대개 목표설정, 정책결정, 기획, 조직화, 수행, 통제 등의 연속적이며 동적인 과정이다.

① 목표설정(goal setting)

행정과정에 있어서 가장 창조적인 과정으로 행정이 추구하고자 하는 바람직한 미래의 상태를 결정하는 것을 말한다.

② 정책결정(policy making)

정책결정 혹은 정책수립이란 정부나 공공기관에 의한 미래의 활동지침의 설정을 의미한다.

행정, 경영, 정치의 상호관계

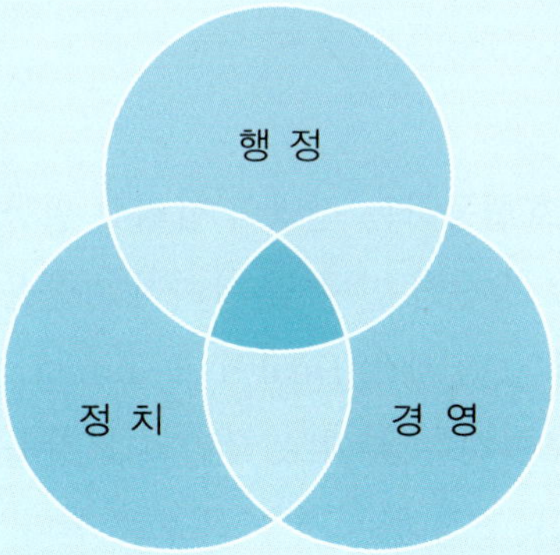

영역	핵심어
정치	국회, 국회의원, 권력, 민주주의, 선거, 언론, 자치, 정당, 정치, 통일
정치-행정	개혁, 공공, 국민, 대통령, 발전, 법, 복지, 예산, 장관, 정부, 지자체, 질서, 총리, 평등
행정	공무원, 공직, 관료, 규제, 단체장, 세금, 행정
행정-경영	경제, 고객, 관리, 구조조정, 기획, 독점, 만족, 민간, 생산, 서비스, 성과, 성장, 운영, 인사, 전문성, 조직, 투명성, 평가, 효율
경영	경영, 기업, 임원, 회사, CEO
경영-정치	경쟁, 노동, 신뢰, 이익
행정-정치-경영	가정, 결정, 문화, 사회, 세계, 시장, 전략, 정책

자료: 권선필 (2007). 행정, 정치, 그리고 경영: 언어 분석과 행정학 연구에의 함의. 한국행정학회 동계학술대회, 1-15

P·U·B·L·I·C·H·E·A·L·T·H

③ 기획(planning)

목표달성을 위한 합리적인 수단을 선택하는 과정으로 목표를 구체화하는 것이다.

④ 조직화(organizing)

정책수립이 되고 기획이 이뤄지면 이를 구체화하는 수단으로서 인간의 협동체인 조직이 필요하게 되며 인적, 물적 자원을 통합하는 과정을 포함하게 된다.

⑤ 명령(commanding)

조직의 구성원으로 하여금 과업을 수행하도록 하는 일을 의미한다.

⑥ 조정(coordinating)

조직내의 모든 활동을 통합하고 상호 조정하는 일을 의미한다.

⑦ 통제(controlling)

통제는 조직활동을 감시하는데 초점을 두고 있다. 통제과정 중에는 조직의 활동결과를 측정하는 기준을 결정하며 이러한 평가기법과 변화가 필요할 때 교정방법을 설정하는 활동 등을 포함한다.

1.2 보건행정의 정의

1) 행정과 보건행정

행정이 공통의 목적을 위하여 법적 범위 내에서 상호협동하는 집단의 합리적 활동이면, 보건행정은 지역사회주민의 건강을 유지 · 증진시키고 정신적 안녕 및 사회적 효율을 도모할 수 있도록 하기 위한 공적인 행정활동을 일컫는다. 보건행정(Health Administration)은 보건의료 시스템의 운영, 관리 및 정책 개발을 포함하는 분야로 국민의 건강을 증진하고 질병 예방 · 치료 및 회복을 위한 다양한 활동을 조정하는 것을 목표로 한다. 보건행정은 보건기관, 병원, 보건소, 공공기관 등에서 이루어지며 효율적이고 효과적인 보건서비스를 제공하기 위한 활동을 의미한다.

(1) 보건행정의 정의

① 스밀리(Smillie)는 "보건행정이란 공적(official) 또는 사적(unofficial) 기관이 사회복지를 위하여 공중보건의 원리와 기법을 응용하는 것이다."

② 카메야마 고오이치는 "보건행정이란 공중의 보건에 관한 행정으로써 일반공중의 건강을 유지 · 증진하기 위하여 행하는 행정을 지칭한다."

③ 하시모토 미치오는 "보건행정이란 공중보건의 기술을 행정조직을 통하여 주민의 생활 속에 도입하는 사회적 과정이다."

④ 유승흠은 "공중보건의 목적을 달성하기 위하여 공중보건의 원리를 적용하여 행정조직을 통하여 행하는 일련의 과정"이다.

⑤ 전국대학보건관리학교육협의회(1999)는 "국가와 공공단체가 국민의 보건향상을 위하여 목표와 정책을 형성 · 조정하고 사업계획을 수립하며 이를 집행 통제하는 제 기능"이다.

⑥ 권이혁은 "공중보건의 원리와 기술을 행정조직을 통하여 일반 대중의 생활 속으로 도입하는 사회화 과정"이다.

2) 보건행정의 기본원리와 중요요소

보건행정을 통한 활동은 정책개발, 조직관리, 서비스 제공, 재원관리, 품질관리, 연구 및 평가가 있다. 보건 관련 정책을 수립하는 활동, 보건기관이나 의료기관의 조직 구조를 설계하고 관리하여 인력과 자원을 효율적으로 배분하는 활동, 예방부터 재활까지 다양한 보건서비스를 계획하고 제공하는 활동, 보건서비스에 필요한 재원을 확보하고 효율적으로 관리하여 지속 가능한 보건 시스템을 유지하는 활동, 보건서비스의 품질을 평가하고 개선하여 환자와 시민에게 안전하고 효과적인 서비스를 제공하는 활동, 보건행정의 효과성을 평가하고 정책이나 프로그램의 개선을 위한 연구 수행 활동이 있다.

(1) 보건행정의 기본원리

① **사회국가의 원리** : 헌법 제34조 제1, 2항에서 모든 국민은 인간다운 생활을 할 권리를 가지며 국가는 사회보장 · 사회복지의 증진에 노력할 의무를 가진다(사회적 기본권). 생활능력이 없는 국민은 법률이 정하는 바에 의하여 국가의 보호를 받는다고 규정되어 있다.

② **법률적합성의 원칙** : 현대 법치국가의 기본원리에서 벗어날 수 없다.

③ **평등의 원칙** : 모든 국민에게 균등하게 제공되어야 한다.

④ **과잉급부금지의 원칙** : 최저생계 보호를 위해서 이루어져야 한다. 과도한 보건의료 서비스의 제공은 납세자의 부담 가중, 정부의 지나친 간섭, 정부재정 적자 등을 초래할 우려가 있다. 보건행정 역시 공익추구의 적절한 범위 내에서 이루어져야 한다.

(2) 보건행정의 중요요소

① 국가나 지방자치단체가 주도적으로 업무를 관장한다.

② 보건행정의 목적은 지역사회 주민의 건강증진에 주안점을 두어야 한다.

③ 지역사회 주민의 욕구와 수요를 반영하며 시대와 환경의 변화에 부응하여야 한다.

④ 관리적 측면에서 볼 때 보건의료사업을 기획 · 집행 및 통제함으로써 국민의 건강증진을 달성하는 기능을 수행한다.

⑤ 우리나라 보건행정은 공행정으로서의 기능이 미약하다. 앞으로 공행정으로서의 역할을 강화하고 공익성을 확대해 나가야 한다.

보건행정은 체계적인 관리와 정책개발을 통해 국민의 전반적인 건강 수준을 높이는 국민건강증진 활동, 보건 자원을 효율적으로 배분하여 비용효과적인 서비스를 제공하는 자원의 효율성, 감염병이나 재난 발생 시 신속하고 효과적으로 대응할 수 있는 체계를 마련하는 대응, 다양한 보건서비스를 통해 사회적 약자와 취약계층의 건강을 보호하고 증진하는데 필요한 사회적 불평등 해소가 있다.

1.3 보건행정의 범위와 기술적 원칙

1) 보건행정의 범위

(1) WHO의 분류

① 보건관계 기록의 보존

② 대중에 대한 보건교육

③ 환경위생

④ 전염병관리

⑤ 모자보건

⑥ 의료

⑦ 보건간호

(2) 미국공중보건협회의 분류

① 보건자료의 기록과 분석

② 보건교육과 홍보

③ 감독과 통제

④ 직접적 환경서비스

⑤ 개인 보건서비스의 실시

⑥ 보건시설의 운영

⑦ 사업과 자원간의 조정

(3) 애머슨(Emerson)

① 보건통계

② 대중에 대한 건강교육

③ 환경위생

④ 전염병관리

⑤ 모자보건

⑥ 만성병관리

⑦ 보건검사실 운영

(4) 핸런(Hanlon)

① 활동이 지역사회를 기반으로 실시되어야 할 사업

㉠ 지역사회의 식품, 상수, 우유공급에 관한 감독

㉡ 구충

㉢ 대기와 하천오염의 예방

② 예방 가능한 질병, 불구 또는 미숙아의 사망에 관한 사항

㉠ 전염병, 영양부족, 습관성 약품과 마약의 피해

㉡ 알레르기성 증상과 그 원인물질, 특정한 정신 및 인격상 행동이상

㉢ 산업보건, 악성종양(진행억제, 가능한 한도내의 예방)

P·U·B·L·I·C·H·E·A·L·T·H

㉣ 혈액순환계 및 신진대사 질환(진행억제, 가능한 한도내의 예방)
㉤ 모성 및 성장에 관계 있는 위해, 충치
㉥ 가정, 지역사회 및 산업장의 재해 및 병후 회복 등

(5) 보건행정의 범위: 관리적 측면에 의한 분류

① **환경관리분야** : 환경위생, 식품위생, 환경오염, 산업보건
② **질병관리분야** : 전염병관리, 역학, 비전염성관리, 기생충관리
③ **보건관리분야** : 보건행정, 보건교육, 모자보건, 의료보장제도, 보건영양, 인구보건, 가족계획, 보건통계, 정신보건, 영유아보건, 사고관리, 교통사고관리, 약물남용, 학교보건

세계 각 나라의 다양한 역사적 배경과 사회 · 정치적 이념 등에 따라 보건행정의 범위는 다소간 차이가 있다. 자유방임적인 의료체제를 갖고 있는 국가에서는 보건행정에 관하여 민간주도형으로서 보건의료에 국가의 간섭이 거의 없었으며, 형평을 강조하는 사회보장 혹은 사회주의체제의 나라에서는 보건의료에 국가의 주도적 개입이 강조된다. 그럼에도 불구하고 보건행정이 공중보건에 관한 내용을 행정적으로 계획 · 조정 · 통제하는 일차의 과정이라는 점은 거의 공통점이다.

2) 보건행정의 기술적 원칙

보건행정은 대인서비스라는 점에서 일반행정과는 다른 기술적 원칙을 가진다.

(1) 생태적 기초

보건사업에 있어서 가장 근본이 되는 것은 인구의 파악 및 장래 인구추계 등 인구의 수적 파악과 인구집단에 대한 생태학적인 특성을 조사하여 그 사항을 정확하게 파악하는 것이다.

(2) 역학적 기초

역학이나 인간집단을 대상으로 질병의 양상 등을 파악하는 것으로 보건행정에 있어서 역학적 기초자료의 확보는 기본적인 사항으로 매우 중요한 자료이다.

(3) 의학적 기초

보건행정에 있어서 의학적 기초는 예방의학적 입장, 종합적 보건봉사 및 의료봉사라는 입장에서 주로 적용되며, 의학적 연구결과의 발전은 보건행정의 수행에 커다란 영향을 미친다.

(4) 환경위생학적 기초

질병이나 건강관리에 있어서 인간을 중심으로 대책을 강구하는 것이 의학이라면 발생요인을 외적 또는 환경요소를 중심으로 연구하는 학문이 환경위생학이라 할 수 있다.

3) 보건행정의 특징과 중요성

보건행정은 보건의료 시스템의 운영과 관리, 정책 개발을 포함하는 중요한 분야로, 국민의 건강을 증진하고 질병 예방 및 치료를 위한 체계적인 접근을 제공한다. 보건행정 활동을 수행하는 데 있어 이윤을 추구하는 활동과 다르게 공공성 및 사회성, 봉사성, 조장성 및 교육성, 과학성과 기술성의 특징이 있다.

(1) 공공성 및 사회성

보건행정은 국민건강의 유지 · 증진을 위한 조직된 지역사회 노력이다. 그러므로 보건행정은 공공복지와 집단적 건강을 추구함으로써 이윤추구에 몰두하는 사행정과는 다르며 행정행위가 사회전체 구성원을 대상으로 한 사회적 건강향상에 있으므로 사회행정적 성격을 띠고 있다. WHO 헌장 전문에 "건강이란 신체적, 정신적으로 질환이 없는 상태뿐만 아니라 사회적, 심리적, 영적으로 안녕해야 한다"함은 건강이 건전한 개인인 동시에 지역사회 또는 국가를 통하여 파악되어야 하는 고도의 공공성과 사회성을 의미하고 있다고 볼 수 있다.

(2) 봉사성

행정국가의 개념이 과거 보안국가(police state)로 부터 복지국가(welfare state)의 개념으로 변화됨에 따라 공공행정이 소극적인 질서유지로부터 국민의 행복과 복지를 위해 직접 개입하고 간섭하는 봉사행정으로 바뀌게 되었다. 이러한 대표적 예가 사회보장에 관한 것이며, 보건행정도 넓은 의미에서 국민에게 적극적으로 봉사하는 봉사행정이다.

(3) 조장성 및 교육성

오늘날의 행정을 자치행정, 조장행정, 지방행정 시대로 부르고 있다. 따라서 모든 행정이 마찬가지겠지만 보건행정은 지역사회 주민의 자발적인 참여 없이는 그 성과를 기대하기 어려우므로 지역사회 주민을 위한 교육 또는 자발적인 참여를 조장함으로써 목적을 달성한다. 즉 보건행정은 교육을 주된 수단으로 사용하고 있다.

(4) 과학성 및 기술성

보건행정은 사람과 관련된 분야이기 때문에 과학과 기술의 확고한 기초 위에서만 성립될 수 있다. 또한 보건행정에 이용되는 과학과 기술은 이용도(availability)와 적용도(applicability)가 높아야 하기 때문에 비교적 가격이 저렴하고 장치가 간단하며 조작이 용이해야 한다.

4) 보건행정의 범위확장과 중요성

보건행정의 범위는 다양한 분야(의료, 보건, 환경 등)와의 협력을 통해 종합적이고 통합적인 건강 관리를 제공한다. 그리고 보건서비스의 품질을 지속적으로 모니터링하고 개선하여 환자와 국민에게 안전하고 효과적인 서비스를 제공하기 위한 목적이 있다. 결국에는 보건정책을 개발하고 이를 실행함으로써 국민의 건강을 증진시키는 데 초점을 맞춘다.

(1) 보건행정의 범위확장

① 전염병에 대한 예방접종 보편화와 보건의료에 대한 사회적 책임이 강조되었다.

② 보건의료에 대한 권리개념의 신장으로 건강권(right to health)이 대두되었다.

③ WHO 헌장 서문에 "가능한 최고수준의 건강을 향유함은 모든 인간의 기본적 권리의 하나이다."로 규정하였다.

④ 세계인권선언문에서 "모든 인간은 자기와 가족을 위하여 의 · 식 · 주, 의료, 사회적 시설을 향유할 권리를 지닌다."로 명시하였다.

⑤ 우리나라의 「헌법」(인간다운 생활을 할 권리)과 「보건의료기본법」(건강에 대해 국가로부터 보호받을 권리)에 건강권을 제4의 기본권으로 명문화하였다.

(2) 보건행정의 중요성

① 건강권에 대한 인식이 증대되었다. 국민들의 건강에 대한 욕구가 높아졌으며 건강권은 의 · 식 · 주 다음으로 제4의 생존권적 기본권으로 인식되고 있다.

② 보건의료의 효율성 제고에 대한 문제가 대두되었다. 양질의 보건의료서비스를 보다 효율적으로 제공하기 위한 노력이 필요하게 되었다.

③ 보건의료자원의 분배에 있어 불평등이 심화되었다. 즉 현대의 보건의료는 국가 간, 지역 간, 계층 간의 불평등을 심화시키고 있다.

④ 보건의료비 지출이 급증하고 있다. 보건의료비 지출은 상대적 · 절대적으로 급격히 팽창하여 여타 분야의 지출 증가를 훨씬 앞지르고 있다.

2 우리나라의 보건행정조직

2.1 중앙보건행정조직

1) 보건복지부

(1) 주요 내용

① 역사

1948년 대한민국 정부수립 후 보건후생부가 폐지되고 사회부 산하(노동국, 후생국, 부녀국, 주택국, 보건국)의 보건국을 시작으로 1949년 3월 15일 보건부로 독립하였고, 1955년 12월 17일 보건부와 사회부가 통합, 보건사회부로 개칭되고, 이후 1994년 12월 정부조직개편에 따라 보건복지부로 개편되었다. 2008년 2월 보건복지가족부 직제 개편이 있었고, 2017년 10월 다시 현재의 조직인 보건복지부 조직이 되었다.

② 주요 목적

보건복지부는 생활보호 · 자활지원 · 사회보장 · 아동 · 노인 · 장애인 · 보건위생 · 의정 및 약정에 관한 사무를 관장하는 대한민국의 중앙행정기관이다. 장관은 국무위원으로, 차관은 정무직공무원으로 보한다. 보건복지부는 보건, 의정, 약정, 사회복지, 공공부조, 건강보험, 국민연금 및 인구보건에 관한 사무를 관장하고 있다.

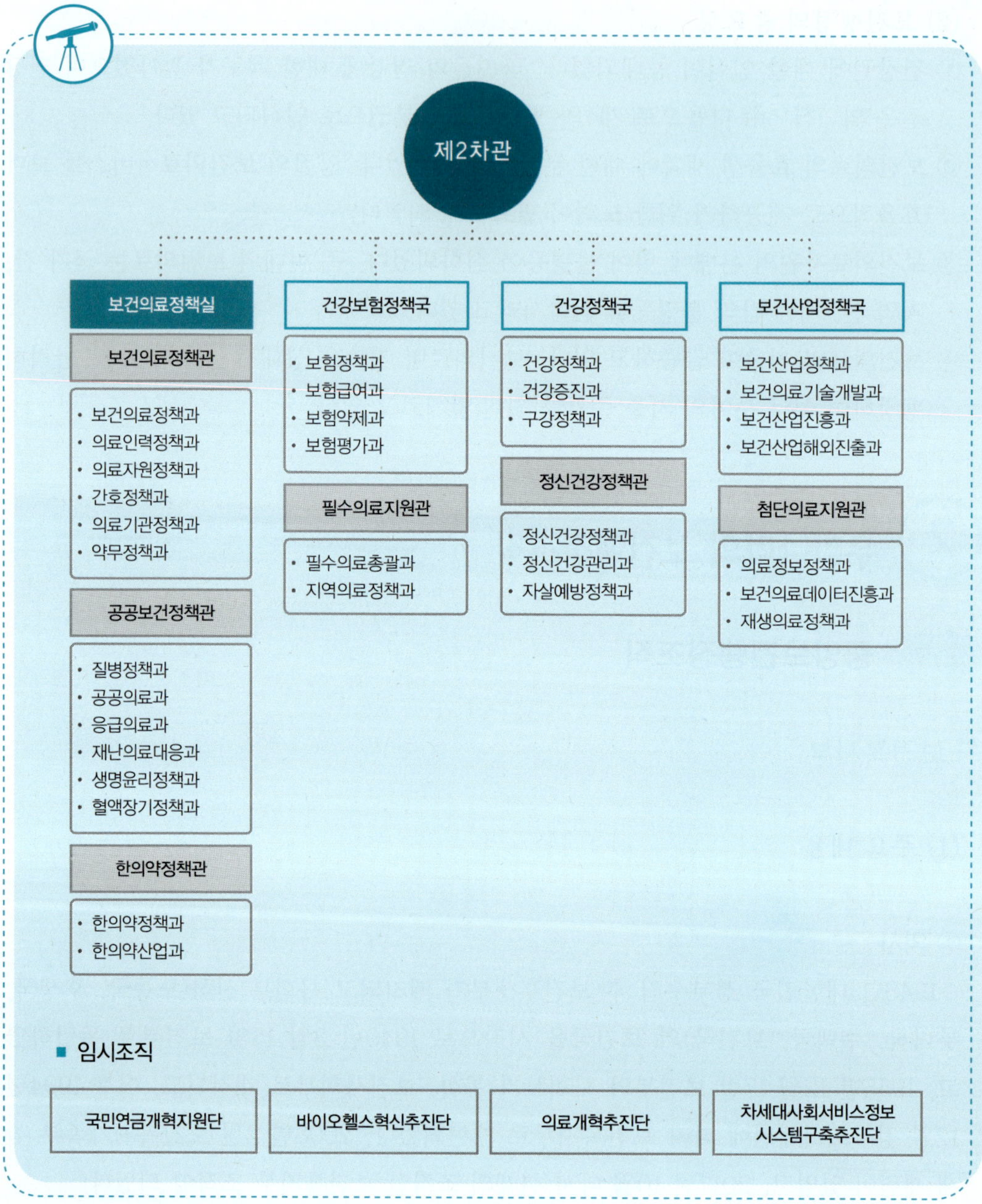
제2차관
보건의료정책실
보건의료정책관
• 보건의료정책과
• 의료인력정책과
• 의료자원정책과
• 간호정책과
• 의료기관정책과
• 약무정책과
공공보건정책관
• 질병정책과
• 공공의료과
• 응급의료과
• 재난의료대응과
• 생명윤리정책과
• 혈액장기정책과
한의약정책관
• 한의약정책과
• 한의약산업과
건강보험정책국
• 보험정책과
• 보험급여과
• 보험약제과
• 보험평가과
필수의료지원관
• 필수의료총괄과
• 지역의료정책과
건강정책국
• 건강정책과
• 건강증진과
• 구강정책과
정신건강정책관
• 정신건강정책과
• 정신건강관리과
• 자살예방정책과
보건산업정책국
• 보건산업정책과
• 보건의료기술개발과
• 보건산업진흥과
• 보건산업해외진출과
첨단의료지원관
• 의료정보정책과
• 보건의료데이터진흥과
• 재생의료정책과
■ 임시조직
국민연금개혁지원단
바이오헬스혁신추진단
의료개혁추진단
차세대사회서비스정보
시스템구축추진단

③ 현재 직제

국민경제를 부흥하고, 국민의 안전을 최우선으로 하는 창조적이고 유능한 정부를 구축하기 위하여 정부기능을 효율적으로 재배치하는 내용으로 「정부조직법」이 개정 (법률 제11690호, 2013. 3. 23. 공포 · 시행)됨에 따라 보건복지부의 조직과 기능을 합리적으로 개편하여 4실 5국이 되었다.

④ 소속기관

국립정신건강센터, 국립나주병원, 국립부곡병원, 국립춘천병원, 국립공주병원, 국립소록도병원, 국립재활원, 국립장기조직혈액관리원, 오송생명과학단지지원센터, 국립망향의동산관리원, 건강보험분쟁조정위원회사무국, 첨단재생의료 및 첨단바이오의약품심의위원회사무국 등이 있다.

⑤ 관련기관

보건소, 식품의약품안전처, 국민건강보험공단, 건강보험심사평가원, 국립암센터, 국립중앙의료원, 한국보건복지인력개발원, 한국보건산업진흥원, 한국보건의료연구원, 한국보건의료정보원 등이 있다.

⑥ 특징

중앙보건행정은 보건복지부가 담당하고, 보건과 관계되는 지방조직은 행정안전부 산하로 분리되어 보건사항만 보건복지부가 지방자치단체나 보건소에 대하여 사업감독권을 수행한다. 보건복지부는 제1차관과 제2차관 직제를 두고 있으며 제1차관은 3실 2국을 두고 있고 제2차관은 1실 3국을 두고 있다. 제2차관은 보건의료정책실과 건강보험정책국, 건강정책국, 보건산업정책국을 두고 있다.

2) 질병관리청

(1) 역사

질병관리청(Korea Disease Control and Prevention Agency, KDCA)은 대한민국의 질병 예방 및 관리, 감염병 대응을 전문으로 하는 정부 기관으로 국민의 건강을 보호하고 질병의 확산을 막기 위해 다양한 역할을 수행하고 있다. 대한민국 건국 당시 국립방역연구소, 국립보건원, 국립화학연구소, 국립생약시험소가 합하여 1963년도에 만들어진 국립보건원이 기원이다. 2004년 질병관리본부로 개편되었으며 이로 인해 질병 예방 및 관리의 기능이 강화되었다. 이는 감염병 예방과 감시, 백신 개발 및 배포, 건강 교육 등의 역할을 수행하게 되었다. 메르스(MERS) 사태를 계기로 질병 관리의 중요성이 더욱 강조되었고 이에 따라 질병관리본부의 역할과 책임이 부각되었다. 2020년 9월 10일 질병관리본부가 질병관리청으로 승격되면서 보다 독립적이고 전문적인 질병 관리 및 예방 기능을 수행할 수 있게 되었다.

(2) 주요 목적

국가질병연구관리 기관으로서의 업무를 보다 효율적으로 수행하고자 몇 차례 직제가 개정된 후, 국가 감염병 연구 및 관리와 생명과학연구를 수행하는 중추기관으로 발전하였다. 우리나라 국가 주도하의 근현대적 질병관리 업무는 100여년에 가까운 역사를 지니고 있으며 현재의 질병관리청과 그 전신 기관들은 바로 이러한 국가 질병관리 및 의과학 연구 100년사의 핵심에 있다.

(3) 핵심사업

① 감염병으로부터 국민보호 및 안전사회구현
② 효율적 만성질환 관리로 국민질병부담 감소
③ 보건의료 R&D 및 연구인프라 강화로 질병극복
④ 장기기증자 등 예우 지원 강화와 생명나눔 인식제고
⑤ 고혈압, 당뇨병 등 심뇌혈관질환, 알레르기질환 등 만성질환 예방관리
⑥ 4차 산업혁명 대비 첨단의료연구강화

3) 식품의약품안전처

(1) 역사

식품의약품안전처(식약처, Ministry of Food and Drug Safety, MFDS)는 대한민국의 식품과 의약품의 안전성을 보장하고 국민의 건강을 보호하기 위해 설립된 정부 기관이다. 2013년 3월 23일 총리령 제1010호로 식품의약품안전청이 식품의약품안전처로 변경되어 설립되었다.

(2) 주요 목적

식품 · 의약품의 안전관리체계를 구축 · 운영하여 국민이 안전하고 건강한 삶을 영위할 수 있도록 하고자 설립하였다. 팬데믹 상황에서 백신 및 치료제의 신속한 승인과 배급을 통해 식약처의 중요성이 강조되었다. 또한 방역 관련 제품의 안전성 관리에도 큰 역할을 하였다. 현재 식약처는 식품의 안전성, 의약품 및 의료기기의 품질 관리, 화장품과 건강기능식품의 안전성을 보장하는 역할을 수행하고 있다.

(3) 주요 내용

① 식품안전사고에 대한 근본적 예방

② 안전한 농 · 축 · 수산물만 유통되도록 관리

③ 사용자 중심의 안전관리 강화

④ 백신, 필수의약품의 안정적 공급 부작용까지 안전관리 강화

⑤ 스마트한 허가심사로 제품화 지원

2.2 지방보건행정조직

1) 시·도 보건행정조직

우리나라의 각 시 · 도에 따라 보건에 관한 지방행정조직은 약간의 차이가 있다. 서울특별시는 시민건강국 안에 보건의료정책과, 스마트건강과, 건강관리과, 정신건강과, 감염병관리과, 식품정책과, 공공의료과를 두고 있으며, 광역시에는 보건정책과, 보건과, 위생과, 환경정책과, 수질관리과 등을 두고 있고, 각 도에는 사회복지과, 보건위생과, 환경관리과 등을 두고 있다.

서울시 시민건강국 조직도

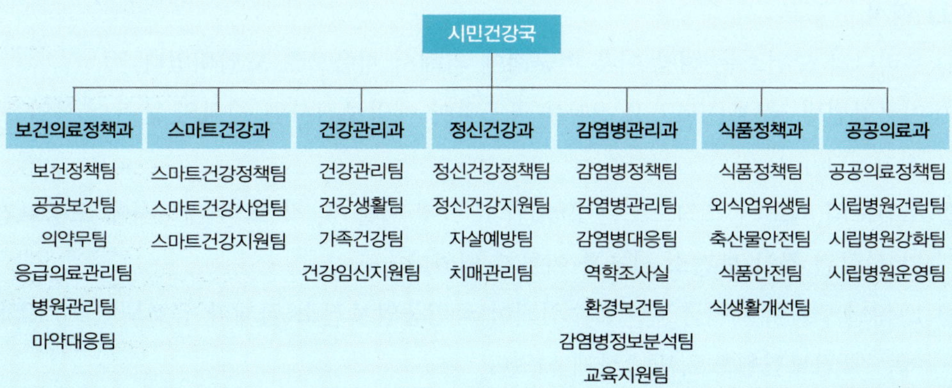

자료: 서울특별시청, 서울시 시민건강국 조직도, http://org.seoul.go.kr/org/orgChartView.do(2024.11.23)

2) 시·군·구 보건행정조직

시 · 군 · 구 보건행정조직은 지역 주민의 건강증진과 질병 예방을 위한 다양한 보건서비스를 제공하는 행정 체계이다. 중앙정부의 보건정책을 지역 수준에서 실행하고 주민의 건강과 복지를 향상시키기 위해 다양한 역할을 수행한다. 우리나라의 각 시 · 군 · 구의 인구의 크기나 예산규모, 그리고 지역적 특성에 따라 산하 보건소에 차이가 있다.

(1) 시 · 군 · 구 보건행정조직의 중요성

① **지역 맞춤형 서비스 제공** : 지역 주민의 특성과 필요에 맞춘 맞춤형 보건서비스를 제공한다.

② **질병 예방 및 관리** : 전염병 및 만성질환 예방을 위한 체계적인 관리가 이루어져 건강한 지역 사회를 유지한다.

③ **건강 교육 및 홍보** : 주민들에게 건강 정보와 교육을 제공하여 스스로 건강을 관리할 수 있도록 돕는다.

④ **공공의료체계 강화** : 지역 보건소와 지소를 통해 공공의료 체계를 강화하고, 지역 주민의 건강 불평등을 해소하는 데 기여한다.

3) 보건소

(1) 역사

① 우리나라 보건소는 해방 이후 미군정에 의해서 처음으로 도입되었다.

② 미군정법령 제1호(1945. 9. 24)를 공포하여 예방보건사업 중심의 보건소 사업을 추진하였다.

③ 보건소의 최초의 조직으로는 1946년 10월에 서울 및 각 도의 대도시에 모범보건소가 설립된 것이 보건소 시초를 이루게 되었다.

④ 1949년 7월 대한민국정부가 수립되어 국립중앙보건소 직제가 공포되었고, 1959년에는 국립보건원으로 발족하게 되었다.

⑤ 처음으로 보건소법이 제정된 것은 1955년 12월 13일로서 도지사 또는 서울시장이 보건소를 설치할 수 있도록 하였으나 실제 보건소 조직이 이루어지지 못하고 폐지되었다.

⑥ 실질적인 의미의 보건소 설치는 1962년 9월 24일에 구 보건소법을 전면 개정하여

현재에 볼 수 있는 시 · 군에 보건소를 두도록 하였다.

⑦ 보건소법은 다시 1995년 12월 29일 지역보건법으로 전면 개정되었다.

(2) 주요 목적

보건소의 설치 목적은 지역보건법에 보건행정의 합리적인 운영과 국민보건의 향상을 도모하기 위한 것이다.

(3) 주요 내용

① 건강 친화적인 지역사회 여건의 조성

② 지역보건의료정책의 기획, 조사 · 연구 및 평가

③ 보건의료인 및 보건의료기관 등에 대한 지도 · 관리 · 육성과 국민보건 향상을 위한 지도 · 관리

④ 보건의료 관련기관 · 단체, 학교, 직장 등과의 협력체계 구축

⑤ 지역주민의 건강증진 및 질병예방 · 관리를 위한 다음의 지역보건의료서비스의 제공

㉠ 국민건강증진 · 구강건강 · 영양관리사업 및 보건교육

㉡ 감염병의 예방 및 관리

㉢ 모성과 영유아의 건강유지 · 증진

㉣ 여성 · 노인 · 장애인 등 보건의료 취약계층의 건강유지 · 증진

㉤ 정신건강증진 및 생명존중에 관한 사항

㉥ 지역주민에 대한 진료, 건강검진 및 만성질환 등의 질병관리에 관한 사항

㉦ 가정 및 사회복지시설 등을 방문하여 행하는 보건의료사업

㉧ 난임의 예방 및 관리

(4) 주요 특성

① 일상 업무에 대하여는 시(군)청의 지휘를 받고 보건사업에 대하여는 도 보건위생과를 거쳐 보건복지부의 지휘를 받는다. 예산의 구성도 사업비에 대하여는 보건복지부의 예산을 받는 경우가 많다. 시(군)청에 대하여 보건소는 '외청' 조직으로서 반독립적(semi-independent)인 위치에 있다.

② 시(군)내 하급 보건의료기관에 대해 지휘 · 감독하게 되어 있으나 실질적으로는 불가능한 경우가 많다. 제도적인 구성이 미비하고 보건소의 지도능력이 부족하기 때문이다.

3 조직 및 인사행정

3.1 조직이론

1) 조직의 개념

(1) **가우스(Gaus)** : 조직이란 여러 가지 기능과 책임의 분배를 통하여 합의된 목적의 수행을 촉진하기 위한 인원의 배정(arrangement of personnel)이다.

(2) **에치오니(Etzioni)** : 조직이란 일정한 환경하에서 특정한 목표를 추구하며 이를 위한 일정한 구조를 지닌 사회적 단위이다.

(3) **캠벨(Campbell)** : 주어진 상황에서 일정한 목표를 달성하기 위하여 함께 일하는 사람들의 집단이다.

(4) **일반적 개념** : 조직이란 둘 이상의 사람들이 일정한 목표를 추구하기 위하여 의식적으로 구성한 사회체제이다.

조직이론의 분류(Waldo의 분류)

구분	고전적 조직이론	신고전적 조직이론	현대조직이론
기초이론	• 과학적 관리론	• 인간관계론	• 체제이론
인간관	• 합리적 경제인관	• 사회인관	• 복잡인관, 자기실현인관
추구 가치	• 기계적 능률, 구조 · 기술행정 개혁, 수단중시	• 사회적 능률, 실증 · 인간주의	• 다원적 가치, 조직발전, 동태적 조직, 상황적응적 요인중시
연구대상	• 공식적 구조	• 비공식적 구조	• 계층적 구조
환경	• 폐쇄형	• 폐쇄형	• 개방형
연구방법	• 원리접근법	• 경험적 접근법	• 복합적 접근법
행정변수	• 구조	• 인간(행태)	• 환경
관련이론	• 행정관리설, 고전적 관료체제	• 경험주의이론(실험주의이론), 환경유관론(생태론)	• 행태과학 · 상황적응이론, 관리과학, 발전행정론

자료 : 김종규, 권이승(2007), 보건행정학(1판), 서울: 훈민사, 221쪽

2) 조직의 원리

(1) 계층의 원리(Principle of hierarchy)

조직체의 목표달성을 위한 업무수행에 관하여 권한과 책임의 정도에 따라 직위의 서열과 등급을 매기는 원리이다.

① 지도성, 권한과 책임의 위임, 직무의 규정 등 세 요소로 구성된다.

② 명령통일의 원리와 통솔범위의 원리를 전제조건으로 한다.

(2) 명령통일의 원리(Principle of unity of command)

① 한 사람의 상관에게 지시나 지휘를 받고 또 그에게 보고해야 한다는 원리이다.

② 업무처리의 능률화 및 책임소재의 명료화를 강조한다.

(3) 통솔범위의 원리(Principle of span of control)

① 한 사람의 상관이 직접 효과적으로 다스릴 수 있는 부하의 수를 말한다.

② 통솔범위 규정의 작용요인은 직무의 성질, 공간적 요인, 시간적 요인, 감독자의 능력, 피감독자의 질, 관리기술의 수준과 상태를 의미한다.

(4) 분업의 원리(Principle of division of work)

① 한 사람에게 가능한 한, 한 가지 주된 업무만 수행하도록 일을 분담시키는 것이다.

② 조직의 규모가 확대되고 업무처리의 전문성이 증가하면 할수록 그 중요성이 더해진다.

③ 표준화(standardization), 단순화(simplification), 전문화(specialization)를 촉진한다.

(5) 조정의 원리(Principle of coordination)

① 조직체 내의 업무수행을 조절하고 조화로운 인간관계를 유지함으로써 협동의 실효를 거둘 수 있도록 집단적, 협동적 노력을 질서있게 배열하는 것이다.

② 조정을 저해하는 요인은 구성원의 정치세력 관계, 목표와 이해관계의 차이, 조직의 확대현상, 불완전 계층제의 현상, 기구의 전문화, 할거주의, 조정능력의 부족 등이다.

3) 조직의 유형

(1) 공식적 조직과 비공식적 조직

① 공식적 조직

공적 목적달성을 위한 인위적 · 제도적 조직이고, 논리적 합리성에 기초한 대규모 조직을 의미한다.

② 비공식적 조직

사적 목적달성을 위한 자연발생적 조직으로, 대면적 · 현실적 인간관계에 기초한 소집단이며, 주로 감정의 원리가 지배적이다.

공식 조직과 비공식 조직

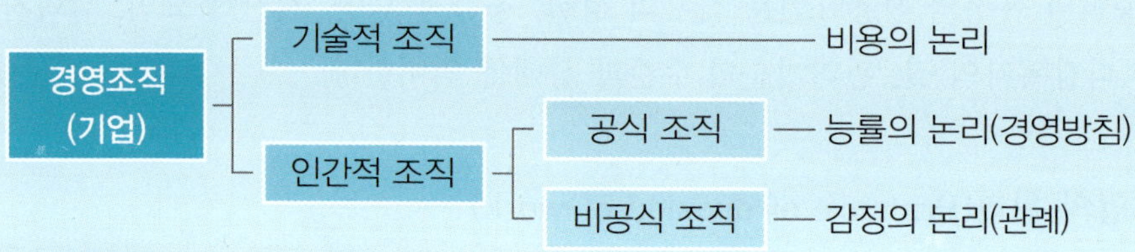

(2) 계선조직(Line organization), 막료조직(Staff organization)

① 계선조직

계층적 구조를 갖는 수직적 조직으로 명령, 지휘, 집행 등 업무에 대한 권한과 책임을 갖고 현실적 · 실제적 · 보수적 권한과 책임의 한계가 명확한 조직이다.

② 막료조직

횡적 지원을 하는 수평적 조직으로 주로 업무의 권고, 조정, 보조, 지원 등을 하며, 지식 · 기술 · 경험의 전문성이 높고 이상적 · 이론적 · 비판적 · 개혁적 조직을 말한다.

계선·막료간 갈등관계

계 선 기 관
현실 · 상식적, 보수적, 전체적 시각

↕ 갈등발생　　해결방안 : 문제시 연석회의, 막료 · 계선간 대화

막 료 기 관
전문적 시각, 고지위, 고보수

(3) 관료제(Bureaucracy) 조직

① 관료제의 개념

국가나 대규모 회사에서 조직의 업무 처리 절차를 정하고 부서별로 업무를 처리하도록 하는 계층화된 사회 조직의 운영 방식이다.

② 관료제의 장점

업무를 효율적으로 신속하게 처리하고, 거의 모든 것이 문서로 규정된 원칙에 의해 움직이므로 조직의 안정성을 가져오고 구성원이 바뀌어도 과업 수행에 큰 차질을 가져오지 않는다.

③ 관료제의 단점

지나친 위계 질서의 강조로 절차와 규정에 얽매여 개인의 창의성이 결여되고, 수단과 절차를 지나치게 강조하여 본래의 목적에 소홀하게 되는 목적 전도 현상이 일어난다.

3.2 인사행정

1) 인사행정의 개념

정부의 목적실현을 위하여 정부조직에 필요한 인적자원을 동원하고 관리하는 체제를 의미한다. 즉, 인사행정은 정부가 추구하는 목적과 관련하여 이 목적을 달성하는데 최대

관료제 조직

2024년 11월 현재 정부조직도(19부 5처 20청/2원 4실 7위원회) 총 45개 기관으로 개편

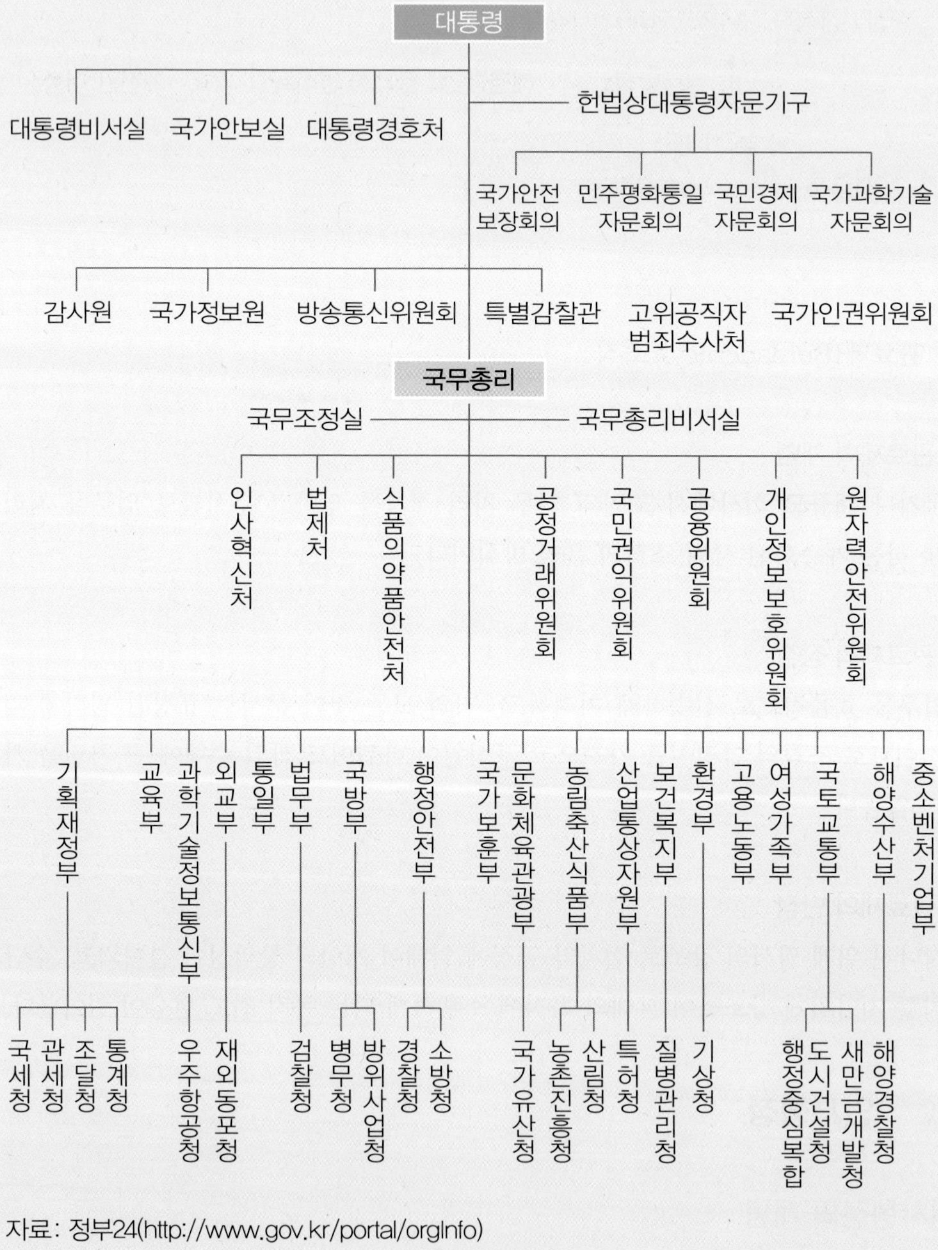

자료: 정부24(http://www.gov.kr/portal/orgInfo)

의 성과를 이룰 수 있도록 인적자원인 공무원을 획득하고 관리하는 활동이다.

2) 인사행정의 4요소

(1) 인력의 모집 및 선발

① **모집** : 필요한 인력을 확보하기 위해 적절한 채용 공고를 내고 지원자를 유치한다.

② **선발** : 지원자 중 적합한 인력을 선별하기 위해 면접, 심리검사, 직무 능력 평가 등을 실시한다.

(2) 인력의 배치 및 관리

① **배치** : 선발된 인력을 적절한 직무에 배치하여 조직의 효율성을 극대화한다.

② **관리** : 인력의 근무 성과를 평가하고 필요에 따라 훈련 및 교육을 제공하여 능력 개발을 지원한다.

(3) 성과 평가 및 보상

① **성과 평가** : 직원의 성과를 정기적으로 평가하여 목표 달성 여부를 확인하고 피드백을 제공한다.

② **보상** : 성과에 기반한 급여, 인센티브, 승진 등 보상 체계를 통해 직원의 동기 부여를 유도한다.

(4) 교육 및 개발

① **교육 프로그램** : 직원의 직무 능력 향상과 경력 개발을 위한 다양한 교육 프로그램을 운영한다.

② **경력 개발** : 직원의 경력 목표를 지원하고 승진 및 전직 기회를 제공하여 조직 내에서 지속적으로 성장할 수 있도록 돕는다.

3) 인사행정의 역사적 발달

(1) 직업공무원제(Career civil service system)

① 개념

공직을 보람있고 명예로운 직업으로 생각하고 평생의 직업으로 선택하여 근무하는 공무원을 말한다. 즉, '공직에 근무하는 것을 생애의 보람있는 일로 생각하고 젊어서 공직에 들어와 일생동안 근무하는 공무원'을 말한다.

② 특징

정권 교체나 정쟁에 영향을 받지 않고 행정의 계속성 · 안정성 · 중립성을 확보함으로써 국가의 통일성을 유지할 수 있는 중요한 제도적 장치이지만, 공직의 특권계층화와 관료주의화를 야기할 수 있다.

(2) 엽관주의(Spoils system)

① 개념

선거에서 승리한 정당이 선거운동을 한 사람에게 정당에 대한 공헌도를 기준으로 공직을 부여하는 제도를 말한다.

② 특징

정당에 충성하는 사람들을 공무원으로 임용함으로써 정당의 이념을 쉽게 실현할 수 있고, 선거결과에 따라서 공직이 결정됨으로써 공무원의 특권화 내지 관료주의화를 방지할 수 있다. 그러나 행정의 전문성이 부족하고 일관성이 결여되며, 논공행상을 야기한다.

(3) 실적주의(Merit system)

① 개념

공직을 임용함에 있어서 당파성이나 학연 · 혈연 · 지연을 배제하고 개인의 능력 · 자격 · 성적에 기준을 두어 임용하는 제도를 말한다.

② 특징

공직에 취임할 수 있는 기회가 자격 있는 모든 사람에게 주어짐으로써 사회적 차별을 배제할 수 있고, 공무원의 임용을 능력과 자격을 기준으로 행함으로써 공무원의 자질향상에 이바지할 수 있다. 그러나 국민의 요구에 부응하지 않으며, 행정의 중립성을 강조하여 정책결정에 공무원의 참여를 제한하였다.

(4) 대표관료제(Representative bureaucracy)

① 개념

대표관료제 또는 관료의 대표성이란 한 나라에 있는 국적 · 종족 · 종교 · 성별 · 계층 · 학교 · 지역 · 신체장애 등의 대표성을 인정하고 이들 집단이 인구에서 차지하는 비율에 따라 관료조직을 구성하는 공무원제를 말한다.

② 특징

대표관료제는 다양한 사회집단이 참여함으로써 민주적 가치인 국민의 대표성을 고양시킬 수 있고, 대표관료제는 자기출신집단의 가치와 이익에 대한 책임을 져야 하므로 궁극적으로 행정의 책임성을 확보하게 된다. 그러나 오히려 역차별을 초래할 수 있고, 행정의 질적 전문성이 결여된다.

(5) 계급제(Career-based system)

① 개념

공직의 분류에 있어서 업무의 성격보다는 공직을 수행하는 사람을 중심으로 신분상의 격차인 계급(rank or status)을 기준으로 공무원의 상대적 지위, 자격, 능력에 차등을 두고 상이한 대우와 직책을 부여하는 것이다.

② 특징

인력운용의 탄력성이 상대적으로 높고 시스템 운영과 관리가 용이하지만, 조직성장 둔화시 승진정체현상이 심화되고, 연고와 정실인사에 의한 공정성이 저해될 우려가 존재한다.

(6) 직위분류제(Position-based system)

① 개념

직무(job) 또는 직위(position)를 기준으로 직무의 종류, 곤란도, 책임도 등을 평가하여 직류별, 직렬별과 등급별로 분류 · 정리하는 제도를 말한다.

② 특징

동일직무 동일보수 원칙에 따른 보수결정의 합리성 제공과 직무의 성격 · 내용에 따른 인사행정의 기준을 제공하지만, 시스템 유지에 많은 시간과 비용이 소요되고 위계적 조직구조를 타파하려는 시점에 직무위계를 강조하는 경향이 있다.

정실주의와 엽관주의의 비교

정실주의(patronage system)	엽관주의(spoils system)
문벌 · 학연 · 혈연 · 금력 · 충성 · 인사권자와의 친분 등 귀속주의가 공직의 임용기준	정당에의 충성도와 공헌도가 공직의 임용기준 (당파성, 정치적 요인)
영국	미국
공직의 대량교체는 없음	공직의 대량교체

자료 : 김기훈, 권이승, 강신묵, 김민호, 박성호 등(2012), 보건행정학(1판), 서울: 계축문화사, 303-304쪽

4 보건기획 및 정책

4.1 보건기획

1) 기획의 정의

(1) 미국 국가자원기획위원회

보건기획의 정의를 인간이 가지고 있는 최선의 가용지식을 공공분야 내에서 공통성을 띄고 있는 사업을 추진하는데 체계적이고 계속적이며 예견성 있게 적용하는 것이라고

정의하고 있다.

(2) 일반적 정의

방향을 결정하고 가장 효과적이며 능률적으로 도달하기 위한 수단을 모색하는 과정이다. 즉, 조직에서 일어나고 있는 계속적인 활동 또는 일련의 계속적인 의사결정과정이다.

2) 보건기획의 특성과 기본원리

(1) 보건기획의 정의

보건기획(Health Planning)은 국민의 건강 증진과 질병 예방을 목표로 하여 보건정책과 프로그램을 체계적으로 설계하고 운영하는 과정을 의미한다. 보건기획은 다양한 요소를 고려하여 효과적인 보건서비스를 제공하기 위한 기초를 마련하는 데 중점을 둔다.

(2) 보건기획의 주요요소

① **문제 분석** : 지역 사회의 건강 문제를 파악하고 데이터와 통계 자료를 통해 주요 건강 지표와 문제의 원인을 분석한다.

② **목표 설정** : 보건 목표를 설정하여 달성하고자 하는 구체적인 건강 결과를 정의한다. 예를 들어 특정 질병의 유병률 감소나 예방접종률 증가 등이 있다.

③ **전략 개발** : 설정된 목표를 달성하기 위한 전략과 프로그램을 개발한다. 교육 프로그램, 예방접종 캠페인, 건강 증진 활동 등이 있다.

④ **자원 배분** : 필요한 인력, 재정, 시설 등의 자원을 적절히 배분하여 계획된 프로그램이 원활히 실행될 수 있도록 한다.

⑤ **실행 및 관리** : 개발된 계획에 따라 프로그램을 실행하고 진행 상황을 모니터링하여 필요시 조정한다.

⑥ **평가** : 프로그램의 효과성과 효율성을 평가하여 목표 달성 여부를 확인한다. 평가 결과는 향후 보건기획에 반영되어 지속적인 개선 과정을 거친다.

(3) 보건기획의 특성

① **미래 지향적인 행동과정** : 기획은 미래를 구상하는 것으로, 앞으로의 활동을 준비하는 과정이다.

② **사전의 준비과정** : 기획은 사전의 준비과정이자 실제적인 시행이나 집행이 아니기 때

문에 상황의 변화에 따라 언제든지 수정하거나 보완할 수 있는 특징을 가지고 있다.

③ **합리적인 활동** : 기획은 목표와 수단 및 방법을 합리적으로 연결하고 이를 통해 목표달성을 효율화하는 활동이기 때문에 합리적인 정보수집과 판단, 그리고 문제해결 능력을 필요로 한다.

조직의 위계수준에 따른 유형

위계수준	보건기획의 유형
최고관리층	목표, 정책, 장기적 계획, 조직 전체 영역(장, 차관, 기획관리실장)
중간관리층	할당, 사업계획, 보완적 목표, 정책(국장, 과장, 건강 복지계장)
감독관리층	구체적 사업계획, 일정표, 단기목표, 운영기획(보건사무관)
관리실무자	일상적 업무 및 사소한 절차에 국한

(4) 보건기획의 기본원리

① **표준화의 원리** : 기획의 작성 상에서 투입 및 산출물과 그 절차가 표준화되어야 한다.

② **효율성의 원리** : 의도하는 보건의료의 목표를 달성할 수 있는 능률적이고 효과적인 수단과 방법을 동원할 수 있어야 한다.

③ **안정성의 원리** : 정책의 일관성과 안정성을 유지할 수 있도록 수립되어야 하며, 지나치게 가변적인 계획으로 이루어져서는 안 된다.

④ **계속성의 원리** : 의도한 보건의료의 목적을 실현하기 위해 계속적인 연구와 평가를 통해 수립되어야 한다.

⑤ **단순성의 원리** : 국민이나 관계자들이 이해하기 쉽도록 간소화되고 단순화되어야 한다.

⑥ **통합성의 원리** : 국가의 타 부문 기획과 통합되도록 이루어져야 하며, 하위 부분을 종합적으로 고려하여야 한다.

3) 기획의 과정

(1) 목표 설정

국가 또는 조직이 기획을 통하여 이루고자 하는 바를 설정하는 단계로 무엇보다 관련 이해집단들의 다양한 요구를 수렴 · 조정 · 반영하는 것과 실현 가능한 구체적인 목표를 설정하는 것이 중요하다.

(2) 현황파악

설정된 목표들이 일관성을 가지고 실현 가능한 것인지를 검토하는 단계로 당면한 상황과 문제점을 파악해야 한다. 현황을 파악하기 위해 자료수집 및 조사를 실시해야 한다.

(3) 기획 전제의 설정

기획수립 과정에서 토대로 삼아야 할 주요 가정의 전망을 설정하고 특정 계획에 앞서 이루어져야 하는 중요하고도 어려운 단계이다.

(4) 대안의 탐색과 비교

모색된 대안 중 가장 효과적이고 능률적인 선택을 하기 위해 이들 각각의 장단점, 비용 효과적인 측면에서 대안들을 서로 비교 · 분석한다.

(5) 최종안의 선택

여러 대안들을 비교 · 분석한 후에 최선의 방안을 선택하는 단계로서 전체 기획 과정의 핵심이 된다.

(6) 부수적 파행계획의 수립

선택된 기본계획의 실효성을 거두기 위해서 기본계획의 실행에 필요한 보조적 제계획을 수립하고 실시한다.

(7) 예산의 할당

선택된 각 대안에 대하여 예산을 배정한다.

4) 기획의 방법

(1) 브레인스토밍(Brainstorming)

문제 해결이나 아이디어 생성 과정에서 창의적인 생각을 촉진하기 위해 여러 사람이 자유롭게 아이디어를 제시하는 기법이다. 브레인스토밍은 팀워크를 장려하고 다양한 관점을 수집하여 문제에 대한 폭넓은 이해를 돕는다.

① 집단문제 해결과정에서 창의성을 높이기 위하여 광고가인 오스본이 개발한 기법이다.

② 여러 명이 아이디어를 무작위로 개선하여 그중에서 최선책을 찾아내는 방법이다.

③ 자유연상법 혹은 팝콘회의라고도 한다.

(2) 명목집단기법(Nominal Group Technique)

의사결정 및 문제 해결을 위한 구조화된 그룹 토의 기법 중 하나이다. 명목집단기법은 참가자들이 각자의 의견을 효과적으로 제시하고 평가할 수 있도록 도와주며 집단의 다양한 의견을 수집하고 조율하는 데 유용하다.

① 명목집단기법은 보통 소집단회의라고 한다.

② 명목집단이란 말은 의사결정을 하는 과정에서 논의 및 대인 간 의사소통을 제한하여 명목상의 집단이라는 데에서 붙여진 명칭(비언어적 방법)이다.

(3) 델파이기법(Delphi Method)

전문가 의견을 수집하고 분석하여 예측하거나 문제를 해결하기 위해 사용되는 구조화된 커뮤니케이션 기법이다. 델파이 방법은 전문가 집단의 지식과 경험을 활용하여 보다 정확한 결정을 내리거나 예측할 수 있도록 돕는다.

① 예측현상 관련 전문가의 의견을 우편으로 체계적으로 집약하고 통계적으로 분석하는 방법이다.

② 어떤 문제를 예측 · 진단 · 결정함에 있어 의견의 일치를 볼 때까지 우편으로 전문가 집단으로부터의 반응을 체계적으로 도출하여 분석 · 종합하는 하나의 조사방법으로서, 회의나 세미나 등 전통적인 의견종합 방식의 단점을 보완하려는 데서 고안되었다.

(4) 계획-사업-예산-체계(PPBS ; Planning · Programming · Budgeting · System)

정부나 조직의 계획, 프로그래밍, 예산 편성을 통합적으로 관리하기 위한 시스템이다. PPBS는 자원의 효율적인 사용과 목표 달성을 위해 설계되었다. PPBS는 조직의 목표

달성을 위한 체계적이고 효율적인 접근 방식을 제공하며 자원 관리와 성과 평가를 통합하여 효과적인 운영을 지원한다.

① 미국 국방성에서 개발하여 1965년부터 모든 행정부서에 적용하도록 하였다.

② 예산과 계획을 하나로 결합함으로써 자원의 효율적인 배분을 중요시하고 경제적 합리성을 강조하는 계획중심 예산제도이다.

(5) 운영연구(OR ; Operation Research)

복잡한 의사결정 문제를 해결하기 위해 수학적 모델링, 통계학, 알고리즘, 시뮬레이션 등을 활용하는 학문 분야이다. OR은 자원 최적화, 생산성 향상, 시스템 효율성 증대 등을 목표로 하며 다양한 산업과 분야에서 폭넓게 적용된다.

① 제2차 세계대전 당시 군사작전 문제를 해결하기 위해 고안되었다.

② 해당 환경에서 살아있는 생물체와 같이 체계, 사업, 봉사, 집행, 운영 등의 전부 또는 일부를 조사 · 연구하는 관리기법이다.

(6) 사업평가 및 검열기술(PERT ; Programming Evaluation and Review Technique)

복잡한 프로젝트의 계획, 관리 및 평가를 지원하는 방법론이다. PERT는 주로 프로젝트의 시간 관리와 일정 계획을 위해 사용되며 특히 불확실성이 높은 프로젝트에서 유용하다.

① 사업의 실천단계를 계획할 때에 유용한 것으로 집행계획을 모든 사람에게 일목요연하게 이행시키기 위한 방법이다.

② 사업을 실제로 집행하는 데 유용한 방법이다.

(7) 비용-편익 분석(CBA ; Cost-Benefit Analysis)

특정 프로젝트나 정책의 경제적 타당성을 평가하기 위한 방법론이다. CBA 분석은 비용과 편익을 비교하여 의사결정 과정에서 어떤 선택이 가장 효율적인지를 판단하는 데 도움을 준다.

① 정책의 수행에 필요한 비용과 그 결과로 얻어질 편익을 비교하는 것으로 편익은 사업성과를 금전적 단위로 표시한 것으로 보통 미래의 기대수익을 현재가치로 환산하여 분석하는 기법이다.

② 경제적 타당성 검토기준으로 결과의 화폐가치 표시가 가능하다.

(8) 비용-효과 분석(CEA ; Cost-Effectiveness Analysis)

특정 프로젝트나 정책의 경제적 타당성을 평가하기 위해 사용되는 방법론으로 주로 보건, 환경, 교육 등 다양한 분야에서 활용된다. CEA 분석은 비용과 효과를 비교하여 자원의 효율적인 사용을 도모한다.

① 정책의 비용과 물량적으로 표시된 사업성과를 비교하기 위한 분석방법이다.

② 공공투자의 평가에서 많이 활용되는데 공공투자는 사업의 비용 · 효과 분석은 물론 사회적 기회비용 및 계획이 계층별 소득재분배에 미치는 영향, 외부효과 등을 고려한다.

4.2 보건정책

1) 정책과 보건정책의 개념

정책은 “공공문제를 해결하거나 어떤 목표를 달성하기 위하여 정부가 결정한 행동방침”을 말한다. 보건정책은 개인과 사회의 건강을 증진하고 질병을 예방하며 건강 관련 문제를 해결하기 위한 목표, 전략, 프로그램 및 행동 계획을 포함하는 체계적인 접근으로 정부, 비정부 기구, 국제기구 등 다양한 주체에 의해 수립된다.

2) 정책의 구성요소

(1) 정책의 결정과 집행의 주체는 ‘정부’이다.

(2) 정책은 ‘권위 있는 결정의 산물’이다.

(3) 정책은 ‘행동방침’이다.

(4) 정책은 ‘공공문제해결이나 목표달성’과 관련이 있다.

3) 보건정책의 유형

(1) **예방 정책** : 질병 예방 및 건강 증진을 목표로 하는 정책(예: 예방접종, 건강 교육)

(2) **치료 정책** : 질병 치료와 관련된 정책(예: 의료서비스 접근성 향상, 치료 비용 지원)

(3) **환경 정책** : 건강을 위협하는 환경적 요인을 개선하기 위한 정책(예: 대기오염 관리, 안전한 식수 제공)

(4) **사회적 정책** : 건강에 영향을 미치는 사회적 요인을 다루는 정책(예: 주거 안정, 교육 기회 확대)

4) 정책의 주요 특징

(1) 목표지향성이다.

이상으로 설정해 놓은 사회를 이룩하려는 목표지향성을 내포하고 있다.

(2) 수단지향성이다.

달성하고자 하는 정책목표를 실현할 구체적인 수단과 방법을 내포한다.

(3) 변동대응성이다.

어떠한 원인으로 발생한 바람직하지 않은 상태를 바람직한 상태로 바꾸겠다고 하는 정부의 의도를 내포하고 있다.

(4) 가치배분성이다.

결정과 집행으로 사회구성원들 가운데 어떤 사람들이나 집단들은 혜택을 보는 반면, 어떤 사람들이나 집단들은 손해를 보게 된다.

(5) 문제해결지향성이다.

사회가 당면하고 있는 공공의 문제를 해결하려는 문제해결 지향적 성격을 지니고 있다.

(6) 사회가 직면하고 있는 문제를 해결하기 위한 수단이다.

(7) 공식성, 강제성 그리고 제약성이다.

어떠한 사회를 만들겠다는 정부의 공식적 결정으로 결정이 된 정책은 권위 있는 정부기관에 의해 공식성, 강제성 그리고 제약성을 갖는다.

5) 정책결정의 주요 단계

(1) 보건정책 형성과정

① 사회문제 ② 이슈화 ③ 의제설정 ④ 정책대안 ⑤ 정책결정 ⑥ 정책집행

(2) 보건정책 결정과정

① 정책문제의 인지 및 정의
② 정책목표의 설정
③ 정책대안의 탐색 · 개발
④ 정책대안의 결과 예측
⑤ 정책대안의 비교 · 평가
⑥ 최적안의 선택

5 세계의 보건기구

5.1 세계보건기구(WHO: World Health Organization)

1) 설립

(1) 1946년에 샌프란시스코 회의에서 국제연합헌장이 기초될 때 국제보건기구의 필요성이 인정되었다.

(2) 1946년 6월 19일부터 7월 22일까지 뉴욕에서 61개국의 대표가 참석하여 개최된 국제보건회의 의결에 의하여 UN헌장 제57조를 근거로 WHO 헌장을 기초하여 서명하였다.

(3) 1948년 4월 7일에 그 효력을 발생하게 되어 WHO가 정식으로 출범하게 되었다.

(4) UN의 경제사회이사회 전문기관의 하나이며, 우리나라는 1949년 8월 17일 65번 째로 가입하였으며, 북한은 1973년 5월 19일에 138번째 회원국으로 가입하였다.

(5) WHO의 본부는 스위스의 제네바에 두고, 세계를 6개 지역으로 나누어 지역사무소를 두어 운영하고 있다.

2) 지역사무소

(1) 동지중해 지역(Eastern Mediterranean) : 본부는 이집트의 카이로

(2) 동남아시아 지역(South-East Asia) : 본부는 인도의 뉴델리

(3) 서태평양 지역(Western Pacific) : 본부는 필리핀의 마닐라

(4) 범미주지역(Pan American Health Organization: PAHO) : 본부는 미국의 워싱톤 D.C

(5) 유럽지역(Europe) : 본부는 덴마크의 코펜하겐

(6) 아프리카 지역(Africa) : 본부는 콩고의 브라자빌(Brazaville)

3) 기능

(1) 주요 기능

① 국제적인 보건사업의 조정 및 지휘

② 회원국에 대한 기술지원 및 자료의 제공

③ 전문가의 파견에 의한 기술자문활동 등

(2) WHO 헌장 제2조 기능

① 국제 검역대책

② 각종 보건문제에 대한 협의, 규제 및 권고안 제정

③ 식품, 약물 및 생물학적 제재에 대한 국제적 표준화

④ 과학자 및 전문가들의 협력에 의한 과학의 발전사업

⑤ 보건통계 자료수집 및 의학적 조사 연구사업

⑥ 공중보건과 의료 및 사회보장 향상 사업

⑦ 회원국의 요청이 있을 경우에 의료봉사

⑧ 모자보건의 향상

⑨ 전염병관리

⑩ 진단검사 기준의 확립

⑪ 환경위생 및 산업보건 개선사업

⑫ 재해예방

⑬ 정신보건 향상

5.2 기타 보건기구

1) 범미보건기구(PAHO ; Pan-American Health Organization)

(1) 미주 국제회의가 1889년 워싱톤에서 개최되었고 1902년 멕시코의 제2차 회의에서 범미위생국을 창설하였다.

(2) 그 후 1924년 국제연맹 보건기구의 지역사무처로 되었다가, 1949년에 PAHO는 WHO와 협력을 체결하였다.

(3) 범미보건기구는 WHO의 미주지역기구 역할을 하기로 하였다.

2) 국제공중보건사무국(IOPH ; International Office Public Health)

(1) 전염병 예방을 위하여 1851년 파리에서 지중해 연안 12개국이 모여 국제적인 협력의 필요성을 논의하였다.

(2) 그 후 1907년 제11차 회의가 로마에서 열리면서 국제공중보건사무국의 출범을 결의하였고, 파리에 본부를 두고 국제보건업무를 개시하였다.

(3) 1918년에 국제연맹(League of Nation)이 창설되었으며 1921년에 산하조직으로 보건기구(Health Organization)를 발족시켰다.

(4) 보건기구와 국제공중보건사무국의 업무의 중복으로 1923년에 국제연맹 보건기구에서 파리에 있는 국제공중보건사무국의 업무를 흡수하게 되었다.

3) 유엔구제부흥기구(UNRRA ; United Nations Relief Rehabilitaion Authority)

(1) 제2차 세계대전 이후 주로 개발도상국의 경제문제와 보건문제의 해결을 위하여 1943년에 미국을 비롯한 44개국이 모여 설립하였다

(2) 보건문제는 질병전파의 예방을 주로 한 국제간의 협력이 이룩되어 오다가 1946년에 세계보건기구의 기초를 마련하였다.

4) 유엔아동기금(UNICEF ; United Nations International Children's Emergency Fund)

(1) 전쟁 피해아동의 구호와 저개발국 아동의 복지향상을 목적으로 설치된 국제연합 특별기구이다.
(2) 긴급구호, 영양, 보건, 예방접종, 식수 및 환경개선, 모유수유 권장에 이르기까지 다양하다.
(3) 182개국이 회원국으로 미국 뉴욕에 본부가 있다.

5) 국제노동기구(ILO ; International Labour Organization)

(1) 근로조건의 개선을 위한 국제적 노력과 결사의 자유 확보를 위한 UN 전문기구이다.
(2) 근로조건 및 노동행정과 사회보장 등을 주로 담당한다.

6) 유엔환경계획(UNEP ; United Nations Environment Programme)

(1) UN 조직 내의 환경활동을 촉진 · 조정 · 활성화하기 위해 설립하였다.
(2) 1972년 지구환경문제를 논의하기 위해 스톡홀름에 모여 '인간환경회의'를 개최하였고, 이 회의에서 세계 정상들이 지구환경문제를 합의한 결과 UNEP를 설립(6월 5일을 세계 환경의 날)하였다.
(3) 1992년 리우선언(Agenda 21)에서 UN 지속개발위원회 설치를 권고하였다.

UN

구분	내용
주요 기구	• 총회(→ 의장) • 안전 보장 이사회(→ 이사국) • 경제 사회 이사회 • 신탁 통치 이사회 • 국제사법재판소 • 사무국 – 사무총장 – 사무부총장
주요 본부	• 뉴욕 (본부) • 나이로비 • 빈 • 제네바
기금 및 계획	• 유니세프(UNICEF) • 유엔 난민 기구(UNHCR) • 유엔 마약 범죄 사무소(UNODC) • 유엔 무역 개발 회의(UNCTAD) • 유엔 팔레스타인 난민 구호 사업 기구(UNRWA) • 유엔 인간 주거 계획(UN–Habitat) • 유엔 개발 계획(UNDP) • 세계 식량 계획(WFP) • 유엔 인구 기금(UNFPA) • 유엔 환경 계획(UNEP) • 유엔 여성기구(UN Women)
전문 기구	• 세계은행(World Bank) • 세계 보건 기구(WHO) • 국제 노동 기구(ILO) • 국제 농업 개발 기금(IFAD) • 세계 기상 기구(WMO) • 국제 민간 항공 기구(ICAO) • 유엔 산업 개발 기구(UNIDO) • 세계 관광 기구(UNWTO) • 국제 통화 기금(IMF) • 유네스코(UNESCO) • 식량 농업 기구(FAO) • 국제 해사 기구(IMO) • 세계 지식 재산권 기구(WIPO) • 국제 전기 통신 연합(ITU) • 만국 우편 연합(UPU)
기타 기구	• 유엔 에이즈 합동 계획(UNAIDS) • 유엔 프로젝트 조달 기구(UNOPS) • 유엔 재해 경감 국제 전략(UNISDR)
관련 기구	• 국제 원자력 기구(IAEA) • 포괄적 핵실험 금지 조약 기구(CTBTO) • 국제형사법원(ICC) • 세계 무역 기구(WTO) • 화학 무기 금지 기구(OPCW) • 국제 무역 센터(ITC)
회원국	• 정회원 • 옵서버
역사	• 국제 연맹 • 대서양 헌장 • 연합국 공동 선언 • 유엔 회원국 확장의 역사
결의안	• 총회 결의 • 안전 보장 이사회 결의

자료 : 유엔, 유엔 조직도, https://ko.wikipedia.org/wiki/%EC%9C%A0%EC%97%94.(2021.11.23.)

[참고문헌]

권선필 (2007), 행정, 정치, 그리고 경영: 언어 분석과 행정학 연구에의 함의. 한국행 정학회 동계학술대회, 1-15

김기훈, 권이승, 강신묵, 김민호, 박성호 등 (2012), 『보건행정학(1판)』, 서울: 계축문화사

김종규, 권이승 (2007), 『보건행정학(1판)』, 서울: 훈민사

남정집 (2011), 『참행정학(1판)』, 서울: 북이그잼

문상식, 최만규, 정민수 등 (2017), 『보건행정학(6판 증보판)』, 서울: 보문각

문재우, 김승언, 이윤현 등 (2017), 『보건행정학(7판)』, 서울: 계축문화사

문재우 (2013), 『보건정책론(3판)』, 서울: 계축문화사

보건복지부 (2014), 2013 보건복지백서, 보건복지부. URL: http://www.mohw.go.kr/front_new/jb/sjb030301vw.jsp?PAR_MENU_ID=03&MENU_ID= 032901&CONT_SEQ=337242&page=1 [accessed 2017-8-31]

보건복지부 조직도. URL: http://www.mohw.go.kr/react/sg/ssg0101mn.jsp?PAR_MENU_ID=05&MENU_ID=050201 [accessed 2024-11-23]

서울특별시 시민건강국 조직도. URL: http://org.seoul.go.kr/org/orgChartView.do [accessed 2024-11-23]

유엔 조직도. URL: https://ko.wikipedia.org/wiki/%EC%9C%A0%EC%97%94 [accessed 2021-11-23]

정부 조직도. URL: https://www.gov.kr/2017/img/page/organization_20210225.pdf [accessed 2024-11-23]

McLean D (2005), Public Health and Politics in the Age of Reform Cholera, the State and the Royal Navy in Victorian Britain (2nd ed.), London, UK: I. B. Tauris

Wolper LF (2010), Health Care Administration Managing Organized Delivery Systems (5th ed.), Burlington, MA: Jones & Bartlett

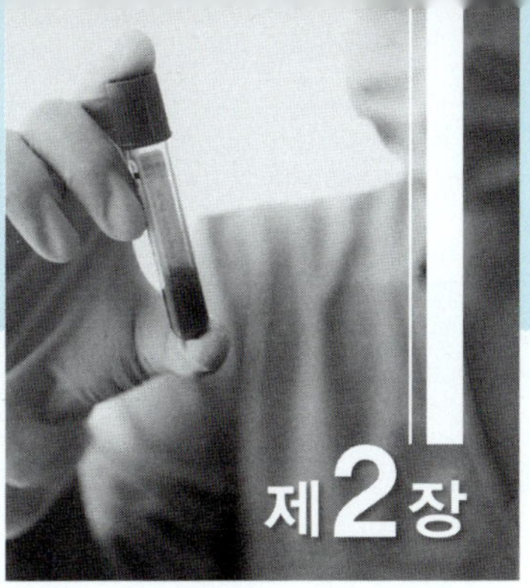

제2장 의료보장과 의료공급체계

개 요

이 장에서는 제2차 세계대전 이후 의료보장제도가 개혁되는 배경과 의료에 대한 이념을 살펴보고, 의료보장의 기본적인 요소, 그리고 건강보험급여를 설계할 때 고려되어야 할 원칙, 그리고 건강보장과 관련된 의료공급체계를 살펴보기로 한다.

학습목표

1. 의료보장에서 의료를 국민의 기본권으로 규정하게 되는 배경을 이해한다.
2. 전국민에게 의료를 기본권리로 보장하는 방법을 이해한다.
3. 의료보장제도의 이념을 이해한다.
4. 건강보험의 급여와 관련된 두 가지 기본 원칙을 이해한다.
5. 보험급여서비스의 원활한 제공을 위하여 필요도의 우선순위 설정과 계층적 지역주의 공급체계를 이해한다.
6. 우리나라의 건강보험제도와 관련된 문제점을 이해한다.

1 의료보장의 개념과 원리

1.1 의료보장의 개념

1) **사회보장에 대하여 베버리지(Beveridge)보고서는 다음과 같이 정의**(Beveridge, 1942)

   '실업, 질병 혹은 재해에 의하여 수입이 중단된 경우에 대처하기 위해서, 또는 노령에 의한 퇴직이나 본인 이외의 사망에 의한 부양의 상실에 대비하기 위한 소득보장'으로 정의하고 있음

2) 의료보장은 질병으로 인한 수입의 중단이나 질병치료를 위한 치료비 지출이 생활의 위협이 되기 때문에 이를 사회적으로 대처하려는데 초점을 두고 있음
   (1) 의료보장에는 질병으로 인한 수입 중단에 대처하는 소득보장과 치료비 지출에 대비하는 의료비보장이라는 2가지 역할이 포함
   (2) 소득보장으로서 상병수당과 의료비보장으로서 의료서비스 제공
   (3) 최근에는 만성병 구조로 상병구조가 바뀜에 따라 질병치료에서 한 단계 더 나아가 질병을 예방하고 건강을 증진시키는 건강보장이라는 광의적인 개념으로 발전하고 있음

3) **사회보장과 의료보장의 차이** : 사회보장은 사회적 위험으로 인한 소득상실에 대비한다는 소득보장의 개념에 한정하는데 비하여 의료보장은 소득보장과 함께 의료비를 보장하기 때문에 개념상의 차이가 있음

1.2 의료보장의 원리(이규식, 2021)

1) 의료보장은 1880년대는 사회연대(social solidarity)라는 이념을 성취하기 위하여 도입되었으며, 제2차 세계대전 이후에는 인간의 기본권(basic human right)을 보장하는 이념이 추가되어 오늘에 이르고 있음

2) 기본권 보장을 위해서는 대상자(국민)가 의료서비스의 가격을 인지할 수 없도록 하

는 것이 가장 효과적임. 그러나 의료공급자는 가격이 있어야 대상자에게 의료서비스를 제공하고 다음 기의 서비스 생산을 위하여 진료비를 받아야 함

3) 대상자는 의료를 이용할 때는 무료에 가깝게 이용할 수 있으나, 이용과 무관하게 일정한 보험료를 지불하여야 공급자에게 진료비를 지불할 수 있음

4) 대상자가 의료이용을 할 때 가격을 인지하지 않음에 따라 의료의 소비자 시장(환자와 의료기관 간의 시장)이 성립하지 못하여 의료서비스를 시장에서 배분할 수 없고, 보험자(질병금고나 보험공단)가 서비스를 배분할 수밖에 없음 : 즉, 의료이용의 사회화가 이루어짐

5) 따라서 사회적인 권리로써 의료의 접근성이 보장되는 사회에서는 시장에 서비스 배분을 맡길 수 없다는 것을 이해하는 것(Feldstein, 2005)이 중요함
   (1) 이 때 환자는 의료서비스의 구매자가 될 수 없음
   (2) 의료의 구매자는 보험자가 되며, 보험자가 공급자로부터 서비스를 구매하여 필요도(needs)에 따라 환자에게 서비스를 배분(혹은 배급)하게 됨
   (3) 의료서비스의 원활한 배분(배급)을 위하여 공급체계(delivery system)가 중요함

2 초기 의료보장제도의 등장

2.1 비스마르크의 질병보험제도의 등장

1) 산업혁명은 경제성장을 이루어 장기적으로는 국민들의 생활수준을 향상시켰으나 산업혁명의 과정에서는 여러 가지 사회문제를 일으켜 근로자 생활을 위협하게 되었음
   (1) 산업혁명으로 대규모 공장제공업의 등장과 소규모 자영업(수공업자)의 몰락으로 농민이나 자영자들이 근로자로 전환됨에 따라 실업문제가 대두되었음
   (2) 산업화로 인한 기계화는 단기적으로 노동수요를 줄여 실업자를 대량 배출하고 임금을 떨어뜨리게 하여 근로자의 생활을 어렵게 만들었음

2) 이와 같이 산업혁명 이후 근로자들의 생활이 어려워짐에 따라 사회주의 사상이 확산되어 독일제국의 존립이 위협을 받게 되었음. 당시 독일은 비스마르크에 의하여 통일을 이루고 새로운 제국을 건설하였는데 사회주의 혁명이 발생하면 독일제국이 붕괴될 우려가 있어 이를 막기 위하여 비스마르크는 노동자들의 생활 안정을 위하여 연금보험, 산재보험, 질병보험의 3대 사회보험을 도입하게 되었음

3) 비스마르크에 의하여 도입된 질병보험의 특징

(1) 질병보험도 어디까지나 근로자들의 생활 안정을 위한 것으로 대상은 근로자에 한정

(2) 당시는 의료수준이 낮아 제공할 수 있는 의료서비스는 많지 않아 의료비가 생활을 위협하는 수준은 아니었으나 병으로 일을 하지 못하게 되면 보수가 지급되지 않았기 때문에 무임금이 생활의 위협이 되었음

(3) 비스마르크의 질병보험은 병이 나서 일을 하지 못할 때 보수의 일부를 지불하는 상병수당을 중심으로 운영되었기 때문에 근로자 가족은 보험의 대상이 될 수 없었음

2.2 베버리지 보고서와 의료보장

비스마르크에 의하여 시작된 의료보험제도는 독일에서 출발하여 유럽 여러 국가로 전파되어 하나의 사회제도로 자리를 잡게 되었음. 영국은 독일에 비하여 산업혁명은 거의 1세기 빨랐으나, 질병보험제도의 도입은 늦어 1911년 국민보험법의 제정을 통하여 이루어졌음. 영국의 질병보험 역시 근로자 가족은 대상에서 제외되었음(Chaplin, 1982)

1) 영국 질병보험제도의 문제점(이규식, 2013)

(1) 영국의 질병보험제도는 독일과는 달리 질병금고에 자치 경영원칙이 주어졌고, 질병금고는 기존의 우애조합이나 상호공제조합 등이 질병보험을 다루겠다고 신고만 하면 정부가 인가하는 인가조합(approved society) 형식이 되어 질병금고간의 재정격차로 국민들의 불평이 높아졌음

(2) 질병금고와 계약한 의사들에 대하여 인두제 방식으로 진료보수가 지불되었는데 인두 수가 인상률이 물가상승률보다 낮은데다 환자들의 의사방문횟수가 증가함에 따라 의사들의 실질적인 소득이 낮아져 의사들도 불평이 많았음(Lynch and Raphael,

1973)

(3) 그리하여 1920–30년대 영국에서는 질병보험제도의 개혁에 관한 요구가 끊이지 않았는데, 그 원인은 의료서비스는 모든 국민이 누려야 할 하나의 권리라는 인식의 결과였음(Goodman, 1980)

① 1926년 처음으로 보험과는 별개로 공적 재정에 의하여 지원되는 단일의 의료서비스를 요구하는 제안이 등장하였음

② 1942년에는 영국의사회에서 정부 통제하의 중앙기획공적의료서비스(centrally planned public medical care)[1]를 요구하는 보고서를 발간하여 당시 질병보험제도의 모순에서 벗어나려는 시도를 하였음(AMA, 1976)

③ 1942년 11월 영국 의회는 베버리지 위원회를 설치. 이 위원회는 「베버리지 보고서」를 발간하여 의료는 지불능력에 관계없이 모든 시민이 포괄적으로 이용할 수 있어야 함을 주장하여 시민의 기본권(fundamental right)이라는 개념을 처음으로 제시하였음

2) 베버리지 보고서와 영국의 의료보장(이규식, 2013)

(1) 영국은 베버리지 보고서가 의회에 제출됨에 따라 근로자의 생활 안정을 위한 질병보험에서 시민의 기본권 보장을 위한 의료보장정책으로 방향을 선회하게 됨. 1943년 처칠 수상은 모든 계층과 모든 목적을 위하여 요람에서 무덤까지의 강제적인 국민보험의 실시를 천명하게 됨(Lynch and Raphael, 1973)

(2) 1944년 연합정부(보수, 자유, 노동당)는 전국민에게 강제적 '보험'을 하겠다는 백서를 발간하여 모든 국민은 공적 재정에 의한 의료서비스를 보장받아야 하며, 의사는 정부의 피용자로 하고, 모든 병원은 국유화할 것을 결정하였음

(3) 영국은 질병보험의 개혁 대신 국영의료제도(National Health Service, NHS)라는 전혀 새로운 제도의 창안으로 이어지게 되어 1946년 NHS 법을 제정하고, 1948년 7월 5일 NHS 제도를 실시하게 되었음

[1] public medical service가 오늘날 우리나라에서 주장되는 공공의료라 할 수 있음. 유럽 국가들은 제2차 세계대전 이후 복지국가 시대에 전국민 의료보장이 달성되자 의료보험에서 제공하는 의료가 공공의료이기 때문에 우리나라처럼 공공의료라는 용어를 별도로 사용하지 않음. 대신에 전액 본인이 비용을 부담하는 의료에 한하여 민간의료(private practice 또는 private service)라는 용어를 사용

3 2차 세계대전 이후 의료보험제도의 개혁

3.1 조세의 의한 의료보장과 사회보험에 의한 의료보장

1) 베버리지 보고서가 토대로 되어 의료가 인간의 기본권이라는 이념은 2차 세계대전 후에 여러 국가에서 받아들여져 마침내 1948년 12월 유엔[2)]에서는 세계인권선언을 발표하면서 의료를 인간의 기본권에 포함하게 되었음

2) 1883년부터 시작한 비스마르크의 질병보험은 근로자들의 생활 안정에 초점을 두어 상병수당 중심으로 제도가 운영되었으나 1900년대 들어 의료기술이 발전함에 따라 의료비도 증가하여 1920년대에는 오늘의 의료체계의 틀이 갖추어지고 이제는 의료비 부담이 상병수당보다 더 큰 사회적 위험이 됨에 따라 근로자뿐만 아니라 일반 국민들에게도 의료비를 공동으로 부담하는 사회적 제도가 필요하게 되었음
   (1) 의료비가 높아지자 근로자뿐만 아니라 일반 국민들도 의료비를 직접 부담하는데 어려움이 따름에 따라 전국민에 대한 의료보장의 필요성이 제기됨에 따라 영국부터 베버리지 보고서를 통하여 의료를 기본권 개념으로 접근하였음
   (2) 1948년 유엔 인권선언에서 의료를 기본권으로 간주함에 따라 국민의 기본권을 충족시켜야 할 의무는 국가에 주어지게 됨
   (3) 기본권 충족의 방법은 두 가지로 영국과 같이 국가의 재정으로 하는 방법(NHS)과 질병보험을 전국민에게 적용하는 사회보험의 개혁이었음

3) 특히 제2차 세계대전이 종료된 후, 미국은 전후 복구를 위하여 유럽에 마셜 플랜에 의하여 원조[3)]를 제공하고, NATO 창설을 통하여 군사 우산을 제공함에 따라 유럽은 전쟁의 참상에서 벗어나 경제발전을 이루게 됨. 여기에 더하여 유럽은 당시 인구증가율이 1% 내외로 성장하는 시기였고 생산 인구층이 많아 경제의 황금시대(golden age)를 맞이하면서 복지정책의 확충에 나서게 되었음(이규식, 2019)

---

2) 유엔은 제2차 대전이 끝난 직후인 1945년 6월 샌프란시스코에서 50개국이 UN 헌장에 서명함으로써 그해 10월 24일 공식적으로 출발하게 되었음

3) 마셜 플랜에 의한 원조액은 총 160억 달러로 지금의 화폐 단위로 보면 적은 돈이지만 당시로서는 매우 큰 금액의 원조였음

(1) 제2차 세계대전 이후 1970년대까지 서유럽은 경제성장을 바탕으로 복지국가를 지향하던 시기였음

(2) 스웨덴을 위시한 북유럽 4개국은 지방정부의 재정으로 의료를 보장하였음. 북유럽 4개국의 의료보장은 중앙정부가 아닌 지방정부 주도로 하였기 때문에 지방공영의료제도(Regional Health Services, RHS)로 부를 수 있음

(3) 영국과 북유럽 4개국을 제외한 다른 국가들은 사회보험을 통하여 전국민 의료보장을 실현하였기 때문에 사회건강보험제도(Social Health Insurance, SHI)로 부를 수 있음

3.2 미국의 의료보장제도(이규식, 2014)

1) 유럽 국가들은 1883년 비스마르크의 질병보험으로 의료보장의 역사를 시작하였으나, 미국은 비스마르크식의 보험은 도입하지 않았음

2) 미국은 1930년대 경제공황을 맞이하여 이를 극복하기 위한 방안의 하나로 국민들의 경제안정을 위하여 Roosevelt 대통령이 경제안정(economic security)에 관한 위원회를 구성하여 1935년 사회보장법을 입법하였음(Longest, 1998)

(1) 사회보장법에는 연금제도, 실업보험, 저소득층의 생활보장 등의 다양한 프로그램이 포함되어 독자적으로 생존하기 어려운 국민들을 보호하도록 하였음

(2) 그러나 AMA(미국의사회)나 상공회의소 등의 반대로 사회건강보험제도는 포함시키지 못하였음(특히 미국의사회는 사회보험방식의 건강보험은 의료사회화가 된다면서 반대를 하였음)

(3) 그 후 Truman 대통령이 건강보험을 입법의 핵심과제로 하였으나 한국전쟁으로 국력을 모아야 할 필요성으로 인하여 건강보험의 입법은 포기하기에 이름

3) 의료가 기본권리라는 규범적 접근은 미국 사회에서 일부 받아들여져 1965년 사회보장법을 개정하여 Medicare 및 Medicaid 제도를 도입하는데 그쳤음

4) 미국도 2014년 오바마 대통령의 건강보험법이 발효되어 의료를 기본권 개념으로으로 접근하기 위하여 노력하고 있으나, 의료의 사회화를 반대하는 사람들이 많아 민간보험의 가입을 강제화하는 조치에 그치고 있음

3.3 의료의 이념(이규식, 2014)

1) 유럽 국가들은 중세 이전부터 교구나 지역 차원에서 빈민을 위한 수용소나 전염병 격리소를 운영하면서 아픈 사람을 치료하였음. 중세 구빈법 시대부터 아픈 사람의 치료에 국가적 차원의 관심을 보였으나 이때는 빈곤은 신의 섭리라는 관념이 지배(Rimlinger, 1971)

2) 산업혁명을 거치면서 빈곤은 신의 영역에서 사회적 영역으로, 의료도 사회적인 접근을 시도하여 비스마르크는 근로자들을 위한 질병보험제도를 도입하였지만, 이때 까지도 의료는 개인의 권리(privilege)로만 간주하였지 사회적인 책임으로 간주하지 않았음(Rimlinger, 1971)

3) 의료가 사회적 재화로서 의미를 갖게 된 것은 17세기 철학자 Locke가 의료를 인간의 자위적 본능을 추구하기 위한 박탈할 수 없는 권리(inalienable right)로 규정(Patel and Rushefsky, 1995)하는데서 시작됨. 실행적인 의미는 1942년 Beveridge 보고서 발간과 1948년 유엔 인권선언이 계기가 되었음

4) 의료가 인간의 기본권으로 자리 매김하게 됨에 따라 건강보험이나 NHS에서 제공하는 의료는 권리로서 이용을 보장하기 때문에 공공재의 2개 원칙에 부합함. 권리로서 제공되는 의료는 소비가 비경합적이며, 비용 부담능력과 무관하게 소비가 보장됨. Melhado(1998)는 의료보장의료를 공공재로 정의하고, 의료보장에서 제공하지 않는 의료는 상품으로 간주하고 있음
   (1) 그래서 NHS 제도를 운영하는 영국에서도 실증적 차원의 의료(경제재)의 존재를 인정하여 영리병원을 허용하거나 NHS 병원에 자비부담 병상(pay bed)을 허용하여 진료비 전액을 자비로 부담하는 민영의료를 허용함
   (2) 민영의료란 민간의료기관이 제공하는 의료가 아니라 공적재정이 아닌 환자 본인이 진료비를 전액 부담하여 이용하는 의료를 뜻함

4 의료보장의 구성요소

4.1 재정조달

1) **의료보장제도를 유지하는데 있어서 필수적인 요소가 재원조달임**
   (1) 조세로 조달하는 방법 --- Beveridge model
   (2) 보험료로 조달하는 방법 --- Bismarck model

2) 피보험자의 소득이 정확하게 신고될 경우에는 소득에 비례하는 보험료를 부과하고 이를 원천 징수(사회보험 선진국에서는 자영자들에게도 소득비례보험료를 부과)

3) 그런데 자영자들의 소득이 정확하게 신고되지 않아 지역사회부과방법(community rating)을 사용하는 국가가 있음. 지역사회부과방법을 사용하는 대표적 국가가 스위스이며, 여기서는 적용자 1인당 정액으로 보험료(flat rate contribution)를 부과하고 있음

4) **보험료 부과와 사회연대**
   (1) 소득능력에 비례하여 부과 --- 소득기준 사회연대
   (2) 1인당 정액방식의 보험료 부과 --- 건강기준 사회연대, 혹은 지역사회연대

5) **보험료부과의 상한제** : 보험료는 조세와 달리 사회연대를 이념으로 하기 때문에 보험료의 부과에 대하여 상한선을 설정하여 사회연대의 범위를 정함. 통상적으로 건강보험제도를 운영하는 국가에서는 최고보험료는 1인당 평균 보험료의 3-4배를 넘지 않는 수준으로 연대범위를 정함(즉, 부유한 사람도 본인부담 보험료 외에 2-3인의 보험료를 추가 부담함으로써 사회연대에 기여하는 것이 합당하다는 것임)

4.2 보험급여

1) 소득보장기능을 하는 상병수당과 의료비보장 기능을 하는 의료서비스 급여가 있음

2) 의료서비스 제공과 관련한 보험급여의 원칙은 두 가지로 제공되는 서비스의 포괄성 원칙(comprehensive services)과 서비스 수준의 최소(national minimum) 원칙이 있음

(1) 포괄성 원칙이란 안전성과 유효성이 입증되는 의료서비스는 모두 보험의 급여로 포함시켜야 한다는 원칙이며

(2) 최소수준 원칙은 의료의 유효성과 관계없이 선택진료나 사치성 병실의 이용과 같은 서비스는 보험급여에서 제외시켜 본인이 책임을 지도록 하는 원칙임

3) 의료보장제도가 고안될 당시에는 상병수당이 급여의 주된 내용이었으나 의료기술이 발달된 오늘날은 의료서비스의 제공이 주된 급여로 변화

4) 의료서비스는 두 가지 방법으로 제공

(1) 직접제공 : 의료보장을 운영하는 국가나 보험조합(또는 보험공단)이 의료기관을 설립하고 의료인을 고용하여 직접적으로 서비스를 제공하는 방법

(2) 간접제공 : 보험조합이나 공단이 의료기관을 소유하지 않고 독립적으로 설립된 의료기관(공공 및 민간의료기관)과 계약을 맺어 의료서비스를 제공하는 방법

5) 간접제공의 두 가지 방법

(1) 제3자 지불제도(The third party payment) : 의료기관이 보험가입자(피보험자)에게 의료서비스를 제공한 후에 진료비를 보험공단에 청구하여 상환받는 제도를 말함. 우리나라를 위시한 대부분의 사회보험제도를 운영하는 국가들은 제3자 지불제도를 택하고 있음(그림 2-1)

(2) 상환제(Reimbursement) : 의료기관이 보험가입자(피보험자)에게 의료서비스를 제공하고 진료비를 직접받으며, 환자가 영수증을 받아 보험공단에 청구하여 환불받는 제도를 말함. 미국의 민간보험에서 많이 채택하고 있음(그림 2-2). 일부에서는 두 제도를 구분하지 않고 상환제로 부르기도 함(의료공급자가 공단으로부터 진료비를 상환받는 것도 상환제로 간주)

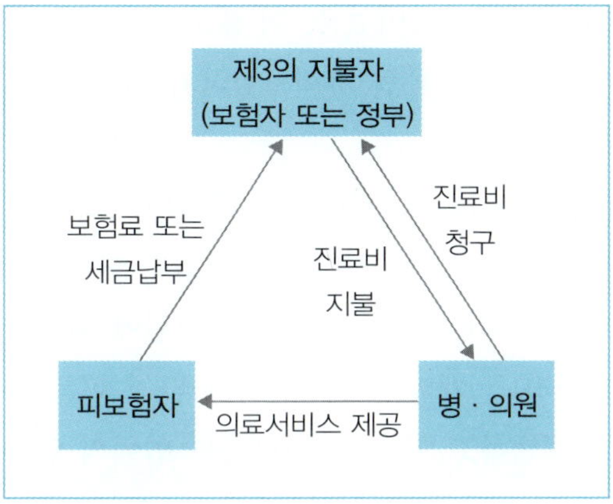

그림 2-1 제3자 지불제도

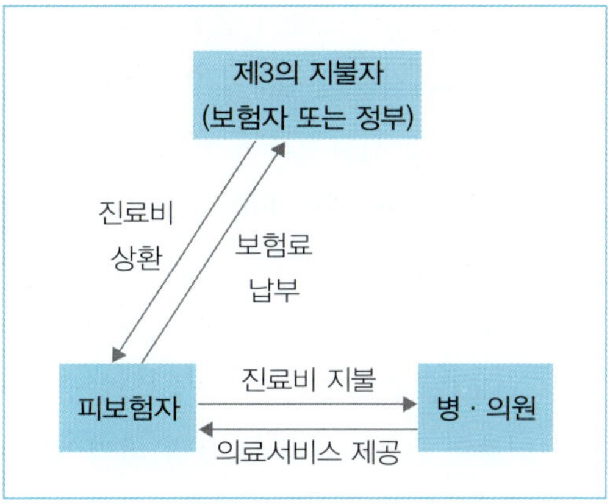

그림 2-2 상환제도

4.3 진료비 지불제도

1) 의료기관이 피보험자에게 의료서비스를 제공하고 진료비를 지불받기 위해서는 지불제도가 매우 중요함. 진료비 지불제도에 따라 의료공급자는 서비스를 과다하게 제공하여 의료비를 증가시키기도 하며, 반대로 어떤 지불제도에서는 서비스를 가급적으로 적게 제공하고자 노력하기도 함

2) 지불제도의 종류

(1) **행위별수가제도(Fee-for-services)** : 서비스 하나, 하나에 가격을 정하여 제공된 서비스의 가지 수에 따라 진료비가 결정됨. 우리나라에서 채택되고 있으며, 의료비 증가를 부채질할 수 있는 제도임. 그러나 유럽의 사회보험국가들도 개업의사에 대해서는 이 제도를 많이 사용하고 있음

(2) **예산할당제(Budget rationing)** : 국영의료제도나 지방공영의료제도를 택하고 있는 국가에서 병원진료비를 정부예산으로 할당하여 주는 방식을 말함. 영국은 1991년 의료개혁(1989년에 개혁보고서 발간됨) 이후 병원에 대해서 이 방법에서 벗어나고 있음

(3) **인두제(Capitation)** : 주로 1차 의사들의 진료비 보상을 위하여 택하는 방식으로 의사에 대하여 등록된 환자 수에 비례하여 진료비를 지급하는 방식으로 이 제도에서는 공급자는 가급적 서비스를 적게 제공하려는 유인을 갖게 됨

(4) **일당 진료비제도(Daily charge or per diem fee)** : 병원 입원에 대하여 유럽의

사회보험국가들이 전통적으로 택한 진료비 지불방식이었음. 이 제도는 입원을 장기화시키는 단점[4]이 있어 1990년대 이후 대부분 유럽 사회보험국가들은 DRGs에 의한 건당진료비 방식을 택하고 있음

(5) **건당진료비와 DRGs(Diagnosis Related Groups)** : 진료건당 정액의 진료비를 지불하는 방식인데 자원투입량이 고려되지 않는 건당 진료비는 진료가 단순한 1차 의료에서 통용될 수 있음. 그러나 1983년 미국 Medicare에서 병원에 대하여 DRGs(진단명에 따라 정액의 진료비를 책정)를 개발하여 사용함에 따라 이를 응용한 DRGs 제도를 유럽 국가에서 많이 채택하고 있음. 우리나라도 입원의 일부 상병은 DRGs를 도입하고 있음

(6) **봉급제(Salary)** : 병원이 봉직의사에게 월급을 주는 것을 의미하지 않고, 보험공단이 의료공급자에게 봉급제로 진료비를 주는 제도로 흔하지 않는 제도임. 일부 남미 국가들이 보험공단이 진료소를 개설하여 의사를 채용하여 봉급제 방식으로 진료비를 주는 제도를 택하고 있음

4.4 관리체계

1) **재원을 조세로 조달하는 국가** : 모든 국민을 중앙정부나 지방정부가 관리

(1) 세무당국이 재원을 징수하기 때문에 의료보장을 위한 관리기구가 불필요

(2) 다만 근로자에게 상병수당을 제공하는 국가들은 별도의 보험기구를 두어 여기에서 상병수당을 지급

2) 보험료로 재원을 조달하는 국가에서는 서비스의 제공 방법에 따라 관리방식이 달라짐

(1) **직접제공국가** : 보험관리를 단일 관리체계로 함

(2) **간접제공국가** : 보험관리를 여러 개의 조합에 의한 다보험자 방식으로 관리함

[4] 입원 초기에 많은 자원이 투입되기 때문에 일당진료비 제도에서 조기 퇴원은 병원으로 하여금 손실을 초래하게 됨

5 의료보장과 의료공급체계

5.1 의료공급체계의 중요성(이규식, 2019)

1) 의료보장제도가 도입되면 앞에서 이야기한 바와 같이 의료의 소비자 시장이 기능을 하지 못함
   (1) 의료가격을 인지하지 못하는 환자를 구매자로 간주할 경우, 도덕적 해이가 일반화되어 의료이용이 엄청나게 많아져 보험재정이 감당하기 어려움
   (2) 따라서 필요도에 따라 보험자가 가입자에게 의료서비스를 배분을 해야 적은 비용으로 많은 사람들에게 의료보장이 가능해짐

2) 그러기 위하여 의료의 필요도를 우선순위에 따라 1차 의료, 2차 의료, 3차 의료로 구분하고, 1차 의료는 매우 흔한 질병을 치료할 수준이며, 3차 의료는 높은 의료수준이 요구됨. 포괄적 서비스는 3차 의료기관에서 충족이 될 수 있음

3) Melhado(1998)는 필요도의 우선순위에 맞게 의료공급자도 1차 의료기관, 2차 의료기관, 3차 의료기관으로 위계화할 것을 주장
   (1) Melhodo가 주장하는 공급자의 위계화는 Fox(1986)가 제안한 계층적 지역주의(hierarchical regionalism) 모형이 적합하다는 것임. 즉, 1차 의료기관은 거주지 부근, 2차 의료기관은 시 · 군단위로, 3차 의료기관은 광역자치권 단위로 배치하여 의료기관의 위계화를 지역과 결부시켜야 한다는 것임
   (2) Melhodo는 의료계획(health planning)의 수립이 중요하며, 계획을 통하여 필요도의 우선순위와 공급자의 위계화가 제대로 조화될 수 있도록 의료 인력을 양성하고 병상을 준비하여야 의료가 발전을 이룰 수 있음을 주장

4) 앞의 필요도의 우선순위 설정과 공급자의 위계화가 이루어지면 환자는 의료이용을 필요도에 따라 1차, 2차, 3차로 단계적으로 하는 환자의뢰체계(referral pathway, 혹은 care pathway)를 따라 [그림 2-3]과 같이 하여 3차 의료기관에서 포괄적 서비스를 이용하는 것이 보장성을 높이는 합리적인 절차로 간주하였음(이규식, 2019). 우리나라에서는 전달체계로 불리고 있음

P·U·B·L·I·C·H·E·A·L·T·H

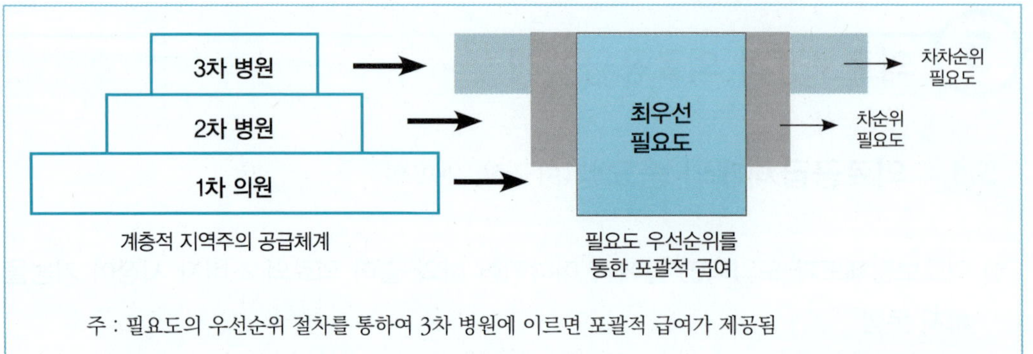

그림 2-3 필요도와 의료공급의 틀

5.2 의료사회화와 의료사회주의

1) **의료사회화**

(1) 의료보장제도를 통하여 의료가 제공될 때 의료사회화라 부름

(2) 의료보장제도는 환자가 가격을 인식하지 못하도록 하였기 때문에 의료를 수요라는 시장을 통하여 제공할 수 없음. 즉, 시장에서 서비스를 배분하는 것이 아니라 필요도를 토대로 배급을 하게 됨

(3) 의료보장제도는 시장 거래가 아니라 보험자가 구매한 의료를 거의 무상에 가깝게 이용할 수 있도록 환자에게 배급하기 때문에 의료사회화라고 할 수 있음

(4) 따라서 의료보장 의료가 공공재가 되며 또한 공공의료라 부르게 됨

(5) 의료보장국가에서는 건강보험에서 제공하는 의료는 생산자가 민간이냐 공공이냐를 따지지 않고 공공의료로 간주함

(6) 우리나라와 같이 공공병원의료를 공공의료로 한정할 경우에는 민간병원이 생산하는 건강보험 의료에 대하여 정부가 간여할 수 없는 문제가 발생함: 정부가 스스로 정책 집행에 족쇄를 채우는 우둔한 행동을 하고 있음

(7) 공급자와 보험자 간에는 시장이 성립하기 때문에 민간병원이냐 공공병원이냐 구분 없이 보험수가가 중요함

2) **의료사회주의** : 구 공산권 국가의 Semashko 모형

(1) 의료서비스를 생산하는 의료기관을 정부가 소유하고 의사를 비롯한 의료 인력도 전부 정부 소속으로 하고 있음: 의료의 소비자 시장은 물론 공급자 시장도 없음

(2) 사회주의 생산양식(배급경제)에 부합하게 설계된 체계

① 이 모형은 구 소련의 계획경제를 통한 배급제 경제체제와 부합하는 의료체계로 국가의 강력한 통제 하에서 무상으로 의료를 제공

② 1918년 소련 의사 세마쉬코(Semashko)가 1918년 소련의 계획경제 하의 무상의료제도를 개발하였기 때문에 붙여진 명칭

③ 의료공급은 모두 국가가 소유하는 의료기관에서 담당하며 무상으로 제공. 무상의료제도는 국민의 기본권 보장이 아니라 공산주의 배급경제를 유지하기 위함

④ 1990년대 사회주의 경제가 몰락하여 시장경제로 전환함에 따라 사회건강보험으로 전환하였음

3) 의료사회화는 의료서비스 이용에 한하여 공적재정으로 모든 사람에게 형평적으로 적용하는 것을 의미하고, 의료사회주의는 의료의 이용뿐만 아니라 공급까지도 모두 정부가 장악하는 것을 의미함

5.3 사회보험 의료체계

1) 특징은 사회보험료를 연대 차원에서 지불하고 보험급여는 모든 국민에게 동일하게 제공. 사회연대일 경우에는 보험료 부과의 상한선을 설정하여 연대의 한계 범위를 설정

2) 의료공급자는 보험공단과 계약을 맺은 의료기관으로 민간병원도 건강보험과 계약을 맺으면 공공병원과 동일하게 각종 세금을 면제하는 등의 혜택을 부여하여 공공병원과 차별을 하지 않음(Busse, Grinten and Svensson, 2002)

3) 건강보험공단은 의료의 구매자 기능을 하기 때문에 진료비 지불제도가 중요하며, 진료비를 심사하는 조직을 보험자가 갖춤

4) 공급자와 구매자(보험공단)가 분리되며, 구매자가 제도 운영에 핵심 역할을 하게 됨

5) 정부 재정으로 운영되는 공영의료제도에 비하여 의료비 관리가 상대적으로 어려움

6) 사회의료보험체계는 보험자가 단일화된 우리나라와 같은 모형이 있고 보험자가 다원화된 유럽형이 있음. 보험자가 다원화된 유럽 국가 가운데 네덜란드와 독일은 중앙기금(central fund)을 설치하여 재정은 통합 관리하고 급여관리는 분권화하여 관리의 효율성 제고를 위한 노력을 하고 있음

표 2-1 재원조달과 관련된 의료보장의 일반 모형

구분	조세방식(Beveridge 모형)		보험방식(Bismarck 모형)	
	국가	지방정부	직접서비스제공	간접서비스제공
명칭	NHS	RHS	SHI직접	SHI간접
관리	중앙정부 (보험자 없음)	지방정부 (보험자 없음)	보험공사 (특수직종분리관리)	조합 (다보험자)
적용범위	전국민	전국민	근로자중심 (전국민포함노력)	전국민
병원소유	중앙정부	지방정부	보험공사	공공 및 민간공존
현금급여	별도기구	별도기구	정형이 없음	동시취급
국가	영국, 이탈리아	스웨덴, 덴마크	일부 남미국가 일부 개도국	독일, 네덜란드, 일본
특징	중앙집권형	지방분권형	중앙집권형	조합분권형

주 : 1) 보험방식의 직접 서비스제공 모형은 점차 사라지고 있음. 간접 서비스제공 모형의 일부 국가(한국, 대만)는 단일 보험자 모형으로 바꾸기도 함

2) 거의 모든 국가에서 의사의 개업은 일정 자격을 갖추면 허용하기 때문에 민간부문이라 할 수 있어 표에 별도로 제시하지 않았음(스웨덴 등 일부 국가는 예외)

자료 : 이규식(2013)

6 우리나라 의료보험제도의 개요

6.1 의료보험제도의 연혁

1) 1963년 의료보험법 제정 : 그러나 임의 가입으로 보험제도의 실효성이 없었음

2) 1977년 의료보험제도 도입전에 의료보호제도의 확립

3) 1977년 의료보험제도 도입 : 의료보험제도의 실시에 따라 보험료가 근로자들의 임

금 상승으로 연결되어 기업의 국제경쟁력을 상실시키지 않도록 하기 위하여 보험료를 처음부터 낮게 책정하였고 또한 보험료를 기업의 비용구조속에 흡수가 가능하다고 판단되는 대기업의 피용자부터 단계적으로 적용하는 방법을 택하였음. 근로자층에 대한 적용이 거의 완료되는 시점인 1988년에 농어촌 지역주민 그리고 1989년 7월 1일에는 도시 지역주민을 의료보험에 적용함으로써 전국민의료보험이 실현되었음

표 2-2 우리나라 의료보험제도의 연혁

날 짜	내 용
1963. 12. 6	의료보험법 제정(법률 제1623호) : 임의적용
1976. 12. 22	의료보험법 전면개정(법률 제2942호) : 강제적용
1977. 7. 1	500인 이상 고용 사업장 근로자 당연적용 실시
1979. 1. 1	공무원 및 사립학교교직원 의료보험 실시(별도 법제정)
1979. 7. 1	300인 이상 고용 사업장 근로자 의료보험 실시
1981. 1. 1	100인 이상 고용 사업장 근로자 의료보험 실시
1981. 7. 1	3개 군(홍천, 옥구, 군위) 지역의료보험 시범사업 실시
1982. 7. 1	3개지역(목포, 보은, 강화) 지역의료보험 시범사업 추가
1983. 1. 1	16인 이상 고용 사업장 근로자 의료보험 실시
1988. 1. 1	농촌지역의료보험 확대
	5인 이상 고용 사업장 근로자 의료보험 실시
1989. 7. 1	도시지역 의료보험 확대(전국민의료보험 적용완료)
1998. 10. 1	공 · 교 공단과 지역의료보험통합하여 공단에서 관리
2000. 7. 1	'국민건강보험'으로 직장, 지역, 공 · 교 의보통합

4) 지역주민을 근로자보다 늦게 실시한 이유는 지역주민에 대한 보험관리는 근로자와 달라서 신고된 소득이 부정확하고 개개인을 상대로 자격을 관리해야 하는 관계로 근로자에 비해 보험관리가 어려운 보험기술상의 문제가 있었기 때문

5) 1998년 10월에는 지역의료보험조합을 통합하여 공교의료보험과 같이 관리하게 되었고, 2000년 7월 1일부터는 직장의료보험까지 통합하여 조직체계를 일원화. 그러나 지역주민의 신고소득의 정확성 문제로 인하여 재정통합은 용이하지 않아 2001년 1월부터 직장과 공교의 재정을 통합하였고, 지역의료보험과의 재정통합은 2003년 7월에 실행

6.2 의료보험제도의 특징

1) 우리나라의 의료보험제도는 대략 다음의 5가지 특성을 갖고 있음

(1) 모든 국민을 「국민건강보험법」에 근거하여 강제로 가입시킴으로써 역선택을 방지하고 있음

(2) 보험료는 경제적인 능력에 비례하여 부과하는 반면에 보험급여는 보험료의 부과수준에 관계없이 모든 국민에게 동일하게 주어지도록 하여 형평성을 유지

(3) 보험료 부과방식은 직장가입자와 지역가입자로 이원화

(4) 모든 의료기관을 의료보험 요양기관으로 강제 지정하여 국민들의 의료접근도를 보장

(5) 진료보수는 행위별수가제(fee-for-service)를 적용하고, 입원의 일부는 DRGs 적용

6.3 관리운영체계

1) 당초에는 소득 신고가 용이하여 보험료의 소득비례 부과 및 원천징수가 가능한 임금소득자 계층과 소득 신고가 어려우며, 보험료의 원천징수가 곤란한 농 · 어민, 도시자영자 등 비임금소득자로 구분하여 관리하였음

2) 1998년 10월 지역조합만 1단계로 통합하였고 뒤이어 2000년 7월 이후부터는 모든 보험조합을 하나로 통합하여 단일 보험자인 국민건강보험공단에서 관리 운영하며 진료비 심사는 공단과 분리하여 건강보험심사평가원에서 담당하고 있음

6.4 보험급여

1) 요양급여

(1) 요양급여의 내용

가입자 및 피부양자의 질병 · 부상에 대한 예방 · 진단 · 치료 · 재활과 출산에 대하여 요양기관으로부터 진찰 · 검사, 약제 · 치료재료의 지급, 처치 · 수술 기타의 치료, 예방 · 재활, 입원, 간호, 이송 등에 대하여 직접 의료서비스를 제공받는 것

(2) 요양기관

간호 및 이송을 제외한 요양급여는 의료기관, 약국, 보건소 · 보건의료원 및 보건지소, 보건진료소 등을 요양기관으로 지정. 요양기관은 정당한 이유없이 요양급여를 거부할 수 없음

(3) 비용의 일부부담

의료이용의 남용을 막고 건강보험 재정을 보호하기 위하여 의료서비스를 제공받을 때 수진자에게 진료비의 일부를 부담시키고 있음

(4) 요양비

부득이한 사유로 인하여 요양기관과 유사한 기능을 수행하는 기관으로서 보건복지부령이 정하는 기관에서 질병 · 부상 · 출산 등에 대하여 요양을 받았거나, 요양기관외의 장소에서 출산을 한 때에는 그 요양급여에 상당하는 금액을 현금으로 지급

(5) 건강검진

질병을 조기에 발견하여 의료비 증가를 방지하기 위하여 직장가입자, 세대주인 지역가입자, 40세 이상인 지역가입자 및 40세 이상인 피부양자에 대하여 건강검진을 실시. 건강검진은 2년마다 1회 이상 실시하되, 사무직에 종사하지 않는 직장가입자는 매년 실시

(6) 장애인 보장구

장애인복지법에 의해 등록된 등록장애인의 경우 장애보장구를 구입할 시에는 구입금액의 80%를 현금으로 지급하는 급여를 실시

2) 임의급여

(1) 장제비

장제비는 가입자 또는 피부양자가 사망한 경우에 그 장제를 행한 사람에게 건당 25만원을 지급하도록 시행령 제25조에 규정하였으나, 2007년말 시행령을 개정하여 이 조항이 삭제되어 현재는 실시하지 않고 있음

(2) 본인부담액보상금

본인부담액보상금은 진료비 본인부담액이 일정액을 초과하면 그 초과액을 건강보험에서 부담하는 제도로 시행령 제22조에 규정되었는데, 소득이 낮을수록 본인이 부담해야 할 액수를 낮게 하여 저소득층의 부담을 경감하도록 유의하고 있음

3) 환자의뢰체계(Referral pathway)

(1) 모든 의료기관은 건강보험 요양기관으로 당연 지정하여 민영의료를 원천적으로 봉쇄

(2) 의료이용체계는 2단계를 유지함

(3) 제1단계는 전국에 걸쳐 지정된 47개의 상급종합병원(2024년 기준)을 제외한 모든 의료기관을 방문해야 함

(4) 제2단계는 47개 상급종합병원으로 하급 의료기관 의사의 진료의뢰소견서가 있어야만 진료를 받을 수 있도록 하고 있음. 단, 응급인 경우는 예외로 하고 있음

6.5 보험료 부과 및 징수제도

1) 직장가입자는 지급받는 총보수를 기준으로 보험료율을 곱하여 얻은 금액을 보험료로 부과

2) 지역가입자의 월별 보험료액은 세대 단위로 산정하며, 지역가입자의 소득 · 재산 등을 참작하여 결정

3) 지역가입자에 대한 재산보험료 부과의 정당성에 대한 논의가 끊임없이 제기되고 있음

6.6 의료보장과 관련된 문제점

1) 우리나라는 1977년 사회의료보험제도를 '국민의 기본권 보장'이라는 이념에 따른 것이 아니라 시혜 차원에서 도입하였기 때문에 건강보험의료를 사적인 재화로 간주할 수 있도록 하여 많은 문제를 낳고 있음

2) 사회보험을 도입하는 국가는 의료를 '국민의 기본권 보장'을 이념으로 하기 때문에

건강보험의료는 공공의료로 취급하는데 반하여 우리는 정부 스스로 2000년 공공보건의료에 관한 법률을 제정하여 '공공의료기관이 생산하는 의료만 공공보건의료로 간주'하여 건강보험의료를 공공의료에서 제외시키는 우를 범하였음

(1) 다행히 2012년 2월부터 공공보건의료에 관한 법률을 개정하여 '공공보건의료를 국민의 보편적인 의료이용을 보장하는 의료'로 정의를 내려 건강보험의료가 공공의료임을 천명하였음

(2) 그러나 같이 개정된 법률에서 공공보건의료사업과 공공보건의료사업 수행기관을 별도 규정함으로써 민간병원이 생산하는 건강보험의료는 여전히 공공의료에서 제외시켜, 건강보험의료와 공공의료를 분리해서 취급하여 같은 법률안에서 의미를 달리하는 모순을 저지르고 있음

(3) 공공의료와 건강보험의료를 분리함에 따라 걸핏하면 의료민영화론이 등장하여 의료정책에 발목을 잡도록 하고 있음

3) 건강보험의료를 공공의료로 간주하지 않는다는 것은 건강보험의료를 여전히 사적인 재화로 간주하는 것인데 정부가 시혜적 차원에서 건강보험사업을 운영하는 의미를 지녀 많은 문제를 야기하고 있음

(1) 법률상의 이러한 모순은 정부가 건강보험의료를 공공재로 간주하지 않는다는 근거가 되고 있음

(2) 건강보험의료가 공공의료가 아니면, 전국민을 건강보험에 강제 가입시키는 것도 무효가 됨

(3) 정부가 건강보험의료를 공공재로 간주하지 않음에 따라 의료계는 당연하게 의료를 사적 재화로 간주하여 정부의 규제를 수긍하지 않는 결과를 초래하고 있음

(4) 이러한 결과는 사회의료보험제도를 간직하면서 의료계획도 제대로 수립하지 못하여 지역간 의료자원의 편재는 물론 자유방임에 가까운 의료체계를 형성하여 환자의뢰체계(referral pathway)도 형식화되어 환자들이 일부 병원으로 쏠림 현상을 야기하는 등의 많은 문제가 나타나고 있음

4) 우리나라의 건강보험의 특징은 1977년 패러다임[5)]이라 할 수 있는 저보험료에 기인

5) 1977년 패러다임은 이규식이 처음으로 2002년 한국사회보장학회가 발간하는 학술지 「사회보장연구」 18(2): 231-268에서 언급함

하여 보장성이 낮은 저급여라는 구조적 문제를 안고 있음

(1) 2000년대 이후에는 보장성을 높여 저급여구조에서 벗어나려 노력하고 있으나 보험료 인상이 용이하지 못하여 어려움을 겪고 있음

(2) 1977년 패러다임에서 벗어나지 못하여 보장성이 낮은 것도 건강보험제도를 도입하면서 '의료를 국민의 기본권 보장'이라는 이념이 없었기 때문에 건강보험을 통하여 '포괄적인 서비스 보장'이라는 개념을 수립하지 못하였기 때문임

(3) 2000년 7월 건강보험을 통합하여 하나의 재정을 사용함에도 불구하고 보험료는 직장가입자와 지역가입자에게 다른 방식을 적용하여 형평성 문제가 제기되고 있음. 특히 지역가입자에 대하여 소득이 발생하지 않는 재산에 대하여 보험료를 부과하는 방법은 시급히 고쳐야 할 문제점임

5) 건강보험은 원칙적으로 비급여를 인정하지 않음(단: 업무 또는 일상생활에 지장이 없는 피부, 비뇨기, 성형, 보철, 한약제 등의 서비스는 법정비급여로 하였음). 모든 사회보장국가에서 건강보험과 계약을 맺어 의료서비스를 제공하는 의료기관은 법률적으로 인정되는 서비스(즉, 급여서비스)만 제공하고, 인정되지 않는 서비스(즉, 비급여서비스)는 계약하지 않는 의료기관에서 제공할 수 있도록 제도를 운영

(1) 그런데 2000년 건강보험을 통합하면서 비급여서비스 제공을 허락하여 건강보험제도를 운영하는 국가로서 의료기관들이 영리화를 추구하는 모순을 나타내고 있음

(2) 비급여서비스는 가격을 의료기관이 자율적으로 책정하기 때문에 원가보다 높게 하여 영리를 취할 수 있는 문제가 있음(급여서비스는 원가를 토대로 가격을 책정하기 때문에 영리를 취하기 어려움)

(3) 이러한 행태는 공공병원도 민간병원과 동일하여 건강보험제도에서 용인할 수 없는 영리를 취할 수 있는 기전을 갖는 문제와 함께 의료기관은 영리를 위하여 가급적이면 많은 서비스를 제공하게 되어 국민의료비의 급속적인 증가를 유도하는 문제가 있음

6) 건강보험제도를 '국민의 기본권으로서의 의료보장'이라는 이념으로 접근하지 않으면, 국민을 건강보험에 강제 가입시키는 건강보험법의 성립 근거가 없어지는 큰 문제가 있음. 우리나라 헌법은 제34조 및 제36조를 통하여 인간다운 생활, 사회보장, 보건에 대한 국가 보호 등을 규정하고 있어 기본권 개념을 의료보장의 이념으로 설정할 수 있음

[참고문헌]

이규식 (2014), 의료분야의 갈등과 이념, 이슈페이퍼 9호, (사)건강복지정책연구원

이규식 (2019), 『의료보장론(개정판)』, 서울: 계축문화사

이규식 (2021), 『의료보장과 구매이론』, 서울: 계축문화사

American Medical Association (AMA) (1976), The British Health Care System, Chicago, IL: Economic Models Ltd.

Beveridge WH (1942), Social Insurance and Allied Services, Macmillan Company, reproduced in 1969, New York, NY: Agathon Press, Inc.

Busse R, Grinten T, Svensson PG (2002), Regulating entrepreneurial behaviour in hospitals: theory and practice, in Regulating Entrepreneurial Behaviour in European Health Care Systems. In: Saltman RB, Busse R Mossialos E (eds.), European Observatory on Health Care Systems, Bucking-ham, London, UK: Open University Press

Chaplin NW (1982), Health Care in the United Kingdom, London, UK: Kluwer Medical

Feldstein PJ (2005), Health Care Economics(6th). Albany, NY: Thomson Delmar Learning.

Fox DM (1986), Health Policies Health Politics: the British and American Experience 1911-1965, Princeton, NJ: Princeton University Press

Goodman JC (1980), National Health Care in Great Britain: Lessons for the U.S.A., Dallas, TX: The Fisher Institute

Lynch MJ, Raphael SS (1973), Medicine and the State, Oak Brook, IL: Association of American Physicians and Surgeons

Longest BB Jr. (1998), Health Policymaking in the United States (2nd ed.), Chicago, IL: Health Administration Press

Melhado EM (1998), Economist, public provision, and the market: Changing values in policy debate, Journal of Health Politics, Policy and Law, 223(2): 215-263.

Patel K, Rushefsky ME (1995), Health Care Politics and Policy in America, New York, NY: M. E. Sharpe, Inc.

Rimlinger GV (1971), Welfare Policy and Industrialization in Europe America and Russia, New York: John Wiley & Sons, Inc.

UN (1948), The Universal Declaration of Human Rights (UDHR). URL: http://www.un.org/en/universal-declaration-human-rights/ [accessed 2017-08-31]

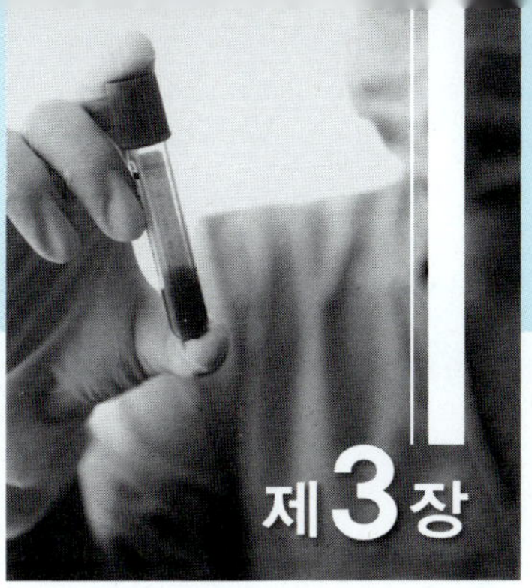

제3장 보건교육

개 요

과거 전염병이 주요 공중보건의 문제였던 시기에도 전염병 예방 분야에서 보건교육은 중요한 사업 요소였다. 그러나 이후 보건의료기술의 발전으로 전염성 질병의 관리가 체계화되고 예방접종 및 위생관리 등으로 감염성 질환자가 감소되고 평균수명 연장과 더불어 만성질병이 만연하게 되면서 과거 위생교육에서 건강 행동중심의 보건교육으로 변화되었다.

1995년 제정된 국민건강증진법에 의해 국민건강증진기금이 조성되어 건강행동변화 및 건강생활 실천을 유도하는 보건교육사업이 활발하게 진행되어 왔다.

보건교육은 인간의 건강문제와 인간행동과의 관계를 분석하여 건강행동을 바람직한 방향으로 변화시키는 체계적이고 과학적인 방법에 대한 학문으로 건강행동의 중요성을 이해하며, 건강행동의 특성을 결정하는 다양한 사회 심리적 요인들의 파악과 중재를 통해 행동의 선택, 변화, 지속을 유도하는 보건교육의 기본 원리를 습득하는 것이 필요하다.

학습목표

1. 보건교육의 개념에 대해 설명할 수 있다.
2. 보건행동변화를 위한 기초 이론에 대한 지식을 습득한다.
3. 보건교육 기획 및 수행 방법에 대해 설명할 수 있다.
4. 보건교육사의 역할과 활동 영역에 대한 지식을 습득하고 보건교육 전문가로서의 책임감 있는 태도를 형성한다.

1 보건교육의 개념

1.1 정의

보건교육(health education)은 보건(health)과 교육(education)이란 두 낱말이 합성하여 된 복합어로 '교육'은 보건교육의 형식과 방법, '보건'은 보건교육의 목표와 방법에 해당되어 건강을 유지하도록 하는 방향으로 변화시켜주는 것을 의미한다.

터너(1926)는 개인과 지역사회의 건강에 관련된 습관, 태도, 지식에 긍정적인 영향을 미치는 경험의 총합으로 보건교육을 정의하고 있으며, 지역사회 보건교육은 지역사회의 주민들이 보다 합리적인 건강행동을 하기 위해 정보를 획득하고 방향을 설정하는 학습과정이라고 정의하였다.

보건교육을 위한 미국 대통령 자문위원회(President's committee on health education, 1973)에서는 기존의 개념에 비하여 상대적으로 '과정'을 강조하고 있으며, 보건교육은 단순한 정보 전달보다 동기부여, 태도, 믿음에 더욱 관심을 가져야 한다는 것을 강조하였다.

로스 등(1980)은 보건교육을 직간접적으로 인간의 건강에 영향을 미치는 행위나 문제점에 중점을 둔 교육적으로 계획된 변화의 과정이라 정의하였다.

그린 등(1980)은 보건교육은 건강에 도움이 되는 행동을 자발적으로 취하게 하는 것을 촉진하는 방법들을 계획적으로 조합한 것(designed combination of methods)으로 정의하여 개인의 자발적인 행동변화를 강조하였다.

WHO에서는 보건교육을 건강에 관한 지식, 신념, 태도, 행동에 영향을 주는 개인, 집단, 지역에서의 모든 경험, 노력, 과정이라 정의하고 있다.

보건교육이란 다학제적 분야로서 개인이나, 집단, 지역사회가 건강을 보호하고 유지하는데 적극적인 역할을 할 수 있도록 고안된 교육적인 프로그램을 계획하고, 실행하며 평가하는 업무이다(Joint committee on health education terminology, 1991).

그린(1991)은 보건교육은 건강에 도움이 되는 자발적인 행동을 유발하도록 고안된 학습경험의 조합으로 정의하고 있다. 학습경험의 조합(combination)이라는 것은 교육적인 활동과 학습경험이 다차원적인 행동의 요인들과 맞추어지는데 중점을 둔다는 의미이다. 고안(design)했다는 것은 보건교육을 하나의 계획된 학습경험으로 보는 것이며 임의적인 학습경험과는 구별하는 것을 의미한다. 자발적인(voluntary)이라는 것은 억지로 하는 것인 아닌 행동의 목적을 충분히 수용하고 이해한 상태에서 나타나는 행동을 의미한다.

국민건강증진법에서는 보건교육을 개인 또는 집단으로 하여금 건강에 유익한 행위를 자발적으로 수행하도록 하는 교육이라 정의하고 있다.

종합해 보면 보건교육은 건강에 영향을 줄 수 있는 ① 개인 내 요인 혹은 개인적 요인, ② 개인 간 요인, ③ 조직적 요인, ④ 지역사회 요인, ⑤ 공공 정책적 요인 등의 5가지 요소를 고려하여 접근하는 조직적 노력, 경제적 지원, 정책 등을 포괄하는 것이다.

또한 정보, 지식의 전달을 통해 합리적인 의사결정을 할 수 있도록 지원하는 활동으로, 단순한 지식, 정보 전달뿐 아니라 건강에 대한 바람직한 태도, 믿음을 형성하게 하고 행동을 위한 동기를 부여하는 과정으로 정의할 수 있다.

1.2 목적

교육이란 인간행동을 바람직한 방향으로 변화시키고자 하는 의도가 있으며, 보건교육의 목표도 이와 유사하게 지식을 전달하고 태도를 변화시키고, 의사결정과정을 돕고, 행위를 변화시키고 궁극적으로 사회적인 변화를 유도하는 것 등을 포함한다.

시몬드(1976)는 보건교육의 목표를 개인, 집단, 조직 내에서 건강에 해롭다고 여겨지는 행동을 현재와 미래의 건강에 유익한 행동으로 변화시키는 데 있다고 제시하였다.

세계보건기구 제1차 공중보건교육전문위원회에서는 보건교육의 목적이 지역사회로 하여금 건강이 가장 중요한 자산임을 인식하도록 하고, 개인이나 집단이 자신의 건강을 스스로 관리할 수 있는 능력을 갖도록 하는데 있으며, 이를 통해 지역사회 각종 보건사업이 잘 추진되고 올바로 실천될 수 있도록 하는데 있다고 제시하고 있다.

미국의 국제보건교육표준위원회(1995)에 의하면 보건교육의 목표를 과거의 단순한 지식, 태도, 행동의 구성체계를 벗어나 보다 세분화하여 다음과 같이 제시하고 있다.

1) 건강증진 및 질병예방과 관련된 개념의 이해
2) 정확한 정보 및 건강증진서비스에 접근할 수 있는 능력 함양
3) 건강을 개선하고, 건강의 위험을 줄이는 능력
4) 문화, 매체, 기술 등이 건강에 미치는 영향을 인지
5) 건강 향상을 위한 커뮤니케이션 기술 함양

6) 건강 향상을 위해 목표를 설정하고 의사결정기술의 능력 함양

7) 개인의 건강, 가족의 건강, 지역사회의 건강을 위해 지원 활동을 할 수 있도록 유도

이러한 기준들은 개인의 건강행동을 결정하는 요인이 단순한 지식만으로는 설명할 수 없다는 것을 보여준다. 따라서 보건교육의 내용이 지식과 태도, 행동 등 세가지를 중심으로 구성된 것이 전통적인 보건교육이라면 현대적인 보건교육은 보다 세분화되고 심화되어 개인과 가족, 지역사회의 건강을 보호하고 증진하기 위하여 건강정보와 서비스를 습득하고 해석하고, 적용할 수 있는 능력을 가지도록 하는데 있다(최은진, 2011). 지역사회 주민이 갖는 관심이나 요구가 각각 다르기 때문에 지역사회 구성원 각자가 스스로 건강을 유지, 개선 및 향상하도록 함으로써 전 지역사회 주민의 보건수준 향상에 기여하도록 하는데 그 목적이 있다.

2 보건교육 이론

보건교육과 건강행태 변화 관련 주요 이론은 다음과 같다.

2.1 개인 또는 개체 내 수준

개인은 보건교육 및 건강증진사업에 있어 가장 기본이 되는 것으로, 개인의 행동에 영향을 미치는 요인들을 찾아내고 설명할 수 있어야 한다. 개인단위에서의 행동변화 이론은 종종 보다 광범위한 그룹, 즉 조직, 지역사회, 국가 단위에서의 변화 모델을 구성하기도 하기 때문이다. 개인은 그룹에 참여하고, 조직을 관리하며, 리더를 선출하고, 지명하며, 법안을 만들기도 한다. 따라서 정책을 달성하고 조직을 변화시키기 위해서는 개인에게 영향력을 줄 필요가 있다.

더불어, 행태를 이해하기 위해서는 개인수준 이론은 개체 내 요인에 초점을 맞추고 있다. 개체 내 요인은 지식, 태도, 신념, 동기, 자아 개념, 성장 과정, 과거 경험, 기술 들이 포함된다.

개인수준의 주요 이론들은 다음과 같다.

1) 건강신념모형(Health Belief Model, HBM) : 건강 위협에 대한 개인의 인지(감수성,

질병의 심각성), 위협을 피함으로써 오는 이익, 그리고 행동을 결정하는 요인(장애 요인, 계기, 자기 효능감) 등을 다룬다.

2) **변화단계모형**(The Stages of Change Model, Transtheoretical Model) : 행동을 변화시키고자 하는 개인의 동기와 변화단계를 기술한다.

3) **계획된 행동이론**(The Theory of Planned Behavior, TPB) : 개인의 믿음과 태도 의도, 행동, 그리고 이러한 행동에 대한 인지된 통제간의 관계를 고려한다.

2.2 개인 간 수준

개인 간 수준에서, 건강행동의 이론들은 개인들이 사회적 환경 내에 존재하고 그 영향을 받는다고 전제한다. 주변 사람들의 의견, 사고, 행동, 조언, 지지들은 개인의 느낌과 행동에 영향을 주고 개인은 이러한 사람들에게 또한 영향을 미치게 된다. 사회적 환경에는 가족구성원, 직장동료, 친구, 보건전문가 등이 포함된다. 사회적 환경은 행동에 영향을 미치므로 결과적으로 건강에도 영향을 미치게 된다.

사회인지이론은 가장 일반적으로 사용되는 개인 간 수준의 행태관련이론이다. 사회인지이론은 개인적 요소, 환경적 요소와 인간행동이 서로 영향을 미치는 역동적이고 지속적인 과정에 대해 설명하고 있다. (1) 자기 효능감, (2) 목표, (3) 결과에 대한 기대라는 3가지 주요 요소가 행동변화가능성에 영향을 준다고 한다.

2.3 지역사회 수준

지역사회 수준의 모형들은 사회 체제가 어떻게 작용하고 변화하며, 지역사회 주민과 조직들을 결집시킬 수 있는지 탐구한다. 이러한 모형들은 의료기관, 학교, 직장, 지역사회단체, 공공기관과 같이 다양한 경우에 작용하는 전략을 제시한다. 생태학적 관점에서 보면 지역사회수준 모형들은 개인, 단체, 기관이나 지역사회의 문제 전반을 다룬다.

1) **지역사회조직론 및 기타 참여모형**(Community Organisation and Other Participatory Models) : 보건적, 사회적 문제를 파악하고 해결하기 위해 지역사회가 주도하는 접근법을 강조한다.

2) **혁신의 확산 이론**(Diffusion of Innovations Theory) : 새로운 생각, 산물, 사회적 관습이 조직과 지역사회, 한 사회 내에서 또는 한 사회에서 다른 사회로 어떻게 확산되어 가는지를 다룬다.

3) **커뮤니케이션 이론(Communication Theory)** : 여러 종류의 정보 전달이 어떻게 건강 행태에 영향을 미치는지 설명한다.

3 보건교육방법

3.1 보건교육 프로그램 개발시 고려사항

그린(1980)은 보건교육 프로그램을 성공적으로 수행하기 위해서는 다음의 질문들을 염두에 두어야 한다고 제시하고 있다.

1) 대상 그룹의 건강 문제는 무엇인가?
2) 비건강 문제의 영향을 감소시키기 위해 학습자들은 어떤 특정한 행동들을 획득 또는 강화시켜야 하는가?
3) 새로운 행동을 습득하기 위해 학습자들은 어떤 정보와 기술을 가져야 하는가?
4) 새로운 행동을 습득하기 위해 어떤 자원, 자료들을 가져야 하는가?
5) 사람들을 바람직한 행동으로 변화시킬 수 있는 관련 보건사업 또는 지역사회 조건으로는 어떤 것들이 필요한가?
6) 교육 프로그램에 어떤 행동들이 열거되며, 어떤 교육 목표들이 조직의 능력, 오리엔테이션, 목표 등과 일치하는가?
7) 어떤 행동 변화를 측정할 수 있으며, 어떤 구체적인 측정방법을 이용할 것이며, 언제 그 측정이 이루어질 것인가?
8) 학습자가 새로운 행동을 선택한다면 조건과 상황에 있어서 얼마나 많은 변화를 기대할 수 있으며, 개인, 가족, 지역사회에서는 어떤 변화를 요구하는가? 이런 결과를 어떻게 측정하고, 어느 것을 측정하도록 노력할 것이며, 언제 측정할 것인가?
9) 주어진 특정한 학습자와 바람직한 행동을 위해서, 어떤 교육적인 방법이나 기술, 정보를 제공하고, 학습환경을 조성해야 하는가?
10) 어떤 조직적이고 논리적인 준비가 프로그램을 유지하는 데 필요한 것이며, 어떤 종류의 오리엔테이션 또는 훈련이 프로그램 요원에게 필요한 것인가?
11) 어느 정도의 예산이 필요하며, 주어진 예산 내에 그 프로그램을 진행할 수 있는지, 또는 프로그램을 계획한 조직이 어느 정도 희생을 감당할 의향이 있는가 등이다.

3.2 대상자 중심의 보건교육방법

1) 강의(Lecture)

(1) **강의의 장점** : 비교적 적은 경비로 많은 인원의 행동을 변화시켜서 그릇된 보건 습관을 변경할 수 있다. 짧은 시간에 많은 양의 지식전달이 가능하고 비용과 시간이 절약된다.

(2) **강의의 단점** : 집단내 의견의 합일점에 도달하기가 어렵고 사회자의 역할 여부에 따라 성공이 좌우됨. 개별적으로 적용되기에는 일반화된 것일 수 있음

(3) **강의의 고려사항** : 주의를 집중, 흥미있게 하도록 노력, 학습자와 시선을 마주 볼 수 있도록 하며, 학습 분위기 좋게 유지, 강의 내용 정리, 요약을 해준다.

2) 그룹토의(Group discussion)

한 그룹은 10~20명으로 구성하는 것이 바람직하며, 이 방법은 사회자의 능력에 따라 그 효과가 좌우될 수 있다.

(1) **장점** : 민주적 회의 능력을 길러 줌, 대상자들의 능동적인 참여, 양보와 협력하는 사회성의 배양, 의사전달 능력의 배양, 학습의욕을 높여 줌

(2) **단점** : 경제성이 낮음, 그룹 참가자 수가 클수록 토의에 참여하는 수가 적어진다.

3) 집단교육 토의법

(1) **심포지움(sympossium)** : 어떤 문제의 여러 면을 다루기 위해 2~5명의 전문가가 각자의 의견을 15~20분 정도 발표하고 사회자가 청중을 공개토론 형식으로 참여시키는 방법으로, 다양한 지식과 경험을 들을 수 있다. 보통 강연자와 청중은 모두 전문인으로 구성된다.

(2) **패널토의(panel discussion, 배심토의)** : 어떤 주제에 관하여 상반된 의견을 가진 전문가 4~7명이 사회자의 안내에 따라 토의 진행 후 청중과 질의응답을 통해 결론을 얻는 방법이다.

(3) **분단토의(buzz session)** : 참여자의 수가 많을 경우 전원의 의견을 상호교환하기 위하여 전체를 수 개의 분단으로 나누어 토의시키고 다시 전체회의에서 종합하는 방

법이다.

(4) **브레인스토밍(brain storming)** : 특별한 문제를 해결하기 위한 단체의 협동적인 토의로 어떤 문제를 중심으로 가능한 모든 면의 검토를 더욱 넓게 전개하여 해결책을 강구한다. 아이디어의 자유로운 흐름으로 창의성을 활용할 수 있고, 시간이 많이 소모될 수 있다.

(5) **세미나(seminar)** : 토의, 연구 및 선정된 문제를 과학적으로 분석하기 위해서 이용되는 집회형태로 참가자 모두가 새로운 어떤 것을 발견하는 것에 중점을 두는 유도토의

4) 경험 및 실기를 통한 교육방법

(1) **시범(demonstration)** : 이론적인 설명만으로 교육이 부족한 경우 실물이나 실제 장면을 만들어 지도하는 교육방법으로 실무에 적용이 가능하며 현실적으로 교육내용을 실천 가능하게 하는 효과적인 방법이다.

(2) **역할극(role play)** : 교육대상자들이 다른 사람의 역을 해 봄으로써 실제 그 상황에 놓인 사람들의 입장이나 처지를 이해할 수 있는 방법이다.

(3) **견학(field visit)** : 교육장소를 실제 현장으로 옮겨 직접 관찰하고 경험하여 목표한 학습의 효과를 유도하는 방법. 교육대상자들이 실제상황을 관찰하여야 할 필요가 있을 때 선택한다.

(4) **전시교육(exhibition)** : 보건 및 보건관리 홍보활동을 위한 전시일 때 전시용 벽보판의 설치장소는 주민의 왕래가 빈번한 곳이 좋다.

4 보건교육사

4.1 보건교육사 개요

미국 보건교육용어제정위원회(2001)에서는 개인이나 집단, 지역사회의 건강을 보호하고 유지하기 위해 교육전략과 정책, 진행, 중재, 시스템의 발전을 돕는 방법을 적절하게 사용할 수 있도록 특수하게 훈련받아 다양한 역할을 수행하는 전문인력으로 정의하고 있다. 보건교육사는 보건교육 프로그램을 계획, 지도, 평가하는 유일한 기능을 가지며, 초 · 중 · 고등학교, 보건당국, 병원, 사기업, 보험조합, 보건유지기구, 대학, 자원보건단

체, 보건소, 중앙 및 지방단체, 그리고 보건관련 단체 등 보건서비스 책임이 있는 부서에서 종사할 수 있다.

우리나라의 보건교육사는 2009년부터 국민건강증진법에 의한 국가자격제도로 운영되고 있으며, 보건교육사는 개인, 집단, 산업체 및 지역사회가 체계적이고 효율적인 보건교육을 통하여 건강상 바람직한 행동을 자발적으로 할 수 있도록 교육하고 환경을 조성하며 사전 예방적 건강관리사업을 수행함으로써 국민의 질병을 예방하고 건강을 증진하는 전문직업인이며(한국보건의료인국가시험원, 2019), '개인, 집단 및 지역사회가 건강상 바람직한 행동을 자발적으로 할 수 있도록 교육하고 환경을 조성하도록 돕는 전문직업인'이라고 정의하고 있다(김명 등 2009).

「국민건강증진법」 제12조 규정에 의해 「국민건강증진법 시행령」 제17조에서 제시한 보건교육 내용은 다음과 같으며 이는 보건교육사로서의 업무수행 근거가 된다.

1) 금연 · 절주 등 건강생활의 실천에 관한 사항
2) 만성퇴행성질환 등 질병의 예방에 관한 사항
3) 영양 및 식생활에 관한 사항
4) 구강건강에 관한 사항
5) 공중위생에 관한 사항
6) 건강증진을 위한 체육활동에 관한 사항
7) 그 밖에 건강증진사업에 관한 사항

4.2 보건교육사 수행 직무

1) 우리나라 보건교육사

보건교육사의 수행 직무는 개인 · 집단 · 산업체 · 지역사회의 건강증진 환경 조성, 사전예방적 건강관리사업의 정보수집 및 분석, 보건교육의 전문성 개발, 보건교육 요구도 조사 및 진단, 보건교육 · 건강증진 프로그램 기획, 보건교육 · 건강증진 프로그램 실행, 보건교육 · 건강증진 프로그램 평가 및 관리, 보건교육 및 건강정보 제공, 의사소통 및 애드보커시, 건강정보 생성과 확산 등으로 구성되어 있다.

표 3-1 보건교육사 수행 직무

• 개인, 집단, 산업체 및 지역사회의 건강증진 환경 조성 • 사전예방적 건강관리사업의 정보수집 및 분석 • 사전예방적 건강관리사업의 수행 • 보건교육의 전문성 개발 • 개인, 집단, 산업체, 지역사회의 보건교육 요구도 조사 및 진단 • 보건교육, 건강증진 프로그램 기획 • 보건교육, 건강증진 프로그램 실행 • 보건교육, 건강증진 프로그램 평가 및 관리 • 보건교육방법 및 건강증진 교육자료 개발	• 보건교육, 건강증진서비스 연계 및 조정 • 보건교육 및 건강정보 제공 • 보건의료기관에서 일반 환자 및 가족의 보건교육 • 산업장에서 근로자 건강증진 및 보건관리사업 수행 • 학교보건교육의 실시와 지원 • 노인요양 및 수발서비스에서 교육 및 상담 • 건강정보의 생성과 확산 • 의사소통 및 애드보커시(옹호) • 보건교육, 건강증진에 관한 연구 수행

자료 : 국시원 http://www.kuksiwon.or.kr/Examination/OccuLicense.aspx?PageName=LicensInfo&JobCode=31&SiteGnb=8&SiteLnb=1

표 3-2 보건교육사 임무(Duty) 및 일(Task)

임무(Duty)	일(Task)
보건교육 요구도 진단	• 요구도 진단과정 기획하기, 관련 자료 검색하기, 자료 수집하기, 자료 분석하기, 분석결과 해석하기
보건교육 프로그램 기획	• 관계자 참여시키기, 기획이론 활용하기, 목표 설정하기, 프로그램 설계하기, 중재전략 구성하기, 평가 계획하기, 수행 계획하기
보건교육 방법 및 자료개발	• 교수 설계하기, 교육방법 개발하기, 교육매체 개발하기, 교육자료 개발하기
보건교육 프로그램 수행	• 프로그램 채택하기, 세부 계획세우기, 관리체계 수립하기, 수행단계 적용하기, 계획 실행하기, 프로그램 지속하기
보건교육 프로그램 평가	• 평가 준비하기, 프로그램 이론의 타당성 평가하기, 과정 평가하기, 효과 평가하기, 경제성 평가하기, 평가 결론 도출하기, 평가결과 활용하기
보건교육 프로그램 관리	• 예산 관리하기, 자원 관리하기, 건강서비스 연계 · 조정하기, 모니터링하기, 리더십 발휘하기
건강증진 환경조성	• 정책 제안하기, 지역사회 수준의 건강환경 조성하기, 조직수준의 건강환경 조성하기, 개인 간 수준의 건강환경 조성하기
보건의사소통	• 보건의사소통 개발하기, 건강메시지 개발하기, 의사소통하기, 보건의사소통을 전략적으로 활용하기
보건교육 정보관리	• 정보 생성하기, 정보 관리 및 활용하기
연구 수행	• 과학적 연구 수행하기, 연구결과 활용하기
전문성 향상	• 보건교육인력 지원하기, 전문역량 강화하기, 자기관리하기

자료 : 김명 등(2009). 보건교육사 직무분석 연구. 한국보건의료인국가시험원

2) 미국 전문보건교육사 책임과 역량

표 3-3 미국 전문보건교육사의 책임과 역량

보건교육사 7대 임무(책임)	역 량
1) 보건교육을 위한 개인과 지역사회의 요구도 조사(Assess Individual and Community Needs for Health Education)	• 보건관련 데이터 검색 및 수집, 교육에 필요한 결과 도출 • 학습에 영향을 미치는 요인 결정 • 보건교육 수행을 방해 또는 장려하는 요인 규정
2) 보건교육 전략, 중재, 프로그램기획(Plan Health Education Strategies, Interventions, and Programs)	• 프로그램 기획개발에 인력과 조직 참여 • 지역사회 조직체계와 데이터 분석 간의 조정 • 평가가능 프로그램 목표설정, 전략, 중재방법개발, 선택 • 수행에 영향을 미치는 영향요인 사정
3) 보건교육 전략, 중재, 프로그램 수행(Implement Health Education Strategies, Interventions, and Programs)	• 실행 계획 착수 • 전략, 중재, 프로그램 구현을 위한 다양한 기술 활용 • 연수 프로그램 수행
4) 보건교육과 관련된 평가와 연구수행(Conduct Evaluation and Research Related to Health Education)	• 평가와 연구를 위한 계획과 평가 과정 고찰 • 데이터 수집을 위한 조사도구 개발, 도출된 결과 해석 • 향후 보건 관련 사업들을 위한 고찰과 제언
5) 보건교육 전략, 중재, 프로그램 관리/행정(Administer Health Education Strategies, Interventions, Programs)	• 조직적 리더십 개발 • 물적(재정적) 및 인적 자원 확보와 관리 • 프로그램을 위한 수락과 지지 확충
6) 보건교육 정보원으로서의 활동(Serve as a Health Education Resource Person)	• 보건 관련 정보 자원들의 활용 • 보건정보제공을 위한 자료선정과 요청에 대한 응답 • 자문적 리더십 수립
7) 보건교육을 위한 지원 및 의사소통(Communicate and Advocate for Health and Health Education)	• 보건교육에 대한 현재와 장래의 요구도 사정과 반응 • 다양한 의사소통 방법과 기술 선택 • 보건교육 전문성 향상을 위한 개인적, 집단적 노력 • 건강증진과 관련된 건강정책에 영향
최근 3개항 추가 8) 보건교육방법론 적용 9) 보건교육행정 10) 보건교육전문성 향상	

자료 : 김명, 고승덕, 김혜경, 학교보건교육의 이해와 적용, 동문사, 2007

3) 스코틀랜드 보건교육사의 역할

(1) 국가와 지역사회의 건강을 증진시키기 위한 정책과 전략 개발

(2) 건강을 유지, 증진시키기 위한 프로그램의 기획, 수행, 평가

(3) 건강증진활동을 하고 있는 조직, 기관 등의 지원

(4) 건강한 선택을 할 수 있도록 개인, 단체, 조직의 역량개발, 지원

(5) 건강과 관련한 다양한 프로젝트 수행

(6) 건강불평등을 해소하기 위한 취약지역에 대한 협조자 역할

(7) 지역의 건강 협의사항(agenda) 혹은 전략 등에 대한 교육 개발, 수행

(8) 기관, 학교, 지역사회 등에 자문 및 자원 제공

(9) 연구에 근거한 건강증진의 최신 지식을 함양, 지지

(10) 지역사회의 건강에 긍정적인 영향을 미칠 수 있는 대상들의 의식 향상

(11) 다양한 환경에서 활용할 수 있는 홍보책자, 비디오, 브로슈어 등 개발

[참고문헌]

김명, 고승덕, 김혜경 (2007),『학교보건교육의 이해와 적용』, 서울: 동문사

김명, 고승덕, 김영복, 김혜경 등 (2014),『보건교육·건강증진 이론』, 서울: 계축문화사

김명 김영복, 김완수, 김혜경, 남용옥, 박혜련, 유승현, 황명희송 (2009), 보건교육사 직무분석연구, 한국보건의료인국가시험원

남철현 (2016),『공중보건학(8판)』, 서울: 계축문화사

박남수, 김영복, 고광욱, 김민경 (2019), 보건교육사 국가자격제도 활성화방안 연구, 보건복지부

배상수 (2012),『건강증진의 이론과 접근방법』, 서울: 계축문화사

최은진 (2011),『치료에서 예방으로의 패러다임전환에 따른 건강증진정책 개선방안에 관한 연구』, 세종: 한국보건사회연구원

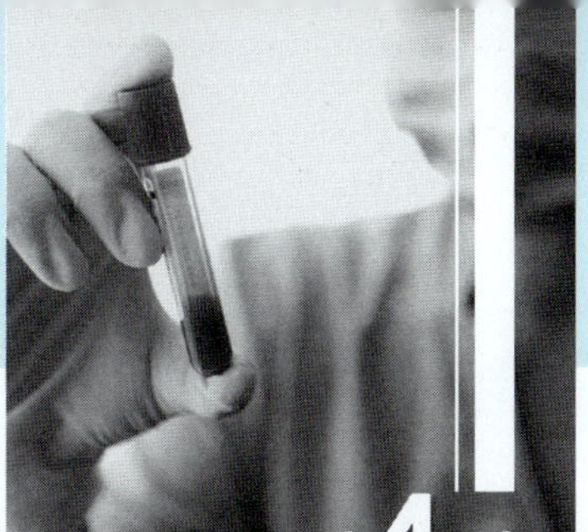

제4장 인구보건

개 요

2024년 통계청의 발표에 따르면 2023년 현재 우리나라 합계출산율은 0.72명을 기록하였다. 이는 2023년 세계 합계출산율 2.25명 보다 현저하게 낮은 수치로 마카오와 홍콩을 제외하면 세계 국가 중 가장 낮은 수준일 것으로 추정된다.

우리나라는 저출생 극복을 위해 지난 2006년부터 270조원의 막대한 재정을 쏟아부었지만 이에 대한 효과는 나타나지 않고 있다.

저출산은 고령화와 맞물려 생산인구를 감소시키고 국가경쟁력을 악화시킨다. 독일의 경우 외국인을 국민으로 삼아 부족한 인구를 꾸준히 유지하여 왔다. 우리나라 역시 동남아시아를 중심으로 젊은 인력이 우리나라에서 일을 하고 있고 이들에 대한 이민정책을 논하는 시점에 도래하고 있다. 저출산으로 인한 사회, 경제적 문제가 현실로 다가온 상황에서 우리나라 역시 이민을 통한 생산인구를 유지하는 정책과 더불어 막대한 예산이 들어가는 출산정책에 대한 획기적인 전환의 패러다임을 고민하고 실천할 때가 되었다.

본 장에서는 인구에 대한 개념과 특성, 이론 등의 학습을 통해 인구정책에 대한 중요성을 이해하고자 한다.

학습목표

1. 인구의 개념에 대해 학습한다.
2. 인구에 관한 이론적 개념과 특성을 학습한다.
3. 인구변화이론에 대해 학습한다.
4. 인구지표에 대해 학습한다.
5. 인구현황 및 인구정책에 대해 학습한다.
6. 세계 및 우리나라 인구에 대해 학습한다.
7. 우리나라 인구정책에 대해 학습한다.

1 인구의 개념(통계청, 2006)

1.1 정의

인구란 일정시기에 일정한 지역에 생존하고 있는 인구집단을 말한다. 즉, 인구는 일정한 공간과 시간이 결합되어 있는 시공공동체를 의미한다.

1.2 어원

라틴어의 Populatio(민중)에 기원을 두고 있다.

1.3 인구학

근대 인구학의 시조는 17세기에 사망표에 관한 연구를 진행한 영국의 John Graunt와 18세기 중엽에 인구의 원리를 저술한 Malthus로 대표된다.

인구학의 용어는 1885년 프랑스의 Achille Guillard가 처음 사용한 것으로 인구학은 인구의 규모, 구조, 그리고 인구 변동과 발전에 관한 과학적 연구 분야로, 인구에 대한 통계적 연구와 인구현상 및 인구문제를 다루는 실용적인 학문으로 정의된다.

2 인구에 관한 이론(권태환, 김두섭, 1990)

2.1 말더스주의

인구증가는 기하급수적으로 늘고, 식량은 산술급수적으로 늘기 때문에 인구의 억제가 필요하다.

1) 말더스 인구이론의 3원리

(1) 규제의 원리
인구는 반드시 생존자료(예, 식량)에 의하여 제한된다.

(2) 증식의 원리
인구는 다른 특별한 방해요인이 없는 한 생존자료가 증가하면 인구도 증가한다.

(3) 파동의 원리
인구는 증식과 규제의 상호작용에 의하여 균형에서 불균형으로 다시 균형회복으로 지속적인 파동을 주기적으로 되풀이한다.

2) 인구억제방법

만혼, 도덕적 억제(금욕, 성적 순결 등) (* 피임은 종교적인 이유로 반대함)

3) 말더스주의에 대한 비판

(1) 만혼, 도덕적 억제책 등은 성범죄와 같은 사회악을 유발할 수 있다.
(2) 인구억제를 생활수준이나 다른 다양한 원인에 둔 것이 아니라 식량에만 국한시켰다.

2.2 신말더스주의

영국의 Francis Place에 의해 주장된 것으로 말더스주의의 기본 이론을 지지하면서 인구억제방법만을 달리한 것으로 피임을 통한 인구억제를 주장하였다.

2.3 적정인구론

영국의 E. Cannan에 의한 것으로 인구의 과잉억제를 식량에만 국한할 것이 아니라 생활수준의 억제에 둠으로써 주어진 여건 속에서 최대한 생산성을 유지하여 최고의 생활수준을 유지할 수 있는 인구로 조절되어야 한다고 주장했다.

2.4 안정인구론

미국의 Alfred J. Lotka가 주장한 것으로 인구이동이 없는 인구구조에서 어느 지역의 인구의 성별, 각 연령별 사망률과 가임여성의 연령별과 출생률이 변하지 않고 오랫동안 지속되면, 인구규모는 변하지만 인구구조는 변하지 않고 일정한 인구분포를 유지한다는 것이다.

3 인구의 변화 이론

3.1 인구증가

인구증가 = 자연증가 + 사회증가

1) **자연증가** : 출생과 사망의 차이에서 오는 인구의 증가

① **조자연증가율** = 조출생률−조사망률

② **인구증가지수**(인구동태지수 : Vital Index) = (출생수÷사망수) × 100 또는 출생수와 사망수의 비

③ **재생산율**

㉠ **합계생산율** = 가임여성(15~49세)이 출산한 아이(남+여)의 총 수

㉡ **총재생산율** = 가임여성(15~49세)이 일생동안 낳는 여자아이의 총 수

㉢ **순재생산율** = 가임연령에 도달할 때까지의 사망률을 고려하여 가임여성(15~49세)이 일생동안 낳는 여자아이의 총 수

* 순재생산율이 1.0이면 인구는 정지, 1.0 이상이면 증가, 1.0 미만이면 인구는 감소함

2) **사회증가** : 전입과 전출의 차이에서 오는 인구의 증가

① **사회증가** = 유입인구 − 유출인구

② **인구증가율** = (자연증가+사회증가)/인구 × 1,000

③ **연간인구증가율** = (연말인구 − 연초인구)/연초인구 × 1,000

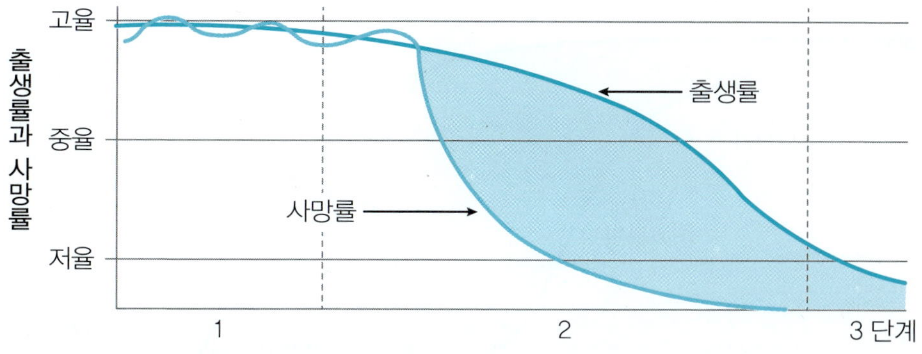

그림 4-1 노스트레인과 톰슨의 인구성장 및 감소모형

3.2 Notestein과 Thompson의 인구성장(Notestein, 1945; Thompson, 1953)

1) 1단계(잠재적 성장단계 ; 고출생, 고사망 : 다산다사형) : 주로 후진국에서 흔히 볼 수 있는 유형으로 산업혁명 이전의 시기로 공업화되지 못한 국가에서 볼 수 있는 인구증가가 예견되는 단계이다.

2) 2단계(과도기적 성장단계 ; 고출생, 저사망 : 다산소사형) : 경제발전과 생활수준 향상으로 인해 사망률은 감소되지만 출생률은 그대로 지속되어 급속한 인구증가율을 보이는 단계이다.

3) 3단계(인구감소 단계 ; 저출생, 저사망 : 소산소사형) : 인구의 급속한 성장을 거친 후 출생률이 감소하여 인구가 현상유지되거나 감소하는 단계를 말한다.

3.3 블랙커(C.P.Blacker)의 인구변화 5단계론(Blacker, 1947)

1) 제1단계(고위정지기) : 고출생률과 고사망률인 인구정지형이다.
중부 아프리카 지역의 저개발 국가들로 앞으로 인구증가의 잠재력을 가지고 있는 나라의 인구 형태이다.

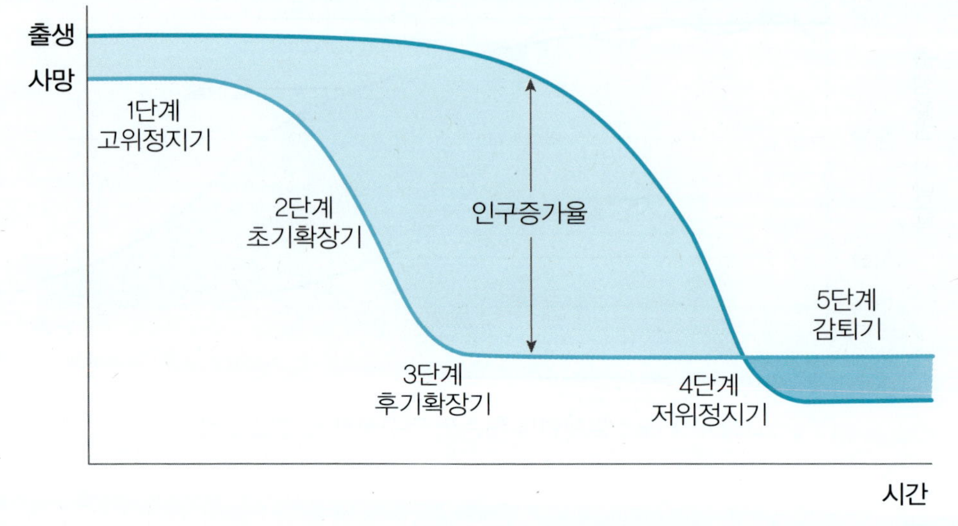

그림 4-2 블랙커의 인구변화 5단계론

2) **제2단계(초기 확장기)** : 고출생률과 저사망률인 인구증가형이다. 당분간 인구증가가 계속되며, 주로 경제개발 초기 국가들의 인구 형태이다. 일본과 한국을 제외한 아시아와 북아프리카의 여러 국가가 이에 속한다.

3) **제3단계(후기 확장기)** : 저출생률에 저사망률의 경향을 나타내는 인구성장둔화형이다. 산업의 발달과 핵가족화 경향이 있는 국가들의 인구 형태이며, 남아프리카, 중앙아메리카 등이 이에 속한다.

4) **제4단계(저위 정지기)** : 출생률과 사망률이 최저에 달하는 나라들로 인구증가 정지형이다. 한국, 이탈리아, 중동 등이 이러한 인구 형태를 나타낸다.

5) **제5단계(감퇴기)** : 출생률이 사망률보다 낮아져서 인구가 감소하는 경향이 있는 감소형이다. 북유럽, 북아메리카, 일본, 뉴질랜드 등이 여기에 속한다.

4 인구 지표

4.1 인구구조 지표

1) 성비

여자 100명에 대한 남자의 인구비 즉, 성비 = (남자수/여자수)×100

(1) **1차성비** : 태아의 성비

(2) **2차성비** : 출생시의 성비

(3) **3차성비** : 현재 인구의 성비

2) 연령별 구성

(1) **영아인구** : 1세 미만의 인구

(2) **소년인구** : 1~14세까지의 인구

(3) **생산인구** : 15~64세까지의 인구

(4) **노년인구** : 65세 이후의 노년인구

(5) **부양비** : 생산능력을 가진 인구(15~64세)에 대한 생산능력이 없는 영아 및 소년인구(0~14세)와 노년인구(65세 이상)의 비

$$\text{아동부양비} = \frac{\text{14세 이하의 인구수(비생산층인구)}}{\text{15~64세 인구수(생산층인구)}} \times 100$$

$$\text{부양비} = \frac{\text{14세 이하의 인구수+65세 이상의 인구수(비생산층인구)}}{\text{15~64세 인구수(생산층인구)}} \times 100$$

$$\text{노년부양비} = \frac{\text{65세 이상의 인구수(비생산층인구)}}{\text{15~64세 인구수(생산층인구)}} \times 100$$

(6) **노령화 지수** : 영아 및 소년인구(0~14세)에 대한 노년인구의 비로써 노령화 정도를 나타내는 지표

$$\text{노령화지수} = \frac{\text{65세 이상 인구(노년인구)}}{\text{14세 이하 인구(아동인구)}} \times 100$$

4.2 인구구조형

인구구조 중에서 성별 및 연령별 인구구조를 기본 인구구조라고 한다.

인구구조를 표시할 때는 가로축에 인구수를 표기하고 세로축에 연령을 표시하며, 남자의 인구수 표시는 왼쪽에, 여자의 인구수 표시는 오른쪽에 한다.

1) 피라밋형(Pyramid form)(인구증가형)

(1) 출생률 보다 사망률이 낮은 구조로서 후진국형이다.
(2) 인구가 증가할 잠재력이 높아 인구증가형, 발전형(progressive form)이라 한다.
(3) 14세 이하 인구가 65세 이상 인구의 2배 이상일 경우이다.

2) 종형(Bell form)(인구정지형)

(1) 저출생률과 저사망률로 인구증가가 정지되는 선진국형 인구구조이다.
(2) 14세 이하의 인구가 65세 이상의 인구의 2배 정도 되는 인구형이다.
(3) 가장 이상적인 인구구조형으로 손꼽힌다.

3) 항아리형(Pot form)(인구감소형)

(1) 출생률이 사망률보다 낮아 인구가 감소하는 인구구조이다.

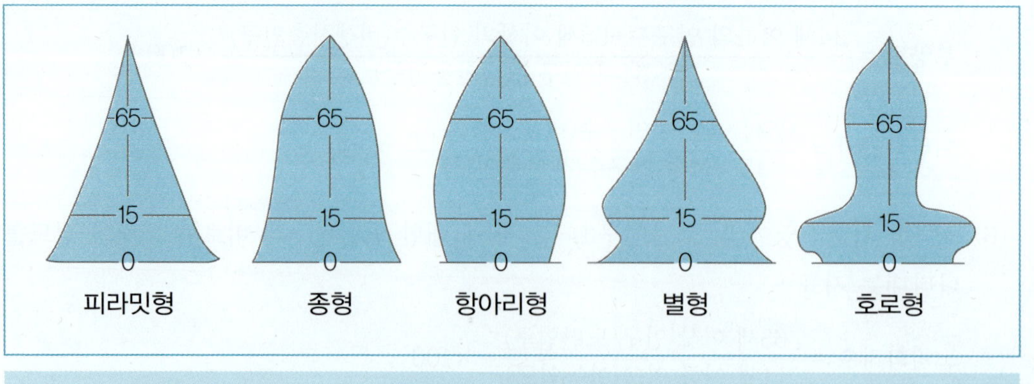

그림 4-3 5가지 인구형

(2) 14세 이하의 인구가 65세 이상의 인구의 2배 이하인 인구형이다.
(3) 평균수명이 높은 선진국가에서 볼 수 있는 인구구조이다.

4) 별형(Star form)(도시형)

(1) 생산연령층의 인구가 많이 모여들고 있는 도시로 인구 유입형(accessive form)이다.
(2) 15~64세의 생산 인구가 전체인구의 50%를 넘는 경우로서 생산층 인구가 증가되는 인구구조이다.

5) 호로형 또는 기타형(Guitar form)(농촌형)

(1) 생산연령 인구가 많이 유출되어 있는 농촌의 인구 유출형(recessive form)이다.
(2) 15~64세 인구가 전체인구의 50% 미만으로 생산층 인구가 감소하는 인구구조이다.

5 인구 현황

5.1 인구조사

1) 인구정태

(1) 일정 시점에 일정 지역을 정하여 조사할 때 그 조사 시점에서의 인구의 상태를 말한다.
(2) 인구의 크기, 자연적 구조(성별, 연령별), 사회적 구조(국적별, 가족관계별), 경제적 구조(직업별, 산업별), 구성, 분포, 밀도 등에 관한 조사이다.

2) 인구동태

(1) 일정한 기간에 인구의 변동요인 즉, 출생, 사망, 전입, 전출 등에 관해 조사하는 것을 말한다.
(2) 보건통계는 신고자료에 의해 실시되고 있는 경우가 많아 보건학적으로 중요한 의

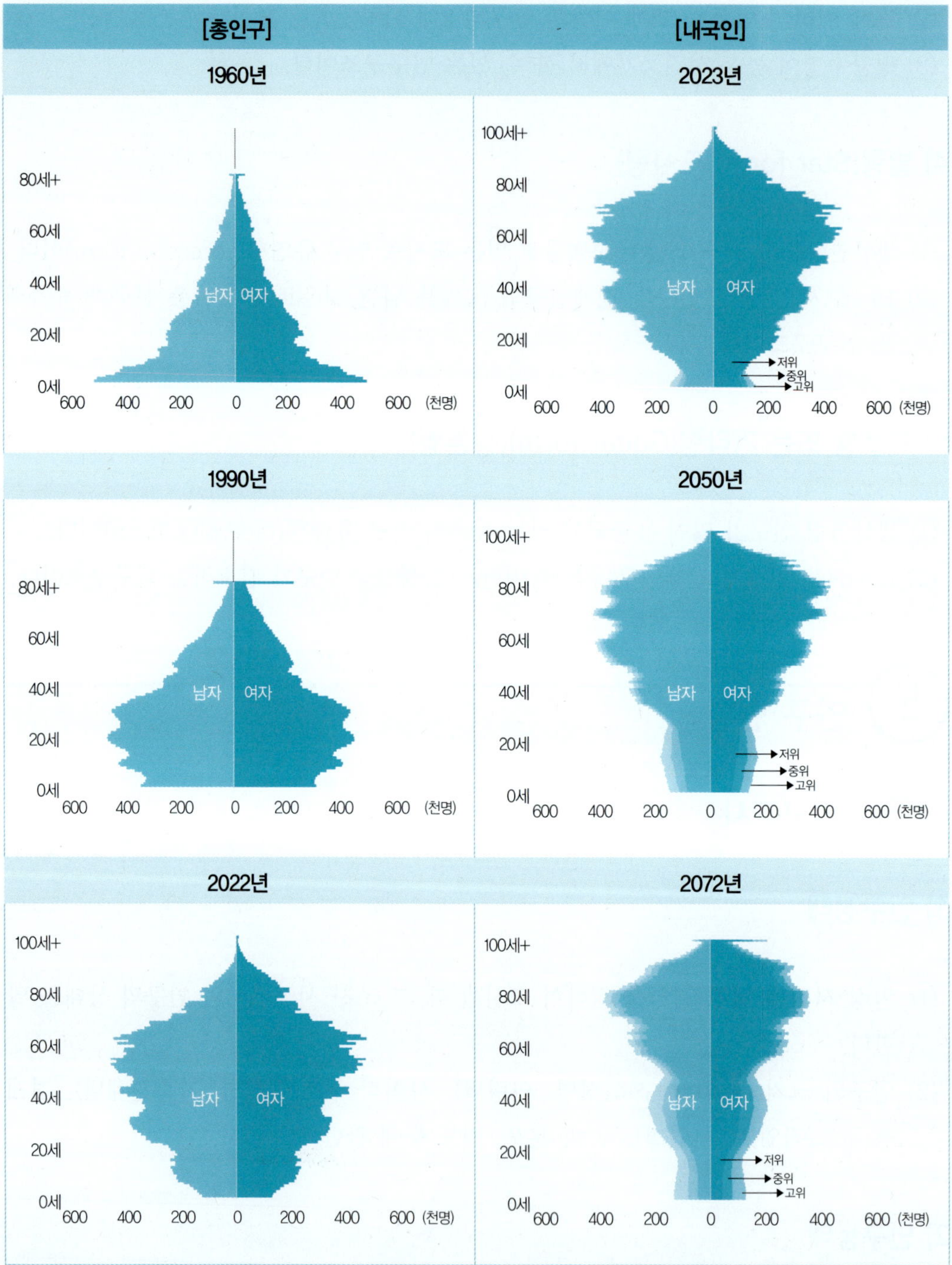

그림 4-4 우리나라 인구 피라미드(1990-2072년)

자료 : 장래인구추계. 2023. 통계청

미를 갖는다.

주요지표 : 출생률, 사망률, 사산율 등

5.2 생명표

(1) 인구집단에 있어 출생과 사망에 의한 생명 현상을 나타내는 방법을 말한다.

(2) 현재의 사망수준이 지속된다는 가정하에 어떠한 출생집단이 생존할 수 있는 수명이 어떻게 되는가를 시간적 순서에 따라 관찰하는 것이다.

(3) 생존수, 사망수, 생존율, 사망률, 사력(死力), 기대여명 등으로 표현하는 것을 생명표(life table)라 한다.

표 4-1 생명표(2022년) (단위: 년)

연 령 Age	사망확률 $_nq_x$	생존자수 l_x	사망자수 $_nd_x$	정지인구 $_nL_x$	총생존년수 T_x	기대여명 e_x^o
0	0.00225	100,000	225	99,811	8,273,978	82.74
1	0.00023	99,775	23	99,764	8,174,168	81.93
2	0.00018	99,752	18	99,743	8,074,404	80.94
3	0.00015	99,734	15	99,727	7,974,661	79.96
4	0.00012	99,719	12	99,713	7,874,934	78.97
5	0.00010	99,707	10	99,702	7,775,221	77.98
6	0.00009	99,697	9	99,693	7,675,518	76.99
7	0.00008	99,688	8	99,684	7,575,826	76.00
8	0.00007	99,680	7	99,676	7,476,142	75.00
9	0.00007	99,673	7	99,669	7,376,465	74.01
10	0.00008	99,665	8	99,662	7,276,796	73.01
11	0.00008	99,658	8	99,654	7,177,135	72.02
12	0.00010	99,650	10	99,645	7,077,481	71.02
13	0.00012	99,640	12	99,634	6,977,836	70.03
14	0.00015	99,628	15	99,621	6,878,202	69.04
15	0.00019	99,614	19	99,604	6,778,581	68.05
16	0.00022	99,595	22	99,584	6,678,977	67.06
17	0.00024	99,573	24	99,561	6,579,393	66.08

연 령 Age	사망확률 $_nq_x$	생존자수 l_x	사망자수 $_nd_x$	정지인구 $_nL_x$	총생존년수 T_x	기대여명 e_x^o
18	0.00026	99,549	26	99,536	6,479,832	65.09
19	0.00027	99,523	27	99,509	6,380,296	64.11
20	0.00029	99,496	28	99,482	6,280,787	63.13
21	0.00031	99,468	31	99,452	6,181,305	62.14
22	0.00035	99,436	35	99,419	6,081,853	61.16
23	0.00038	99,401	38	99,382	5,982,434	60.18
24	0.00041	99,363	40	99,343	5,883,052	59.21
25	0.00043	99,323	43	99,302	5,783,709	58.23
26	0.00045	99,280	45	99,258	5,684,407	57.26
27	0.00048	99,235	48	99,212	5,585,149	56.28
28	0.00050	99,188	50	99,163	5,485,938	55.31
29	0.00051	99,138	51	99,113	5,386,775	54.34
30	0.00052	99,088	51	99,062	5,287,662	53.36
31	0.00053	99,036	53	99,010	5,188,600	52.39
32	0.00055	98,983	55	98,956	5,089,590	51.42
33	0.00059	98,928	58	98,899	4,990,634	50.45
34	0.00062	98,870	61	98,840	4,891,735	49.48
35	0.00065	98,809	64	98,777	4,792,896	48.51
36	0.00069	98,744	68	98,711	4,694,119	47.54
37	0.00074	98,677	73	98,640	4,595,408	46.57
38	0.00081	98,604	80	98,564	4,496,768	45.60
39	0.00090	98,524	89	98,480	4,398,204	44.64
40	0.00099	98,435	97	98,387	4,299,725	43.68
41	0.00107	98,338	105	98,285	4,201,338	42.72
42	0.00114	98,233	112	98,177	4,103,053	41.77
43	0.00122	98,121	119	98,061	4,004,876	40.82
44	0.00130	98,001	128	97,937	3,906,815	39.86
45	0.00141	97,874	138	97,805	3,808,877	38.92
46	0.00153	97,736	150	97,661	3,711,073	37.97
47	0.00168	97,586	164	97,504	3,613,412	37.03
48	0.00183	97,422	179	97,333	3,515,908	36.09

연 령 Age	사망확률 $_nq_x$	생존자수 l_x	사망자수 $_nd_x$	정지인구 $_nL_x$	총생존년수 T_x	기대여명 e_x^o
49	0.00198	97,243	192	97,147	3,418,575	35.15
50	0.00211	97,051	205	96,949	3,321,428	34.22
51	0.00226	96,846	219	96,737	3,224,479	33.29
52	0.00245	96,628	237	96,509	3,127,742	32.37
53	0.00269	96,391	259	96,261	3,031,233	31.45
54	0.00296	96,132	284	95,990	2,934,971	30.53
55	0.00322	95,848	308	95,694	2,838,982	29.62
56	0.00346	95,539	330	95,374	2,743,288	28.71
57	0.00367	95,209	349	95,035	2,647,914	27.81
58	0.00389	94,860	369	94,676	2,552,879	26.91
59	0.00419	94,491	396	94,293	2,458,203	26.02
60	0.00460	94,095	432	93,879	2,363,910	25.12
61	0.00505	93,663	473	93,426	2,270,031	24.24
62	0.00550	93,190	513	92,933	2,176,605	23.36
63	0.00592	92,677	549	92,403	2,083,671	22.48
64	0.00638	92,128	588	91,834	1,991,269	21.61
65	0.00696	91,540	637	91,222	1,899,434	20.75
66	0.00765	90,903	695	90,556	1,808,213	19.89
67	0.00851	90,208	767	89,824	1,717,657	19.04
68	0.00949	89,441	849	89,016	1,627,833	18.20
69	0.01061	88,592	940	88,122	1,538,817	17.37
70	0.01183	87,652	1,037	87,133	1,450,695	16.55
71	0.01312	86,615	1,136	86,047	1,363,562	15.74
72	0.01468	85,479	1,255	84,851	1,277,515	14.95
73	0.01638	84,224	1,379	83,534	1,192,664	14.16
74	0.01825	82,845	1,512	82,089	1,109,130	13.39
75	0.02041	81,332	1,660	80,503	1,027,041	12.63
76	0.02315	79,673	1,844	78,751	946,539	11.88
77	0.02689	77,828	2,093	76,782	867,788	11.15
78	0.03146	75,736	2,383	74,544	791,006	10.44
79	0.03670	73,353	2,692	72,007	716,462	9.77

연 령 Age	사망확률	생존자수	사망자수	정지인구	총생존년수	기대여명
	${}_nq_x$	l_x	${}_nd_x$	${}_nL_x$	T_x	e_x^o
80	0.04249	70,661	3,002	69,160	644,455	9.12
81	0.04880	67,659	3,302	66,008	575,295	8.50
82	0.05616	64,357	3,614	62,550	509,287	7.91
83	0.06455	60,743	3,921	58,782	446,737	7.35
84	0.07386	56,822	4,197	54,723	387,955	6.83
85	0.08406	52,625	4,423	50,413	333,232	6.33
86	0.09528	48,201	4,593	45,905	282,818	5.87
87	0.10757	43,609	4,691	41,263	236,913	5.43
88	0.12097	38,918	4,708	36,564	195,650	5.03
89	0.13549	34,210	4,635	31,892	159,086	4.65
90	0.15115	29,575	4,470	27,339	127,194	4.30
91	0.16795	25,104	4,216	22,996	99,855	3.98
92	0.18586	20,888	3,882	18,947	76,859	3.68
93	0.20486	17,006	3,484	15,264	57,912	3.41
94	0.22487	13,522	3,041	12,002	42,648	3.15
95	0.24582	10,481	2,577	9,193	30,646	2.92
96	0.26761	7,905	2,115	6,847	21,453	2.71
97	0.29011	5,789	1,680	4,950	14,606	2.52
98	0.31315	4,110	1,287	3,466	9,656	2.35
99	0.33656	2,823	950	2,348	6,190	2.19
100+	1.00000	1,873	1,873	3,842	3,842	2.05

자료 : 2022년 생명표. 2023. 통계청

국세조사(National Census) (인구주택총조사)

일종의 정태통계이다. 한 국가의 인구구조, 가족구성, 취업상황 등을 통계적으로 파악하기 위해 이루어지는 총수조사이다. 국세조사는 스웨덴에서 1749년 최초로 실시되었으며, 1790년 근대적 의미의 국세조사가 실시되었다. 우리나라는 1925년에 간이국세조사가 최초로 시행되었으며, 현재에는 5년마다 한번씩 실시하고 있다. 국세조사 방법은 현재 인구조사와 상주 인구조사 방법이 있다.

6 인구문제와 인구정책

6.1 과다인구로 인한 문제

보통 후진국에서 인구의 증가로 인한 문제가 발생하는데, 이러한 나라에서 인구의 증가로 인류의 생존에 위협되는 요소로 "3P[인구(population), 빈곤(poverty), 공해(pollution)]"와 "3M Complex[영양결핍(malnutrition), 질병이환(morbidity), 사망률(mortality)]"를 들고 있다(남철현 외, 2014).

그 외 인구증가가 야기할 수 있는 양적 · 질적 문제점을 기술하면 다음과 같다.

(1) 경제발전 둔화, 고용문제

(2) 빈곤, 기아

(3) 식량, 에너지 및 자원 부족

(4) 정치적 · 경제적 · 사회적 불안

(5) 인구의 도시화와 농촌의 노동력 문제

아울러, 보건학적으로도 아래와 같은 문제를 야기한다.

1) 모성보건의 문제

(1) 인구증가가 높은 나라에서는 대체로 어린 나이에 출산을 시작하므로 10대에 초산을 하는 여자들이 많게 된다.

(2) 아직 신체적으로 미성숙된 10대의 산모는 사망률이 높으며, 또한 산모와 태아의 건강도 좋지 않게 되어 일반적으로 모성사망률이 높게 나타난다.

2) 보건의료 시설의 문제

(1) 현재의 보건의료 시설을 세계적으로 비교해 볼 때 부족한 편이다.

(2) 인구가 증가할 경우 보다 많은 보건의료 시설이 필요하나 국가에 따라서 재원확보가 용이하지 않으므로 보건의료 시설이 과거보다 더욱 부족할 수 있다.

3) 도시화의 문제

(1) 인구가 증가하면 자연히 인구밀도가 높아지게 되며, 특히 인구의 도시집중 현상으로 도시의 인구밀도는 더욱 높아지게 된다.
(2) 인구증가에 의한 급격한 도시화가 진행되는 동안 도시의 제반여건이 이를 따르지 못해 고용, 의식주에 문제가 발생하게 된다.

4) 영양상태의 문제

가구의 소득은 한정되어 있는데 가구원의 수가 늘어나면 식생활이 부실해질 우려가 있다.

5) 환경오염

인구증가와 산업발달, 자동차, 발전소, 공장, 도시 등이 늘어남에 따라, 여기서 배출되는 대기오염이 발생함으로써 궁극적으로 자연생태계가 파괴되어 인간의 건강을 해치게 될 것이다.

6.2 인구감소로 인한 문제

인구감소로 인하여 생산 인력의 감소, 내수 경기 위축, 경기 침체, 투자요인 감소 등의 경제적인 문제가 발생함과 동시에 고령화와 맞물려 군소도시의 붕괴, 부양인구의 증가, 연금 · 보험 · 복지 문제의 대두 등의 사회적인 문제를 수반한다.

6.3 인구정책

1) 인구조정정책

개발도상국을 위주로 인구조정정책을 주요 인구정책으로 추진하고 있다.
(1) 양적 조정정책 : 출생률 → 가족계획사업
(2) 질적 조정정책 : 성별, 연령별 구조 등의 불균형을 결혼 및 출산을 통해 이루려는 우생학적 정책과 결부

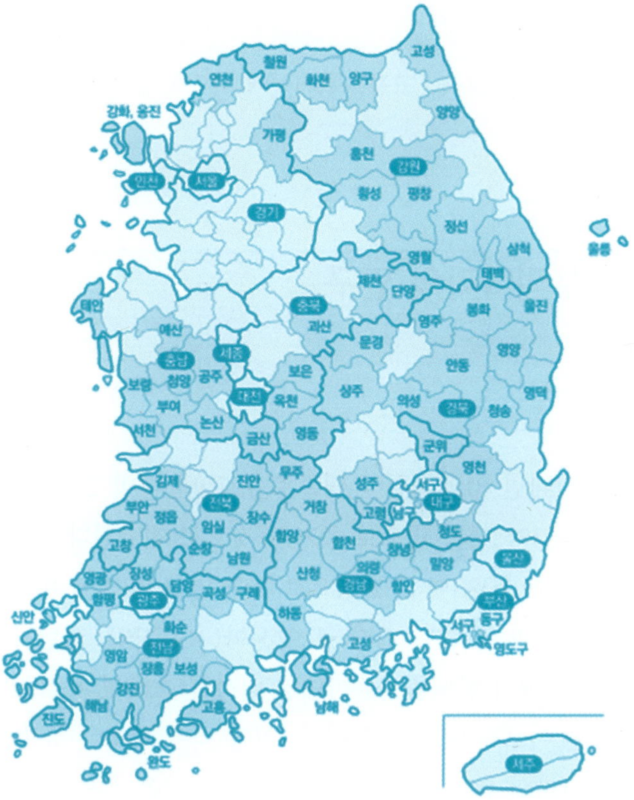

그림 4-5 우리나라 인구감소지역

자료 : 인구감소지역 지정 결과(89개). 2021. 행정안전부

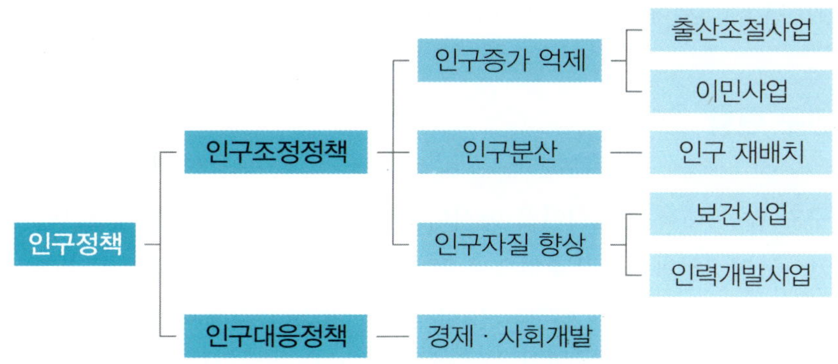

그림 4-6 인구정책의 구분

2) 인구대응정책

인구변동 결과로 야기되는 교육, 고용, 주거문제, 식량 등의 모든 문제를 해결하기 위한 정책을 말한다.

7 세계 및 우리나라의 인구

7.1 세계의 인구

① 세계의 인구는 2024년 81억 6천만 명으로 1970년 대비 2.2배 수준이 증가하였으며, 2072년에는 102억 2천만명으로 증가할 것으로 전망된다.

② 세계의 합계출산율은 2023년 2.25명으로 1970년 4.83명에 비해 2.57명(−53.3%) 감소하였다. 1970년과 2023년 기간 중 아시아(−3.71명), 라틴아메리카(−3.36명), 아프리카(−2.62명)에서 합계출산율이 2명 이상 감소하였다. 2023년 합계출산율이 가장 높은 대륙은 아프리카(4.07명)이며, 가장 낮은 대륙은 유럽(1.40명)인 것으로 나타났다. 우리나라의 2023년 합계출산율(0.72명)은 유럽(1.40명)과 북아메리카(1.60명)에 비해 낮은 수준이었다.

③ 세계의 기대수명은 2022년 72.6세로 1970년 56.3세에 비해 16.4세(29.1%) 증가하였다. 2022년 기대수명이 가장 높은 대륙은 북아메리카(78.3세)이며, 가장 낮은 대륙은 아프리카(62.9세)인 것으로 나타났다. 우리나라의 기대수명은 2022년 82.7세로 1970년 62.3세에 비해 20.5세(32.9%) 증가하였다.

1) 세계 인구 현황

가장 인구가 많은 대륙은 아시아로 아시아 인구는 2024년 기준 48억 1천만 명(58.9%)에서 2072년 51억 5천만 명(50.4%)으로 2024년 대비 1.1배 수준으로 증가할 것으로 전망된다. 그 다음으로 아프리카 인구는 15억 2천만 명(18.6%)에서 2072년 32억 1천만 명(31.4%)으로 2.1배 수준으로 증가할 것으로 전망된다. 유럽 인구는 7억 5천만 명(9.1%)에서 2072년 6억 4천만 명(6.3%)으로 0.9배 수준으로 감소할 것으로 전망된다.

표 4-2 세계 인구규모 (단위 : 백만명, %)

	1970년		2024년		2050년		2072년	
	인구	구성비	인구	구성비	인구	구성비	인구	구성비
세 계	3,695	100.0	8,162	100.0	9,664	100.0	10,217	100.0
아프리카	366	9.9	1,515	18.6	2,467	25.5	3,205	31.4
아 시 아	2,138	57.9	4,807	58.9	5,280	54.6	5,147	50.4
유 럽	657	17.8	745	9.1	703	7.3	644	6.3
라틴아메리카	286	7.7	663	8.1	730	7.6	706	6.9
북아메리카	229	6.2	385	4.7	427	4.4	449	4.4
오세아니아	19	0.5	46	0.6	58	0.6	65	0.6

자료 : 2022년 기준 장래인구추계를 반영한 세계와 한국의 인구현황 및 전망. 2024. 통계청

2) 국가별 현황

2024년 세계에서 인구가 가장 많은 국가는 인도(14억 5천만 명)이고, 세계 인구의 17.8%에 해당한다. 인구순위 2위는 중국(14억 2천만 명)이며, 세계 인구의 17.4%를 차지하고 있다. 한국과 북한은 각각 29위, 56위 수준이며, 남한과 북한을 합한 인구는 20위 수준일 것으로 전망된다.

표 4-3 국가별 인구규모 (단위 : 백만명, %)

순위	1970년			2024년			2050년			2072년		
	국가	인구	구성비	국가	인구	구성비	국가	인구	구성비	국가	인구	구성비
1	중국	823	22.3	인도	1,451	17.8	인도	1,680	17.4	인도	1,683	16.5
2	인도	546	14.8	중국	1,419	17.4	중국	1,260	13.0	중국	973	9.5
3	미국	208	5.6	미국	345	4.2	미국	381	3.9	파키스탄	458	4.5
4	러시아	130	3.5	인도네시아	283	3.5	파키스탄	372	3.8	나이지리아	439	4.3
5	인도네시아	116	3.1	파키스탄	251	3.1	나이지리아	359	3.7	미국	400	3.9
6	일본	107	2.9	나이지리아	233	2.9	인도네시아	321	3.3	콩고민주공화국	324	3.2
7	브라질	95	2.6	브라질	212	2.6	에티오피아	225	2.3	인도네시아	319	3.1
8	독일	78	2.1	방글라데시	174	2.1	콩고민주공화국	218	2.3	에티오피아	300	2.9
9	방글라데시	69	1.9	러시아	145	1.8	브라질	217	2.3	방글라데시	226	2.2

10	파키스탄	60	1.6	에티오피아	132	1.6	방글라데시	215	2.2	브라질	199	1.9
	남북한	47(16)	1.3	남북한	78(20)	1.0	남북한	73(28)	0.8	남북한	59(40)	0.6
	한 국	32(24)	0.9	한 국	52(29)	0.6	한 국	47(45)	0.5	한 국	36(59)	0.4
	북 한	15(34)	0.4	북 한	26(56)	0.3	북 한	26(66)	0.3	북 한	23(73)	0.2

자료 : 2022년 기준 장래인구추계를 반영한 세계와 한국의 인구현황 및 전망. 2024. 통계청

7.2 우리나라의 인구

1) 우리나라 인구 현황

2023년 현재 우리나라 인구는 5,133만명으로 2024년 5,175만명 수준으로 증가한 후 감소하여 2030년 5,131만명, 2072년 3,622만명에 이를 전망이다. 3,622만명은 우리나라 1977년 수준의 인구 수이다.

인구성장률은 2025년 이후 10년간 연평균 −0.16% 수준이며, 이후 감소 속도가 빨라져 2072년에는 −1.31% 수준에 이를 것으로 전망된다.

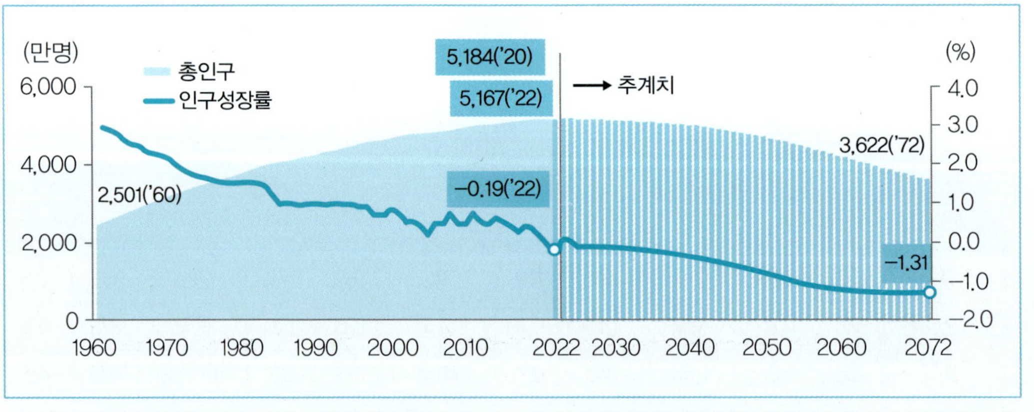

그림 4-7 우리나라 총인구 및 인구성장률(1960−2072년)

자료 : 장래인구추계. 2023. 통계청

2) 우리나라 인구구조의 특징

우리나라의 인구구조는 저출산 · 고령화의 속도가 여타의 국가에 비해 월등히 빠르다. 이에 따라 사회인프라 구축과 이에 따른 산업구조의 변화의 신속한 대처가 요구된다.

(1) 저출산

지난 30년간 전 세계적으로 출산율이 감소하고 있는 추세이며, 우리나라의 합계 출산율은 여타의 국가와 비교했을 시 가장 낮은 합계 출산율 수치를 가지고 있다.

※ 2021년 OECD 평균 합계 출산율 : 세계 1.58명(우리나라 2021년 0.81명, 2023년 0.72명)

(2) 고령화

우리나라의 65세 이상 노년인구는 2000년에 총 인구의 7%를 상회하여 고령화사회(Aging Society)에 진입하였고, 2018년에는 14%를 넘어 고령사회(Aged Society), 2025년에는 20%를 넘어 초고령사회(Super Aged Society)에 진입할 것으로 예상된다. 또한 2036년에는 30%, 2051년에는 40%를 초과할 전망이다.

[참고문헌]

권태환, 김두섭 (1990), 『인구에 관한 이론』, 서울: 서울대학교 출판부

남철현 (2016), 『공중보건학(8판)』, 서울: 계축문화사

통계청 (2006), 『인구대사전』, 대전: 통계청

통계청 (2023), 2022년 생명표 보도자료(2023.12.1.), 대전: 통계청

통계청 (2023), 장래인구추계:2022~2072년 보도자료(2023.12.14.), 대전: 통계청

통계청 (2024), 2022년 기준 장래인구추계를 반영한 세계와 한국의 인구현황 및 전망 보도자료 (2024.9.23.), 대전: 통계청

Blacker CP (1947), Stages in Population Growth, The Eugenics Review, 39(3):88-101.

Notestein F (1945), Population -the long view. In: Schultz T (ed.), Food for the World, Chicago, IL: Chicago University Press

Thompson W (1953), Population, American Journal of Sociology, 34: 959-975.

UNFPA (2020), 2020 세계인구현황보고서 발간 인구보건복지협회 보도자료, 서울: 인구보건복지협회

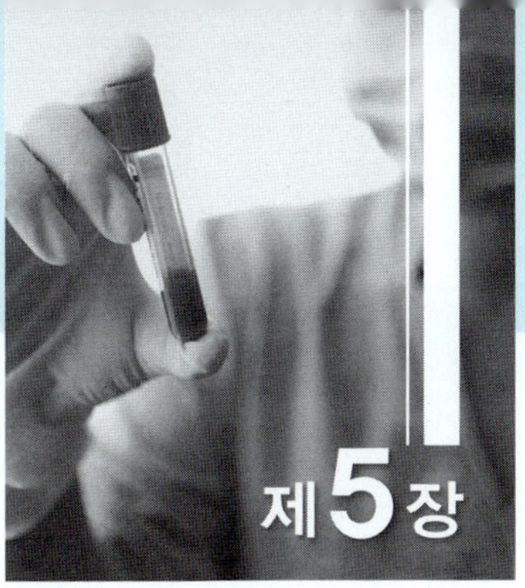

제5장 환경보건

개 요

오늘날 환경문제는 한 국가의 경쟁력을 보여주는 기준이 된다. 인구의 증가, 산업화를 진행하면서 다양한 산업시설이 증가하였다, 그리고 자연경관의 훼손, 오염, 일상생활과 관련된 대기, 물, 폐기물, 소음, 악취 등 환경매체로부터의 오염이 발생하였다. 이러한 매체는 인체에도 적지 않은 영향을 미치고 있다. 우리는 환경오염으로부터 건강문제를 풀어가기 위해서 여러 이해집단 간의 협의가 필요하다. 그동안 우리는 기존의 과학적 근거를 바탕으로 건강문제를 풀어나간 것처럼 현재와 미래의 환경보건 문제도 객관적 근거를 바탕으로 문제를 해결해 나가야 할 것이다. 본 장에서는 환경의 개념, 환경보건, 생활환경오염, 물리적 환경, 환경위생 등 환경오염과 건강에 대한 내용을 중심으로 학습하고자 한다.

학습목표

1. 환경보건의 개념과 요소를 이해한다.
2. 환경보건관리의 기본 개념과 법률을 파악한다.
3. 생활오염에 대한 오염물질과 원인에 대하여 이해한다.
4. 환경의 물질적 요인과 건강에 대한 관계를 파악한다.

1 기후와 일광

1.1 기후

1) 기후

기후(Climate)는 특정 지역에서 오랜 기간 동안 관측된 평균적인 날씨 조건을 의미한다. 이는 온도, 강수량, 습도, 바람의 세기 등 다양한 기상 요소를 포함하며, 일반적으로 수십 년 이상의 데이터를 바탕으로 분석된다. 기후는 지역에 따라 크게 달라질 수 있으며, 열대 기후, 온대 기후, 극지 기후 등 다양한 유형으로 분류된다. 기후 변화는 이러한 평균적인 조건들이 시간이 지남에 따라 어떻게 변하는지를 설명하는 중요한 개념이다.

(1) 기후형

기후형은 기후구분을 하였을 때 나타나는 전형적인 기후형태를 말하며 대륙성 기후, 해양성 기후, 삼림 기후, 사막 기후, 산악 기후가 있다.

① **대륙성 기후** : 일교차가 크고 여름에는 고온과 저기압 현상, 겨울에는 맑은 기후를 보인다.

② **해양성 기후** : 기후변화가 적고 완만하며 고온 다우 및 자외선, 오존량이 많다.

③ **삼림 기후** : 온화하고 온도차가 적으며 습도가 높다.

④ **사막 기후** : 대륙성 기후의 극단이다.

⑤ **산악 기후** : 풍량과 자외선, 오존량이 많다.

(2) 기후대

기후대는 지구상의 비슷한 기후분포를 위도에 의해 평행하게 나눈 지역을 말하는 것으로 여름에는 소화기계 감염병 유행이 높고 겨울에는 호흡기계 감염병 유행이 높다. 기후대의 특성은 다음과 같다.

① **한대지방** : 주로 극지방이나 고산지대에 위치한 지역으로 기후가 매우 춥고 겨울이 길며 여름이 짧은 특징을 가지고 있다. 한대지방의 평균 기온은 낮고 강수량은 적으며 대부분 눈이나 얼음으로 이루어진 환경이 많다.

② **열대지방** : 적도 주변에 위치한 지역으로 기후가 따뜻하고 습한 특징을 가진다. 열

대지방은 일반적으로 연중 평균 기온이 높고 강수량이 많아 다양한 식물과 동물이 자생한다. 연중 월평균 기온은 20℃ 이상으로 곤충으로 인한 감염성이 높다.

③ **온대지방** : 열대와 한대 사이에 위치한 지역으로 계절 변화가 뚜렷한 기후 특징을 가진다. 온대지방은 일반적으로 여름과 겨울의 온도가 비교적 온화하고 강수량도 일정하게 분포하는 경우가 많으며 연중 월평균 기온은 10–20℃이다.

(3) 기후순응

새로운 환경에 적응하고 이주한 지역의 기후에 기능적으로 작용하게 되는 것은 기후순응(Climate Acclimatization) 또는 기후순화라고 부른다. 기후순응은 생물체가 특정 기후 조건에 적응하거나 그에 맞춰 생리적, 생태적 특성을 변화시키는 과정을 의미한다. 기후순응은 3가지로 구분할 수 있는데, 대상적 순응은 새로운 환경조건에 대하여 세포나 기관이 적응하는 현상이고 자극적 순응은 환경자극에 의해 저하되었던 기능을 회복함으로써 순응하는 현상을 말한다. 수동적 순응은 최적의 기후를 찾아 순응하는 현상을 말한다. 생리적 기후순응(Physiological Acclimatization)은 단기적 기후순응과 장기적 기후순응으로 구분하는데, 단기적 기후순응은 많은 땀을 배출하며 몇 주 안에 사라지지만 장기적 기후순응은 오랜 시간이 소요된다(WHO, 2004).

기후상태에 따라 질병이 발생하거나 기존 질병이 악화하는 기상병이 있다. 예를 들면 춥고 건조할 때 심해지는 류마티스질환, 감기, 기관지염, 천식, 급성호흡기질환 등이 대표적이다. 특정지역에 따라 기후가 수반되어 그 지역에만 주로 발생하는 풍토병으로 열대의 말라리아, 수면병, 이질, 콜레라, 장티푸스 등이 있으며 고온다습한 열대기후가 병원균의 번식에 적합하기 때문에 발생한다. 계절병은 계절의 변화에 따라 주로 발생하는 질병으로 여름에는 뇌염, 장티푸스, 이질, 장염, 소아마비, 말라리아 등이 있고 겨울에는 순환기계 및 호흡기계 질환 등이 발생한다.

2) 온열요소

기후나 환경에서 열과 관련된 다양한 요소를 의미하며 4대 온열요소는 기온, 기습, 기류, 복사열이 있다(최혜선, 1987). 4대 온열요소는 인간의 체온조절에 중요한 영향을 주는 온열요소로서 이들에 의해 이루어진 종합적인 상태를 온열조건이라고 한다.

(1) 기온

기온(Temperature)은 생물이 생존하는데 가장 중요한 기후 요소로 이상적인 여름 온도는 21-22℃, 겨울 온도는 18-21℃이다. 최고 기온과 최저 기온의 차이는 일교차(내륙 〉 해안 〉 산림지대)이고, 연중 최고 또는 최저 기온의 차이는 연교차이다. 그리고 연교차는 한대지방(한대 〉 온대 〉 열대)이 가장 크다. 실내에서의 이상적 온도는 거실 18℃±2℃, 침실 15℃±1℃, 병실 21℃±2℃이다.

(2) 기습

기습(Humidity)은 일정 온도의 공기 중에서 수증기가 포함될 수 있는 정도를 말한다.

기습에는 절대습도, 상대습도, 포화습도가 있으며 절대습도는 공기 $1m^3$ 중의 수분의 중량으로 온도와 상관이 없고 포화습도는 일정한 온도에 있어 $1m^3$ 중에 포함된 최대수증기량으로 온도와 비례한다. 상대습도는 일정 온도에서 단위체적 안에 포함된 포화상태의 수증기량에 대하여 현존하는 수증기량의 백분율[(절대습도/포화습도)×100]로 일반적으로 40-60% 24℃ 이상 또는 60-70% 18-20℃ 이상 또는 70-80% 15℃ 이상 상태가 쾌적한 상태라 말한다. 습도가 높으면 피부질환의 위험이 높고 습도가 낮으면 호흡기질환의 위험이 높다(조수헌 외, 1990).

(3) 기류

기류(Air Current)는 온도나 지형의 차이로 말미암아 일어나는 공기의 흐름이다. 기류는 공기의 온도(실내) 또는 압력의 차(실외)에 의해 움직이는 대기상태로 자연환기와 기후변화의 원인이 된다. 쾌적한 기류는 실내에서 0.2-0.3m/sec이고 실외에서는 1.0m/sec로 환경위생에서 중요하다. 보건학적 측면에서 기류는 신체의 방열 작용을 촉진하고 신진대사의 촉진, 자연환기의 원동력, 기후 변화의 원동력 등 기능이 있다.

(4) 복사열

복사열(Radiant Heat)은 대류를 통해 열이 전달되지 않고 열이 직접 이동하는 것으로 태양의 적외선에 의한 열과 온도차에 의해 물체로부터 방열이 있는 상태를 의미한다. 영향범위는 거리의 제곱에 반비례하고 발열체와 거리가 멀어질수록 온감이 감소한다. 주로 태양의 적외선에 의한 열로 태양에너지의 50%를 차지하며 쾌감온도는 16℃이다. 현대와 같은 산업사회에서 쾌적한 실내환경은 인간의 건강과 작업능률 향상과 관계되는 매우 중요한 요소이다(손지영과 한윤호, 2000).

3) 온열지수

온열지수는 실효 온도라고 하며 온열요소(기온, 기습, 기류, 복사열)를 단일척도로 표현한 것을 말한다. 또한 인체의 체온조절과 체내외의 열 교환이 원활히 이루어지고 있는지를 평가해주는 지수로 인체의 생리적 기능과 감각으로 결정한다.

(1) 불쾌지수

불쾌지수(Discomfort Index, DI)는 실내에서만 적용하는 것으로 온도 · 습도 지수(Temperature-Humidity Index, THI)라고도 한다. 불쾌지수(DI)는 미국 기상국에서 1959년에 도입한 것으로 온도와 습도를 최적의 조건으로 조절하여 최저비용으로 최상의 냉방조건을 만들기 위한 것이다. DI는 주로 여름철의 더위와 습한 환경에서 사람의 체감 온도를 나타내며 높은 DI는 불쾌감이나 피로감을 유발할 수 있다. DI가 특정 값 이상이 될 경우, 사람들이 더위에 불쾌감을 느끼게 되고 활동 능력이 저하될 수 있다. DI가 '20 이하'는 쾌적, '21~24'는 다소 쾌적, '25~28'는 불쾌, '29~32'는 매우 불쾌, '33 이상'은 위험 상태를 의미한다.

(2) 온열평가지수

온열평가지수(Wet Bulb Globe Temperature Index, WBGT)는 기온과 습도를 결합하여 체감 온도를 나타내는 지수이다. 즉, 실제 기온과 상대습도가 결합되어 인체가 느끼는 온도의 변화를 표현한다. 우리나라 고용노동부에서 적용하고 있는 고온작업에 대한 노출기준으로 옥외는 [습구온도 × 0.7 + 흑구온도 × 0.2 + 복사열 × 0.1]로 계산하고 옥내는 [습구온도 × 0.7 + 흑구온도 × 0.3]으로 계산한다. WBGT 기준으로 26.6 이하는 쾌적, 26.6~32.2는 주의, 32.2~41.1는 경고(위험), 41.1~54.4는 매우 위험, 54.4 이상은 극히 위험 상태를 의미한다.

4) 기후와 건강

최근 들어 긴 여름과 짧은 봄과 가을, 따뜻한 겨울 현상이 나타나고 있다. 기후변화 중에서 지구온난화는 인간사회에 영향을 미치고 있다. 기후온난화에 영향을 미치는 온실가스로 이산화탄소, 메탄, 프레온가스, 일산화탄소, 질소가스 등이 있고 기후변화로 인한 폭염, 폭우, 가뭄, 폭설과 같은 기상이변이 발생하고 있다. 그리고 해수온도의 상승으

표 5-1 지구온난화에 관한 국제회의

연도	내용
1972	최초 국제환경회의(스톡홀름) 유엔환경선언채택(매년 6월 5일 환경의 날로 지정)
1992	리우국제환경회의(브라질 리우데자네이루) 온실가스규제, 오존층 파괴물질규제, 생물다양성협약, 아젠다21 채택, 기후변화협약 체결
1993	기후변화협약 발효
1995	기후변화협약 제1차 총회(베를린) 2000년까지 1990년 수준으로 이산화탄소 감축 방안 논의
1996	기후변화협약 제2차 총회(제네바)
1997	기후변화협약 제3차 총회(교토) 교토의정서 채택(2008-2020)
2005	기후변화협약 제11차 총회(몬트리올) 교토의정서 발효
2015	기후변화협약 제21차 총회(파리) 파리의정서 채택
2016	제22차 유엔기후변화회의 총회(모로코) 파리 협정 이행을 위한 첫 번째 회의
2017	제23차 유엔기후변화회의 총회(독일) 파리 협정 이행을 위한 규칙과 가이드라인 설정
2018	제24차 유엔기후변화회의 총회(폴란드) 파리 협정의 이행 규칙을 구체화, 각국의 감축 목표 논의
2019	제25차 유엔기후변화회의 총회(스페인) 기후 변화 대응의 긴급성 강조, 탄소시장과 자금 지원 논의
2021	제26차 유엔기후변화회의 총회(영국) 온실가스 감축 목표 강화, 화석연료 사용의 단계적 감축 합의
2022	제27차 유엔기후변화회의 총회(이집트) 기후 재정, 피해 및 복구 문제 논의
2023	제28차 유엔기후변화회의 총회(아랍에미레이트) 파리 협정 이후 현재까지의 각 국가의 목표와 행동 재조정

로 난류성 어종이 증가하고 태풍의 출현 횟수가 급증하고 있다. 지구온난화의 주범인 온실가스를 규제하기 위해 국제적인 노력에 힘쓰고 있다(표 5-1).

기후상태에 따라 관절염 및 뇌졸중(뇌혈관질환) 발생과 같은 기상병, 말라리아 및 콜레라 같은 풍토병, 계절에 따라 뇌염, 장티푸스, 천식, 인플루엔자 발생과 같은 계절병이 있다. 현대에 들어와 단순한 전염병에 국한되지 않고 중증급성호흡기증후군(SARS-CoV), 중동호흡기증후군(MERS-CoV), 코로나 19(SARS-CoV-2) 등과 같이 기후변화에 영향을 미치는 새로운 전염병(감염병)의 발생 및 전파에 영향을 주고 있다(오주환, 2015).

몇 년 전까지만 해도 전세계적인 질병 흐름은 비감염성질환(만성질환)에 집중되었다. 그동안 감염성질환(감염병)의 경우 저소득 및 개발도상국가에서 주요 공중보건 문제로 인식하다가 2019년 코로나 19로 인해 전세계는 감염병에 대한 경각심과 관심을 다시 갖게 되었다. 감염병은 기후변화 및 지구온난화에 적지 않은 영향을 주고 받는다. 따라서 코로나 19와 같은 판데믹이 재발하지 않기 위해서는 기후변화 및 기후온난화에 대한 지속적인 관심이 필요하다. 1972년 스톡홀름에서 최초의 국제환경회의를 시작한 이후 2023년 아랍에미리트 두바이에서 열린 유엔기후변화회의(COP28)까지 지구온난화를 위한 국제적 노력이 이어지고 있다(표 5-1).

1.2 태양광선

태양광선은 적외선(7800-30000Å), 가시광선(4000-7700Å), 자외선(4000Å 이하) 등 모든 파장의 빛을 포함하고 있다. 태양광선은 모든 생명체뿐만 아니라 인간에게도 매우 중요하다. 적외선은 물리 치료와 재활 과정에서 통증 완화 및 혈액 순환 개선에 도움을 준다. 가시광선은 사물을 눈으로 볼 수 있게 하거나 식물의 광합성 작용을 통해 영양분을 만든다. 자외선은 인간의 피부에서 비타민D를 생성하여 살균작용을 돕는다(Onaka, 2002).

1) 적외선

적외선(Infrared Rays)은 전자기파 중의 하나로 가시광선보다 파장이 길고 전자레인지에 사용하는 마이크로파보다는 파장이 짧다. 일상적으로 어둠 속에서 열을 내는 물체를 가까이하면 피부로 온도를 느낄 수 있다. 적외선은 신진대사의 증진, 혈관확장, 근육이완, 진정효과를 주는 장점이 있다. 그러나 적외선에 과잉 노출되면, 백내장 초래, 중추신경계의 작용을 일으킬 수 있다(한국산업안전공단, 2006).

2) 가시광선

가시광선(Vixible Rays)은 사람의 눈에 보이는 전자기파의 영역이다. 보통 인간의 눈은 4000–7700Å까지의 범위를 감지한다. 5500Å의 파장이 가장 강한 빛을 내며 가장 적당한 조도는 100–1000Lux이다. 가시광선은 시(눈) 기능 및 조명과 관계가 있고 눈의 망막을 자극하여 명암과 색채를 구별할 수 있다. 그러나 조명 부족과 과잉으로 노출이 되면 두통, 시력저하, 눈부심증, 실명 등과 같은 시력의 저하를 일으킬 수 있다. 휴대폰, 태블릿, PC 등이나 TV 등을 통해 노출되는 블루라이트(Blue–Light)는 24시간 리듬에 영향을 주는 호르몬인 멜라토닌을 감소시켜 수면 주기에 변화를 줄 수 있다.

3) 자외선

자외선(Ultraviolet)은 가시광선보다는 파장이 짧고 X선 보다는 파장이 긴 전자기파로 2100–3300Å의 파장을 가진다. 영어로 Ultra–Violet rays라고 하며 일반적으로 UV로 알려져 있다. 자외선은 비타민D 형성(비타민 D는 칼슘 및 인의 대사 필수요소), 살균효과, 신진대사 촉진(식욕, 수면, 혈압, 혈당)에 도움을 준다(성수광, 1997).

그러나 자외선은 에너지가 높고 화학작용을 하기 때문에 건강에 부정적인 영향을 주는 것으로 알려져 있다. 또한 홍반반응, 일광현상, 기미와 주근깨와 같은 피부질환 또는 백내장, 결막염과 각막염과 같은 안질환을 일으키는 원인이 된다(김덕훈, 2002). 이처럼 자외선 지수는 태양에 대한 과다노출로 예상되는 위험을 대비하는 지표라 할 수 있다.

자외선 지수의 다섯 단계는 일반인에게 위험이 없음(0.0–0.2), 위해성이 거의 없음(3.0–5.0), 위해성이 높음(6.0–7.0), 위해성이 매우 높음(8.0–10.0), 심각한 위해성이 있음(11.0 이상)으로 구분할 수 있다(그림 5–1). 자외선 노출을 겨울과 여름에 각각 측정한 결과 여름철에 자외선 노출과 피부암 위험이 높았다. 그리고 자외선의 90% 이상을 차지하는 UV–A(Ultraviolet A)는 각막을 넘어 수정체, 망막까지 침투해 안질환 발생 위험을 높여 백내장과 황반변성을 일으킬 수 있다. 또한 UV–B(Ultraviolet B)에 오래 노출될 경우, 광각막염 통증과 함께 눈부심, 눈물흘림 등의 증상이 나타날 수 있지만 선글라스를 착용할 땐 자외선 99%를 차단할 수 있는 효과가 있다.

0–2	일반인에게 위험이 없음
3–5	태양 노출로 인한 위해성이 거의 없음
6–7	태양 노출로 인한 위해성이 높음
8–10	태양 노출로 인한 위해성이 매우 높음
11+	태양 노출로 인한 심각한 위해성이 있음

그림 5-1 자외선 노출로 인한 건강 피해

4) 온열질환

과도한 자연열 또는 인공열에 노출되어 나타나는 질병으로 온열질환이 있다. 온열질환은 숨쉬기조차 어려운 무더운 날씨에 무리한 외부활동으로 발생하는 질환이며 주요 증상으로는 고열, 피부에 땀이 많이 나거나 뜨거움, 빠른 맥박과 호흡, 두통, 피로감과 근육경련을 동반한다. 온열질환의 대표적인 질병으로 일사병, 열사병, 열경련, 일실신, 열탈진 증상이 나타난다. 한 연구결과에 따르면 장기간 폭염이 지속되는 경우, 정상 기온보다 심장병으로 인한 응급실 방문이 1.7배 높은 것으로 나타났다. 일사병은 40도 이하의 심부체온을 의미하며 30분 이내 완전히 회복되는 실신, 정상 또는 빠른 호흡, 피부는 땀으로 축축하고 구역감 및 구토, 피로 등의 건강문제를 보인다. 열사병은 40도 초과 심부체온을 의미하며 발작, 의식소실, 경련, 어눌함 등 정신 상태를 보이고 저혈압과 빠른 맥박, 피부의 건조함, 그 외 구토와 설사, 급성 신부전, 성인성 쇼크, 간기능 부전 등의 건강문제를 보인다. 최근 10년간 기후변화로 인한 국내 건강 평가에 대한 연구는 고온으로 인한 사망 및 질병(기온 상승에 의한 사망), 기후변화로 인한 대기오염과 건강영향(대기오염과 기온의 사망에 미치는 상호작용)에 대한 보고가 있다. 온열질환 시 나타나는 증상은 근육에 경련이 일어나는 열경련, 어지러움 및 일시적인 의식을 잃는 증상, 땀을 많이 흘려 탈수증상이며 열탈진은 공사장 및 농업 등 외부 활동이 많은 직업에서 발생한다.

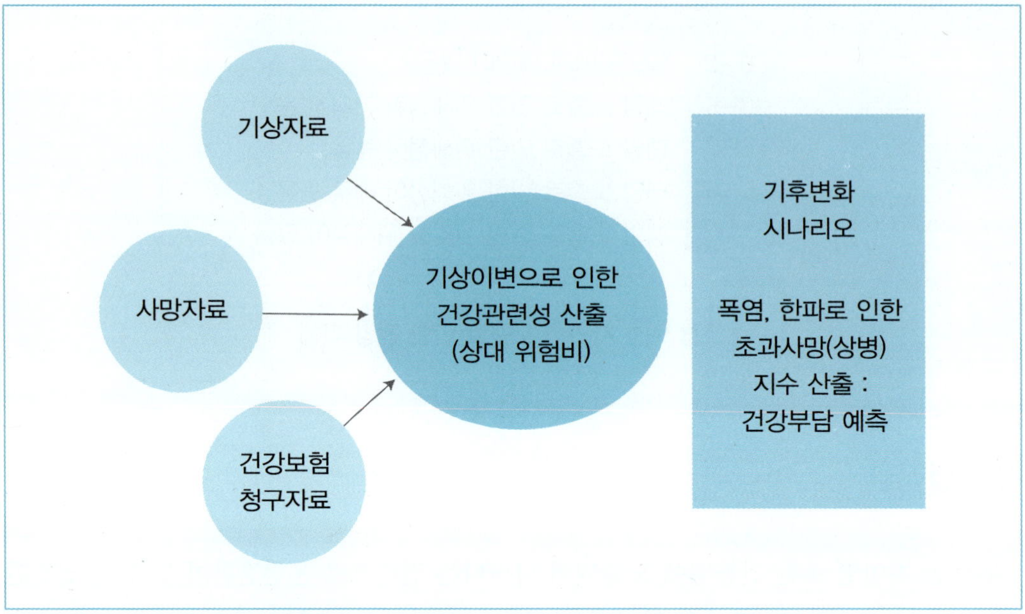

그림 5-2 기후변화로 인한 건강예측 모델

2 환경보건

2.1 환경의 개념과 요소

1) 환경의 정의와 분류

우리는 공기오염, 스모그, 유독성 폐기물과 같은 단어에 익숙하다. 최근에는 미세먼지, 황사, 부유먼지, 방사능, 유해화학물질 등의 노출로 인한 인체 건강에 대한 관심이 높은 추세이다. 그렇다면 환경의 정의는 무엇일까? 환경(Environment)은 지구상의 바위, 토양, 물, 공기, 대기 등 살아있는 유기체를 포함하는 것으로 알려져 있다(Haper, 2010). 환경에 대한 분류는 자연환경과 인문적 환경, 물리적 환경과 생물학적 환경으로 구분할 수 있으나 본서에서는 자연환경(1차적 환경)과 생활환경(2차적 환경)으로 구분하고자 한다. 환경정책기본법(2015년)에 따르면 자연환경은 지하, 지표(해양), 생물, 자연상태를 나타내고 생활환경은 대기, 물, 토양, 폐기물, 소음, 진동, 악취, 일조 등을 나타낸다. 또한 환경보건학에서 환경은 물리 · 화학적 환경, 생물학적 환경으로 구분할 수 있고 인위적 환경은 인공적 환경, 사회적 환경으로 구분할 수 있다(표 5-2).

표 5-2 환경의 구분

자연적 환경		인위적 환경	
물리적 · 화학적 환경	생물학적 환경	인공적 환경	사회적 환경
• **매체별** 대기 물 토양 • **원인별** 화학물질 방사선 소리 빛	동물 식물 미생물 (곰팡이, 세균, 바이러스)	산업 의복 식생활 주택 교통 작업환경 위생시설	문화 경제 사회 정치 종교 교육

자료 : 한국환경보건학회(2010)

2) 환경보전과 환경오염의 정의

세계보건기구(World Health Organization, WHO)는 환경보건에 대한 정의를 다음과 같이 기술하고 있다. '환경보건(Environmental Health)이란 현재와 미래 세대에게 삶의 질을 포함하는 공중보건 수준에 위해를 줄 수 있는 여러 다양한 환경요소(물리적, 화학적, 생물학적, 사회적, 사회심리적)에 대한 평가와 관리를 포괄'하는 것으로 정의하였다(WHO, 1993).

환경오염의 원인은 과학기술의 발달, 사회적 변화에 밀접한 관련이 있으나 환경오염에 대한 인식의 부재도 원인이 될 수 있다(표 5-3). 이러한 환경문제는 네 가지의 구조적 특성을 지닌다. 첫째, 상호연관성이다. 환경은 어느 한 부분의 원인이 아닌 다양한 원인들에 대한 종합적인 검토가 필요하다. 둘째, 광범위성이다. 환경은 한 나라의 문제만이 아닌 주변국가의 영향을 받는다. 셋째, 시차성이다. 환경문제가 발생하기 전까지는 상당한 시간이 소요되고 환경오염으로 인한 문제는 즉시 발생하지 않는다. 넷째, 오염누적현상이다. 환경오염은 자정작용을 하고 있으나 오염이 누적되면 광범위해진다. 따라서 환경오염은 인위적으로 공기나 물이나 토양 등의 오염으로 인해 인체의 건강이나 재산상의 피해를 주어 자연환경의 악화를 초래하는 것으로 정의할 수 있다.

표 5-3 세계보건기구의 환경보건사업 분야

1. 급수 → 시민에 대하여 양질의 안전하고 풍부한 물의 공급
2. 하수처리와 수질오염방지 → 가정하수 및 오물, 기타 폐액의 처리, 지표수와 지하수의 수질오염방지
3. 동물 및 기타 질병숙주의 구제
4. 인간의 오물 및 동식물의 고형폐기물 처리
5. 유해곤충 및 동물의 유해물질로 기인되는 토양오염의 예방과 관리
6. 식품위생
7. 대기오염방지
8. 방사선물질관리
9. 산업보건
10. 소음방지
11. 주택, 공중 및 공동건물의 공중위생
12. 도시와 지역 계획
13. 육 · 해 · 공 수송의 환경보건
14. 사고방지
15. 공공레크리에이션과 관광 여행
16. 전염병, 재해와 인구이동에 관련 조치
17. 전면적 환경보건대책에 대한 위해 방지

3) 환경오염원의 분류

환경오염물질 또는 환경오염원은 대기오염, 수질오염, 토양오염의 원인이 되는 물질로서 가스, 입자상 물질, 분진, 매연, 악취 발생물, 폐수, 소음, 진동, 특정유해물질, 배출시설, 산업폐기물 등을 의미한다. 환경오염원은 고정 오염원과 이동 오염원으로 분류하며 고정 오염원은 대형공장 및 화력발전소와 정화조, 쓰레기매립장, 하수처리장과 같은 주택단지 및 상(산)업단지 등 고정된 위치에서 오염물질을 배출하는 것을 말한다. 그리고 이동 오염원은 자동차, 기차, 항공기 등 운송수단으로 직선거리로 이동하면서 오염물질을 배출하는 것을 말한다.

4) 환경보건정책

(1) 환경보건정책의 개념

환경보건정책의 개념은 환경오염물질, 화학물질, 물리적 요인(소음, 전자파 등)에 의한 물질/매체를 통해 기준을 제시하고 정책을 조정하는 것을 의미한다. 그리고 대기, 물, 토

양, 식품 등 환경매체로부터 노출되었을 때 건강영향평가를 실시하여 수용체인 사람을 중심으로 환경보건정책을 마련한다(백운석, 2010). 또한 환경유해물질로부터 피해(각종 질환, 건강영향, 생태 독성 등)를 파악하고 질환을 치료하거나 의료정책을 마련한다.

(2) 환경보건정책의 범위

환경요인으로 인한 건강영향을 규명하고 이를 차단하여 질병 발생을 예방관리하는 것으로 환경성질환의 원인이 되는 환경현상을 규명하여 예방한다.

(3) 환경보건정책의 기본원칙

① **사전예방의 원칙** : 무해성이 입증될 때까지 유해한 것으로 간주한다.

② **수용체 중심의 접근원칙** : 최종수요자인 인간의 건강 및 생태계 안전성 확보에 중심을 둔다.

③ **취약/민감계층 보호 원칙** : 취약하고 민감한 계층에 대한 환경보건정책을 추진한다.

(4) 국외 환경보건정책 현황

외국의 환경보건정책 현황을 살펴보면, ① 미국은 1980년 이후 환경정책을 국민건강 보호를 위해 수립하여 위해성 평가 · 관리제도 확립, 건강보호 권고 · 목표 기준을 설정하였다. ② 경제협력개발기구(Organization for Economic Cooperation and Development, OECD)는 대량유통 화학물질에 대한 위해성 경감과 대처정보의 제공 및 국가 간 화학물질 관리체계, 화학물질 위해 정보에 대한 제도를 추진하였다. ③ 일본은 공해병에 의한 건강피해 지원 중심의 환경보건 정책을 추진하였고 환경성질환 감시체계, 지역별 환경질환 지정 관리제도를 마련하였다. ④ 유럽연합(European Union, EU)은 1970년 이후 환경정책의 초기단계부터 보건 관점에서 정책을 수립하였고 환경성질환 프로그램과 건강증진 모니터링사업을 추진하였다. ⑤ 세계보건기구(World Health Organization, WHO)는 범지구적인 환경문제에 대한 환경보건 정보 및 대책을 제안하였고 환경문제로 인한 질병자료 평가와 환경지표에 의한 국가 간 환경평가를 실시하였다(표 5-4).

표 5-4 외국의 환경보건정책 현황

구 분	내 용
미국	• 1980년 이후 환경보건정책을 국민건강 보호를 위해 수립 및 추진 • 위해성 평가/관리제도 확립, 건강보호 권고/목표 기준 설정
OECD	• 대량유통 화학물질에 대한 위해성 경감과 대처정보 제공 • 국가 간 화학물질 관리체계, 화학물질 위해 정보 및 표시제도 추진
일본	• 공해병에 의한 건강피해 지원 중심의 환경보건정책 추진 • 환경성질환 감시체계, 지역별 환경질환 지정 관리제도 마련
EU	• 1970년대 환경정책의 초기단계부터 보건 관점에서 수립 • 환경성질환 프로그램, 건강증진 및 모니터링사업 추진
WHO	• 범지구적인 환경문제에 대한 환경보건 및 대책 제안 • 환경문제로 인한 질병자료 평가 및 환경지표에 의한 국가 간 환경평가

자료 : 환경부

(5) 국내 환경보건정책 현황

1980년 개정된 헌법 제35조에는 "모든 국민은 건강하고 쾌적한 환경에서 생활할 권리를 가지며, 국가와 국민은 환경보전을 위하여 노력하여야 한다"고 규정하고 있다. 우리나라 환경부는 환경법의 개념을 환경정책기본법에서 규정하고 있는 자연환경과 생활환경을 규율하고 있는 모든 법률을 포함한 광의의 개념으로 해석하고 있다(김동술, 2013).

우리나라 환경보건정책의 역사는 환경보건정책 도약기(1960년대~1970년대), 환경보건정책의 체계화(1980년대~1990년대), 통합적 환경보건정책 추진(2000년대~현재)으로 구분할 수 있다. 1960년부터 1979년까지 공해 방지에 대한 공해방지법(1963년)을 최초로 제정하였다. 그리고 1978년에는 국립환경연구원을 설립하였다. 1980년부터 1999년까지는 환경행정 수요가 증가함에 따라 1980년에 환경청을 신설하였고 1990년에는 환경처로 승격하였다. 특히 1977년에는 환경보건법을 제정하였고 환경보건정책 기본법을 6개 분야로 분법화 하였다. 1994년에는 환경부로 승격함으로써 독자적인 정책입안 추진을 위한 역량을 확보하였다. 2006년에는 환경보건 10개년 종합계획을 수립하였고 2008년에는 환경보건법 제정, 2009년에는 환경보건법을 시행하였다. 2010년 이후는 화학물질 관리법이 제정되어 화학물질의 안전성을 강화하고 환경보건 위험을 예방하는 데 중점을 두었고 2015년에는 미세먼지 관리대책이 발표되었다. 2020년 이후는 지속가능한 발전과 기후 변화 대응을 위한 다양한 정책이 추진되고 있으며 건강과 환경의 관계를 더욱 심층적으로 다루고 있다. 한국의 환경보건정책은 초기의 환경오염 문제 인식에서 시작하여 점차 건강과 환경의 통합적 관리를 추구하는 방향으로 발전해왔다. 앞으로도 기후 변화와 환경오염 문제 해결을 위한 지속적인 노력이 필요할 것이다(표 5-5).

표 5-5 국내 환경보건정책 과정

연도	구분	내용
1960년대 ~ 1970년대	초기 환경보건정책	• 1960년대 : 경제 성장과 함께 환경오염 문제 대두. 1967년은 환경보전법이 제정되어 기본적인 환경 보호 정책 수립 • 1970년대 : 환경오염이 심각해지면서 정부는 환경보건을 위한 여러 정책 도입. 1978년은 환경기본법이 제정되어 국가의 환경 보호 의무 명시
1980년대 ~ 1990년대	환경보건정책의 체계화	• 1980년대 : 환경보건에 대한 인식이 높아지면서 환경오염 측정 및 관리 체계 구축. 환경오염 물질 관리법 제정 • 1990년대 : 1991년에는 환경보건법이 제정되어 환경오염이 건강에 미치는 영향을 체계적으로 관리하기 위한 법적 근거 마련
2000년대 ~ 현재	통합적 환경보건정책 추진	• 2000년대 초 : 환경보건정책 기본계획이 수립되어 건강과 환경의 통합적 관리로 대기오염, 수질오염, 화학물질 관리 등 정책 강화 • 2010년대 : 화학물질 관리법이 제정되어 화학물질의 안전성을 강화하여 환경보건 위험을 예방하는 데 중점, 2015년에는 미세먼지 관리대책 발표 • 2020년대 : 지속가능한 발전과 기후 변화 대응을 위한 다양한 정책 추진, 건강과 환경의 관계를 더욱 심층적으로 다룸

자료: 환경부

(6) 역대 정부의 환경보건정책 현황

① **김대중 정부**(1998.2.~2003.2.) : 상수원 수질개선(사후 처리 위주의 수질개선 대책 대신 사전 오염 방지), 물부족 문제(절수기기 설치, 노후 수도관 교체 등)

② **노무현 정부**(2003.2.~2008.2.) : 사전 예방적 환경관리 강화(실내 공기질 개선, 수질오염 총량관리제, 대기환경개선특별법, 저공해 대중교통 투자 확대 등), 개발과 보전을 통합적으로 고려하는 국토관리 체계 마련(환경평가제도 도입 등 환경영향평가 확대), 환경친화적 경제구조 정착(폐기물의 최소화 및 재활용 촉진 등)

③ **이명박 정부**(2008.2.~2013.2.) : 환경부의 무력화와 지속가능발전위원회 폐기, 4대강 사업(수질개선 · 가뭄 · 홍수예방)

④ **박근혜 정부**(2013.2.~2017.3.) : 친환경적 에너지 보급 확대, 기후변화대응(녹색기후기금을 통해 지구촌 환경문제 해결, 온실가스 감소 등), 환경서비스 품질 개선(물, 공기 등 선진국 수준으로 개선 등), 대기질 개선(대기오염 총량제 강화, 천연가스버스,

전기차 보급 등)

⑤ 문재인 정부(2017.5~2022.5.) : 에너지 정책의 변화로 핵발전소 중단, 신재생에너지 개발과 지원, 일회용컵 보증제 도입, 낙동강 유역 상수원, 국민 건강에 대한 새로운 접근(미세먼지 종합대책, 화학제품과 생활안전대책), 4대강 재자연화 등

⑥ 윤석열 정부(2022.5.~) : 미세먼지 문제 해결, 화학물질 안전관리 강화, 2050년 탄소중립 목표를 달성하기 위해 재생 에너지 확대 및 에너지 효율 개선 등 정책 추진, 수질 오염 방지를 위한 수질 개선 대책, 대국민 정보 제공 및 교육 등

2.2 환경역학

1) 환경역학의 정의

환경역학은 역학(Epidemiology)의 한 분야로서 원인적 관련성 여부를 환경원인에 초점을 두고 질병의 발생요인을 찾아내어 효율적으로 질병을 예방할 수 있는 학문이다.

20세기 전에는 감염병에 대한 연구가 수행되었으나 20세기 후반부터는 유해화학물질과 중금속으로 인한 대기, 수질, 토양오염, 방사선, 소음 등의 물리적 요인들에 대한 환경보건 연구를 수행하고 있다. 환경역학은 환경노출로 인한 유해환경을 통제하여 질병 예방사업에 효율적으로 활용하는 목적이 있다(한국방송통신대학교 홈페이지 내용 인용).

2) 환경역학에서 노출평가

노출평가(Exposure Assessment)란 평가대상 물질에 대한 노출강도(농도), 빈도, 기간 등을 측정하여 평가하는 과정을 말한다. 환경에서 노출은 환경오염물질들이 입, 피부, 코 등과 같은 인간의 신체와 접촉하는 것으로 정의할 수 있다. 노출경로는 호흡기, 소화기, 피부 등으로 유해한 인자의 노출 정도(노출빈도, 노출기간, 노출형태 등)를 평가하는 것이다(국립독성연구원, 2007)(그림 5-3).

(1) 용어의 정리

① 노출(exposure) : 특정 유해물질을 접촉, 흡입, 섭취할 수 있는 상태

② 독성(toxicity) : 물질이 갖고 있는 고유한 특성

③ 유해성(hazard) : 물질에 노출될 수 있는 상태

④ 위해성(risk) : 물질에 노출되었을 때 질환에 걸릴 수 있는 가능성

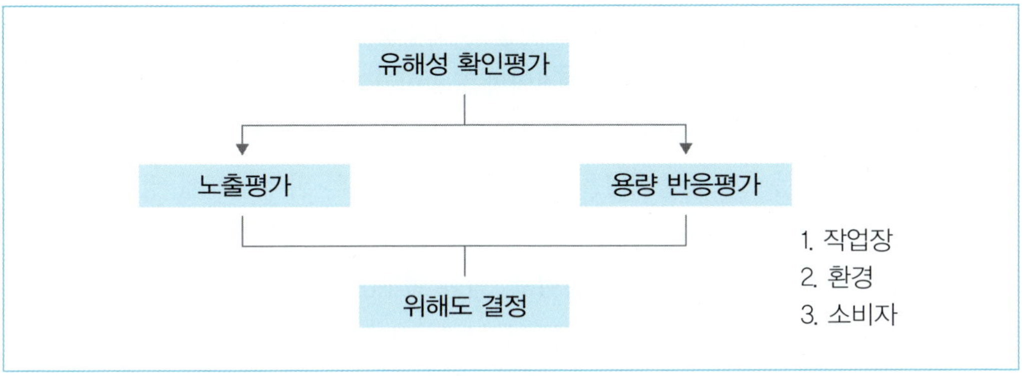

그림 5-3 위해성 평가

3) 환경역학에서 건강영향평가

환경영향평가는 환경에 미치는 영향을 미리 예측, 분석하여 환경영향을 최대한 줄일 수 있는 방안을 강구하는 것이다. 대상사업은 도시개발, 산업입지, 에너지 개발, 항만, 도로, 수자원, 철도, 공항, 하천, 산지, 관광단지, 체육시설, 폐기물 처리시설 등이 있다. 우리나라의 환경영향평가는 6개 분야(대기환경, 수질환경, 토지환경, 자연생태환경, 생활환경, 사회경제 환경), 21개 항목으로 구성되어 있다. 환경영향평가는 개발과 환경 보호 간의 균형을 맞추기 위해 중요한 도구로 활용되며 지속 가능한 발전을 도모하는 데 필수적인 과정이다(표 5-6).

표 5-6 우리나라의 환경영향평가 분야 및 항목

분야	항목
대기환경	① 기상 ② 대기질 ③ 악취 ④ 온실가스
수질환경	① 수질 ② 수리/수문 ③ 해양환경
토지환경	① 토지이용 ② 토양 ③ 지형/지질
자연생태환경	① 동/식물상 ② 자연환경자산
생활환경	① 친환경적 자원순환 ② 소음/진동 ③ 위락/경관 ④ 위생/공중보건 ⑤ 전파장해 ⑥ 일조장해
사회경제 환경	① 인구 ② 주거 ③ 산업

자료: 서울특별시청

4) 환경영향평가제도와 건강위해성평가

환경영향평가제도는 개발사업의 사업계획을 수립함에 있어 해당사업으로 인하여 환경에 영향을 예측 및 분석하고 부정적인 환경영향을 줄이는 방안을 마련하는 계획과정의 일환으로 의사결정을 지원하는 수단이다. 건강위해성평가는 어떤 오염 물질 또는 독성 물질에 눈, 코, 입, 피부 등으로 노출되었을 때, 인체 또는 환경의 위해 정도를 평가하는 것을 말한다. 위해성 평가(Risk Assessment)는 노출로 인해 아직 발생하지 않았거나 발생이 확인되지 않은 건강 피해를 추정하는 것이고, 역학 연구(Epidemiological Study)는 이미 발생한 건강 피해의 원인 또는 인과관계를 파악하는 것이다. 우리나라 건강영향평가제도(환경보건법 제13조, 2010년 1월부터 시행)는 전향적 평가를 원칙으로 대기, 악취, 수질과 소음, 진동을 포함한 대기질 변화에 따른 건강평가와 위생 및 공중보건항목을 평가하여 긍정적 영향은 최대화하고 부정적 영향 및 건강상불평등은 최소화함에 있다(그림 5-4).

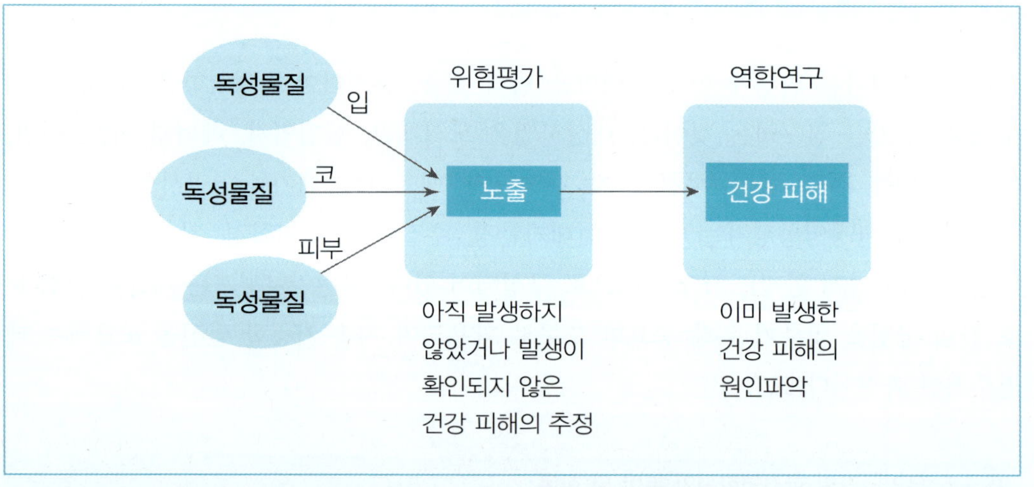

그림 5-4 환경보건역학에서 건강위해성평가 모형

2.3 환경보건관리

1) 환경보건관리의 개념

환경보건관리는 환경오염과 유해화학물질 등 사람의 건강과 생태계에 미치는 영향을 조사 및 평가하고 이를 관리하는 것이다. 즉, 인간의 건강보호를 위해 예방차원에서 유해인자를 관리하는 것이 환경보건관리라 할 수 있다(그림 5-5). 환경보건관리의 대상은 자연적 환경과 인위적 환경 중 사회적 환경을 제외한 인공적 환경을 말하며 자연환경의 오염 방지 및 복원, 인위적인 환경의 자연환경 오염 방지 및 최소화, 환경적 요인의 건강 영향 기전 및 효과의 크기 규명, 환경적 건강 위험요인 제어 및 행동 변화를 통한 건강 증진의 목적이 있다(환경부, 2008).

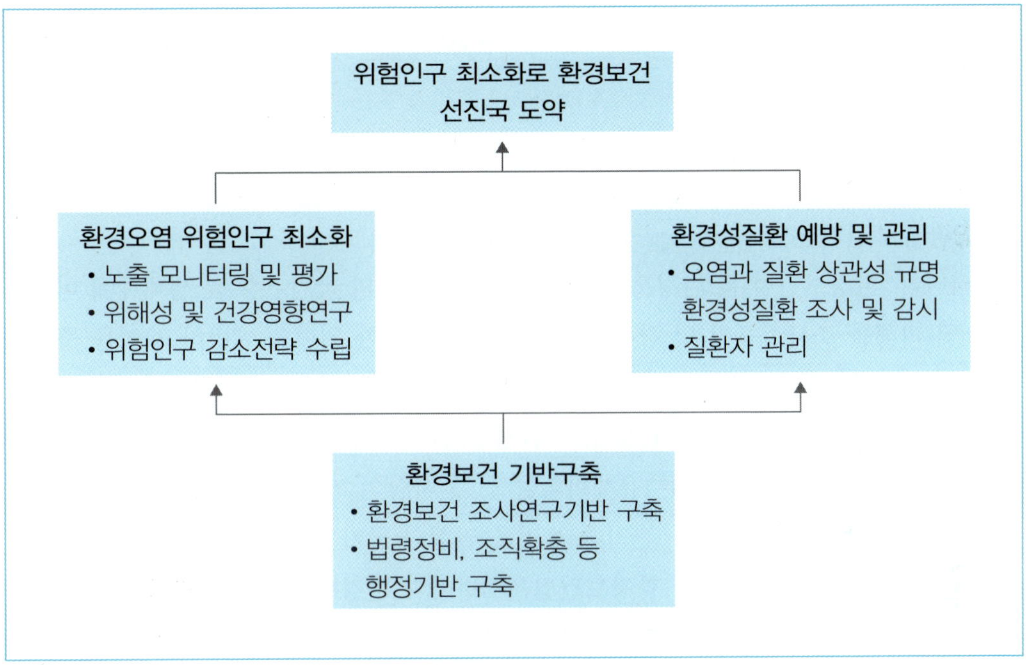

그림 5-5 환경보건관리 추진전략(환경부, 2008)

2) 환경보전과 개발

환경오염의 원인은 1970년 이후 산업화, 인구증가, 도시집중화, 지역의 개발, 환경보전에 대한 인식부족을 들 수 있다. 이렇듯 환경오염으로 보호를 위한 국제적인 협약이 이루어졌다. 1971년에는 람사협약을 체결하였고 1972년에는 스웨덴의 스톡홀름 협약을 체결하였다. 특히 스톡홀름 협약은 '오직 하나뿐인 지구'의 슬로건을 채택하여 인간의 주거문제와 환경적 측면 강조, 국제적인 환경오염과 공해에 대한 논의가 이루어진 회의이다. 그리고 같은 해(1972년) 런던협약에서는 해양오염방지 조약을 체결하였다. 1985년에는 비엔나협약(오존층 보호)을 체결하였고 1987년에는 몬트리올 협약에서 오존층 파괴물질인

염화불화탄소 사용 규제를 체결하였다. 1989년에는 바젤협약(유해 폐기물 수출입 처리 규제), 1992년에는 기후변화방지협약인 브라질의 리우데자네이로 회의(온실기체 배출량 억제)를 실시하였다. 리우데자네이로 회의는 UN 환경개발 회의 개최로 전세계에 '환경으로 지속가능한 개발'을 촉구하면서 아젠다 21을 채택하였다. 그리고 1997년 교토의정서(선진국간에 온실가스 감축 목표치 선정)를 통해 국가 간 환경오염으로 인한 협약을 체결하였다. 이렇듯 여러 국가에서 환경문제를 고민하고 해결하기 위해 경제적, 사회적, 환경적 지속성을 통한 지속 가능한 개발이 이루어지고 있다(환경운동연합 홈페이지 내용 인용).

3) 환경보건법

(1) 환경보건기본법

우리나라 「환경보건법」은 환경오염과 유해화학물질 등의 국민건강 및 생태계에 미치는 영향 및 피해를 조사 · 규명 및 감시하여 국민건강에 대한 위협을 예방하고 이를 줄이기 위한 대책을 마련함으로써 국민건강과 생태계의 건강성을 보호 · 유지할 수 있는 목적이 있다. 환경보건법 내 환경보건의 정의는 「환경정책기본법」 제3조제4호 환경오염과 「화학물질관리법」 제2조제7호에 따른 유해화학물질 등 사람의 건강과 생태계에 미치는 영향을 조사 · 평가하고 이를 예방 · 관리하는 것을 말한다(국가법령정보센터). 환경 관련 건강피해의 예방 및 관리에 대한 환경보건법은 3년마다 환경유해인자의 생체 내 농도, 환경유해인자로 인한 건강피해 현황, 환경성질환의 발생 현황 등 국민환경보건에 관한 기초조사를 실시하고 있다. 특히, 최근에는 어린이, 노인, 임산부 등 환경유해인자의 노출에 민감한 집단에 대해서 관심이 높고 이들의 건강영향을 지속적으로 조사 · 평가하여야 한다고 명시하고 있다(하은희 외, 2012).

(2) 부처별 환경보건 법령

우리나라 환경보건에 관한 업무는 환경부, 보건복지부, 질병관리청, 식품의약품안전처, 고용노동부, 농림축산식품부, 교육과학기술부, 정보통신과학기술부가 관여한다. 그리고 환경보건에 대한 문제는 주관 부처가 독자적으로 또는 타 부처와 연계하여 관리하고 있다. ① 환경부는 환경매체별 오염을 방지하고 복원하기 위한 법령과 환경오염으로 인한 법령을 시행하고 있다. ② 보건복지부는 공중 이용 시설의 위생관리, 의료행위의 규제, 전염병의 예방 등 건강증진을 위한 법령을 시행하고 있다. 질병관리청은 환경오염원으로 인한 인체 건강 관계 규명을 위한 예방관리를 시행하고 있다. ③ 식품의약품안전처는 식품과 의약품, 의료기기의 안전성에 관한 사안을 관리하기 위한 다양한 법체계를 시행하고 있다. ④ 고용노동부는 산업보건 분야의 전반에 걸쳐 상세하게 규정하는「산업안전보건법」과 산업재해가 발생하였을 경우 심의 및 보상에 관한 내용을 규정하는「산업재해보상보험법」을 시행하고 있다. ⑤ 농림축산식품부는 축산물 검역 및 농약, 비료 등의 환경오염물질 관리와 관련된 법령을 시행하고 있다. ⑥ 교육과학기술부는 학교의 보건관리와 환경위생 정화에 필요한 사항을 규정하여 학생과 교직원의 건강을 보호 · 증진하는「학교보건법」을 시행하고 있다. ⑦ 정보통신과학기술부는 물리적 유해인자에 속하는 전자파에 대한 인체 노출을 관리하는 주요 부처로「전파법」을 시행하고 있다.

(3) 환경보건법의 추진경과 및 내용

우리나라 환경보건 관련 법령은 1963년「공해방지법」을 시작으로 1969년「공해방지법 시행규칙」을 제정하였고 1977년「환경보전법」, 1990년「매체별 개별법」(대기, 수질, 소음 진동)을 제정하였다. 2004년 환경부 환경보건정책실을 신설하였고 2008년 3월「환경보건법」을 제정하였고, 2009년 3월부터 시행하고 있다.「환경보건법(제8946호)」은 총 6장 33조로 이루어져 있다. 2011년「환경보건법(제9932호)」은 환경오염과 유해화학물질 등이 국민건강 및 생태계에 미치는 영향 및 피해를 조사 · 규명 및 감시하여 국민건강에 대한 위협을 예방하고 이를 줄이기 위한 대책을 마련함으로써 국민건강과 생태계의 건전성을 보호 · 유지하는 목적이 있다. 환경보건은「환경정책기본법」 제3조제4호에 따른 환경오염과「화학물질관리법」 제2조제7호에 따른 유해화학물질 등이 사람의 건강과 생태계에 미치는 영향을 조사 · 평가하고 이를 예방 · 관리하는 것을 말한다.

2010년「환경보건법(제8946호)」, 2011년「환경보건법(제9932호)」을 통해 환경보건정책 10개년 종합계획을 수립하였다.「환경보건법」 제6조제3항에 의하면 환경부장관은 종합계획을 세운 날부터 5년이 지나거나 관계 중앙행정기관장의 요청 등에 따라 종합계획을 변경할 필요가 있다고 인정하는 경우 환경보건위원회의 심의를 거쳐 종합계획을 변경할 수 있다. 2021년「환경보건법 시행령」 개정에서는 중앙정부의 환경보건종합계획에 따라 시 · 도 등 광역지자체에 지역환경보건계획을 수립함으로써 지자체의 지역환경보건 문제에 대한 책임과 역할을 강화하기 위한 내용을 포함하고 있다.

3 환경성질환

3.1 환경성질환과 알레르기질환의 개념

1) 환경성질환의 정의

환경성질환(Environmental diseases)은 물리적, 화학적, 생물학적 요인 등 환경인자(Environmental factors)에 관련되어 발생하는 건강 장애를 일컫는다. 환경성질환을 넓게 해석하면 유전적 요인 이외에 식습관, 음주, 흡연 등을 포함한 다른 외부 환경요인에 의해 발생할 수 있는 건강 장애를 모두 포함할 수 있고 좁게 해석하면 개인의 생활습관과 직업 관련된 활동으로 인해 환경 유해인자로부터 노출되어 발생하는 질병을 의미한다. 즉, 환경성질환은 노출원으로부터 발생한 건강 장애의 역학조사를 통해 환경 유해인자와 건강 장애와의 관련성이 있다고 인정하는 질환으로 정의한다(표 5-7).

표 5-7 우리나라 보건의료에서 인정하는 환경성질환

대상이 되는 질병	ICD-10 코드
아토피 피부염	L20
알레르기성 비염	J30
천식	J45-J46
급성 기관지염	J20-J21
폐렴	J12-J18
외부요인에 의한 폐질환	J60-J70
중금속에 의한 질환	N14, R78, T56

자료 : 제7차 한국표준질병사인분류 [별표29] 환경성질환 분류

2) 환경성질환의 종류

우리나라에서 인정하는 환경성질환은 아토피 피부염(L20), 알레르기성 비염(J30), 천식(J45-J46), 급성 기관지염(J20-J21), 폐렴(J12-J18), 외부요인에 의한 폐질환(J60-J70), 중금속에 의한 질환(N14, R78, T56)이다.

그리고 우리나라 환경보건위원회 심의를 거친 환경성질환은 대기오염물질과 관련된 호흡기 및 알레르기 질환, 석면으로 인한 폐질환, 수질오염물질로 인한 질환, 유해화학물질로 인한 중독증 · 신경계 · 생식계 질환, 환경오염사고로 인한 건강장해, 가습기살균제로 인한 폐질환이 있다. 심의를 거친 환경성질환은 환경보건법 시행규칙 제2조(환경성질환의 종류)에 근거하여 환경 유해인자와 상관성이 인정된 질환이다(표 5-8).

표 5-8 우리나라 환경보건위원회 심의를 거친 환경성질환

1. 대기오염물질과 관련된 호흡기 · 알레르기 질환
2. 석면으로 인한 폐질환
3. 수질오염물질로 인한 질환
4. 유해화학물질로 인한 중독증 · 신경계 · 생식계 질환
5. 환경오염사고로 인한 건강장해
6. 가습기살균제로 인한 폐질환

자료 : 환경보건법 시행규칙 제2조(환경성질환의 종류)

3) 알레르기 질환

알레르기 질환은 외부항원에 대해 면역계가 과민하게 반응하면서 발생하는 질병으로 아토피 피부염, 천식, 알레르기 비염이 대표적으로 알려져 있다. 알레르기 질환은 사회경제적 성장과 주거, 식생활 등 생활환경의 변화로 점점 증가하는 추세이며 개발도상국보다는 선진국의 유병률이 높다.

알레르기 행진은 어린 영아가 성장하면서 아토피 피부염, 식품 알레르기, 천식 및 알레르기 비염 순서로 알레르기 질환을 앓게 되는 현상(유병)을 말한다. 따라서 소아기의 올바른 치료와 관리를 통해 성인기 알레르기 질환 행진을 예방할 수 있다.

(1) 아토피 피부염

아토피 피부염은 영아와 어린이에게 집중적으로 발생하는 심한 가려움증을 동반한 염증성 피부질환이다. 아토피 피부염의 흔한 증상으로 가려움, 특징적 병변 분포(성인은 팔과 다리 및 접히는 부위, 소아는 주로 얼굴)와 태선화가 있다. 피부의 중증도가 높을수록 가려움증이 심해져 일상생활의 질을 저하시킬 뿐만 아니라 피부를 더욱 손상시키고 피부염을 만성화시킨다.

(2) 알레르기 비염

알레르기 비염은 알레르기 원인(항원)에 IgE(면역글로블린, Immunoglobulin E)라는 원인 물질에 대한 면역 항체가 반응해서 생기는 코의 염증 질환이다. 알레르기 원인 물질(항원)이란 알레르기 염증 반응을 일으킬 수 있는 물질을 말한다. 알레르기 비염의 알레르겐은 집먼지진드기, 꽃가루, 개나 고양이 등 애완동물의 털 등이 해당한다.

(3) 천식

천식이란 기도에 생긴 염증 때문에 발생하는 알레르기 질환이다. 천식은 환자에 따라 증상이 다르며 반복적으로 계속 나오는 기침, 호흡 곤란, 쌕쌕거리는 숨소리 등이 있을 때에는 전문가에게 정확한 진단을 받아야 한다.

4 환경보건의 역사 및 환경오염

4.1 환경보건의 역사

1) 고대

고대에서는 질병 예방을 위한 위생학적인 관점에서 환경오염을 강조하였다. 히포크라테스(Hippocrates, B.C. 460-375)는 공기와 물과 토양에 관한 위생에서 공기와 물이 건강과 중요한 관계(장기설, Miasma 이론)가 있다고 하였다. 이집트는 위생에 대한 인식이 높았으며 화장실과 배수 시스템이 발달하였고 개인의 청결을 강조하는 문화가 있었다. 그리스는 도시에 깨끗한 물을 공급하기 위해 수도 시스템을 갖추었고 공용 욕탕과 화장실이 존재하였다. 로마시대 갈레노스(Galenus A, 129-200)는 위생학을 Hygiene 이라고 하였다. 로마는 공중목욕탕, 하수도, 식수 공급 시스템 등 공중위생을 중시하였고 질병 확산을 방지하기 위한 시민의 건강 의식이 형성되었다.

2) 중세

중세는 페스트 등의 전염병을 위한 검역법이 발달하였다. 고대의 위생적인 요소를 받아들이기 시작하면서 각 도시마다 공중목욕탕을 설치하여 운영하였고 교회 등 큰 건물에 급수시설, 위생시설, 난방시설 등이 설치되었다. 하지만 14세기 중반에는 페스트, 그리고 14세기 후반에는 콜레라가 유행하였다. 중세에는 페스트(세균에 의한 전염병으로 주로 쥐와 벼룩을 통해 전파)를 비롯한 여러 전염병의 유행으로 사람들은 공기나 물에 피부가 노출되는 것을 두려워하였다. 특히, 흑사병은 유럽에서 약 2500만 명이 사망한 대유행으로 인구의 1/3이 감소하였고 경제와 사회에 큰 영향을 주었다.

3) 근대

근대는 건강한 노동력 확보를 위한 산업위생이 강조되었다. 18세기의 산업혁명으로 인하여 대기가 오염되고 생활하수로 인해 수질이 오염되었다. 19세기 중반에 런던의 콜레라, 테임즈 강의 오염 등 환경위생문제에 대한 인식이 증가하였다. 채드위크(Chadwick E, 1800-1890)는 구민법 개혁, 근로자의 보건 위생개혁운동(1842년) 등 영국의 위생 행정 발전에 기여하였다. 1875년 공중보건법을 개정하여 오늘날의 공중보건사업을 뒷받침하는 토대가 되었다.

4) 현대

현대는 산업환경에서 일반환경의 오염으로 인식이 전화되는 시기였다. 산업화로 인해 각종 화학물질의 노출이 근로자의 건강 피해를 일으켰다. 또한 단순한 매립법으로 인해 토양오염, 수질오염, 해양오염, 대기오염을 유발하면서 환경보건의 중요성을 인식하게 되었다. 1962년 레이첼 칼슨(Carson R, 1907-1964)의 『침묵의 봄(Silent Spring)』을 통해 일반인들에게 환경오염의 중요성을 인식하도록 일깨워주었다. 이 책으로 인해 환경과 관련된 사회운동이 일어나게 되었고 1969년 미국 의회는 국가환경정책법안을 통과시켰다.

최근에는 이례적인 이상기후가 계속되면서 폭염과 폭우로 인한 피해가 발생하고 대기오염으로 인한 고농도의 초미세먼지가 새로운 환경보건이슈로 떠오르고 있다.

4.2 국외 환경오염 사건

1) 가네미유 사건

1968년 3월 일본 가네미 지방에서 피부병 환자가 발생하였다. 원인은 가네미회사에서 제조 판매하고 있는 식용유를 사용한 음식을 먹은 사람들에게 발생한 데 있는 것을 밝혀냈다. 가네미회사는 식용류 제조 시 폴리염화바이페닐(Polychlorinatedbiphenyl, PCB)을 사용하였는데 PCB가 식용류 속으로 흘러들어가 인체 피해를 주게 되었다(한국식품안전연구원).

2) 고이아니아 사건

1987년 9월 브라질 고이아니아 지방에서 소량의 방사선 원소 세슘(Cesium-137)이 노출이 되었다. 도둑들이 훔친 의료기기를 분해하는 과정에서 방사선 물질이 들어가 있는 캡슐을 깨뜨리게 되었고 깨어진 캡슐은 고물상에 팔리게 되었다(박석순, 2003). 방사능에 노출된 사람들은 위장장애 증세를 보이기 시작했고 방사능 노출이 원인이었다는 사실을 밝혀냈다.

3) 도노라 사건

1948년 10월 미국 펜실바니아주 도노라에 기온역전 현상(지표가 충분히 가열되지 않은 상태에서 지속적으로 대기의 온도가 낮을 경우 대류현상이 정상적으로 일어나지 않아 대기오염이 유발되는 상태로 안개가 발생)이 일어나 대기중 이산화황 농도가 높은 것으로 나타났다(김종규, 1993). 이 사건으로 인해 천식환자, 심장질환자, 만성 기관지염, 만성 폐기종 환자가 증가하였다.

4) 러브커넬 사건

1942년 초부터 1950년 사이에 미국 러브커넬에서 유독성 화학물질을 운하에 매립하게 되었다(한연희, 2003). 이로 인해 주민들은 피부병과 두통이 발생하였고 다른 지역에 비해 유산율이 높은 것으로 나타났다. 특히 1973년부터 1978년 사이에 출생한 16명의 어린이 중 9명이 정신박약, 심장 및 신장질환 등 선천성 기형아로 태어났다. 뉴욕 주 보건당국은 역학조사를 실시한 결과 유독성 화학물질에 의한 원인으로 밝혀냈다.

5) 런던 스모그

1952년 12월 영국 런던에서 이산화황에 의한 스모그가 발생하였다. 석탄 연소로 인해 배출된 연기는 짙은 안개가 합쳐져 스모그를 만들었고 연기 속에 있는 이산화황은 황산 안개로 변화면서 1주일 동안 스모그가 나타났다(한은택, 2009). 사건 발생 후 호흡장애와 질식 등으로 시민들이 사망했고, 그 후에도 만성폐질환으로 사망하였다.

6) 레만호 오염

1950년대 말 스위스 레만호의 물이 점점 오염되었다. 1950년대 말에는 악취는 물론, 생물이 더 이상 살 수 없는 죽음의 호수로 변하였다. 원인은 합성세제이었고 2차 세계대전 이후 가정에서 사용하는 합성세제에 의한 오염이 되었다. 특히, 합성세제는 물에 쉽게 분해되지 않고 부영양화를 일으키는 인을 다량 함유하고 있다(Jeon 외, 2008).

7) 로스엔젤레스(LA) 스모그

1940년대부터 로스엔젤레스(LA)에 런던형 스모그와 비슷한 현상이 나타났다. 이 지역에서 발생한 광화학 스모그는 1950년에 사람에게 피해를 주었는데 LA 시민의 눈, 코, 기도, 폐 등의 점막에 지속적인 자극과 눈의 통증, 두통, 호흡기 자극, 인후염증을 호소하였다(도상현, 2007).

8) 뮤즈계곡 사건

1930년 12월 벨기에 뮤즈지방에 코크스제조공장, 제철공장, 제강공장, 아연제련공장, 황산제조공장 등 대규모 공업단지가 조성되었다. 벨기에의 뮤즈계곡 공장지대에서 바람이 불지 않는 무풍상태와 계곡 상공의 기온이 역전되는 현상이 일주일간 지속되었다. 무풍지대가 된 계곡은 공장에서 나오는 연기와 매연으로 가득찼고 사태가 시작된 지 3일째 계곡 거주민들의 폐통증, 호흡곤란, 눈과 코의 자극증상을 호소하였다(김수봉, 2000).

수백 명의 호흡기질환자가 발생하였고 급성폐렴 및 심장병을 앓고 있는 노인의 사망률이 증가하였다.

9) 바젤사건

1986년 11월 1일 스위스 바젤에 위치하는 제약회사에서 화재가 발생하였다. 이 회사의 창고에는 화학물질이 보관되어 있었는데 화재를 진압하는 과정에서 화학물질이 라인강으로 흘러감으로써 수질을 오염시켰다. 그러나 사건발생 직후 관리당국의 적절한 대처로 많은 피해가 발생하지 않았다(양기근, 2011).

10) 보팔사건

인류역사상 최악의 산업재해라고 부르는 포팔사건은 1984년 12월 인도 보팔시 화학약품 공장에서 농약제조의 원료로 사용되는 이소시안화메틸 유독가스의 노출이 원인이었다. 인도 마디아프라데시주의 주도인 보팔에 있는 다국적 살충제 공장에서 농약과 살충제의 주원료인 이소시안화메틸을 저장하는 탱크의 온도가 상승하였다. 공장의 초기대응의 부족으로 탱크의 내부압력이 높아져 탱크가 폭발하면서 2시간 동안 36톤 정도의 이소시안화메틸이 공기 중으로 방출되었다. 인근의 2,800여명 주민이 사망하였고 호흡기, 중추신경계, 면역체계 등 건강문제를 호소하였다(조수헌, 1995).

11) 제임스강 오염

1975년 미국 버지니아주 호스웰시 제조공장에서 근로자의 절반 이상이 두통, 시각장애, 간질환, 신경통, 불임 등에 시달렸다. 보건당국의 역학조사 결과 유독성 살충제의 원인을 밝혀냈다. 하수처리장에 유입된 살충제가 제임스강으로 흘러들었고 이로 인해 생물이 살 수 없는 죽음의 강이 되었다(백경오 외, 2008).

12) 체르노빌 원자 폭발사건

1986년 4월 러시아 체르노빌 원자력발전소 근로자가 안전수칙을 지키지 않아 원자로가 폭발하였고 방사능 물질이 유출되었다(현원복, 1986). 이 사건으로 인해 암과 백혈병, 사산아 및 기형아 발생이 크게 증가하였다. 이때 노출된 방사능 물질은 인근 국가에 피해를 주었다. 그러나 방사능 물질은 계속 잔류하므로 앞으로 백혈병 및 암 환자가 발생할 것으로 예상하고 있다.

4.3 국내 환경오염 사건

「환경오염사고예방 및 수습업무처리규정」에 대한 법률은 재난 및 안전관리 기본법령 등에 의한 환경오염사고의 예방과 수습에 대한 종합적인 관리체계를 구축하고 이의 운영에 관하여 필요한 사항을 규정함을 목적으로 한다. 환경오염사고는 사업 및 생활활동에 따라 고의 또는 과실로 오염물질이 누출 · 유출되어 수질 · 대기 · 토양오염 및 소음진동 · 악취발생 등으로 사람의 건강이나 환경에 피해를 줄 수 있는 사고를 말한다.

1) 낙동강 페놀 오염

낙동강 페놀 오염은 우리나라의 대표적인 수질오염 사건이다. 1991년 3월 14일 밤 10시경 경북 구미시 구포동에 위치한 한 기업의 페놀 원액 저장탱크에서 페놀수지 생산라인으로 연결된 파이프가 파열하였다. 약 30톤의 페놀 원액이 낙동강 지류인 옥계천으로 흘러들어갔다. 수돗물에서 악취가 난다는 주민 신고가 빗발쳤다. 이 사건으로 인해 피해신고 건수는 13,475건 등 피해액 230억원, 임산부 8명은 자연유산, 임신중절 등으로 인한 정신적, 신체적 피해가 나타났다. 낙동강 페놀사건은 마시는 물의 소중함을 일깨우고 환경문제가 인간의 생존권 문제라는 사실을 각인시킨 국내 사례이다. 이 사건을 통해 「환경범죄의 처벌에 관한 특별조치법」을 비롯해 「환경개선비용부담금법」, 「자연환경보전법」 등을 제정하고 중앙환경분쟁조정위원회를 발족시키는 한편 상수원 수질개선을 위한 종합대책을 발표했다. 이 사례를 통해 정부는 중장기대책을 수립하였는데 단기대책으로는 낙동강연안 주요지점에 수질 자동측정망을 설치, 낙동강 유역 공해배출업소 단속을 강화하였다. 장기대책으로 광역상수도사업 조기실시, 취수장 주변 특별대책지역을 지정하는 등 정책을 수립하였다.

2) 태안 원유 유출 사고

2007년 12월 7일, 충청남도 태안군 만리포 해상에 정박 중인 유조선에서 원유가 해양으로 유출된 국내 최대의 기름유출사고이다. 원유 유출로 인해 태안 내 167km 해안선이 기름에 오염되었고, 473개소 양식장을 포함한 조업이 중단되었다. 사고 초기에 파도가 심하여 빠른 대처를 하지 못하였고 오일펜스를 넘어 기름이 유출돼 더 피해가 컸다. 파손된 유조선은 이틀 만에 구멍을 막았고 약 9천여 명의 자원봉사자들이 투입되었다. 역학조사 결과, 어린이의 경우 사고지점과 학교의 거리가 가까울수록 우울증 증상이 높게 나타났다. 또한 기관지 천식 및 알레르기성 질환 유병률이 높아지는 등 신체적 및 정신적 건강피해가 발생하였다(김교현 외, 2009; 정우철, 2010). 그동안 태안군 환경보건센터에서는 2020년까지 원유 유출에 따른 건강 영향 질환을 추적 조사하여 태안 원유 유출과 질병의 관계를 규명하고 환경보건대응을 위한 예방사업을 수행하였다. 원유 유출에서 암 발생까지 최소 10~20년의 반감기가 있다는 점을 고려할 때 장기적인 역학조사를 수행하여 질병의 원인을 파악하고 있다.

3) 울산 온산병

울산광역시 울주군 온산공업단지 일대에서 발생한 공해병으로 공해문제에 대한 관심이 집중한 사건이었다. 온산공단은 중화학 공업단지로 지정되면서 유독가스 등으로 인한 피해를 입기 시작하였다(이윤세 외, 2011). 1985년 10월 5일 정부는 울산 온산공단의 주민 이주대책을 발표했고 1986년과 1987년 두 차례에 걸쳐 온산지역 주민의 이주 계획을 발표하였으나 3년 후인 1991년에 이주가 완료되었으며 이주된 인원은 전체의 16%에 불과하였다. 이 사건으로 인해 인근 거주민들은 팔다리 등이 쑤시고 아픈 증세를 보였다. 역학조사 결과, 공장에서 나오는 아황산가스(SO_2), 질소산화물(NO_X), 중금속, 유황분 등이 포함된 매연이 주요 원인으로 밝혀졌다. 온산병 규명을 위해 환경단체들은 온산주민에 대한 건강조사가 지속적으로 이루어져야 한다고 주장하였다. 이후에 온산주민운동이 이뤄졌으나 주민조직이 활성화되지 못한 상태에서 대외적인 여론화에 집중되어 지속적인 운동이 일어나지 못했다. 울산 온산병의 사례는 국내에서 자연발생적인 반공해운동 형태로 가장 대표적인 주민운동이다. 경제성장의 그늘에 가려있던 공해피해가 인간의 건강과 생명을 위협하는 공해병으로 나타났고 환경오염으로 인해 지역 주민들이 이주하게 됨으로써 공해에 대한 국민적 관심을 모은 대표적 사례이다.

4) 시화호 사건

시화호 개발사업은 1987년 6월 국토확장과 해안지역의 물 자원 확보라는 계획으로 개발되었다. 그러나 1994년 1월 시화호 공사가 완료되면서 수질오염이 심각해졌다. 이 사건의 원인은 당시 계획했던 정화시설이 제대로 작동되지 않아 수질오염이 심해지자 수질개선이라는 명목 하에 오염된 시화호수를 해양으로 방류하였기 때문이다.

5) 매향리 소음

경기도 화성시 매향리 일대는 미군 부대의 폭격연습이 계속되고 있는 지역이다. 1955년 2월 매향리는 주한미군에 토지가 제공돼 미 공군 폭격장으로 사용됐다. 그러나 포탄이 농가에 떨어지는 사고가 발생하고 사격 소음으로 주민의 건강피해가 잇따랐다. 정부의 역학조사 결과 인근의 주민들은 이명과 난청에 시달리고 있었고 수면장애, 스트레스, 고혈압 등의 건강피해를 호소하였다(임현술, 2011). 이후 경기도 화성군 매향리 1,889명의 주민들은 미 공군 폭격장 소음피해 손해배상소송에서 승소하였다. 그리고 2005년 8월 11일 사격 훈련이 중단되면서 국방부로 반환됐다.

6) 구미 불산가스 노출 사고

불산은 공기와 접촉하게 되면 연기를 내며 자극적인 냄새가 나는 유독물질로 인체에 용액이나 증기가 직접 닿으면 피부와 점막이 심하게 부식될 수 있다.

2012년 9월 27일 구미산업단지 4공단에 위치한 플루오린 화학제품 생산업체의 공장에서 탱크로리에 실린 플루오린화 수소가스를 공장 내 설비에 주입하던 중 근로자의 실수로 탱크로리의 밸브가 열리면서 가스가 유출되었다. 당시 안전장비를 착용하지 않고 작업을 하던 직원과 펌프수리 외주 업체 근로자 5명이 사망하였고 18명이 부상을 당했다. 또한 농작물 피해액은 554억으로 공단 근처에 거주하는 주민들은 피부발진, 기침, 콧물, 호흡곤란과 함께 눈이 따가워지는 고통을 호소하였다.

7) 서울 노원 월계 방사능 노출 사고

2011년 서울시 노원구 월계동에서 발생한 방사능 아스팔트 도로 노출 사고가 있었다. 주택가 아스팔트에서 방사선 관리기준인 연간 1mSv(밀리시버트) 이상 노출된 주민들은 87명인 것으로 발표되었다. 해당 자치단체 발표에 따르면 방사능에 오염된 도로는 2000년에 포장된 것으로 나타났다. 애초 방사성 요오드 131이나 세슘 134 역시 아스팔트에 섞여 있을 수 있지만 짧은 반감기를 보인다. 도로 인근에 거주하는 주민들은 방사성 물질의 존재를 모른 채 10년 동안 고농도 방사선에 노출됐을 가능성을 염두하였고 지역주민들 대상으로 노출량과 암과의 관련성을 규명하기 위한 사업을 수행하였다(서울환경운동연합, 2011).

5 생활오염

5.1 대기

1) 대기오염의 정의

대기오염(Air Pollution)의 정의는 국가마다 조금씩 차이가 있다. 세계보건기구는 대기 중에 인간이 배출한 한 가지 이상의 오염물질이 그 지역의 다수 일반인에게 불쾌감을 주거나 공중보건에 위해를 끼치고 인간이나 동식물의 활동에 피해를 주어 생활과 재산상 정당한 권리를 방해받는 상태라고 정의하고 있다. 우리나라는 대기오염으로 인한 국민건강 및 환경상의 위해를 예방하고 대기환경을 적정하게 관리, 보전함으로써 모든 국민이 건강하고 쾌적한 생활을 할 수 있게 한다고 정의하고 있다.

2) 대기오염물질

대기오염물질은 오염원으로부터 직접적으로 배출되는 1차 오염물질과 대기 중으로 방출되는 2차 오염물질이 있다. 1차 오염물질은 일산화탄소(CO), 질소산화물(NO_X), 황산화물(SO_X), 탄화수소(C_nH_m), 분진 등이 있다. 이중에서 질소산화물은 대기 중에 자외선의 영향을 받아 화학변화를 일으켜 2차 오염물질인 오존(O_3)을 생성한다. 그리고 대기 중에서 휘발성유기물질(VOCs)이 존재하면 일산화탄소(CO)와 반응하여 발암물질인 2차 오염물질을 생성한다.

각종 대기오염 현상과 원인물질에 대하여 지역규모, 도시규모, 실내환경의 오염문제로 분류할 수 있다. 이산화탄소(CO_2), 프레온가스(CFC), 메탄가스(CH_4)로 인한 지구기후변화 및 오존층 파괴가 있고 아황산가스, 이산화질소, 먼지로 인한 산성비 및 황사, 오존, 미세먼지, 휘발성유기화합물(VOCs) 등으로 인한 광화학스모그, 교통공해, 비산먼지, 악취 등이 있으며 일산화탄소, 미세먼지, 담배연기, 라돈, 석면, 미생물 등에 의한 실내공기오염이 있다(표 5-9).

표 5-9 각종 대기오염 현상과 원인물질

분류	현상	공간규모	원인물질
지구규모의 오염문제	지구변화와 오존층 파괴	지구전체	이산화탄소, 프레온가스, 메탄가스
지역규모의 오염문제	산성비, 황사	동북아시아	아황산가스, 이산화질소, 먼지
도시규모의 오염문제	광화학스모그, 교통공해, 비산먼지, 악취 등	도시 및 산업단지 규모	오존, 미세먼지, 휘발성유기화합물 등
실내환경의 오염문제	실내공기오염	실내공간, 지하철	휘발성유기화합물, 일산화탄소, 미세먼지, 담배연기, 라돈, 석면, 미생물 등

자료: 한국대기환경학회(2011)

3) 대기오염물질의 건강영향

(1) 분진

분진(Particles)은 입자상 물질이라고도 하며 아주 작은 액체 및 고체상의 부유물질이다. 분진은 연무(Mist), 먼지(Dust), 연기(Smoke), 훈연(Fume), 안개(Fog), 스모그(Smog) 등과 같은 상태로 존재하는 것을 의미한다. 분진은 입자크기에 따라서 구분하는데 입자지름이 2.5 μm 미만의 미세입자와 2.5 μm 이상의 거대한 입자로 구분된다. 그리고 미세입자와 거대입자의 총합을 총부유분진(Total Suspended Particulate, TSP)이라고 한다. $PM_{2.5}$처럼 작은 부유물질은 인간 및 동물이 호흡하면서 폐 깊숙이 침투한다. 거대입자는 바람에 날린 토양의 먼지로 미세입자에 비해 대기오염의 공헌도는 낮다. 우리나라의 대표적인 분진으로 황사와 미세먼지가 있으며 황사문제는 아황산가스(SO_2)를 포함하고 있기 때문에 인체에 유해한 영향을 준다. 세계보건기구의 보고에 따르면 전세계 질병부담의 6.7%(조기사망)는 미세먼지 오염이라고 밝혔다. 미세먼지로 인한 조기사망으로는 허혈성 심장질환, 뇌혈관질환, 만성폐질환, 폐암, 급성호흡기 질환 등이 있다.

미세먼지 노출로 인한 건강영향(Thurston et al., 2017)

① 호흡기, 폐, 폐렴
② 고혈압, 당뇨병, 뇌졸중, 심혈관
③ 조산, 저체중

(2) 오존

오존(O_3)은 질소산화물과 휘발성유기화합물 등이 자외선과 광화학 반응을 일으켜 생성된 옥시던트의 일종이다. 오존에 노출되면 기침, 천명, 흉통(가슴의 통증), 메스꺼움, 목 자극 등과 같이 기도를 자극하고 폐기능을 감소시키는 것으로 알려져 있다. 자동차배기가스, 산업장 배출물질, 질소산화물(NO_X), 휘발성유기화합물(VOCs)이 태양광선을 받아 화학반응을 일으킬 때 생성된다. 오존에 반복적으로 노출되면 폐에 손상을 초래할 수 있고 특히 천식 환자는 오존의 영향이 높은 것으로 알려져 있다(김상헌 외, 2010).

(3) 이산화황

이산화황(SO_2)은 석탄 등의 화석연료에 포함된 유황성분이 연소하면서 발생하는 것으로 우리나라에서는 가정용 무연탄과 대형건물의 난방용의 석유에서 많이 발생한다. 이산화황으로 인한 건강피해는 폐렴, 기관지염, 천식, 폐기종 등 만성호흡기질환이 있다. 특히 이산화황과 같은 산성물질이 대기 중에 있는 수증기와 작용하여 생기는 산성비는 생명체뿐만 아니라 토양까지 산성화시키고 금속을 부식시키는 등 피해를 유발시킨다.

(4) 아황산가스

아황산가스(SO_2)는 기체상 오염물질(Gaseous Pollutants)이다. 아황산가스는 반응성이 강한 무색의 기체로 공기 중에 방출된 다른 오염물질과 반응하여 미세한 입자상 물질을 형성하고 폐 속 깊이 침투하여 폐막을 손상시킬 수 있다. 또한 아황산가스가 함유된 공기를 마시면 심장 및 호흡기질환을 악화시킬 수 있다. 아황산가스와 같은 기체상 오염물질은 작은 양으로 인체에 영향을 줄 수 있기 때문에 주의해야 한다.

(5) 질소산화물

질소산화물(NO_X)은 높은 온도에서 반응하면 일산화질소(NO)와 이산화질소(NO_2)를 생성하게 된다. 질소산화물은 차량, 기차, 비행기 등에서 배출되고 대부분 자동차의 배출가스상에서 배출한다. 그밖에 공장, 가정난방, 화력발전소 등 연소 시 방출한다. 질소산화물은 자체적으로 독성을 가지고 있기 때문에 대기 중 산성비 유발, 광화학 스모그와 같은 환경적 피해와 폐질환, 호흡기질환과 같은 인체피해를 줄 수 있다.

(6) 일산화탄소

일산화탄소(CO)는 무색, 무취의 유독성 가스로서 탄소성분이 불완전 연소할 때 발생한다. 주로 자동차, 도시가스, 석탄, 흡연 시 등 다양한 경로를 통해 노출된다. 특히 인체의 헤모글로빈과 결합하여 카르복시헤모글로빈을 형성하여 산소의 운반기능을 저하시켜 고농도 일산화탄소에 노출되면 건강한 사람도 치명적인 피해를 입는다. 인체 노출 시 혈액 손상, 질식 등의 증상이 나타날 수 있고 저농도 일산화탄소에 노출되면 피로, 두통, 어지럼증의 증상과 시력장애, 운동조절장애, 구역질 등이 나타날 수 있다(안지영 외, 2003).

(7) 휘발성유기화합물

휘발성유기화합물(VOCs)은 대기 중으로 쉽게 증발되는 액체 또는 기체상 유기화합물질의 총칭으로 산업체에서 많이 사용하는 용매와 화학 및 제약공장, 플라스틱 건조공장에서 배출되는 유기가스에 이르기까지 매우 다양하다. 휘발성유기물질은 메탄(CH_4), 벤젠(C_6H_6), 포름알데히드(HCHO) 등이 있다. 휘발성유기화합물은 대기 중에 질소산화물과 함께 광화학반응을 일으키고 오존 등 광화학산화제를 생성하여 광화학스모그를 유발시킨다(양지연 외, 2010). 주요 배출원으로는 유기용제사용시설, 도장시설, 세탁소, 주유소 및 자동차 배기가스 등이 있다.

(8) 중금속

중금속(Heavy Metals)은 식품오염뿐만 아니라 수질, 대기오염 등 다양한 경로를 통해 우리 인체로 들어오게 된다. 중금속은 노출되면 소멸되지 않고 오랫동안 자연에 남아 순환하는 지속성 오염물질이다. 대기 중에서 중금속은 카드뮴, 수은, 아연, 납, 동 등이 있다. 특히 납(Pb)은 호흡이나 음식물, 토양 또는 먼지 속에 있는 납 물질이 입을 통하여 인체로 들어와 혈액이나 뼈 그리고 세포 속에 축적되어 신장, 신경계통 등 여러 신체기관들에 영향을 미칠 수 있다. 또한 납을 과다하게 흡입하게 되면 발작, 성장력 부진, 행동장애, 간, 피부 등의 신경 장애를 일으킬 수 있다(박은정 외, 2005, 김환철 외, 2010).

(9) 벤젠

벤젠(Benzene)은 특유의 방향을 지닌 무색, 휘발성 액체로 주요 노출 경로는 담배 연기나 자동차 배기가스, 벤젠을 사용하는 산업체로부터 정화되지 않고 흘러나오는 폐수, 에틸 벤젠이나 스틸렌을 사용하는 제조공장에서 나오는 연기 등이 있다. 벤젠의 증기는 치명적인 중독을 일으킬 수 있고 피부를 통해서 흡수되거나 흡입 또는 섭취 시 급성중독으로 신경계 증상을 보일 수 있다.

4) 환경호르몬과 건강영향

(1) 환경호르몬 발생원

환경호르몬은 우리 몸속에 천연 호르몬을 흉내 내 호르몬의 균형을 깨거나 역할에 변형을 일으키는 내분비 교란 물질이다. 그리고 생체 내의 내분비계 기능을 변화시켜 정상적인 개체나 그 후손들에게 건강 장애를 유발시킨다. 우리가 일상생활에서 이용하는 플라스틱, 살충제, 호르몬제, 전자제품, 쓰레기 소각장 등 다양한 물건과 장소에서 환경호르몬이 발생한다(표 5–10).

표 5-10 주요 환경 호르몬 발생 및 발생원

분류	발생원
다이옥신	쓰레기 소각과정, 염소 표백 및 살균과정, 월남전 고엽제 성분
폴리카보네이트	플라스틱 식기
프탈레이트	인공피혁, 화장품, 향수, 헤어스프레이, 식품포장재, 폴리염화비닐
DDT	농약, 합성 살충제
알킬페놀	합성세제, 샴푸, 형광표백제, 주방용 세제류
비스페놀A	합성수지원료, 식품과 음료 캔의 내부 코팅

(2) 환경호르몬이 일으키는 이상증세

환경호르몬은 면역체계의 악화, 생식능력의 저하, 대사의 이상, 성기능 감소, 갑상선의 기능 저하 등의 문제를 일으킬 수 있다.

① **성호르몬 변화** : 남성의 경우 테스토스테론 수치 감소, 여성의 경우 에스트로겐 수치 변화가 발생할 수 있다. 이로 인해 생리불순, 성욕 감소 등이 나타날 수 있다.

② **불임** : 생식 기능이 저하되어 남성과 여성 모두에서 불임 문제가 발생할 수 있다.

③ **조기 사춘기** : 어린이의 성적 발달에 영향을 미쳐 조기 사춘기를 유발할 수 있다.

④ **면역계 이상** : 면역 기능 및 알레르기 반응 증가, 자가면역 질환의 위험을 높일 수 있다.

⑤ **비만** : 지방 세포의 형성과 대사 과정에 영향을 미쳐 비만의 원인이 될 수 있다.

⑥ **당뇨** : 내분비계 교란물질이 인슐린 기능에 영향을 미쳐 당뇨병의 위험을 증가시킬 수 있다.

⑦ **정신건강 문제** : 불안 · 우울증 등의 정신적 문제와 관련이 있을 수 있으며 호르몬의 불균형에서 비롯될 수 있다.

⑧ **발달 문제** : 신경발달에 영향을 미쳐 주의력 결핍 과잉행동장애(ADHD)와 같은 문제를 유발할 수 있다.

⑨ **암** : 유방암, 전립선암 등의 특정 암의 발생 위험을 높일 수 있다.

5) 대기환경보전법

(1) 대기환경보전법

대기환경보전법[법률 제14487호, 2016.12.27., 일부개정]은 대기오염으로 인한 국민건강이나 환경에 관한 위해를 예방하고 대기환경을 적정하고 지속가능하게 관리 · 보전하여 모든 국민이 건강하고 쾌적한 환경에서 생활할 수 있게 하는 것을 목적으로 한다.

(2) 대기환경보전 정책 동향(최정학, 2010)

대기환경기준은 초창기 세계보건기구의 권고치(SO_2 : 0.05 ppm, 먼지 : 1mg/m^3)를 근거로 대기환경기준을 설정하였다. 그리고 1977년 「환경보전법」이 제정된 이후 5차례에 걸쳐 환경기준을 강화하였다. 이는 청정연료의 보급, 먼지의 발생원 관리, 자동차 배출가스 관리 등 지속적이고 일관된 대기환경 정책의 추진 결과로 점진적인 환경기준에 대해 강화하기 위함이다.

대기오염물질 지정 및 관리에 대한 법령을 살펴보면, 1977년 「환경보전법」 제정 당시 분진, 매연, 악취 등 18종의 오염물질에 대하여 배출허용기준을 설정하였고, 1991년 「대기환경보전법」에서는 가스상 물질, 입자상 물질, 중금속 등 47개 물질을 대기오염물질로 지정하고 이 중 카드뮴 및 화합물 등 16종을 특정대기물질로 지정하였다. 1997년 클로로포름과 포름알데히드 등 7종을 추가하였고, 특정유해물질도 25종으로 확대하여 지정하였다. 특정유해물질 관리기본계획(2004–2013년)은 2004년 2월에 수립되어 206종 관리대상 물질 중 우선순위 물질 48종을 선정하였다. 2009년 「대기환경보전법」에 의한 대기오염물질은 총 61종으로 그 중 특정대기유해물질 35종, 배출허용기준 26종이 각각 지정되어 관리하고 있다(최정학, 2010). 최근 국내에서 독일의 한 자동차 제조기업이 대기환경보전법을 위반한 사건이 발생하였다. 국내 대기환경보전법은 자동차 제작사가 대기환경보전법을 위반할 경우 자동차를 신차로 교체하거나 환불 또는 재매입해야 하고 이를 지키지 않을 경우 매출액의 5%, 최고액 500억원의 과징금과 5년 이하의 징역, 5천만원 이하의 벌금에 처한다.

6) 대기오염현상

(1) 기온역전

기온역전(Temperature Inversion) 현상을 열 역전 현상이라고 표현하기도 하는데 공기가 움직이지 않아 아래쪽의 차가운 공기가 위쪽의 따뜻한 공기에 의해 갇혀버리는 것을 말한다. 즉, 더운 공기가 가벼워 위쪽으로 올라가기 때문에 공기의 수직 흐름이 나타나게 된다. 이처럼 위아래의 공기가 섞이지 않고 대기오염물질이 확산되지 않고 쌓이게 되면 안개나 스모그 현상이 발생하는 것이다.

기온역전의 종류로는 복사성 역전(접지 역전 또는 지표성 역전), 침강성 역전, 국지적인 역전(지형성 역전, 전선성 역전)이 있다. 복사성 역전은 지표면의 복사열이 원인으로 겨울철 또는 이른 아침에 발생하는 단기적 대기오염이다. 침강성 역전은 고기압상태에서 발생하는 것으로 장기적 오염을 야기하며 LA 스모그가 대표적인 사례이다. 국지적인 역전은 해안지대에서 낮 동안 찬 해풍이 불어와 육지의 더운 공기가 상승하여 생기는 것으로 지형성 역전과 한랭전선이나 온난전선에 의하여 발생하는 전신성 역전이 있다. 기온역전과 관련된 질병으로 천식이 있으며 기온역전이 1일 증가할수록 1.03배 천식이 증가한다는 연구결과가 있다.

(2) 열섬현상

열섬현상(Heat island effect)은 대형건물 및 아스팔트 등으로 인근 교외 지역에 비해 도심의 태양열이 쉽게 달궈지는 것을 말한다. 주택, 자동차 등이 연료를 연소할 때 많은 열이 발생하여 주변의 다른 지역보다 높은 온도를 형성하여 공기흐름 또는 기류를 지연시킨다. 열섬현상은 국지적인 기온현상을 일으켜 근교 공업 지역으로부터 대기오염물질이 도심으로 유입되는 현상이다.

(3) 온실효과

온실효과(Green house effect)는 탄산가스의 지구표면에서 복사되는 적외선 흡수로 인해 지구의 온도가 증가하는 것을 말한다. 주로 수증기, 이산화탄소, 아산화질소, 메탄, 오존, 프레온가스 등이 온실효과를 일으킨다. 단, 대기를 가장 많이 차지하고 있는 산소와 질소는 온실효과를 거의 일으키지 않는다.

(4) 오존층 파괴

오존층은 고도 20-30km에 존재하며 지상에 도달하여 인체 및 생태계에 유해한 태양의 자외선을 차단하는 역할을 한다. 오존층의 농도가 매우 작더라도 태양으로부터 방출되는 해로운 자외선 복사를 흡수하기 때문에 인간의 삶에 중요하다. 또한 프레온가스(CFCs), 이산화탄소(CO_2), 메탄가스(CH_4), 이산화질소(NO_2) 등에 의해 오존층이 파괴되면 유해 자외선이 지구에 직접 도달되어 피부암이나 백내장을 유발시킨다(이상훈, 1999).

(5) 산성비

산성비(Acid rain)는 평소보다 산성 물질(질산, 황산)을 함유하고 있는 비(눈, 안개) 를 말한다. 산성비는 pH가 5.6 이하인 비를 말하며 산성도의 척도를 가리키는 pH는 물속의 수소이온 농도의 역수에 상용로그를 취한 값으로 순수한 물의 pH는 7의 값을 갖는다. 산성비의 원인은 다양한 대기오염원에서 배출된다. 그밖에 화석연료, 공장, 자동차 뿐만아니라 화산 폭발, 산불 등 같은 자연적 배출을 포함한다. 산성비로 인해 호수나 하천의 산성화, 생태계의 교란, 금속류 및 석조물의 부식, 농작물이나 삼림에 피해를 준다(한국대기환경학회, 2011).

(6) 스모그

스모그(Smog)는 스모크(Smoke)와 포그(Fog)가 결합한 단어로 연기와 안개가 섞인 것을 가리키는 말이다. 스모그의 원인은 자동차 배기가스, 화력발전소, 공장 등에서 배출되는 오염물질로 불순물이 공기 중에 떠있어 시야를 방해한다. 이렇듯 현대에 와서 대기오염물질로 하늘이 뿌옇게 보이는 현상을 부르는 의미로 쓰인다. 스모그에는 런던 스모그(황화 스모그), LA 스모그(광화학 스모그), 화산 스모그, 혼합 스모그(서울 스모그)가 있으며 화석연료를 태워서 생긴 이산화황, 일산화탄소가 원인인 런던형 스모그와 자동차 배기가스의 질소 산화물이 원인인 LA 스모그가 대표적이다.

5.2 실내공기

1) 실내공기질

실내공기질(Indoor air quality)이란 실내 공간 거주자의 건강과 평안에 영향을 주는 공기의 질이라고 정의할 수 있다. 실내공기의 오염은 외부 공기가 실내로 유입되거나 실내의 인간의 활동에 의해 발생하기도 한다. 실내공기질은 입자상 오염물질과 가스상 오염물질로 구분한다. 실내공기오염 물질에는 분진, 흡연, 중금속, 이산화질소(NO_2), 일산화탄소(CO), 이산화탄소(CO_2), 라돈(Radon), 포름알데하이드(Formaldehyde), 석면(Asbestos), 미생물(Microorganism), 휘발성유기화합물(VOCs), 악취 등이 있다. 실내공기오염으로 인한 건강 피해로는 빌딩증후군(Sick Building Syndrome, SBS)이 있다(AEPRC). 1983년 세계보건기구 회의에서 빌딩과 연관된 새로운 복합 증상을 빌딩증후군이라고 제시하였다. 빌딩증후군은 코, 목, 기관지 점액의 분비 막이 자극되어 호흡기 질환, 두통, 집중력 감소, 피부질환, 어지러움 등의 건강피해를 유발시킨다(진경일 외, 1997).

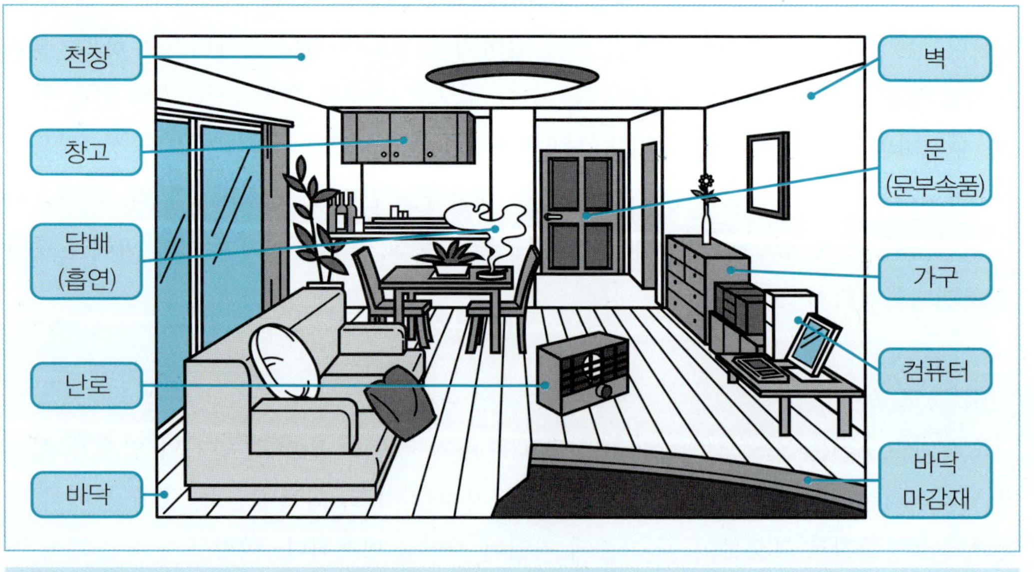

그림 5-6 새집증후군을 일으키는 요인

2) 입자상 오염물질

(1) 미세먼지

미세먼지는 직경이 10μm 이하의 미세한 입자를 말한다. 미세먼지는 심혈관 질환을 일으키는데 피해를 주는 것으로 알려져 있다. 미세먼지는 폐 속으로 쉽게 흡입되어 혈류 속에 침투될 수 있다. 호흡기 질환 중에서 천식이 대표적인데, 기침, 호흡곤란, 흉부의 압박감 등 증상을 초래할 수 있다. 미세먼지 농도가 높거나 황사가 심할 때에는 실외활동 자제, 외출 시 식약처로부터 인증받은 보건용 방진마스크를 착용, 외출 후에는 손과 얼굴을 씻는 예방법이 필요하다. 그밖에 가정 및 실내에서 창문을 닫고 공기청정기를 사용하거나 가습기 또는 젖은 수건 등으로 적정수준의 습도를 유지하는 노력이 필요하다.

(2) 중금속

중금속은 실내 대기 중의 중금속 입자가 흡착 농축되어 고농도의 중금속을 함유하고 있다. 일반적으로 중금속은 실내보다 실외의 영향을 받고 있으며 우리나라에서 실내공기 중 중금속 농도는 미세먼지 농도를 통해 간접적으로 관리되고 있는 수준이다. 중금속의 종류에는 납(Pb), 카드뮴(Cd), 구리(Cu), 철(Fe), 망간(Mn) 등이 있으며 중금속은 인체에 다양한 건강 장애를 유발할 수 있다.

(3) 석면

석면은 세계보건기구(WHO) 산하 국제암연구소(IARC) 지정 1급 발암물질로 호흡을 통해 그 가루를 마시면 20년에서 40년의 잠복기를 거쳐 폐암, 석면폐, 중피종을 일으킬 수 있다(박종원 외, 2009). 우리나라는 노후화된 건물의 단열재 및 파이프나 보일러 단열재로 석면을 사용하였다. 최근에 석면을 제거하는 과정에서 석면이 공기 중으로 비산하는 경우가 발생하면서 인체에 피해를 주었다. 석면에 노출되는 경우 피부 질환 및 호흡기 질환을 유발시키고 석면증(Asbestosis) 및 폐암을 발생시키는 것으로 알려져 있다. 우리나라는 「석면안전관리법」 제8조에 누구든지 석면이나 석면함유제품(석면등)을 제조, 수입, 양도, 제공 또는 사용하여서는 안 된다고 명시되어 있다. 석면의 노출과 암의 관계를 증명하기 위해서는 석면 노출의 잠복기, 석면의 누적노출량, 흡연과의 상호작용, 석면폐증 유무를 반영하고 있다.

표 5-11 실내오염물질의 발생원 및 인체영향

오염물질	주요 발생원	인체영향
먼지, 중금속	실내바닥의 먼지, 생활활동 등	규폐증, 진폐증, 탄폐증, 석면폐증 등
석면	단열재, 절연재, 석면 타일, 석면브레이크, 방열재 등	피부 및 호흡기질환, 폐암 등
HC, PAHs 등	담배 등	두통, 피로감, 기관지염, 폐렴, 폐암 등
연소가스, CO, NO_2, SO_2	각종 난로, 연료연소, 가스렌지 등	만성 폐질환, 중추신경계 영향 등
라돈	흙, 바위, 지하수, 화강암, 콘크리트 등	폐암 등
포름알데히드	합판보드, 가구, 단열재, 소취제, 담배연기, 옷감 등	눈, 코, 목 자극증상, 기침, 설사, 어지러움, 구토, 피부질환, 비염, 기억력 저하 등
휘발성 유기화합물	페인트, 접착제, 스프레이, 의복, 방향제, 건축자재, 왁스 등	피로감, 정신착란, 두통, 구토, 현기증, 중추신경 억제 등
오존	복사기기, 생활용품 등	기침, 두통, 천식, 알레르기성 질환
악취	외부 악취물질 실내유입, 음식물 부패	식욕감퇴, 구토, 불면, 정신신경증 등

자료 : 안전보건공단 산업안전보건연구원

(4) 곰팡이

곰팡이는 미생물의 한 종류로 어둡고 축축한 환경에서 균사라고 부르는 다세포의 미세한 실 형태로 자라는 균류이다. 곰팡이는 높은 습도, 수분, 따뜻한 온도, 약간의 영양분만 있다면 벽이나 바닥 표면, 실내 식물, 음식 등에 언제라도 자랄 수 있다. 따라서 실내의 습도 및 온도 관리가 잘 되지 않거나 청결하지 못한 환경이라면 곰팡이 번식의 가능성이 높다. 곰팡이에 민감한 사람은 일시적으로 코 막힘, 눈 가려움, 호흡곤란, 숨 막힘, 피부자극 등과 같은 증상이 나타날 수 있고 만성적인 폐질환을 갖고 있는 환자 또는 어린이, 노인, 임산부, 기저질환자 등 면역체계가 약한 민감 계층은 곰팡이 노출에 더 취약할 수 있다.

3) 가스상 오염물질

(1) 휘발성유기화합물

휘발성유기화합물은 액체 또는 고체상으로 존재할 수 있는 모든 유기화합물질로 정의할 수 있다. 광화학스모그 원인물질 뿐만 아니라 발암성 등의 유해물질, 지구온난화, 성층권 오존층의 파괴 원인 등 다양한 환경문제의 원인이 된다. 또한 실내의 부산물, 접착제, 탈취제 등과 실내에서 연소기구를 사용하거나 흡연을 하는 경우도 실내공기오염에 영향을 준다.

표 5-12 휘발성유기화합물과 배출원

	화합물	주요 배출원
휘발성 화합물	벤젠 테트라클로로에틸렌 P-디클로로벤젠 클로로포름 방향족 탄화수소(톨루엔, 자일렌, 에틸벤젠) 테프렌	흡연, 자동차배기가스, 간접흡연, 드라이 클리닝 의복, 실내방취제, 의복세탁, 식기세척, 페인트 제거용제, 페인트, 접착제, 휘발유, 연소제, 방향성 방취제, 광택제, 직물류, 섬유 유연제, 담배
준휘발성 화합물	Chlordance, heptachlor, 폴리염화비페닐, 폴리시클로방향족, 탄화수소	개미살충제, 변압기, 형광등안정기, 연소 부산물(흡연, 목재연소, 등유난방기)

(2) 포름알데하이드

포름알데하이드(Formaldehyde, HCHO)는 휘발성유기화합물의 일종으로 자극성 냄새를 갖는 가연성 무색 기체이다. 실온에서 매우 반응성이 큰 기체로 기화하며 눈, 코점막에 강한 자극성을 지닌다. 일반적으로 산업용, 가정용으로 비료, 살충제, 살균제, 곰팡이 제거제, 제초제, 오수처리, 방부제 등으로 사용된다. 또한 단열재, 보존제 등과 같은 건축자재에 사용된다. 그밖에 흡연으로 인한 상기도자극, 비강 및 인후염이 발생할 수 있기 때문에 세계보건기구에서는 담배 함유 유독물질 중 하나로 지정하고 있다.

(3) 라돈

라돈은 우라늄의 붕괴과정에서 생성되는 방사능 물질이다. 라돈은 다른 방사능 물질에 비해 반감기가 길기 때문에 피폭에 대한 기여도도 높다. 세계보건기구는 라돈을 1급 발암물질로 지정하고 있다. 특히 지하철 역사, 지하도상가, 반지하, 지하주차장 등 지하 공간에서 라돈의 농도가 높게 나타난다.

(4) 일산화탄소

일산화탄소는 체내에 흡수되면 독성물질로 작용한다. 일산화탄소가 공기중에 소량만 포함되어 있어도 혈액의 산소 운반 능력을 저해시킬 수 있다.

일산화탄소의 원인 물질은 흡연, 난방기기, 오염된 외기의 유입에 의해 발생시키며 인체 대사활동을 방해하는 물질이 5ppm에서 20분간 노출 시 신경장애를 일으킬 수 있다.

일산화탄소의 실내 환경기준은 10ppm이다.

(5) 이산화탄소

이산화탄소는 무색, 무미, 무취의 기체로 인간의 대사작용에 의해 호흡기로 배출되고 연소과정을 통해 생성되는 물질이다. 이산화탄소 자체는 인체의 건강에 영향을 주지 않으나 실내공기오염의 지표로 사용한다.

(6) 오존

오존은 산화성이 강한 물질로서 천식과 같은 만성호흡기계 질환의 위험을 높일 수 있다. 오존은 낮은 농도일지라도 인체에 흡입하게 되면 가슴통증, 기침, 인후자극, 충혈 등과 같은 건강문제를 발생시킨다(김윤수, 2014). 특히 사무실에서 사용하는 레이저프린터, 팩스, 복합기 등 사무기기에서 오존이 발생할 수 있으므로 실내 환기가 반드시 필요하다.

4) 실내공기오염 관련 법규

최근 들어 환경오염으로 인한 문제가 사회적으로 대두되면서 공기오염에 대한 국민적 관심이 증가하고 있다. 하루 중에서 약 80%를 실내에서 생활하기 때문에 공기오염에 대한 문제는 국민의 건강증진 측면에서 매우 중요하게 다루어져야 한다. 환경부는 2003년 5월 「다중이용시설 등 실내공기질관리법」을 제정한 이후로 다중이용시설과 신축 건물을 중심으로 실내공기질 관리를 위한 법 · 제도적 기틀을 마련하였다. 우리나라 실내공기질 관리 관련법을 부처별로 살펴보면, 환경부는 다중이용시설 등의 「실내공기질 관리법」, 교육과학기술부는 「학교보건법」, 고용노동부는 「산업안전보건법」이 있다.

실내공기질 관리방법

① 창문과 환기시설 등을 이용하여 신선한 공기를 많이 공급한다

② 신축 건물이나 리모델링 시 휘발성유기화합물, 포름알데하이드 등 유해화학물질 제거를 위해 시공 완료 후 베이크아웃을 실시하여 오염물질이 충분히 배출되도록 한다

③ 월1회 이상 천장, 창틀 및 방충망 등에 먼지가 쌓이지 않도록 청소하고 벽면 등에 곰팡이가 발견될 경우 즉시 제거한다.

④ 진드기, 곰팡이 등의 서식을 막기 위해 습도를 60% 이하(40~60%)로 유지하고 쿠션재, 담뇨 등은 뜨거운 물로 세탁하여 햇빛에 건조시킨다.

5.3 수질

1) 수질오염의 정의

수질오염(Water pollution)은 인간의 활동이 호수, 강, 해양, 지하수 등의 수질에 끼치는 악영향을 의미한다. 수질오염은 직 · 간접적으로 인간의 건강과 생활환경의 수준을 저하시켜 각종 피해를 발생시키는 원인이 된다.

좁은 의미로는 주로 사람이나 동물의 배설물에 의하여 병원성미생물 또는 기생충 등이 인체에 질병을 유발하고, 공중보건상 위해를 일으키는 등 수질이 악화되는 것을 말한다. 넓은 의미로는 자연적 또는 인위적으로 수중에 부패성 물질, 유독성 물질 및 부유 물질 등 물 이외의 이물질이 혼입됨으로써 생활, 농업, 공업, 수산업 등에 용수로 사용할 수 없는 상태를 말한다.

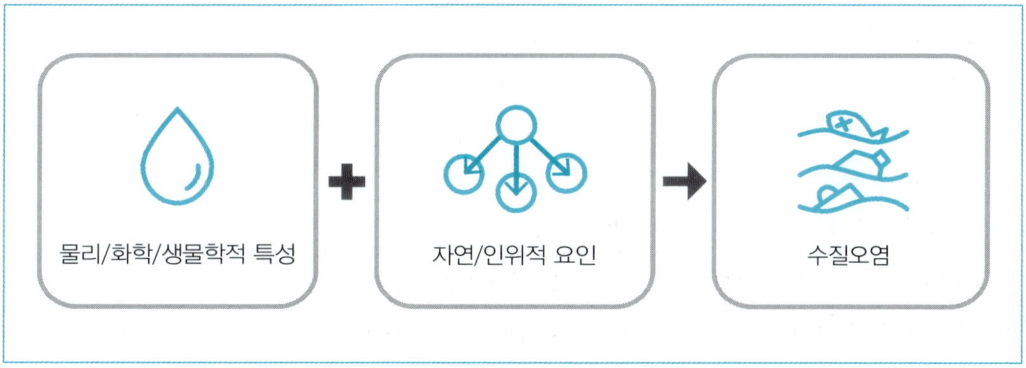

그림 5-7 수질오염의 개념

2) 수질오염원

(1) 오염과 분류

① 점 오염원

점 오염원(Point Source)은 공장, 폐수 처리장, 발전소, 폐광산, 석유 탱크, 유정 등과 같이 특정 위치에서 하수관이나 도랑을 통하여 오염물질이 포함된 폐수가 배출되는 오염원을 말한다. 점 오염원의 방지를 위한 방법으로는 유입되는 폐수에 부피가 큰 고형물을 거르는 방법과 모래와 같이 비중이 큰 물질을 침전시키는 방법이 있다.

② 비점 오염원

비점 오염원(Non-point Source)은 여기저기 산재해 있는 넓은 지역에서 오염물질이 배출되는 장소를 말한다. 주요 원인은 경작지, 목장, 삼림 벌채 지역, 도시지역, 공사장, 주차장, 도로 등의 지역을 지나온 빗물의 지표 유출수가 땅으로 스며들어 오염된 사례이다. 비점 오염원의 방지를 위해서는 자연적인 질소 고정을 통해 질소 공급을 유도하고 오염원과 수자원 사이에 위치하는 주변 생태계를 보강하는 등의 방법이 있다.

(2) 수질오염과 원인

① 생활하수

생활하수(Domestic Wastewater)는 생활폐수, 가정오수 또는 오수라고도 하며, 인구가 집중된 도시에서 오염이 더 심하다. 특히 가정에서 배출되는 가정오수, 각종 음식물, 각종 세탁 폐수 등이 원인이 된다. 그리고 세탁 및 식용배수, 분뇨, 음식찌꺼기 등이 포함되어 있는 유기화합물이 많은 점이 특징이다. 유기화합물의 주성분은 하천에 들어가면 물속의 생화학적 산소요구량이 높아져 수질의 자정능력을 잃게 된다. 가정에서 배출되는 합성세제는 잘 분해되지 않기 때문에 하천의 부영양화를 일으킬 수 있고 이는 수질오염 발생의 중요한 원인이 될 수 있다.

② 산업폐수

산업폐수(Industrial Wastewater)는 농업 · 임업 · 어업 · 광공업 등의 산업 활동에 사용한 뒤 배출되는 물로써 산업공정폐수라고도 한다. 일반적으로 공장폐수만을 말하기도 하는데 공장의 산업 활동에 이용되는 폐수의 오염 농도가 다른 업종보다 높고 오염 부화량이 많기 때문이다. 산업폐수는 유독성 물질의 성분들로 이루어졌기 때문에 신체장애 및 생태계 파괴를 일으킬 수 있다.

③ 축산폐수

축산폐수(Livestock Wastewater)는 가축의 분뇨와 축산폐수배출시설을 청소한 물이 가축분뇨에 섞이는 것을 말한다. 가축분뇨의 총 발생량은 인간의 분뇨보다 적지만 오염성분이 훨씬 많고 수거와 처리체계의 문제로 환경문제를 일으킬 가능성이 높다.

이처럼 축산폐수를 적정하게 처리하지 않고 하천에 방류하게 되면 수질악화와 호수의 부영양화를 초래할 수 있다.

④ 농업폐수

농업폐수(Agricultural Wastewater)는 농업 생산 과정에서 배출되는 퇴 · 액비, 화학비료나 농약성분에 오염된 물 등을 말한다. 농경지나 삼림에서 DDT, PCB와 같은 배출물질이 노출되면 생태계 파괴와 급성 중독증 및 중추신경 장애와 같은 피해를 줄 수 있다.

㉠ DDT(Dichloro Diphenyl Trichloroethane) : 디클로로디페닐트리클로로에탄(DDT)은 제2차 세계대전 때 말라리아를 일으키는 모기의 구제와 군대와 민간에서 여러 곤충으로 인해 일어나는 질병의 구제에 사용되었다. DDT의 무분별한 사용으로 환경적인 영향, 생태계나 인간의 건강에 영향을 미치는 것으로 나타났다. 이러한 문제들이 발생하자 미국의 해양 생물학자인 레이첼 카슨은 『침묵의 봄』이라는 책을 펴냈다. 이 서적을 통해 DDT와 같은 살충제가 암을 일으킬 수 있다는 것과 농업에 쓰는 화학물질이 야생동물과 여러 조류를 위협하고 있다는 점을 알 수 있었다.

㉡ PCB(Polychlorinated Biphenyl) : 폴리염화바이페닐이라고 부르며 한 때 살충제, 소화제, 밀봉제, 접착제, 도료 등에 함유되어 사용하였다. PCB는 불연성이고 열 및 전기 절연성이 뛰어나 변압기와 축전기의 냉각제나 단열재로 사용하였다. 그러나 1970년대 들어 PCB에서 독성이 발견되면서 전 세계적으로 사용을 금지하였다.

3) 수질오염의 지표

(1) 물리적 항목

① 탁도

탁도(Turbidity)는 물의 흐림 정도를 나타내는 것으로 투시도와 같은 목적으로 사용하는 지표이다. 탁하다는 말은 빛의 통과를 방해하거나 가시심도를 제한하는 부유물질을 포함하고 있는 의미로 음용수 수질 기준으로 탁도는 2도 이하를 말한다(한국수자원공사).

② 색도

색도(Chromaticity)는 미적 영향 물질로 세분하는 수질 기준인데 건강상 유해하지는 않지만 불쾌하고 기분 나쁘게 보이는 정도를 일컫는다. 음용수 수질 기준으로 색도는 5도 이하를 말한다(한국수자원공사).

③ 냄새와 맛

냄새와 맛은 수질에 있어 순수한 물에 대한 이물질의 유입을 의미하며 사용자의 불편을 야기한다. 먹는 물 중 맛을 느끼게 하는 원인물질로는 칼슘, 마그네슘, 나트륨 등이 있으며 냄새의 직접적인 원인물질로는 유기물의 존재, 조류의 번식, 과잉의 미네랄, 과잉의 염소소독제, 미생물에 의한 산업 유기물 및 폐수의 오염 등이 있다(한국수자원공사).

④ 고형물

고형물(Solid Material)은 먹는 물을 비롯하여 각종 용수, 가정하수, 공장폐수 및 슬러지 내에 포함되어 있는 수분을 제외한 모든 물질이다. 즉, 물에 용해되지 않는 물질을 말한다. 수중에서 빛을 차단하여 식물성 플랑크톤이나 수중 식물의 광합성 작용을 방해하기 때문에 수중의 산소 생산을 감소시킨다(한국수자원공사).

⑤ 온도

온도(Temperature)는 수중의 용존산소량(DO) 및 세균, 생물 등의 소멸과 성장에 영향을 받는다. 그리고 하수나 슬러지 중의 유기물 분해 속도에도 밀접한 관계가 있다. 그밖에 하천수나 호소수의 경우 기온 영향으로 인해 수온이 여름에는 높고 겨울에는 낮다(한국수자원공사).

(2) 화학적 항목

① 수소이온농도

수소이온농도(pH)는 산성이나 염기성의 정도를 나타낼 때 쓰는 단위이다. pH는 다양한 화학반응에 영향을 받고 눈에 보이지 않는 박테리아에도 영향을 준다. 우리나라에서 pH 수질 기준은 pH 5.8–8.5로써 알칼리수와 약산성을 포함하고 있으며, 상수도의 경우 일반적으로 pH 7.0 정도로 조정하여 각 가정으로 공급하고 있다.

② 용존산소

용존산소(Dissolved Oxygen, DO)는 지표수가 물고기나 물에 사는 다른 생물들에 위험하지 않은 상태에 있는지 여부를 결정하는 지표 중의 하나이다. 물속에 용해되어 있는 산소량을 ppm(순수한 물에서 20℃, 1기압에서 포화용존산소량은 약 9ppm)으로 나타낸다. DO의 크기는 오염의 정도를 말하는 것으로 DO의 값이 클수록 오염되지 않은 물을 의미한다. DO가 2ppm 이상이면 냄새가 나지 않는 수준이며, 4ppm 이상이면 물고기가 살 수 있는 수준이다.

③ 생물학적 산소요구량

생물학적 산소요구량(Biochemical, BOD)은 폐수나 물의 유기물량을 표시하기 위하여 사용되는 지표로서 박테리아가 호기성 조건에서 생분해 가능한 유기물질을 안정화시키는데 필요한 산소의 양이다. BOD가 높을수록 유기물이 많이 포함된 물이다고 할 수 있다. BOD가 1ppm 이하인 경우 1급수로 분류하여 별도의 복잡한 처리과정 없이도 마실 수 있는 수준이다. 그리고 5ppm 이상이 되면 하천은 자기정화능력을 상실한 상태를 의미하고 10ppm을 넘은 물은 5급수 이상으로 매우 오염된 물로서 썩는 냄새가 난다.

④ 화학적 산소요구량

화학적 산소요구량(Chemical Oxygen Demand, COD)은 유기물을 이용하여 완전히 산화시킬 때 소비되는 산소량을 측정하는 것으로 물의 오염 정도를 나타내는 기준이다.

COD는 주로 해역, 호수 등의 수질오염의 지표가 되며, 수중의 오염물질이 화학적인 산화제에 의해 분해될 때 소비되는 산화제를 ppm으로 표시한다. 즉, COD가 크면 수중에 무기성 오염물질이나 비분해성 유기물이 많이 포함되어 있어 수질이 악화된 것을 의미한다.

⑤ 부유 물질

부유 물질(Suspended Solid, SS)은 현탁 물질이라고도 하며 여과지에 의해 분리되는 0.1㎛ 이상의 유기물 또는 무기물을 말한다.

⑥ 총 질소

총 질소(Total Nitrogen, TN)는 유기성 질소와 무기성 질소의 합으로 주로 분뇨, 공장폐수에서 주로 존재하는 유기성 질소의 양을 합한 것으로 말한다. 총 질소는 부영양화의 원인이 된다(환경보건학회, 2016).

⑦ 총 인

총 인(Total Phosphorus, TP)은 하천, 호소 등의 부영양화를 나타내는 지표의 하나로 인구의 집중도가 큰 지역의 합성세제, 분뇨, 공장폐수, 비료 등의 혼입으로 증가하면서 나타난다(환경보건학회, 2016).

(3) 생물학적 항목

① 대장균 군

대장균 군은 보통 인간이나 온혈동물의 장내에 기생하는 세균의 일종으로 유당을 분해하여 산과 가스를 생성하는 호기성균이다. 대장균 자체는 건강에 직접적인 피해를 입는 것은 아니지만 동물의 대장에 많이 존재하기 때문에 물에서 많은 대장균이 발견된다. 대장균이 많다는 의미는 건강에 유해한 세균과 바이러스가 포함될 가능성이 높다고 할 수 있다.

② 식물성 플랑크톤

식물성 플랑크톤은 넓은 범위의 광합성 생물을 포함한다. 해양에서 동물플랑크톤과 어류와 같은 모든 소비자를 위한 기본적 먹이를 제공한다. 식물성 플랑크톤은 바다에서 일차생산자로서 주요한 부분을 차지하기 때문에 생태학적으로 매우 중요하다.

4) 수질오염의 기전

(1) 부영양화 현상

부영양화(Eutrophication)는 일반적으로 질소, 인, 칼슘과 같은 식물의 증가를 일으킬 수 있는 영양성분이 하천, 호수 등으로 지나치게 많이 유입되어 물속의 식물성 플랑크톤의 성장을 도와 짧은 시간에 대량 증식이 가능하다. 부영양화 현상은 용존산소량의 고갈과 어패류의 질식사 등을 유발하는 과정으로 자연적인 현상이 아닌 주로 인간 활동에 의해 일어나는 현상이 대부분이다(환경운동연합).

(2) 녹조 현상

녹조(Water Bloom)란 강이나 호수에 남조류가 과도하게 성장하여 물의 색깔이 짙은 녹색으로 변하는 현상을 말한다. 녹조 현상은 상수원으로 이용되는 강이나 호수에 녹조가 발생하여 먹는 물에 영향을 준다(환경부, 2016).

(3) 성층현상

성층현상(Stratification)은 저수지나 호수 등 수심이 깊고 유속이 느리며 물의 체류시간이 긴 정체수역에서 나타난다. 그리고 수온의 변화에 따른 물의 밀도차에 의해 물의 위치가 거의 고정되어 있는 경우에 나타난다.

(4) 중금속 오염

중금속(Heavy Metal)은 이동이 적고 계속 잔류한다는 특징이 있다. 중금속 오염은 농약이나 공장폐수 속의 중금속 물질이 잔류하였을 때 수질을 오염시키고 이들이 분해되지 않은 상태에서 먹이사슬을 거치면 생체 내에 축척되어 오염을 발생시킨다. 특히, 인체에 들어왔을 때 배출이 쉽지 않고 주로 간, 지방, 뼈 속에 농축되어 급성 및 만성 피해를 일으킨다.

(5) 합성세제

① **중성세제** : 중성세제의 대표적인 것은 계면활성제(Alkylbenzene Sulfonate, ABS)를 주성분으로 하는 경성세제이다. 세계 2차대전 이후에 많이 사용되었고 수중에서 잘 분해되지 않는 단점이 있으나 수중부패생물을 사멸시키는 특징이 있다. 또한 생물학적 하수처리과정에 영향을 주고 기포형성이 지속되어 수면에 뜨게 되므로 수중산소공급을 방해하여 자연수의 용존산소량을 감소시켜 물의 자정작용을 감퇴시킨다. 주로 가정이나 공장에서 많이 사용하고 있다.

② **연성세제** : 중성세제주성분(Linear Akylate Sulfonate, LAS)을 사용하는 세제이다. 미생물에 의해 쉽게 분해되나 성분이 트리폴리인산염(Tripolyphosphate)이어서 분해 처리되면 인(P)성분이 조류의 영양원으로 이용되므로 부영양화 현상에 의한 조류의 다량발생 등이 문제된다.

③ **합성세제** : 니트릴로트리아세트산(Nitrilotriacetic Acid, NTA)을 성분으로 하는 세제이다. 최초 개발시에는 합성세제 자체로서의 조건에 충족하였고 생태적 악영향도 별로 없는 것 같았으나 그 후 수중의 수은, 카드뮴 등 중금속과 결합하여 매우 유독한 물질을 형성한다는 것이 알려졌다. 오늘날은 인산염을 기제로 한 연성세제

를 주로 사용하고 있다.

5) 수질오염의 피해

수질오염은 기형물고기, 물고기 떼죽음, 식수의 오염 등이 있으며 수질오염으로 인한 인체 피해는 박테리아, 기생충, 화학약품 등으로 인해 위장염(위염, 장염)이 발생할 수 있다.

(1) 수질오염사건

① 미나마타병

미나마타병(Minamata Disease)은 수은 중독으로 인해 발생하며 다양한 신경학적 증상과 징후를 특징으로 하는 증후군이다(사공준, 2011). 1956년 일본 구마모토현의 미나마타시에서 메틸수은이 포함된 어패류를 먹은 주민들에게서 집단적으로 발생하면서 사회적으로 큰 이슈가 되었다. 원인은 인근의 화학공장에서 메틸수은을 인근의 바다에 방류한 것으로 밝혀졌다.

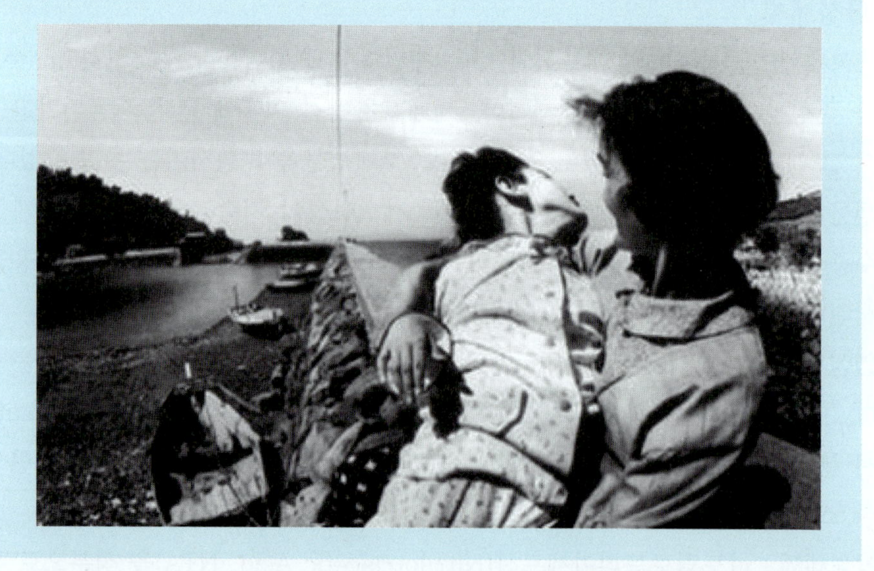

② 이타이이타이병

이타이-이타이병(Itai Itai Disease)은 문맥적으로 "아프다 아프다"라는 의미의 일본

어에서 유래된 단어이다. 1912년 일본 도야마현의 진즈강 하류에서 발생한 대량의 카드뮴 중독으로 공해병을 계기로 붙여진 이름이다(조수헌, 1995). 1968년 일본정부는 '카드뮴에 의해 뼈 속 칼슘성분이 녹아서 생긴 신장장애와 골연화증'이라고 발표했고 그해 공해병으로 인정하였다. 원인은 미쓰이 금속주식회사 광공업소에서 버린 폐광석에 포함된 카드뮴이 체내에 농축된 것이었으며 카드뮴에 농축된 사람들에서 칼슘 부족, 골연화증이 나타났다.

③ 가네미 사건

가네미 사건은 일본 가네미 회사가 판매한 식용유에 폴리염화페닐(PCB)이 혼입되어 1986년 3월 일본의 구주 일대에 거주하는 주민에게서 피부병, 간질환, 신경장애 증상이 발생하였다. 원인은 가네미가 식용유를 제조할 때 가열 매체로 PCB를 사용하였는데 가열 파이프 내면에 열을 차단할 목적으로 도포한 PCB의 식용유를 생산하는 과정에서 가열공정으로 유출되어 발생하였다. 또한 제조된 식용유를 가열하자 PCB는 다이옥신으로 변화하였다. 이 다이옥신을 섭취한 사람들은 안면 색소침착, 두통, 손발 저림, 간 기능 장애 등이 나타났다(김재원, 2010).

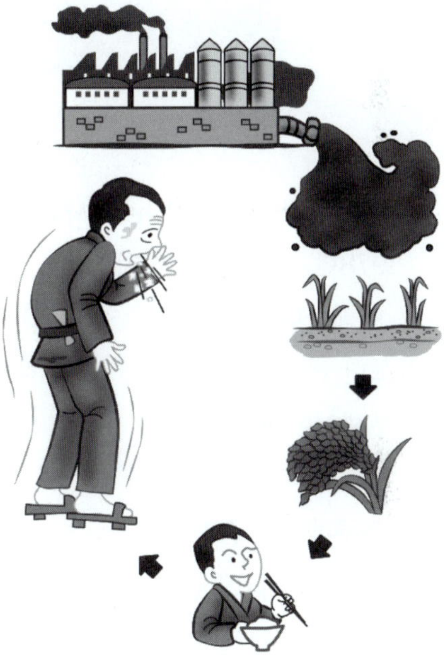

④ 스위스 레반호 오염

스위스 레반호는 1950년대 초부터 점점 오염되면서 1950년대 말에는 악취는 말할 것도 없이 생물이 더 이상 살 수 없는 죽음의 호수로 변하였다. 세계 2차대전 이후로부터 일반가정에서 합성세제를 사용하게 되었고 급속한 합성세제의 사용으로 인해 급속히 오염되기 시작하였다. 오염 원인은 합성세제이었는데 수중 생물에게 매우 유독하여 물에서 쉽게 분해되지 않는 등 부영양화를 일으키는 인을 다량 함유하고 있었다.

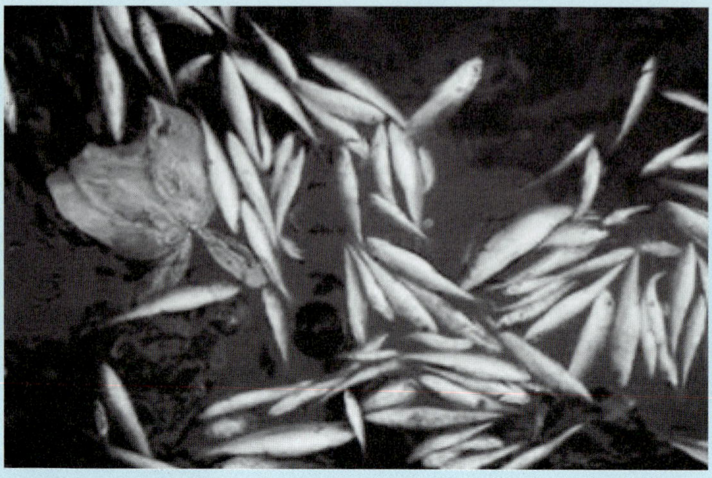

⑤ 아모코카디즈 석유 누출 사고

1978년 3월 밤, 초대형 22만 톤급 유조선 아모코카디즈호가 중동산 원유를 만재하고 항해하다가 항로 조종키의 고장으로 항로를 이탈하여 프랑스 어촌 포트샬 앞바다에 좌초한 사건이다. 이 사고로 인해 약 22만 톤의 원유가 바다로 흘러나왔고 프랑스 북서부해안이 온통 기름바다가 되었다.

⑥ 블루베이비 증후군

1953년부터 1960년까지 체코슬로바키아에서 수백 명의 어린이의 몸이 푸른색으로 변하는 체코블루베이비 사건(Czechoslovakia Blue Baby Accident)이 일어났다. 산모는 건강한데도 갓 태어난 아이가 푸른색을 띠는 경우가 많았는데 이 병을 블루베이비병(Blue Baby Disease)이라고 불렀다. 질병 원인은 발생지역 주민들이 마시는 식수에 함유된 다량의 질산이었다. 식수에 함유된 질산은 체내 혈액에서 헤모글로빈과 결합하여 산소 운반을 방해하였고 호흡한 산소가 신체 각 부분으로 전달되지 못해 몸이 푸른색으로 변한 것으로 나타났다.

⑦ 제임스강 오염

1975년 미국 버지니아주 호프웰시에 있는 살충제 제조공장에서 매우 열악한 작업 환경으로 인해 종업원의 절반 이상이 두통, 시각장애, 간질환, 신경통, 불임 등이 나타났다. 오염 원인은 공장에서 살충제를 하수구에 버렸고 이것이 하수 처리장에 유입되어

하수와 인근 제임스강에 흘러들어가면서 생물이 살 수 없는 죽음의 강으로 변하였다.

⑧ 미세플라스틱 오염

미세플라스틱은 2014년 독일의 한 학자가 발견하였다. 한 연구에서 바다 소금을 조사한 결과 파운드 당 최대 273개의 마세플라스틱 입자를 발견하였다. 특히 미세플라스틱은 미생물과 물고기, 조개(홍합과 굴은 다른 종류보다 미세플라스틱 오염의 위험이 큰 것으로 나타났음) 등에서 가장 흔하게 발견되었고 특정 물고기가 플라스틱을 음식으로 착각하고 이것을 생선 간 안에 축척하여 독성 화학물질을 유발시켰다. 현재 미세플라스틱은 인체 영향에 대한 수준이 중금속이나 블랙카본에 비하면 효과가 낮은 것으로 알려져 있다. 그러나 플라스틱을 유연하게 만드는데 사용되는 화학물질인 프탈레이트는 유방암 세포의 성장을 증가시키는 것으로 알려져 있고 플라스틱의 미세한 입자들이 장에서 혈액으로 그리고 잠재적으로 다른 장으로 옮겨가는 것으로 보고되었다.

⑨ 국내 수질오염

우리나라는 1970년 한강 하류 오염으로 서울 및 인천 등 상수도수와 공업용수의 수질이 악화되었고 1979년 용인시 대규모 사육장에서 다량의 양돈폐수가 팔당저수지에 유입된 사례가 있었다. 1983년 대구시의 생활오수와 공업폐수가 낙동강으로 유입되면서 금호강의 수질이 악화되었고 1992년 구미시 공업단지에서 대량의 페놀이 유출되어 낙동강으로 유입되는 수질오염 사례가 있다.

6 물리적 요인

6.1 소음

1) 소음의 정의

소음의 정의는 개인의 주관적인 입장에서 자신이 원치 않는 소리, 물리적인 측면에서 불규칙음, 비주기적인 고주파음역의 특성을 나타내는 음으로 정의할 수 있다. 즉, 소음이어도 듣는 사람의 심리상태에 따라서 소음이 다를 수 있기 때문에 소리의 심리적 작용과 물리적 작용을 고려해야 한다.

2) 소음의 발생원

소음의 발생은 공장의 생산라인, 건설중장비, 발파음 등 건설 현장 소음과 자동차, 기차, 항공기 등의 운송수단에 의한 교통소음, 전투기, 사격장 등의 국방관련 소음, 기타 생활소음이 있다.

3) 소음의 종류

사업장에서 발생하는 소음은 연속음, 단속음, 충격음으로 구분할 수 있다. 연속음(Continuous Noise)은 하루 종일 같은 크기의 소리가 발생하는 음이고, 단속음(Interrupted Noise)은 하루 중 소음이 여러 가지 음압수준으로 나타나는 음을 말하며, 폭발과 같이 일시에 나타나는 음을 충격음(Impulse Noise)이라고 한다.

4) 소음의 건강영향

소음은 인체에 이명과 난청 등 청력영향과 소음으로 인한 청력장애를 일으킨다. 또한 소음으로 인한 정서적, 행동적, 사회적 기능에 영향을 미친다.

(1) 불쾌감과 수면장애

안락한 휴식과 수면에 지장을 주는 소음의 종류와 크기는 생활지역이나 일중 시간, 또는 개인에 따라 차이가 많은 것으로 알려져 있다. 대체로 고주파음이 저주파음보다 더욱 불쾌하며 병원이나 휴양시설지역은 45-49 dB(A), 주택지역은 50 dB(A), 산업지역은 55-59 dB(A) 이상에서 불편을 느끼고 야간에는 35 dB(A) 이상에서 수면장애를 유발하는 것으로 알려져 있다.

(2) 소음성 난청

항소음성 난청은 소음의 주파수 분포와는 관계없이 고주파음(3, 4, 6 KHz)에 대한 청력손실로부터 시작되어 계속 진행되면 그 주변의 주파영역(0.5, 1, 2, 8 KHz)으로 파급되는 특징이 있다. 또한 좌우 한쪽으로 심히 치우친 환경소음에 노출되는 경우를 제외하고 청력손실은 양쪽 귀에 대칭으로 오는 것이 보통이며 일단 발생한 난청은 회복되지 않으나 소음에 폭로되는 것을 중지하면 더 이상 진행되지 않는 것이 특징이다.

(3) 기타 건강장애

강렬한 소음은 주로 교감신경과 내분비계통을 흥분시킴으로써 혈압을 상승시키고 맥박, 신진대사를 증가시키며 발한을 촉진, 타액이나 위액, 위장관 운동을 억제시키기도 한다. 그러나 소음의 이러한 효과에는 생체의 적응 현상이 커서 습관화되면 없어지는 경향이 있다.

5) 소음의 허용기준

우리나라에서는 소음의 허용기준을 소음계의 dB(A) 특성으로 측정할 때 90dB(A)에 8시간 폭로될 때를 허용기준으로 삼고 있다. 또한 8시간을 기준으로 하여 5dB(A) 증가할 때에는 허용시간은 1/2로 감소되는 소위 5dB(A) 법칙이 적용된다.

6.2 진동

1) 진동의 정의

진동은 어떤 물체가 외력에 의해 평형상태에 있는 위치에서 전후, 좌우, 상하로 흔들리는 것을 말한다. 이때 흔들리는 물체는 기체, 액체, 고체가 될 수 있다. 진동의 단위로는 진동수, 전위, 속도, 가속도 등이 있으며 진동수는 헤르츠(Hz)로 표시하며 1초 동안의 측정 가능한 진동주기를 말한다. 전위는 어떤 물체가 진동주기의 어느 시점에서 원래 위치로부터 이동된 거리를 말하며 mm 또는 cm로 표시한다. 속도는 단위시간당 전위된 정도를 말하며 cm/sec 또는 mm/sec로 표시한다. 가속도는 진동속도의 단위당 변화율을 말하며 cm/sec^2로 표시한다.

2) 진동의 원인

전신진동은 지지 구조물을 통해서 전신에 전파되는 진동으로 진동원은 교통의 차량, 선박, 항공기를 타거나 기중기, 분쇄기로서 운전할 때 다리 등을 통해서 전신에 퍼진다. 국소진동은 국소적으로 손과 발 등 특정 부위에 전파되는 진동으로 진동원은 병타기, 착암기, 연마기, 자동식 톱 등의 진동 공구로 주로 손을 통한다.

3) 진동의 건강영향

(1) 전신진동에 의한 건강영향

전신진동은 진동수가 4-12Hz로 증가됨에 따라 압박감과 동통감을 받게 되며 심하면 공포감과 오한을 느낀다. 또한 장시간 전신진동에 노출되면 근골격계, 신경계 및 소화기계 장해를 비롯하여 여성의 경우 생리장애, 유산, 정맥류, 내장하수증 등이 발생할 수 있다. 전신진동에 영향을 주는 요인으로는 노출시간, 방향, 강도, 공진이 있다.

(2) 국소진동에 의한 건강영향

국소진동은 압축공기구, 착암기, 전기톱, 진동연마기 등을 이용한 작업으로 인해 심한 진동을 받으면 뼈, 관절 및 신경, 근육, 건인대, 혈관 등 연부조직에 병변이 발생할 수 있다. 국소진동에 노출되면 손가락 끝이 하얗게 되는 레이노현상이 발생할 수 있다. 그러나 진동을 중단하면 증상은 어느 정도 호전되지만 완전히 회복되지는 않는다.

6.3 이상기압

1) 기압

대기압의 단위로 기호는 atm이다. 기압은 대기의 무게를 나타내며 지구를 둘러싸고 있는 대기에 의한 압력을 말한다. 일반적으로 표준 대기압보다 낮은 기압조건을 말하지만 서로 다른 2개의 환경에서 더 낮은 기압환경을 저기압이라 한다. 저기압과 반대로 표준 대기압보다 높은 기압조건을 말하는 것으로 서로 다른 2개의 환경에서 더 높은 기압환경을 말한다.

2) 기압에 의한 건강영향

저산소증은 신체의 조직이나 세포가 필요로 하는 만큼의 산소를 공급받지 못하는 상태를 말한다. 일반적으로 산소의 분압이 낮아지면 저산소증이 생기는데 호흡촉진이 일어나 심장박동수가 늘고 혈장량이 감소한다. 고산병은 고도가 높아지고 신체 활동이 높아지면서 두통, 불면증, 불안, 식욕부진, 호흡의 촉진 등의 증상이 나타나는 것을 말한다.

6.4 방사선

1) 방사선의 종류

방사선이란 전자파와 입자선 중에서 물질을 통과하면서 이온화시키는 것을 의미하는데 α선, β선, γ선, X선, 중성자선이 있다. α선은 입자(양자 2개와 중성자 2개)의 입자선, β선은 β입자(전자)의 입자선, 중성자선은 중성자의 입자선, γ선과 X선은 전자파이다. 방사선은 방사성의 핵원자핵이 붕괴하면서 발생하는데, 이때 물질이 방사선을 내는 능력을 방사능이라 한다.

2) 방사선의 건강영향

방사선 동위원소 중 세슘은 공기 중에 떠다니는 수증기를 통해 인체에 들어가며 일단 흡수되면 배출이 잘 되지 않고 주로 근육에 농축된다. 세슘이 많이 침투할 경우 전신마비, 골수암, 폐암, 갑상선암, 유방암 등을 유발할 수 있다. 방사선 노출로 인한 건강문제로 암(악성세포생성)과 심혈관질환, 유전적 영향(유전물질손상), 생식건강(불임과 유산), 내분비계 영향(호르몬 분비) 등이 있다. 방사능 피폭에 의한 8가지 증상에서 멀미와 구토, 코피, 설사, 심각한 화상, 탈모, 피로와 탈진, 입술 염증, 면역력 저하인 것으로 보고되었다(Deborah, 2011).

3) 방사능 건강 피해 사례

(1) 히로시마와 나가사키 원폭

히로시마와 나가사키 원폭의 경우 폭발 당시 대량의 강한 방사선이 일순간에 발생하여 크게 피폭되었다. 히로시마 폭탄 투하로 인해 도시의 약 70%가 파괴되었으며 생존자들은 심각한 부상과 방사선 피해를 겪었다. 나가사키에 떨어진 원자폭탄은 투하된 위치와 지형 덕분에 히로시마보다 피해는 상대적으로 적었지만 여전히 수만 명이 즉시 사망하거나 부상을 입었다. 히로시마 · 나가사키 원폭 사례의 경우 이 두 가지가 동시에 존재한다는 점에서 다른 사례와 피폭 형태가 다르지만 방사성 물질에 의해 인체에 영향을 미쳤다는 점에서 동일하다(히오키마사하루, 2013).

(2) 체르노빌 원전사고

체르노빌 원전사고는 1986년 4월 26일 우크라이나 체르노빌에 위치한 체르노빌 원자력 발전소에서 발생한 세계 최대 규모의 원자력 사고이다. 발전소의 4호기에서 안전 점검 중 비상상황을 모의하기 위한 실험이 잘못 진행되어 냉각수 부족과 과열이 발생했고 결국 폭발로 이어졌다. 사고 발생 후 즉각적인 대피 조치가 이루어지지 않아 많은 사람들이 방사선에 노출되었다. 초기 구조 작업에 참여한 소방관과 기술자들 중 다수가 방사선 피폭으로 사망했으며 장기적으로도 많은 이들이 방사선 질병으로 고통받았다. 그 당시 동서 냉전체제하의 사건으로 소련으로서는 국내 · 국제적으로도 원전사고에 의한 영향을 가급적 축소하여 결과를 보고하였다. 원전사고 발생 직후에는 사고 자체가 은폐되어 있어 유럽에서의 방사능 검출로 인해 발각된 사실로 유명하다(히오키마사하루, 2013).

7 환경위생

7.1 환경위생의 정의

위생(Hygiene)은 그리스 신화의 히게아(Hygieia, 건강의 여신)에서 유래한 단어이다. 로마시대의 의학자 갈레노스가 인간의 건강유지 증진에 관한 학문을 Hygiene이라 부르면서 최초로 사용하였다. 환경위생을 'Environmental Hygiene' 또는 'Environmental Sanitation'이라고 부르기도 하며 개인위생을 Hygiene, 공중위생을 Sanitation으로 구분하여 사용하기도 한다. 세계보건기구 환경위생전문위원회에 따르면 환경위생은 인간의 신체적 발육 · 건강 · 생존에 유해한 영향을 미치거나 미칠 가능성이 있는 모든 환경요소를 관리하는 것을 말한다. 따라서 환경위생은 인간의 웰빙(Well Bing)에 영향을 주는 환경의 상태를 유지하거나 개선하기 위한 활동을 의미한다.

7.2 환경위생의 종류

환경위생학 분야는 보건환경 분야는 위생(환경)공학으로 구분할 수 있다. 또한 환경의 종류에 따라 자연적 환경과 사회적 환경으로 환경위생학을 구분할 수 있다. 자연적 환경은 물리화학적 환경(온도, 습도, 공기, 물, 광선, 소리, 압력 등)과 생물학적 환경(병원 미생물, 위생해충, 위생곤충 등)이 있으며, 사회적 환경은 인위적 환경(의복, 식생활, 주거, 위생시설, 산업시설 등)과 문화적 환경(정치, 경제, 사회, 종교, 교육, 문화 등)이 있다.

7.3 환경위생의 역사

환경위생의 역사는 의학, 보건학, 공중위생학 등의 역사와 관련이 있다. 고대에는 히포크라테스(그리스, B.C., 460-357)가 장기설을 주장하면서, 공기 중의 유해인자가 질병과 밀접한 관계가 있다고 주장하였고, 갈레노스(로마, A.D., 130-200)는 납 중독, 유해환경과 질병과의 관계를 기술하였다. 중세에는 1347년 페스트 유행으로 방역의사가 활동하였고, 1803년 콜레라의 유행으로 검역 활동을 하였다. 근세에는 광산병, 산업의학의 발전시기로 라마찌니(이탈리아, 1633-1714)는 직업병 연구를 하였다. 또한 1979년에는 천연두 접종으로 근대의학을 확립하였다. 근대에는 세균학을 창시하였고 근로자의 보건을 위한 위생학과 및 위생대학을 설립하였다.

8 직업병(직업성질환)

8.1 직업병 관리

직업병(직업성질환)은 그 직종이 갖고 있는 특정한 요인으로 그 직종에 종사하는 사람에게만 발생하는 특정 질환으로 정의한다. 직업병은 불량한 환경조건이나 부적절한 근로조건에 발생 원인이 있다. 예방조치로는 개인보호구의 착용, 작업환경관리, 보건교육, 의학적 관리 등이 있다.

8.2 고온 및 고열 환경으로 인한 직업병

몹시 고온 다습한 환경으로 복사열이 강한 인체에 작용하는 경우, 열 방산이 적은 조건하에서 강한 근육노동에 의한 열중증이 발생할 수 있다. 또한 말초순환계가 정상기능을 못해 혈관신경의 부조화로 인한 열허탈증(열피로)이 있으며 많은 발한으로 체내 수분과 염분 손실로 열경련증이 있다. 열중증 발생 시 응급조치법으로 물이나 얼음을 이용해 체온을 낮추고 몸을 시원하게 해주거나 식염포도당을 섭취한다. 특히 여름철에는 시원한 물을 자주 마시고 기름진 식사는 피하고 차양막을 설치하여 가급적 직사광선 노출을 피하는 방법이 있다.

8.3 이상기압 환경으로 인한 직업병

이상기압 환경으로 발생하는 대표적인 직업병은 감압증과 잠함병이 있다. 감압증은 이상 고압환경에서 작업으로 질소성분이 체조직이나 지방조직에 들어가 질소기포가 형성되어 체외로 배출되지 않을 때 발생한다. 감압증으로 인한 증상은 피부의 소양감(가려움증), 관절통, 흉통 및 호흡곤란, 중추신경계 이상 등이 있다. 잠함병은 과도한 수중 작업으로 신경계 손상으로 인해 발생하는 증후군이다. 주로 뇌졸중, 외상성 뇌손상 또는 다른 신경학적 질환으로 인해 발생하거나 피부소양감과 사지관절통, 척추마비, 반신불수, 혈액순환 및 호흡장애 증상을 보인다.

8.4 분진으로 인한 직업병

분진으로 발생하는 대표적인 직업병은 진폐증과 규폐증, 석면폐증이 있다. 진폐증은 분진을 흡입하여 폐에 축적되면 특유한 생체반응을 일으켜 폐결핵과 유사한 증상을 일으키는 질환이다. 진폐증을 일으키는 먼지는 규산과 석면이 대표적이며 먼지는 7μ 이하는 흡입이 가능하고 보건학상 일반분진의 허용기준을 10~15μ이며, 0.5~5μ 정도의 미세한 먼지는 폐포에 축적되므로 건강 피해를 일으킬 수 있다. 규폐증은 유리규산을 함유한 분진을 장기간 흡입함으로써 발생하는 질환으로 탄광, 금속제련소, 채석장 등의 근로환경에서 많이 발생하는 것으로 알려져 있다. 석면폐증은 소화용제, 절연제에 쓰이는 석면을 다루는 근로자에게 나타나는 질병으로 심하면 호흡곤란, 기침, 흉통을 호소하고 초기 증상으로 체중감소, 규폐증과 비슷한 증상을 보이기도 한다.

[참고문헌]

고상백 (2012). 환경성질환, J Korean Med Assoc, 55(3): 212–213

국립독성연구원 (2007), 인체노출평가지침, 오송: 국립독성연구원: 115

김교헌, 권선중, 김세진 (2009), 재난이 태안 주민들의 심리적 건강에 미친 영향, 한국환경사회학회 학술대회 자료집, 5: 209–237

김덕훈 (2002), 자외선에 의한 각막의 영향, 한국안광학회지, 7(2): 229–234

김상헌, 손지영, 이종태, 김태범, 박흥우, 이재형, 김태형, 손장원, 신동호, 박성수, 윤호주 (2010), 서울지역 대기오염이 성인 천식 급성 악화에 미치는 영향: 환자교차연구, 대한내과학회지, 78(4): 450–456

김수봉, 황현정 (2000), 환경문제의 원인과 대책, 환경과학논집, 5: 151–191

김운수 (2014), 고농도 오존의 시민 건강영향과 대응방안, 정책리포트 171: 1–20

김재원 (2010), 환경성 질환이란 무엇인가? 환경독성학회지, 25(4): 259–262

김종규 (1993), 안개 왜 생기고 건강에 어떤 영향 미치나, 과학동아 12: 168–171

도상현, 최성우 (2007), 다중회귀분석을 통한 대구지역의 오존농도 평가 및 예측, 환경과학논집, 12(1): 63–74

문상덕 (2006), 환경문제에 대한 행정법적 대응과 행정구제, 한림법학 포럼 17: 207–249

박석순 (2003),『만화로 보는 박교수의 환경재난 이야기』, 서울: 이화여자대학교 출판사

박종원, 유진식 (2009), 외국의 석면피해에 대한 법적 구제와 시사점, 환경법과 정책 2:23–59

백경오, 최현근, 안성식, 좌승희 (2008), 팔당호 수질사고 예경보 시스템개발에 관한 기초연구, 경기연구원 기본연구 11: 3–7

백운석 (2012), 환경보건정책 현황 및 정책방향, 한국행정학회, 동계학술대회 자료집 12: 552–564

사공준 (2011), 어패류를 통한 수은 노출과 건강영향, 영남의대학술지, 28(2): 105–115

성수광 (1997), 자외선이 건강에 미치는 영향. 한국생활환경학회지, 4(1): 1–11

손지영, 한윤호 (2000), 불균등 복사열환경이 인체에 미치는 영향 평가에 관한 연구, 대한건축학회논문집, 16(11): 263–270

수도권대기환경청 휘발성유기화합물질 안내자료(http://www.me.go.kr/mamo/web/ index.do?menuId=10006)

안지영, 류석용, 김홍용 (2003), 일산화탄소 중독 환자의 임상적 고찰, 대한응급의학회지, 14(2): 150–156

안전보건공단 산업안전보건연구원 (2004), 실내환경 중 포름알데히드 및 VOCs의 분석, 산업안전보건연구원

P.U.B.L.I.C.H.E.A.L.T.H

안전보건공단 산업안전보건연구원 (2006), 유해인자에 의한 건강영향과 관리: 자외선/ 적외선, 산업안전보건연구원

양기근 (2011), 환경재난의 이해와 대비 전략, 한국행정포럼 135: 44-47

양지연, 김호현, 양수희, 김선덕, 전준민, 신동천, 임영욱 (2010). 어린이 주요 활동 공간의 휘발성 유기화합물 노출로 인한 건강 위해성 평가, 환경독성학회지, 25(1): 57-68

오주환 (2015), Global health security agenda, 의료정책포럼 13(3): 109-114

이윤세, 최성득, 권혜옥, 김철수, 손희식, 예진 (2011), 울산지역 대기 중 아황산가스의 시공간적 오염특성 (2005-2009), 한국환경분석학회지, 14(4): 249-256

이상훈 (1999), 두 얼굴을 가진 오존, 새가정: 52-54

임현술 (2011), 미국 공군 사격장 지역주민의 환경, 재산 및 건강피해, 한국환경보건학회지, 37(3): 173-181

정우철 (2010), 유류유출사고 중장기 건강영향조사, 대한직업환경의학회 학술대회 논문집 45: 87-94

조수헌 (1995), 환경오염에 의한 건강피해, 예방의학회지, 28(2): 245-258

조수헌, 김헌 (1990), 오피스 빌딩에서 실내습도가 근무자의 건강에 미치는 영향, 대한산업의학회지, 2(2): 123-133

진경일, 김세환, 최율, 이경회 (1997), 인텔리젼트 빌딩의 실내공기환경에 대한 실태조사 연구, 대한건축학회지, 17(2): 693-699

최정학 (2010), 대기환경, 과거와 현재, 대구: 대구경북연구원

최혜선 (1987), 온열적 쾌적과 의복의 보온력, 설비공학논문집 16(3): 243-247

하은희 외 (2012), 산모-영유아의 환경유해인자 노출 및 건강영향 연구, 인천: 국립환경과학원

한국대기환경학회(www.kofis.org)

한국대기환경학회 (2011), 대기오염에 대한 올바른 이해, 한국대기환경학회

한국방송통신대학교 환경보건역학 강의자료(http://vcdstr.knou.ac.kr)

한국식품안전연구원 PCBs 안내자료(http://www.kfsri.or.kr)

한국환경보건학회 (2016), 환경보건학, 서울: 한국방송통신대학교 출판문화원

한면희 (2003), 환경정의 운동의 동향과 과제. 한국환경정책평가연구원·환경정의시민 연대·한국환경정책학회 공동주최 환경정책의 분배효과에 관한정책 토론회 자료집: 61-80

한은택 (2009), 환경오염의 주범, 온실가스, 과학동아 24(7): 40-43

현원복 (1986), 체르노빌 원전사고의 진상, 과학동아 1(10): 44-47

환경부 (2008), 환경성질환 예방 관리를 위한 환경보건정책 추진현황 및 향후방향, 환경부 발표자료(2008.12.17.)

환경부 (2016), 녹조현상은 무엇인가?, 환경부

환경보건법(국가법령정보센터 http://www.law.go.kr)

환경운동연합 부영양화 현상 안내자료(http://kfem.or.kr)

환경운동엽합 국제환경협약 안내자료(http://kfem.or.kr)

히오키마사하루 (2013), 확대되는 방사능 오염과 법규제, 서울: 고려대학교 출판부

AEPRC(http://www.healthyhome.kr/Contents/main.aspx)

Harper CL (2010), 지속가능한 지구를 위한 환경사회학, 정대연 옮김, 파주: 한울아카 데미

Jeon SS, Kim JM, Jang HM (2008), Case histories of damage and improvement schemes for human disasters, Journal of Korean Society of Hazard Mitigation, 8(2): 83-90

Thurston, G. D., Kipen, H., Annesi-Maesano, I., Balmes, J., Brook, R. D., Cromar, K., Grigg, J. (2017). A joint ERS/ATS policy statement: what constitutes an adverse health effect of air pollution? An analytical framework. European Respiratory Journal, 49(1), 1600419.

WHO (2004), Health and Global Environmental Change Series, No. 2, WHO. URL: www.euro.who.int/__data/assets/pdf_file/0008/.../E82629.pdf [accessed 2017-08-31]

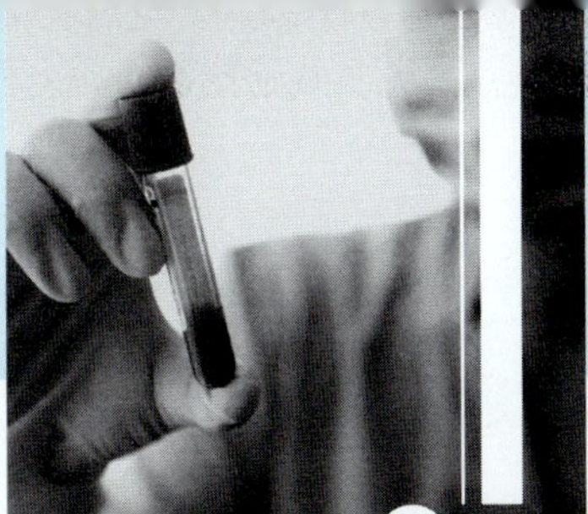

제6장 산업보건

개 요

산업보건은 근로자들의 육체적, 정신적, 사회적 건강의 유지·증진을 위하여 작업과 관련하여 발생하는 질병의 예방과 관리를 추구하고 있다. 노동인구의 증대, 기업의 인력 관리 및 근로자 권익보호의 필요성 증대에 따라 산업보건의 중요성은 더 강화되고 있으며, 최근에는 직무스트레스나 근골격계질환 예방 등 근로자의 사회·심리적 건강과 작업관련성 질환의 적극적 관리까지 그 영역이 확대되었다.

근로자의 안정적 근로환경 조성은 기업의 생산성 향상은 물론이고, 근로자의 건강과 인권보호, 국가의 경쟁력 향상 도모에 기여할 수 있기에 이를 위한 제도적, 문화적 환경정착을 위한 적극적 노력이 필요하다.

산업의 고도화와 국민의 의식수준 향상으로 보건학을 공부하는 학생들에게 있어 산업보건에 대한 이해의 중요성은 점차 커지고 있다.

따라서, 이 장에서는 산업보건의 기본 이론과 더불어 직업병과 산업재해에 대한 이해와 이의 관리에 대해서 학습한다.

학습목표

1. 산업보건의 개념과 역사적 변천과정을 설명할 수 있어야 한다.
2. 근로자의 연령, 근로강도, 근로시간과 관련된 법적 규정을 제시할 수 있어야 한다.
3. 산업재해의 발생원인에 대해 설명할 수 있어야 한다.
4. 산업재해의 발생상황을 알 수 있는 주요지표를 계산할 수 있어야 한다.
5. 직업병과 작업관련성 질환을 구분하여 설명할 수 있어야 한다.
6. 직업병의 주요 원인별 직업병을 열거할 수 있어야 한다.
7. 사업장 내에서의 산업안전보건교육에 대해 설명할 수 있어야 한다.

1 산업보건의 이해

1.1 산업보건의 개념

1) 국제노동기구(ILO)와 WHO 공동위원회에서는 1950년 산업보건을 '모든 직업에서 일하는 근로자들의 육체적, 정신적, 그리고 사회적 건강을 고도로 유지 증진시키며, 작업조건으로 인하여 발생하는 질병을 예방하고 건강에 유해한 취업을 방지하며, 근로자를 생리적으로나 심리적으로 적합한 작업환경에 배치하여 일하도록 하는 것'으로 정의하고 있다.
2) 근로자의 건강보호를 위하여 마련된 산업보건의 범위는 작업(노동)과 작업조건 및 작업환경에 따른 직업병과 직업성 손상에 국한되었으나, 질병의 다인설에 따라 작업장의 여러 요인들이 광의의 직업성 질환을 야기할 수 있다는 것으로 작업과 관련된 질병의 범위가 확대되었다.

1.2 산업보건의 목표

1) 국제노동기구(ILO)에서는 산업보건사업의 목표를 건강장해 예방, 적응 및 적성배치, 안녕 도모의 세 가지로 제시하고 있다.
   (1) 노동과 노동조건으로 일어날 수 있는 건강장해로부터의 근로자 보호
   (2) 작업에 있어서 근로자들의 정신적, 육체적 적응, 특히 채용시 적성배치에 기여
   (3) 근로자의 정신적, 육체적 안녕의 상태를 최대한으로 유지 · 증진시키는데 기여

2) 산업안전보건법에서는 법의 목적을 '산업안전 · 보건에 관한 기준을 확립하고 그 책임의 소재를 명확하게 하여 산업재해를 예방하고 쾌적한 작업환경을 조성함으로써 노무를 제공하는 사람의 안전 및 보건을 유지 · 증진하는 것'으로 제시하고 있다.

3) 넓은 의미에서 산업보건은 순수하게 작업환경으로 인하여 발생되는 직업병(occupational disease)의 발생을 방지하는 것은 물론 근로자가 가진 질병이 작업환경으로 악화된 경우의 작업관련성 질병(work-related disease) 그리고 일반질병까지도 예방하여 한 근로자가 입사 시절부터 퇴직하여 생을 마칠 때까지 질병이 발생되

지 않게 하는 것을 그 목표로 한다.

1.3 산업보건의 중요성

산업보건은 노동인구의 증대, 사업장 인력관리를 통한 기업의 생산성 향상 도모, 노동력 확보와 인력관리의 필요성 증대, 근로자 권익보호의 필요성 등에 따라 그 중요성이 더 강화되고 있다.

1.4 산업보건의 역사

1) 외국

산업보건의 역사는 B.C. 4세기 히포크라테스(hippocrates)가 광부, 야금사의 납 노출에 의한 건강장해를 주장한 것에서 시작한다.

연 도	주요 내용
B.C. 460~377	히포크라테스(Hippocrates) 광부, 야금사의 납 노출에 의한 건강장해를 주장
1713	라마찌니(Ramazini, 산업보건학의 아버지, 시조) 「일하는 사람들의 질병」을 발간하여 직업병에 관한 과학적인 체계 확립
1883, 1884	독일의 비스마르크가 근로자 질병보호법, 산업재해보험법 제정
1919	ILO(국제노동기구) 설립

2) 우리나라

우리나라는 1953년 근로기준법이 공포된 이래 1981년 산업안전보건법이 제정되어 오늘에 이르고 있다.

연 도	주요 내용
1953	근로기준법 제정
1963	산업재해보상보험법 제정
1977	환경보전법 제정
1981	산업안전보건법 제정

2 근로자 보건관리

2.1 연소근로자 및 여성근로자

우리나라 근로기준법에서는 "15세 미만인 자는 근로자로 사용하지 못한다"고 규정하고 있으며, 임신 중이거나 산후 1년이 지나지 아니한 여성과 18세 미만자는 도덕상 또는 보건상 유해 · 위험한 사업에 사용하지 못하고, 15세부터 18세 미만인 자의 근로시간은 1일에 7시간, 1주일에 40시간(기준 35시간+5시간 한도 연장 가능)을 초과하지 못하도록 하고 있다. 이 외에 임산부에게 출산전 · 후 휴가 90일(한 번에 둘 이상 자녀를 임신한 경우에는 120일) 제공, 태아검진 시간 허용, 수유시간 허용 등을 규정하고 있다.

2.2 근로강도

육체적 근로강도는 비교에너지대사율(RMR; relative metabolic rate)을 그 지표로 하며, RMR 1 이하의 경노동부터 1~2 중등노동, 2~4 강노동, 4~7 중노동, 7 이상의 격한 노동인 5단계로 근로강도를 정하고 있다.

$$\text{RMR} = \frac{\text{작업시 소비에너지} - \text{같은 시간 동안의 안정시 소비에너지}}{\text{기초대사량}} = \frac{\text{근로대사량}}{\text{기초대사량}}$$

2.3 근로시간과 휴식

우리나라 근로기준법 제50조~제63조에는 근로자의 기본적 생활 보장과 건강을 위하여 근로시간 및 휴게시간에 대한 규정이 명시되어 있다. 근로시간은 휴게시간을 제외하고 일주일에 40시간을 초과할 수 없으며, 1일의 근로시간은 8시간을 초과할 수 없도록 하고 있다. 다만, 당사자 간에 합의하면 1주에 12시간을 한도로 근로시간을 연장할 수 있다.

또한, 사용자는 근로시간이 4시간인 경우에는 30분 이상, 8시간인 경우에는 1시간의 휴게시간을 주어야 하며, 1주일에 평균 1회 이상의 유급휴일을 주도록 하고 있다.

3 산업재해

3.1 산업재해의 정의

산업안전보건법에서는 산업재해를 '노무를 제공하는 사람이 업무에 관계되는 건설물 · 설비 · 원재료 · 가스 · 증기 · 분진 등에 의하거나 작업 또는 그 밖의 업무로 인하여 사망 또는 부상하거나 질병에 걸리는 것'으로 정의하고 있으며, 산업재해 중에서 산업재해보상법에 의해 보상의 범위에 들어가는 재해를 업무상 재해라고 한다. 산업재해보상보험법에서는 업무상 재해를 '업무상의 사유에 따른 근로자의 부상 · 질병 · 장해 또는 사망'으로 정의하고 있으며, 업무상 재해는 업무상 사고, 업무상 질병, 출퇴근 재해로 구분된다.

업무상 재해로 인정받기 위해서는 업무수행성과 업무기인성의 요건을 만족하여야 하는데, 업무수행성은 사용자의 지휘 · 명령 하에 업무를 행하는 중에 재해가 발생하는 것을 의미하고, 업무기인성은 업무와 재해 사이에 인과관계가 인정되어야 하는 것을 의미한다. 1963년 법 제정 당시에는 이 요건주의를 규정하였으나, 개정 후 현재는 '업무상의 사유'라는 포괄적 단일요건으로 규정하고 있어 업무상 재해를 폭넓게 인정하고 있다.

구분	내용
업무상 사고	• 업무 중 사고 • 사업주가 제공한 시설물 결함 사고 • 행사나 행사준비 중 사고 • 휴게시간 중 사업주의 지배관리하에 있다고 볼 수 있는 행위로 발생한 사고 • 그 밖에 업무와 관련하여 발생한 사고
업무상 질병	• 건강에 장해를 일으킬 수 있는 요인을 취급하거나 노출되어 발생한 질병 • 업무상 부상이 원인이 되어 발생한 질병 • 업무상 정신적 스트레스가 원인이 되어 발생한 질병 • 그 밖에 업무와 관련하여 발생한 질병
출퇴근 재해	• 사업주의 지배관리 하에서 출퇴근하는 중 발생한 사고 • 그 밖에 통상적인 경로와 방법으로 출퇴근하는 중 발생한 사고

그림 6-1 산업재해보상보험법에 의한 업무상 재해의 기준

3.2 산업재해의 발생 이론

1) 직접원인과 간접원인

산업재해는 여러 가지 원인이 복합적으로 작용하여 발생하는 것이 보통이나 일반적으로 직접원인과 간접원인으로 나누어 볼 수 있으며, 직접원인은 1차적인 요인으로 사고 발생에 직접적으로 관계하는 요인을 의미한다. 간접원인은 다시 환경적 요인(물적 요인)과 인적 요인으로 분류할 수 있다.

1) 직접 원인은 재해를 일으키는 물체 또는 행위 그 자체를 말한다.
   예) 운전 중의 기계, 동력전도 장치, 고열물 또는 미끄러짐과 같은 재해의 1차적 원인

2) 간접 원인은 재해의 유인이라고 생각되는 2차적 원인을 의미한다.
   (1) **환경적 요인**(물적 요인) : 불안전한 시설물, 부적절한 공구, 불량한 작업환경 등으로 언젠가는 누군가가 재해를 일으키게 되어 있는 기본적인 원인
   (2) **인적 요인** : 작업에 관한 지식의 부족, 부적당한 작업 방법, 너무 긴 작업시간 등의 관리요인과 체력이나 정신상의 결함, 피로, 부주의, 부적절한 행동이나 동작, 수면 부족 등의 심신요인

2) 하인리히(Heinrich) 법칙

하인리히는 산업재해에 의한 피해 정도를 분석하여 무상해사고, 경미한 재해, 중대한 재해의 발생비율을 발표하였다. 이에 따르면 330건의 재해 중 300건은 무상해사고(아차사고), 29건은 상해를 수반한 경미한 재해, 1건은 중대 재해로 이들의 비율이 300 : 29 : 1이라는 것이다. 이 법칙에 따르면 중대 재해는 우연한 사건에 의해 발생하는 것이 아니라, 충분히 그러할 개연성이 있었던 무상해사고와 경미한 재해가 반복되는 과정 속에서 즉, 사소한 것들을 방치했을 때 발생한다는 것을 보여준다.

3) 다수요인 이론(Multiple factor theory)

그로스(Grose)의 다수요인 이론은 4M을 사용하여 사고의 원인을 설명하였다. 여기서

4M은 사람(man), 기계(machine), 매체(media), 관리(management)를 의미하며, 작업장의 잠재적이거나 숨겨진 사고의 원인을 다양한 측면에서 밝혀내는데 유용하게 사용된다.

(1) **사람(man)** : 사람의 심리적 상태, 성별, 나이, 생리적 차이(체중, 신장, 건강상태), 인지요인 등
(2) **기계(machine)** : 기계의 형태, 유형, 크기, 안전장치, 사용된 에너지의 유형 등
(3) **매체(media)** : 기상조건, 바닥의 물기, 건물의 온도 등
(4) **관리(management)** : 다른 세 가지 요인(사람, 기계, 매체)을 관리하는 것

3.3 산업재해의 지표

산업재해의 발생상황을 알 수 있는 주요지표는 건수율이다. 이 지표는 재해발생을 쉽게 파악할 수 있지만, 재해의 강도나 근로시간을 고려하지 않아 정확한 재해발생 현황을 표현하지 못한다는 단점이 있다. 따라서, 이를 보완하기 위해 도수율과 강도율을 사용한다.

1) 건수율(Incidence rate, 천인율, 발생률)

연 근로시간 수를 정확히 파악하기 어려울 때 평균 근로자수에 대한 재해건수를 계산한다. 산업재해의 발생 상황을 총괄적으로 파악하는데 적합하나 근로시간과 재해의 강도가 고려되지 않은 단점이 있다.

$$\frac{\text{재해건수}}{\text{평균 근로자수}} \times 1{,}000$$

2) 도수율(Frequency rate)

발생 상황을 파악하기 위한 표준적인 지표로서 100만 작업시간당 사고발생건수로 산업재해의 발생빈도를 나타내며, 현재 재해 발생 빈도를 나타내는 표준 척도로 사용된다.

$$\frac{\text{재해건수}}{\text{연 근로자수}\times\text{일작업시간}\times\text{연간 작업일수}} \times 1{,}000{,}000$$

3) 강도율(Intensity or severity rate)

재해의 강도를 반영한 것으로 연 근로시간 1,000 시간당 근로손실일수로써 재해에 의한 손실의 정도를 나타낸다. 이때 사망 또는 영구 노동불능의 경우는 '7,500일'의 근로손실일수로 계산한다.

$$\frac{\text{근로손실일수}}{\text{연 근로자수} \times \text{일작업시간} \times \text{연간 작업일수}} \times 1{,}000$$

3.4 산업재해보상보험

최초의 사회보험인 산업재해보상보험은 1884년 독일에서 도입되었으며, 우리나라에서는 1963년에 산업재해보상보험법이 제정되었다.

1) 산업재해보상보험의 원리

산업재해보상보험은 사용자의 과실유무에 상관없는 무과실책임주의, 근로자의 평균임금을 기초로 한 정률보상, 사회보험방식, 현실의 부양상태를 고려하는 현실우선주의를 원리로 하고 있다.

2) 산업재해보상보험의 급여의 종류

우리나라 산업재해보상보험법에서는 요양급여, 간병급여, 휴업급여, 장해급여, 유족급여, 상병보상연금, 장의비, 직업재활급여의 8가지에 대해 급여를 규정하고 있다.

4 직업병(Occupational disease)

4.1 직업병의 이해

직업병은 일반질환과의 차이점을 구별하기가 어렵고, 직업관련 환경 요인과 비환경 요인들이 혼재되어 있으며, 만성적인 경향을 가지기 때문에 업무상 재해에 비해 판정이 쉽지 않다.

현재 우리나라에서 실시하는 직업병의 조사 및 판정체계는 크게 세가지로 구별되어 진다. 첫째, 특수 건강진단 결과에 의해 직업병 유소견자로 판정된 경우, 둘째, 개인적으로 병원을 방문하여 직업병 소견을 받고 업무상 질병으로 신청하여 인정된 경우, 셋째, 기타 일반건강진단과 임시건강진단을 통해 직업병 유소견자로 판정된 경우이다. 우리나라에서 직업병으로 요양승인된 내용을 보면, 호흡기질환(68.5%)이 가장 많고, 호흡기질환 중에는 진폐증이 가장 많다. 유해인자로는 분진이 67.7%로 가장 많고, 물리적 인자, 생물학적 인자의 순이다(안연순 외, 2004).

1) 직업병의 개념

직업병은 직업성 질환이라고도 하며, 직업환경 중 유해인자가 있어 업무나 직업적 활동에 의해 근로자가 노출될 경우 유해요인으로 인하여 발생하는 급·만성 질환을 의미한다. 이보다 더 넓은 개념인 작업관련성 질환은 개인의 질병 등 업무외적 요인과 복합적으로 작용하여 발생하는 질환을 말한다. 미국의 근로자 보상법에서는 직업병을 특정한 산업공정, 직종 또는 직업이 공유하고 근로자가 작업을 떠나서는 일반적으로 노출되거나 발생되지 않는 질병으로 정의하고 있다.

2) 직업병의 특징

(1) 직업병은 직업에 의해 발생하는 것 외에는 기본적으로 일반질병과 차이가 없다.
(2) 대부분의 직업병은 임상소견과 병리학적 소견이 비직업성 질병의 소견과 구분되지 않는다.
(3) 많은 직업성 질병은 잠복기가 있다. 잠복기에 대한 지식이 직업성 판정에 매우 중요한 요소이다.
(4) 많은 직업성 질병 발생요인들은 비직업성 요인들과 혼합작용해서 질병을 일으킨다.
(5) 직업성 질병 발생요인은 일반 임상 의사들에게는 그 중요성이 인정되기 어렵다.
(6) 독성물질의 임상효과는 노출량과 관계가 있다.

3) 작업관련성 질환(Work-related disease)

직업적 유해인자가 병을 일으키는 한 원인이기는 하지만 직업과 관련이 없는 개인적 특성, 생활환경, 사회적 요인 등 다양한 원인으로 발생하는 질병을 말한다. 작업관련성 질환에서는 직업적 유해인자가 비직업적 요인과 함께 작용하여 질병을 일으킬 수도 있고, 또한 질병발생을 앞당기거나 악화시킬 수도 있다. 즉 업무적인 요인과 업무외적인 요인이 복합적으로 작용하여 발생하는 질병이 작업관련성 질환이다.

이미 1985년에 세계보건기구(WHO) 산하 산업보건전문위원회에서는 중요한 작업관련성 질환으로 고혈압, 허혈성심장질환, 만성호흡기질환, 근골격계질환, 업무스트레스로 인한 행동변화(behavioral response)와 정신신체질환(psychosomatic disease) 등을 들고 이에 대한 예방을 강조하였다. 최근 우리나라에서도 작업관련성 질환이 전체 업무상 질병에서 차지하는 비중이 크게 증가하는 추세이다. 1996년에는 진폐증이나 소음성 난청과 같은 직업병이 전체의 61%를 차지했는데 2003년에는 작업관련성 질환인 뇌심혈관 질환이 65%를 차지했다.

4.2 직업병의 원인

직업병은 직업성 암 · 폐질환 · 피부질환 · 신경계질환 등 계통별로 구분할 수도 있으나, 원인에 따라 분류하는 것이 더 일반적이다. 사업장에서 근로자의 육체적, 정신적 건강에 악영향을 미칠 수 있는 요인은 크게 물리적 인자, 화학적 인자, 생물학적 인자, 인간공학적 인자, 사회심리적 인자로 구분하여 볼 수 있다.

1) 물리적 유해인자

물리적 유해인자는 소음, 진동, 유해광선, 고온, 저온, 이상기압, 분진(유기분진, 금속분진) 등이 있다.

(1) 소음

작업장의 소리 중 자신이 원치 않는 소리를 소음이라고 하며, 소음은 감각 수준인 데시벨(dB)이라는 무차원의 비교 단위를 사용하여 측정한다. 높은 소음에 노출되면 처음에는 일시적인 청력변화를 경험하나 반복적으로 장기간 노출되면 영구적인 청력변화가 생겨

소음성 난청이 된다. 청력 장애 외에도 소음은 회화방해, 중추신경계 자극을 통한 혈압 및 맥박증가와 같은 일반 생리반응, 작업방해, 불쾌감, 수면방해 등을 일으킬 수 있다.

(2) 진동

자동톱, 공기햄머, 전동식 연마기 등의 진동공구를 사용하는 작업자의 경우 국소진동에 의한 수지의 감각마비, 창백 등의 증상을 보이는 레이노드씨 현상(Raynoud's phenomenon)이 나타날 수 있다. 전신진동은 자율신경계에 영향을 주어 말초혈관 수축, 혈압상승, 맥박증가, 발한, 산소소비량 증가 등의 증상을 초래할 수 있다.

(3) 유해광선(Radiation, 방사선)

에너지 강도 12eV를 경계로 이보다 크면 전리방사선, 작으면 비전리방사선으로 구분한다. 전리방사선(ionizing radiation)에는 알파선, 베타선, 감마선, X-선, 양성자, 중성자 등이 해당되며, 비전리방사선(non-ionizing radiation)에는 자외선, 적외선, 가시광선, 전자파, 마이크로파 등이 해당된다.

① 전리방사선

전리방사선은 홍반, 탈모 등의 피부장해, 조혈세포 궤사, 위장관계의 궤양, 생식기계의 영향, 백내장 등을 발생시킬 수 있으며, 유전자 돌연변이, 염색체 이상, 암 유발도 가능한 것으로 알려져 있다.

② 비전리방사선

비전리방사선은 파장이 길며, 전리능력이 없거나 에너지가 약한 방사선을 총칭하는 것으로, 자외선(ultraviolet radiation, UV)은 아크용접, 고압수은 증기 등 작업장 자외선등, 살균등에서 인위적 자외선이 발생하여 비행사, 식품종사자, 건축종사자, 약품제조자, 전기공 등에서 노출이 많고, 투과력이 약하고 대부분 신체표면에 흡수되기 때문에 주로 눈과 피부에 직접적인 영향을 준다. 피부에 강한 홍반작용, 색소침착, 피부암 등을 유발할 수 있고, 눈에 결막염, 궤양, 혼탁, 백내장 등을 일으킬 수 있다.

가시광선(visible radiation)은 망막을 자극하여 광각(light sense)을 일으킬 수 있으며, 조명부족시에는 시력저하, 능률저하, 안정피로, 안구진탕증을 조명과잉시에는 시력장애, 시야협착, 망막변성, 눈부심, 두통을 유발할 수 있다.

적외선(infrared radiation)은 체온상승, 홍반 등의 피부장해, 적외선 백내장 등의 안장해 및 두통, 열사병 등의 장해를 일으킬 수 있으며, 마이크로와 라디오파(microwave & radiofrequency radiation)는 생식기능, 백내장 등을 일으킬 수 있다고 하나 근거가 미약하다.

(4) 고온

① **열사병**(heat stroke, **일사병**) : 고온다습한 환경에서 심한 육체적 노동을 할 때 주로 발생하며, 체온조절 중추가 마비되어 어지러움, 구토감, 두통, 발한 정지로 고온건조 상태가 되며 의식혼란, 허탈, 헛소리, 혼수의 증상을 보여 사망에 도달하기도 한다.

② **열경련**(heat cramp) : 주로 고온환경에서 심한 육체적 노동을 할 때 발생하며, 대량의 염분손실을 동반한 지나친 땀 발생으로 발생한다. 작업할 때 가장 많이 쓰는 수의근의 유통성 경련과 발작이 특징이며, 현기증, 귀울림, 두통, 구역, 구토증, 호흡곤란 등의 증상을 보이기도 한다.

③ **열소모**, **열소진** : 땀을 많이 흘려 수분과 염분 손실이 많을 때 발생하는 고열장해로 두통, 구역감, 현기증의 증상을 보인다.

이 외에 고온은 열허탈, 열실신, 일시적인 열피로, 열발진 등을 일으키며, 고온으로 인한 건강상의 장해를 예방하기 위하여 차단, 거리유지, 적정배치, 고온순화, 휴식시간, 물과 소금의 공급 등이 필요하다.

(5) 저온

저온은 급성 중증장해인 전신체온강하, 동상, 참호족(trench foot), 침수족(immersion foot) 등을 일으키며, 의복에 의한 보온, 습기제거 및 혈액순환 촉진, 방풍 등을 통해 관리할 수 있다.

(6) 이상기압

저기압으로 인한 고산지대에서의 고산병 및 폐부종, 고공비행으로 인한 항공병, 저산소증의 유발이 가능하며, 고기압의 경우 체액 내 질소기포가 형성되어 마취감을 느낄 수 있으며, 근육통, 사지관절통, 구토, 호흡곤란, 신경기관 장해 등을 가져올 수 있다.

2) 화학적 유해인자(Chemical agents)

건강문제를 야기하는 화학적 인자는 가스상 물질과 입자상 물질로 구분할 수 있으며, 가스상 물질은 발생 형태에 따라 가스와 증기로 구분할 수 있다. 작업장에서 발생되는 가스상 물질은 호흡기에 자극을 주는 암모니아, 염소, 불소, 아황산가스 등이 있고, 발암물질인 라돈, 질식제 또는 마취제로 작용하는 일산화탄소, 이산화질소 등이 있다. 증기는 상온에서는 액체이나 공기 중으로 증발하여 기체상태로 존재하는 것을 말하며, 유기용제가 대표적이다. 입자상 물질은 공기 중에 고체나 액체상태로 존재하는 물질로 먼지, 흄 등의 고체형태, 미스트, 포그 등의 액체형태, 스모크와 같은 고체나 액체형태가 있다.

(1) 납(Lead)

고농도의 흄을 발생시킬 수 있는 고온으로 납을 다루는 작업이 가장 위험한 직업군에 속하는데, 납이 함유된 도료가 칠해진 구조물을 용접 혹은 절단하는 작업을 하는 사람과 축전지 제조공장에서 근무하는 사람에게서 납 중독이 발생할 가능성이 있으며, 빈혈, 소화기장해, 정신착란, 심한 흥분 등을 나타내는 뇌중독 증상을 나타낼 수 있다.

(2) 수은(Hg)

상온에서 액체상태인 수은은 쉽게 휘발하여 호흡기를 통하여 쉽게 노출될 수 있는 특징이 있다. 우리나라에서는 1980년대 형광등 제조업에 종사하는 사람들에게서 수은중독 증상이 나타났으며, 심혈관계 질환의 위험성을 증가시키고, 구내염, 수전증, 정신장해 등을 일으킬 수 있다.

(3) 분진(Dust, 먼지)

분진이란 지상의 물체가 파쇄되어 생긴 미립자로 호흡기로 침입한 후 폐에 침착하여 진폐증을 일으키고, 인체에 흡수되어 중독증을 일으키기도 한다. 진폐증은 분진흡입에 동반한 폐 분진의 축적과 그에 의한 폐의 조직반응을 말하며, 분진에 의한 건강장해로는 규폐증(silicosis)과 석면폐증(asbestosis)이 대표적이다. 진폐증 발생은 분진의 농도, 크기, 폭로기간, 작업강도, 분진 자체의 독성, 호흡방법(입 또는 코) 등과 관련이 있다.

규폐증은 유리규산 먼지의 흡입으로 폐에 만성 섬유증식을 일으키는 증상이며 3대 직업병의 하나이다. 유리공장, 금속광산, 금속제련소, 탄광 토석채취업 등 광산 관련 업종에서 오래 근무한 경우에 주로 발생하며, 호흡곤란, 기침, 흉통 등의 증상을 동반하고,

규폐성 폐결핵을 유발할 수 있다.

석면폐증은 소화용제, 절연체, 내화직물의 석면을 취급하는 곳에서 발생하며, 기관지에 부착하여 섬유증식을 만든다. 체중감소와 더불어 규폐증과 비슷한 증상을 보인다.

(4) 유기용제

유기용제는 탄소를 함유하고 있는 유기화합물로서 용질의 성상을 변화시키지 않고 지방, 기름, 왁스, 색소, 고무 등 여러가지 물질을 균일하게 녹여서 용액을 만드는 물질을 일컫는다. 염료, 합성세제, 유기안료, 의약품, 농약, 향료, 조미료, 폭약, 방충제, 방부제, 잉크 등 광범위한 화학공업제품 제조와 접착제, 금속코팅, 세척, 고무 및 가죽가공, 페인트, 인쇄, 플라스틱, 세척 및 드라이클리닝 등에도 흔하게 이용되어 근로자뿐 아니라 일반인들도 일상생활에서 빈번하게 노출되는 물질이다.

유기용제는 상온에서는 액체상태이나 강한 휘발성을 가지고 있어 작업장의 공기를 증기의 형태로 오염시키기 쉽고 유지류를 녹이고 스며드는 성질로 인해 피부에 쉽게 흡수되고 흡수된 후에도 지방으로 구성된 중추신경계를 침범하기 쉬운 특징이 있으며, 물질에 따라 간독성, 신장독성, 발암성 등을 나타내기도 한다.

3) 생물학적 유해인자

생물학적 유해인자는 동물, 식물, 미생물에서 유래하는 유해인자로 살아있거나 죽은 유기체, 혹은 여기서 파생되는 단편(fragments), 독성물질(toxin), 휘발성유기화합물(volatile organic compunds)을 말한다. 유기체 자체의 경우 세균, 곰팡이, 바이러스, 진드기, 원형동물, 바퀴벌레 등을 들 수 있으며, 유기체로부터 유래되는 애완용 동물에서 나오는 가죽, 털, 피부, 꽃가루, 유기체로부터 분비되는 내독소(endotoxin), 아플라톡신(aflatoxin), 각종 휘발성유기화합물 등이 있다.

산업보건에서는 주로 박테리아, 곰팡이가 문제가 되는데 생물학적 제제를 생산하는 제약회사 실험실 근무자나 축사관리원들이 주로 노출되며, 진균증, 탄저병, 파상풍 등을 일으킬 수 있다.

4) 인간공학적 유해인자

산업이 고도화되면서 과학적 관리, 분업을 통한 생산성 향상의 필요성 대두로 작업형

표 6-1 직업성 질환의 원인별 분류

원 인	직 종	직업성 질환
1. 물리적 원인		
1) 소음	조선공, 제관공, 금속공, 윤전기	소음성 난청
2) 진동	착암공, 병타공, 삼림벌채	관절염, 신경염, 수지혈관수축
3) 유해광선	초자공, 주물공, 제련공, 용접공	결막염, 각막염, 백내장
4) 전리방사선, 동위원소	의사, 간호사, (의료)기사	피부염, 피부암, 백혈병
5) 조명부족	광부, 정밀기계공	근시, 안구진탕증
6) 이상기압	잠수부, 터널작업자, 고지근로자	감압병, 고산병
7) 심한 신체적 작업	하역부, 운반부	탈장, 정맥류, 요통
8) 고온	화부, 제련공, 초자공, 도자기공	열사병, 화상, 심장질환
9) 저온	제빙, 냉동, 겨울철 옥외작업	동상, 참호족, 침수족
10) 유기분진, 금속분진	방직공, 제분공, 골분제조공, 제련공	면폐증, 농부폐증, 금속열, 철폐증
2. 화학적 원인		
1) 납	축전지, 인쇄, 납제련	빈혈, 소화기장해, 신경장해
2) 수은	계기, 전기분해, 농약제조	구내염, 수전증, 정신장해
3) 망간	제강공, 용접공	신경염, 중추신경장해
4) 크롬, 니켈, 알미늄	도금, 제련	피부 점막의 궤양, 폐암
5) 금속 증기	제련	발열, 피부염, 신경염
6) 비소	농약	신경염, 소화기질환, 피부염
7) 인	살충제, 살서제, 성냥	악골괴저, 소화기질환
8) 아황산가스	셀룰로이드, 표백 제지, 비료	치아산식증, 천식, 폐부종
9) 황화수소, 이황화탄소	인조견사, 셀로판지	신경증상, 불면증, 말초신경증
10) 일산화탄소	화부, 가열공	질식, 시신경장해, 심장질환
11) 청화물	석탄가스공업, 도금공	안질환, 호흡기질환
12) 산, 염기	각종 공업	피부염, 궤양, 호흡기질환
13) 유기용제	탈지. 세척, 도료, 용매	조혈장해, 빈혈, 백혈병, 피부질환
14) 타르, 매연, 핏치	석탄 및 석유 제품제조	피부염, 피부암
15) 무기분진(유리규산, 석탄, 석면)	채석공, 채광부, 석탄광부, 연마공	규폐증, 탄폐증, 석면폐증
3. 생물학적 원인		
1) 병원체 감염	세균취급자, 의사, 간호사	감염성질환, 진균증
2) 동식물 취급	축산, 도살, 농부	탄저병, 파상풍, 피부질환
4. 인간공학적 원인		
1) 중량물	중량물 취급자	요통, 추간판탈출증
2) 반복작업	육가공업자	손목굴증후군
5. 사회심리적 원인		
1) 스트레스	사무관리자	뇌졸중, 심근경색증
2) 외상성재해	재해자	공황장애, 불안증

자료: 예방의학과 공중보건학(대한예방의학회, 2017)

P·U·B·L·I·C·H·E·A·L·T·H

태가 단순반복 작업으로 세분화되고 작업강도가 강화되었다. 특정한 신체부위의 반복작업과 불편하고 부자연스러운 작업자세, 강한 작업강도, 작업시 요구되는 과도한 힘, 불충분한 휴식 등은 목, 어깨, 팔꿈치, 손목, 손가락, 허리, 다리 등 주로 관절부위를 중심으로 근골격계 질환을 야기할 수 있다. 이의 예방을 위해서 인간공학적 작업설계, 근로자 면담을 통한 위험인자 개선, 안전한 작업자세에 대한 교육 등이 필요하다.

5) 사회심리학적 유해인자

사회심리학적 인자는 사업장 내에서의 부하와 상사 간 또는 동료들과의 인간관계, 복지수준, 급여수준, 직무스트레스 등 근로자의 육체적 · 심리적인 건강에 영향을 줄 수 있는 요인들을 의미한다. 직장 내에서의 경쟁 심화, 장시간 근로, 야간작업을 포함한 교대작업, 정밀기계의 증가, 서비스 업종 증가 등은 직무스트레스를 유발할 수 있다.

직무스트레스는 교감신경을 자극하여 기존질병을 악화시키거나 심근허혈, 부정맥 등 심혈관계질환과 근골격계질환의 발병 위험도를 증가시키게 된다. 또한, 직무에서 경험하는 과도한 스트레스는 우울증, 불안장애, 약물남용, 수면장애, 신경성 두통 및 소화기장애 등을 일으키기도 한다.

급성의 스트레스 사건은 외상 후 스트레스 장애(post-traumatic stress disorder, PTSD)를 일으키기도 하는데, 외상적 사건을 겪은 사람이 적어도 1개월 이상 지속되는 재경험, 회피, 과도 각성 등을 타나내는 불안장애를 겪게 되는 것을 의미한다. 외상 후 스트레스 장애는 경찰관, 소방관, 구급대원 등에 있어 재해가 아닌 업무 자체만으로도 유발될 수 있으므로 특별한 관심이 필요하다.

5 산업안전

5.1 산업재해 예방대책

우리나라 산업안전보건법은 '산업안전 · 보건에 관한 기준을 확립하고 그 책임의 소재를 명확하게 하여 산업재해를 예방하고 쾌적한 작업환경을 조성함으로써 근로자의 안전과 보건을 유지 · 증진'을 목적으로 1981년에 제정되어 오늘에 이르고 있다. 현재는 고용노동부에서 총괄하여 전국을 6개 지역으로 나누어서 각 지역별로 1개씩의 지방고용노동청을 설치하고, 지역별로 5~13개의 지청을 두어 관리하고 있다.

또한, 노동부와 한국산업안전보건공단에서는 1993년부터 매5년마다 전국의 사업장을 대상으로 '작업환경실태조사'를 실시하고 있으며, 조사결과를 통합데이터베이스로 구축하여 직업병 조기발견 및 정보지원과 같은 과학적인 산업보건서비스 제공에 활용하고 있다.

5.2 안전 · 보건교육

우리나라는 산업안전보건법 제29조(근로자에 대한 안전보건교육)에 사업주가 소속 근로자에게 정기적으로 안전보건교육을 하도록 규정하고 있으며, 그 대상과 내용을 살펴보면 [표 6-2]와 같다.

표 6-2 근로자 안전 · 보건교육의 대상과 교육시간

교육과정	교육대상		교육시간
가. 정기교육	사무직 종사 근로자		매반기 6시간 이상
	사무직 종사 근로자 외의 근로자	판매업무에 직접 종사하는 근로자	매반기 6시간 이상
		판매업무에 직접 종사하는 근로자 외의 근로자	매반기 12시간 이상
나. 채용 시의 교육	일용근로자(1주일 이하)		1시간 이상
	기간제근로자(1주일~1개월 이하)		4시간 이상
	그 밖의 근로자		8시간 이상
다. 작업내용 변경 시의 교육	일용근로자 및 기간제근로자(1주일 이하)		1시간 이상
	일용근로자를 제외한 근로자		2시간 이상
라. 건설업 기초안전 · 보건교육	건설 일용근로자		4시간 이상

자료 : 산업안전보건법 시행규칙, 별표 4 재구성

5.3 근로자의 건강진단

우리나라는 근로자에게 일반건강진단, 특수건강진단, 임시건강진단을 실시하도록 규정하고 있다.

1) 일반건강진단

상시 사용하는 근로자의 건강관리를 위하여 실시하는 건강진단으로 사업주는 사무직에 종사하는 근로자는 2년에 1회 이상, 그 밖의 근로자에 대해서는 1년에 1회 이상 일반건강진단을 실시해야 한다.

2) 특수건강진단 등

사업주는 유해인자에 노출되는 업무에 종사하는 근로자를 대상으로 특수건강진단을 실시하여야 하고, 특수건강진단 대상업무에 종사할 근로자의 배치 예정 업무에 대한 적합성 평가를 위하여 배치 전 건강진단을 실시하여야 한다. 수시건강진단은 특수건강진단 대상업무에 따른 유해인자로 인한 것이라고 의심되는 건강장해 증상을 보이거나 의학적 소견이 있는 근로자 중 보건관리자 등이 사업주에게 건강진단 실시를 건의한 경우 등에 실시하는 건강진단을 의미한다.

3) 임시건강진단

고용노동부장관이 같은 유해인자에 노출되는 근로자들에게 유사한 질병의 증상이 발생한 경우 등에 사업주에게 특정 근로자에 대해 근로자의 건강을 보호하기 위하여 임시건강진단의 명령을 할 수 있다.

[참고문헌]

대한예방의학회 (2017), 『예방의학과 공중보건학(제3판)』, 서울: 계축문화사

근로기준법(국가법령정보센터 https://www.law.go.kr) [accessed 2024-09-30]

산업안전보건법(국가법령정보센터 https://www.law.go.kr) [accessed 2024-09-30]

산업재해보상보험법(국가법령정보센터 http://www.law.go.kr) [accessed 2024-09-30]

안연순, 강성규, 김광종 (2004), 최근 3년간(2001년~2003년) 직업병으로 요양승인된 질병의 특성, 대한직업환경의학회지 16(2): 130-154

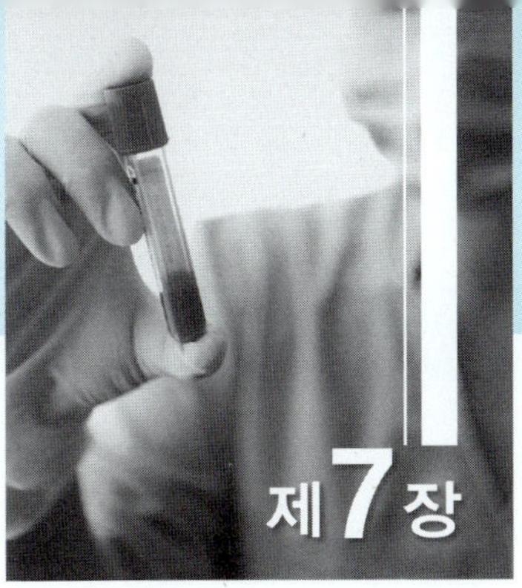

제 7 장 보건영양

개 요

보건영양은 식생활 및 영양상태의 평가, 그리고 이에 대한 개선 계획 및 실천을 통해 인구집단의 건강유지와 향상한다는 관점에서 그 중요성이 커지고 있다. 과거 우리나라의 경제적 수준이 여타 국가에 미치지 못하였던 때에는 정책의 목적이 영양부족으로 인한 질병의 방지 또는 건강상태의 유지에 있었다면, 현재는 과도한 영양공급과 식생활 행태의 변화에 따른 건강관리와 만성질환 관리에 대한 중요성에 대한 인식이 확산되고 있다.

7장에서는 보건영양의 개념 및 중요성, 그리고 영양소의 종류 및 섭취와 관련된 영양관리, 식품관련 유해물질에 대한 관리, 그리고 인구집단에게 충분한 양질의 식품을 보장할 수 있는 식품안정성에 대해서 살펴보며, 보건영양자료의 종류와 측정방법, 그리고 우리나라에서 보건영양과 관련하여 시행하고 있는 사업 및 정책을 소개한다.

학습목표

1. 보건영양의 개념을 이해할 수 있다.
2. 영양소의 종류와 그 섭취기준을 설명할 수 있다.
3. 식품안전의 개념과 식중독의 유형과 원인, 예방방법을 설명할 수 있다.
4. 식품안정성의 개념을 이해할 수 있다.
5. 보건영양자료의 종류와 측정방법을 설명할 수 있다.
6. 우리나라의 보건영양관련 사업 및 정책을 파악한다.

1 보건영양의 개념 및 중요성

1.1 보건영양의 개념

영양학은 생명과학의 한 분야로서 식품, 영양소, 그리고 그 속에 포함된 성분들이 체내에서 흡수, 운반, 이용 및 배설되는 과정에 대한 학문으로 ① 기초영양학, ② 임상영양학, ③ 보건영양학 혹은 지역사회 영양학으로 나누어진다. 특히 영양학적인 지식을 생물학적인 관점에 국한하지 않고, 사회생태학적인 관점을 포함하여 영양학의 개념을 확장해야 할 필요성이 제기됨에 따라 발전한 보건영양학은 식생활 개선을 바탕으로 질병을 예방하고 건강을 증진할 수 있는 방법을 연구하는 학문이다. 세계보건영양학회는 보건영양학을 "조직적인 지역사회의 노력을 통해 건강과 관련된 영양상태를 증진하고 유지하는 방법을 연구하는 학문"으로 정의하였다(세계보건영양학회, 2006; Hughes & Margetts, 2011에서 재인용). 즉, 보건영양학은 사람들의 식생활을 진단하고, 영양문제를 개선하기 위한 활동을 개발 · 실행 · 평가하여 식생활 및 영양과 관련된 질병을 예방하고 건강을 증진함으로써, 궁극적으로 개인과 집단의 삶의 질을 향상하는데 기여함을 목적으로 하는 학문이다(정효지 & 이경무, 2020).

1.2 보건영양의 중요성

영양 또는 식생활은 개인 및 지역사회의 건강을 결정하는 주요 요인이다. 20세기 중반까지 영양이 건강에 미치는 영향에 대한 연구는 영양결핍성 질병과 성장 및 발육부진이 주를 이루었으나, 오늘날 선진국을 비롯한 여러 국가에서는 식품의 풍부한 공급으로 인한 영양과다와 영양불균형으로 인한 질병이 만연하게 되었다. 특히 고혈압, 당뇨병, 심혈관 및 뇌혈관계 질환, 암 등의 만성질환의 이환이 불건강한 식생활과의 높은 관련성이 있다고 밝혀짐에 따라 이와 같은 질병을 예방하고, 개인 및 지역사회의 건강을 증진하기 위해 국민의 영양상태와 식생활을 개선하기 위한 노력이 중요해지고 있다.

또한 건강한 영양상태와 식생활은 개인의 전 생애과정 동안의 건강 및 다음 세대의 건강상태에 기초가 되기 때문에 영양문제의 개선을 위한 보건영양의 역할이 중요하다.

1) **영양문제의 다음 생애주기로의 전달** : 태아기의 성장부진이 저체중아로의 출산으로

이어지고, 소아청소년기의 비만은 성인기의 만성질환 발생위험을 높인다.

2) **영양문제의 다음 세대로의 전달** : 임산부가 과체중인 경우 난임 또는 거대아 출산율을 높이고, 부모의 식습관이 다음 세대에서 후성유전학적 변화를 일으키기도 한다.

1.3 보건영양학의 역할

보건영양학은 인구집단을 대상으로 건강증진의 원칙과 전략을 적용하는 학문으로, 지역사회의 영양문제의 특성을 연구하고, 역량강화를 통해 해당 영양문제를 해결하기 위한 중재방안을 마련, 수행하는 역할을 가지고 있다(정효지 & 이경무, 2017).

1) **연구와 분석** : 영양과 관련된 건강문제의 분석, 영양문제의 결정요인 확인
2) **역량강화** : 보건영양전문가와의 연계를 통한 지역사회 역량강화
3) **중재방안 마련 및 수행** : 보건영양활동의 계획, 개발, 실행 및 평가

2 보건영양의 영역

보건영양은 식생활 및 영양개선을 통해 인구집단의 건강을 유지하고 향상하는 것을 목적으로 한다. 이에 세계보건기구(WHO)는 식품원조사업 등 영양관련 프로그램들의 성공적인 시행을 위한 노력을 기울이고 있다(WHO Europe, 2001). 또한 세계보건기구는 식품 및 영양과 관련된 국가나 지역사회의 정책이 영양(nutrition), 식품안전(food safety), 식품안정성(sustainable food supply, food security)의 3개 영역을 다루어야 한다고 제시하였다(WHO Europe, 2002). 영양 관리측면에서는 영양결핍증과 만성질환의 예방을, 식품안전은 화학적 및 생물학적 식품오염 예방을 강조하며, 식품안정성은 양질의 충분한 식품의 보장을 다루고 있다. 본 장에서는 보건영양을 위 3 영역으로 나누어 살펴보도록 한다.

2.1 영양관리

영양관리는 영양소 부족, 과잉 등으로 인한 질병을 예방하는 것을 말하며, 이를 위해서는 개인이나 인구집단의 건강문제를 일으킬 수 있는 영양소의 특성에 대한 이해가 필요하다. 영양소는 에너지, 신체 구성성분, 체내 생리작용을 조절하여 사람의 건강을 유

지하는 기능을 하며, 그 종류와 체내에서의 기능에 따라 탄수화물, 지방(지질), 단백질(아미노산), 비타민, 무기질, 물의 6종류로 구분된다.

1) 필수 영양소

(1) 탄수화물(Carbohydrate)

탄수화물은 체내에서 포도당의 형태로 흡수되어 에너지를 공급하는 역할을 하며, 잉여의 포도당은 간과 근육에 글리코겐 형태로, 지방의 형태로 지방조직에 저장된다. 당질은 체내에서 1g당 4kcal의 열량을 내며, 단당류(포도당, 과당, 갈락토오스), 이당류(서당, 맥아당, 유당), 다당류(올리고당, 녹말, 글리코겐, 식이섬유)로 구분된다.

당질의 포도당은 곡류, 야채, 과일에 많이 들어있으며, 에너지원일 뿐 아니라 필수 영양소이므로, 당질의 섭취가 부족할 경우 여러 가지 영양장애 증상, 허약, 피로, 탈수현상이 야기된다. 한국인 영양섭취기준에서는 총 에너지섭취량의 55~70%를 탄수화물로 섭취할 것을 권장하고 있고, 1일 60~100g의 당질을 섭취하도록 하고 있다.

(2) 단백질(Protein)

생체 내에서 단백질의 역할은 체조직을 구성하고 보수하기 위해 필수적이다. 인체의 기능을 수행하는 효소, 호르몬 신경전달물질, 항체를 생성하고 DNA, RNA 구성물질의 전구체로 작용하며, 체액을 조절하여 완충제의 역할을 하며, 1g당 4kcal의 에너지를 발생한다.

단백질을 구성하는 아미노산의 종류는 약 20여종이 있는데, 신체에서 합성되지 않기 때문에 반드시 식사에서 섭취해야 하는 아미노산을 필수아미노산이라고 한다.

단백질이 풍부한 식품으로는 유제품, 어육류, 난류, 콩류 등이 있다. 일반적으로 단백질이 부족하면 체중감소, 피로, 성장저하가 나타나며, 부종, 저혈압증, 빈혈, 저항력 약화 등이 나타난다.

(3) 지방(Lipid)

지방은 농축된 에너지의 급원으로 체내에서 1g당 9kcal의 열량을 낸다. 지방은 탄수화물이나 단백질보다 위 내에 남아 있는 시간이 길어 포만감을 주며, 음식의 맛을 좋게 하고, 지용성 비타민(A, D, E, K)의 흡수를 돕는 기능이 있다. 또한 사용하고 남은 에너지는 피하에 체지방의 형태로 축적시켜 체온을 보온하는 중요한 역할을 하나, 과도한 축적은 비만을 포함한 여러 만성질환을 초래하기도 한다.

지방의 한 형태인 콜레스테롤은 뇌, 신경 및 호르몬의 필수 구성성분이나, 과량이 존재할 때는 관상심장병이나 동맥경화증을 일으킨다. 한국인 영양섭취기준에서는 지방의 섭취비율을 총 에너지 섭취량의 15~25%로 권장하고 있다.

(4) 비타민(Vitamin)

비타민이란 생체 안에서 특수한 대사 기능을 수행하기 위하여 매우 소량이 필요한 유기물이다. 생체는 비타민을 합성할 수 없기 때문에 식사를 통해 섭취하여야 한다(비타민 A와 D는 전구체가 있으면 합성할 수 있다).

사람의 영양에 필요한 비타민은 지금까지 13종이 알려져 있다. 비타민은 열량을 내거나 신체를 구성하지 못하지만 대사에는 반드시 필요한 물질이므로 보조요소(accessory food factor)라 한다. 비타민은 화학구조와 생리작용이 매우 다양한데, 일반적으로 용해되는 용매에 따라 수용성 비타민과 지용성 비타민으로 나누며 그 작용과 결핍증 및 함유식품은 [표 7-1]과 같다.

표 7-1 비타민의 작용과 결핍증

종 류		작 용	결핍증	함유식품
지용성 비타민	비타민 A (Retinol)	정상성장, 발달촉진 : 골격, 치아 형성, 상피조직(epithelial tisue), 세포유지, 눈(망막)의 건강유지, 어두움의 적용	피부점막의 간질환, 야맹증(myctotalopia), 눈부심(xerophthalmia), 각막연화증(keratomalacia)	간, 난황, 전지분유, 마아가린, 호박, 녹황색채소(당근, 시금치, 열무, 상추), 고구마, 김
	비타민 D (Calciferol)	정상성장 발달관여 : 골격, 치아 칼슘과 인의 흡수와 대사 관계, 과잉시 : 고칼슘혈증(hypercalcemia)	영유아 : 구루병(rickets) 성인 : 골연화증(osteomalacis)	비타민 D 강화우유, 간, 난황, 참치
	비타민 E (Toco-pherols)	강한 항산화제(antioxidant) : 비타민 A의 흡수 촉진, 용혈(hemolysis)시 적혈구 보호	영유아 : 대적혈구성 빈혈(macro-cytic anemia)로 적혈구 생존기간 감소 신생아 : 용혈성 빈혈(hemolytic anemia)	콩, 옥수수, 녹색야채, 난황, 호두, 식용유
	비타민 K (Menadione)	혈액응고 기전에 관여하는 Prothrombin 합성, 혈액의 정상적인 응고	혈액응고 시간 지연	간, 토마토, 녹색야채, 양배추

종 류		작 용	결핍증	함유식품
수용성비타민	비타민 B1 (Thiamin)	정상식용상태, 소화기능유지, 탄수화물대사반응 작용	각기병(beriberi), 식욕감퇴, 변비, 소화불량, 다발성 신경염(poly-neuritis)	돼지고기, 간, 곡류(보리, 현미), 감자, 호두
	비타민 B2 (Riboflavin)	단백질 에너지 대사관여, 구상, 코, 귀의 열상방지	지루성 피부염, 구내염(stomatitis), 설염, 수명(photophobia), 각막 충혈증(corneal vascularization), 저항력 저하	우유, 녹색야채, 곡류, 빵, 계란, 소간, 탈지 분유
	Niacin (nicotinic acid)	탄수화물, 아미노산 대사관여, 지방합성, 조직호흡에 작용, 펠라그라(pellagra), 신경염(neuritis) 예방	피부염(dermatitis), 설사(diarrhea), 치매(dementia), 구내염(stomatitis), 설염(glossitis)	육류, 간, 생선(고등어, 멸치), 계란, 땅콩, 곡류
	비타민 B6 (Pyridoxine)	필수지방산으로부터 불포화지방산의 합성과 분해의 조효소 작용, 혈색소 감소성 빈혈(hypo-chromic anemia)의 예방, 지루성 피부염(seborrheic dermatitis)의 예방	홍반성 부종(acrodynia), 피부 결체조직 부종, 경련, 근육약화, 말초신경염	육류, 간, 생선(고등어, 멸치), 계란, 땅콩, 곡류
	Pantothenic acid	당질, 지방, 단백질 대사관여	피부각화(cornification) 피부낙설(desquamation) 탈모증(alopecia)	계란, 간, 쇠고기, 탈지유, 고구마
	Biotin	지방산과 아미노산의 합성 분해 작용		간, 땅콩, 난황, 토마토, 바나나, 딸기
	Folic Acid	핵산의 합성, 지방대사, 적혈구의 정상성장 관여	악성빈혈(pernicious anemia)	녹색야채, 간, 곡류
	비타민 B12 (Cyanoco-balamin)	핵산, 핵단백의 합성, 적혈구 형성 : 조혈기능	대사성 산혈증(metabolic acidosis), 핵산 합성장애, 대적혈구성 빈혈(macrocytic anemia)	간, 신장, 우유, 육류, 계란
	비타민 C (Ascorbic acid)	아미노산 대사, 철흡수를 도움, 치아, 골격형성 관여, 모세혈관벽의 보호, 교원질(collagen) 합성 관여, 스테로이드(steroid)	괴혈병(scurvy), 빈혈, 전염병에 대한 저항력 감소	과일(귤, 딸기, 양배추, 파인애플, 토마토, 레몬) 야채(풋고추, 시금치, 열무, 미나리, 양배추)

(5) 무기질(Minerals)

무기질은 극소량이지만 근육조직과 체액, 골격의 주요 성분이다. 체내의 필요량에 따라 하루에 100mg 이상 필요한 무기질을 다량무기질이라고 하고, 100mg 미만이 필요한 경우 미량무기질이라고 한다. 다량무기질에는 칼슘, 인, 마그네슘, 나트륨, 칼륨, 염소,

황 등이 있고, 미량무기질에는 철분, 아연, 구리, 요오드, 불소, 셀레늄, 망간 등이 있다. 주요 무기질의 작용, 결핍증, 함유식품은 [표 7-2]와 같다.

표 7-2 무기질의 작용과 결핍증

종 류	작 용	결 핍 증	함 유 식 품
칼슘(C: Calcium)	99%가 골격, 치아구성, 혈액응고 관여, 심근 수축력, 장에서 흡수시 vit D 필요	골다공증(osteoporosis) 구루병(rickets)	탈지분유, 우유, 치즈, 멸치, 참깨, 뱅어포, 사골, 새우젓, 강낭콩, 호두, 양배추
인(P: Phosphorus)	Ca, Mg과 결합, 골격, 치아형성, 체액의 산-염기 균형유지, 열량 대사 관여, 당질흡수를 도움	부갑상선 기능 감퇴(hypoparathyrodism)	치즈, 난황, 콩류, 간, 녹두
철(Fe:Iron)	70%가 혈색소(hemoglobin)의 구성, 근육의 헤모글로빈(myoglobin) 흡수시 비타민 C 필요	철결핍성 빈혈(iron-deficiency anemia) ; 영아, 학령전 아동, 임산부	간, 육류, 난황, 굴, 팥, 복숭아, 살구
마그네슘(M: Magnesium)	60%가 골격, 치아 구성, 효소생산, 신경의 자극 전달, 근육 수축작용	경련, 언어장애	호두, 고기, 우유, 녹색야채, 콩류, 코코아
소디움(Na: Sodium)	세포외액 구성, 체액의 삼투압조절, 근육수축, 과량 섭취시 고혈압	소화액의 분비저하	우유, 계란, 해조류, 생선
칼륨(K: Potassium)	97% 세포내액 구성, 단백질 합성관여	근육의 흥분성 저하, 신장 장애, 당뇨성 산성증(diabetic acidosis)	
요오드(I: Iodine)	에너지 대사시 필요한 갑상선 호르몬의 성분인 티록신(thyroxine) 형성	지방형성 갑상선종(endemic goiter)	해초, 생선, 간유, 새우, 조개, 굴
불소(F: Fluorine)	치아 골격형성 : 칼슘염 충치예방 : 범랑질 보호 과잉 : 반상치(mottled teeth)	충치(dental caries)	
구리(Cu: Copper)	헤모글로빈 합성과정에서 철분의 흡수 및 이용을 도움	빈혈, 백혈구 감소증	간장, 곡물, 굴, 버섯, 초콜릿

2) 한국인 영양섭취기준

한국인 영양섭취기준이란 한국인의 건강을 최적상태로 유지할 수 있는 영양소 섭취수준이다. 보건복지부는 「국민영양관리법」에 근거하여 2015년 처음으로 한국인 영양섭취기준을 제정하였고, 한국영양학회 등 전문가들을 통해 '2020 한국인 영양소 섭취기준

(2020 KDRIs)'으로 개정되어, 개인과 집단의 식생활 계획 및 평가, 가공식품의 표시기준, 각종 급식기준 마련, 그리고 건강증진을 위한 식생활 정책 및 사업에 활용되고 있다(보건복지부 & 한국영양학회, 2020).

영양섭취기준(Dietary Reference Intakes, DRIs)은 평균필요량(Estimated Average Requirements, EAR), 권장섭취량(Recommended Intake, RI), 충분섭취량(Adequate Intake, AI), 상한섭취량(Tolerable Upper Intake Level, UL)의 4가지로 구성되어 있다. 평균필요량은 대상집단을 구성하는 건강한 사람들의 절반에 해당하는 사람들의 일일 필요량을 충족시키는 값으로 대상집단의 필요량 분포치 중앙값으로부터 산출한 수치이다. 권장섭취량은 평균필요량에 표준편차의 2배를 더하여 정하였다.

충분섭취량은 영양소 필요량에 대한 정확한 자료가 부족하거나 필요량의 중앙값과 표준편차를 구하기 어려워 권장섭취량을 산출할 수 없는 경우에 제시하였다. 상한섭취량은 인체 건강에 유해영향이 나타나지 않는 최대 영양소 섭취수준이다. 과량 섭취 시 건강에 악영향의 위험이 있다는 자료가 있는 경우에 설정이 가능하다. 탄수화물과 지질의 영양섭취기준은 다른 영양소와 달리 서로 간의 균형이 중요하므로 에너지적정비율을 설정한다.

연령 구분은 생리적 성장발달단계를 고려하여 영아, 유아, 아동 및 청소년, 성인 및 노인으로 분류하였으며 생리적 특성이 상이한 임신, 수유기는 별도로 구분하였으며 체위기준은 산업자원부 기술표준원 자료를 활용하여 체위기준치를 구하였다.

(1) 평균필요량

평균필요량(EAR)은 대상집단을 구성하는 건강한 사람들의 절반에 해당하는 사람들의 일일 필요량을 충족시키는 값이다. 대상집단의 필요량 분포치 중앙값으로부터 산출한 수치이다. 필요량을 측정하기 위해서는 영양소 섭취상태를 민감하게 반영하는 기능적 지표가 존재해야 하며 영양상태에 대한 평가기준이 확립되어야 한다. 현재 모든 영양소에 대해 이러한 기준을 충족시키는 지표가 개발되어 있지는 않으며, 측정지표의 적절성의 기준이 연령에 따라 다를 수 있다. 따라서 현재 모든 영양소에 대해 평균필요량의 설정이 가능하지는 않다.

(2) 권장섭취량

권장섭취량(RI)은 평균필요량에 표준편차의 2배를 더하여 정한다.

권장섭취량(RI) = 평균필요량(EAR) + 표준편차의 2배(2SD)

평균필요량의 표준편차에 대한 충분한 자료가 없는 영양소(티아민, 리보플라빈, 비타민 B_6, 엽산)에 대해서는 변이계수를 10%로 가정하고 권장섭취량을 산출하였다. 그러나 정규분포를 보이지 않는 영양소의 경우에는 통계적인 접근을 달리하여 97~98%에 해당하는 사람의 필요량을 권장섭취량으로 제시하는 것이 가능하다.

(3) 충분섭취량

충분섭취량(AI)은 영양소 필요량에 대한 정확한 자료가 부족하거나 필요량의 중앙값과 표준편차를 구하기 어려워 권장섭취량을 산출할 수 없는 경우에 제시한다. 주로 역학조사에서 관찰된 건강한 사람들의 영양소 섭취수준을 기준으로 정한다. 따라서 각 영양소는 필요량에 대한 충분한 자료가 있으면 평균필요량(EAR)과 권장섭취량(RI)을 가지며 이러한 자료가 충분하지 못할 때에는 충분섭취량(AI)을 갖는다.

권장섭취량과 충분섭취량은 모두 개인 차원에서 목표로 하여야 할 섭취량이라는 점에서는 일치하지만 실제상으로는 차이가 있다. 평균필요량을 아는 경우에 권장섭취량은 인구집단의 97~98%에 해당되는 사람들의 필요량을 충족시키는 양이지만 충분섭취량은 어느 정도로 인구집단의 필요량을 충족하는지 확실치 않다.

(4) 상한섭취량

상한섭취량(UL)은 인체 건강에 유해영향이 나타나지 않는 최대 영양소 섭취수준이다. 과량 섭취시 건강에 악영향의 위험이 있다는 자료가 있는 경우에 설정이 가능하다. 따라서 유해영향이 확인된 영양소의 경우, 영양소의 과잉 섭취로 인한 위험을 예방하기 위하여 일반적인 집단의 대다수 구성원들에게 건강상 유해영향의 위험을 나타내지 않을 섭취수준을 상한섭취량으로 설정한다.

용량-반응 평가 연구로부터 관찰할 수 있는 유해영향이 나타나지 않는 최대 용량인 최대무독성량(No observed adverse effect level, NOAEL)을 도출하거나 이에 대한 자료가 없는 경우에는 관찰할 수 있는 유해영향이 나타나는 최저 용량인 최저독성량(Lowest observed adverse effect level, LOAEL)에 개인의 감수성 차이 등에서 유래되는 불확실성을 고려한 불확실계수(Uncertainty factor, UF)를 감안하여 상한섭취량을 책정한다.

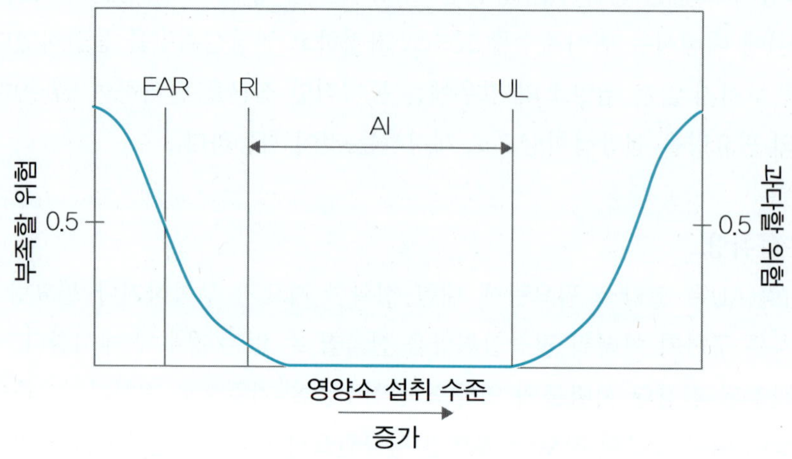

그림 7-1 영양섭취기준(Dietary Reference Intakes)

상한섭취량 = 최저독성량/불확실계수

[그림 7-1]은 이러한 4가지 영양섭취기준을 나타낸 것이다. 새로운 개념의 영양섭취기준은 한 영양소에 대하여 2~3가지 수치가 있으며 식생활의 내용을 보다 정밀하게 평가하고 식사에 적용할 수 있도록 제정되었으므로 내용을 충분히 이해하여 올바로 사용하는 것이 중요하다.

3) 영양섭취기준 설정 시 주요 고려사항

식품을 통해 섭취하는 에너지와 소비하는 에너지의 균형은 성장, 발달, 생리활성 및 건강유지 등의 긍정적인 효과를 준다. 그러나 필요량보다 초과하여 에너지를 섭취하면 여분의 에너지는 체지방으로 전환 및 축적되어 비만을 초래하고, 이는 각종 질병의 발생에 직간접적으로 영향을 줄 수 있다. 반면, 필요량보다 적게 에너지를 섭취하면 신체 성장 및 건강유지를 위한 에너지 부족으로 체소모가 일어나며, 이 또한 건강에 부정적인 영향을 줄 수 있다.

(1) 성별과 연령

동일한 체중이라도 기초대사량은 일반적으로 남자가 여자보다 높은 것으로 보고된다.

이는 성호르몬의 영향으로 남녀 간 상이한 체성분 때문이며, 남자가 여자보다 체지방량(Fat mass, FM)이 적고 에너지소비량이 높게 나타난다. 또한 연령 구분은 생리적 성장 발달단계를 고려하여 유아기, 아동 및 청소년기, 성인 및 노인으로 분류한다. 영아기는 다시 1~5개월과 6~11개월로, 유아기는 1~2세와 3~5세로 구분하고, 아동 및 청소년기 이후에는 남녀를 구분하여, 연령구분은 6~8세, 9~11세, 12~14세, 15~18세의 4구간으로 한다. 성인은 19~29세, 30~49세, 50~64세, 65~74세 및 75세 이상으로 하며, 생리적 특성이 상이한 임신, 수유기는 별도로 구분한다.

(2) 신체 크기와 신체 성분

에너지소비량은 신체 크기(체중, 신장)와 신체 조성에 의해 영향을 받는다. 신체 크기가 클수록, 제지방량(Fat-free mass, FFM)이 많을수록 에너지소비량이 증가된다고 보고되고 있다.

(2) 생애주기별 고려사항

에너지필요추정량을 산정할 때 생애주기별 신체변화(성장, 발달, 유지 등)에 필요한 에너지필요량을 고려해야 한다. 임신부 및 수유부는 일반 성인 여자의 에너지필요추정량에 임신에 의한 에너지소비량 증가분과 모체 조직의 성장에 필요한 에너지축적량이 추가되어야 한다. 유아, 아동 및 청소년은 에너지소비량에 해당 시기별 성장에 필요한 추가 에너지량, 그리고 활동의 특징이 고려되어야 한다.

2.2 식품안전

식품은 인간이 생명을 유지하기 위하여 적당한 영양소를 함유하여야 하며, 인간의 건강과 생명에 위해를 일으키지 않는 안전한 것이어야 한다. 식품안전이란 건강상의 위해와 관련하여 각종 병원미생물이나 생물학적 및 인위적 독소나 물질에 의한 급성 및 만성 중독과 같은 식품으로 인한 위해로부터 인구집단을 보호하는 것이며, 식품안전관리는 식품의 생산, 유통, 소비에서 최종적으로 사람에게 섭취될 때까지의 모든 단계에서 유입 및 생성될 수 있는 화학적 · 생물학적 · 물리적 유해물질에 대한 관리를 말한다(WHO, 1956). 우리나라는 식품으로 인한 위생상의 위해 방지와 식품영양의 질적 향상을 도모하기 위한 식품위생법을 제정하면서 식품위생을 "식품, 첨가물, 기구 또는 용기, 포장을 대상으로 하는 음식에 관한 위생"이라고 정의하였다(식품위생법 제2조제11호).

본 장에서는 식품안전 측면에서 중요하게 관리해야 하는 식중독 및 기타 식품을 통해 노출될 수 있는 화학적 · 물리적 유해물질에 대해 살펴본다.

1) 식중독(Food poisoning)

식중독이라 함은, 일반적으로 병원미생물이나 유독 · 유해물질이 음식물에 혼입되어 경구적으로 섭취함으로써 위장장애 및 신경장애 등 생리적 이상을 일으키는 것을 말하며, 대개의 경우 급성으로서 위장염증상(胃腸炎症狀)이 나타난다(오세욱, 2013). 식품위생법에서는 식품의 섭취로 인하여 인체에 유해한 미생물 또는 유독 물질에 의하여 발생하였거나 발생한 것으로 판단되는 감염성 또는 독소형 질환(식품위생법 제2조제14호)으로 정의한다.

식중독을 분류하는 방법에는 여러 가지가 있으나 편의상 식품 중에 함유하고 있는 원인물질에 따라 [표 7-3]과 같이 분류한다.

표 7-3 식중독의 분류

분류		종류	원인균 및 물질
미생물 식중독 (30종)	세균성 (18종)	감염형	살모넬라, 장염비브리오, 콜레라, 리스테리아 모노사이토제네스, 병원성대장균 등
		독소형	황색포도상구균, 클로스트리디움 퍼프린젠스, 클로스트리디움 보툴리늄, 바실러스 세레우스 등
	바이러스성 (7종)	공기, 접촉, 물 등의 경로로 전염	노로, 로타, 아스트로, 장관아데노, A형간염, E형간염, 사포 바이러스
	원충성 (5종)	–	이질아메바, 람블편모충, 작은와포자충, 원포자충, 쿠도아
자연독 식중독		동물성 자연독에 의한 중독	복어독, 시가테라독
		식물성 자연독에 의한 중독	감자독, 버섯독
		곰팡이 독소에 의한 중독	황변미독, 맥각독, 아플라톡신 등
화학적 식중독		고의 또는 오용으로 첨가되는 유해물질	식품첨가물
		본의 아니게 잔류, 혼입되는 유해물질	잔류농약, 유해성 금속화합물
		제조 · 가공 · 저장 중에 생성되는 유해물질	지질의 산화생성물, 니트로아민
		기타물질에 의한 중독	메탄올 등
		조리기구 · 포장에 의한 중독	녹청(구리), 납, 비소 등

(1) 세균성 식중독(Bacterial food poisoning)

세균성 식중독은 세균이 분비한 독소(toxin)에 의한 것인가, 세균 자체로 인한 것인가에 따라 독소형(bacterial intoxication)과 감염형(food infection)으로 분류하며, 대부분의 세균성 식중독은 2차 감염이 거의 없다.

대체적으로 독소형 식중독은 식품에 오염된 세균이 발육 증식하면서 균이 분비하는 독소를 함유한 식품을 섭취했을 때 단기간 내에 증상을 나타내는 특징을 가지고 있으며, 감염형 식중독은 독소형 식중독 세균에 비하여 대체적으로 잠복기간이 긴 것이 특징이다.

① **포도상구균 식중독** : 식중독 중에서 가장 발생률이 많은 독소형 식중독으로서 1930년 Dack에 의하여 포도상구균이 생산하는 독소에 의한 것임이 증명되었다. 포도상구균에 의한 식중독을 일으키는 원인균은 장독소(enterotoxin)를 생산하는 황색포도상구균(staphylococcus aureus)이며, 이 독소는 내열성이 큰 외독소로 100℃에서 30분간 끓여도 파괴되지 않으므로 보통조리법으로는 독소를 파괴시킬 수 없지만 균체는 80℃에서 30분간에 사멸한다. 주 증상으로는 급성 위장염으로 타액분비 증가, 오심, 구토, 복통, 설사와 발열을 일으키며, 다른 식중독에 비해 발열증상이 거의 없는 것이 특징이다. 오염 예방을 위해서는 위생적인 조리, 가열처리, 식품취급자의 개인위생이 중요하다.

② **보툴리누스균 식중독(Botulism)** : 독소형 식중독으로 Clostridium botulinum이 원인균으로 알려졌으며, 이 균은 토양 및 자연계에 널리 분포되어 있고, 통조림, 소시지 등 식품의 혐기성 상태에서 발육하여 신경독소를 분비한다. 치명률이 40%로 높은 식중독이며, 주 증상으로는 신경계의 증상으로 시력저하, 복시, 동공확대, 실성증, 연하곤란, 변비, 복부팽만 및 호흡곤란 등을 나타낸다. 예방을 위해서는 식품처리 시 어패류의 창자 내용물에 오염되지 않게 하고, 야채류는 충분히 물로 세척하여 토양에 의한 오염이 없게 해야 한다. 특히, 이 원인균은 아포형성균이며 또한 독소 생산균이므로 섭취하기 전에는 반드시 가열해야 한다.

③ **살모넬라(Salmonella) 식중독** : 살모넬라속의 균에 의한 식중독으로 감염형 식중독의 대부분을 차지하며, 주로 6~9월(여름~가을)에 많이 발생한다. 직접 오염원으로는 보균자인 사람, 쥐, 개나 고양이 등이며, 하수도나 하천수의 오염도 간접 오염원의 역할을 하고 있다. 주요 증상은 복통, 설사, 발열 등으로 전신권태, 식욕감퇴, 두통, 구토, 현기증 등을 동반한다. 사람, 가축분변, 곤충 등에 널리 분포하고 계란, 식육류와 그 가공품, 분변에 직 · 간접적으로 오염된 식품이 오염원이므로, 예방을 위해서는 식품취급 장소의 방충 설비, 식품의 냉장 보관 및 섭취 시 재가열 처

리가 중요하다.

④ **장염 비브리오(Vibrio) 식중독** : 장염 Vibrio균에 오염된 식품을 섭취하여 일어나는 감염형 식중독으로 발병은 주로 여름철에 많으며 원인식품으로는 해산성 어패류와 그 가공품이 많다. 주 증상은 복통, 설사로 시작하여 구토, 두통, 권태감, 발열 등을 호소하는 급성 장염이다. 이 균은 열에 약하고, 담수에 의해서 사멸하므로 식품의 가열, 수돗물에 의한 세정이 예방에 효과적이다. 특히, 여름철에 해산 어패류의 생식에 주의하고 열처리 후에 섭취해야 하며, 오염 가능성이 많은 조리기구나 행주 등은 소독과 청결을 철저히 하는 것이 중요하다.

(2) 바이러스성 식중독

바이러스는 동물, 식물, 세균 등 살아 있는 세포에 기생하는 미생물로 크기가 매우 작아 일반 광학 현미경으로 관찰할 수 없고, 세균 여과기에 제거되지 않으며 일부 바이러스는 식중독을 유발할 수 있다. 식중독을 유발하는 대표적인 바이러스는 노로바이러스와 로타바이러스로 최근 위생 관념이 발달하고 생활이 윤택해지면서 부패한 음식에 의한 세균성 식중독보다는 바이러스성 식중독이 상대적으로 증가하고 있다.

① **노로바이러스(norovirus) 식중독** : 노로바이러스는 60도에서 30분 동안 가열하여도 감염성이 유지되고 일반 수돗물의 염소 농도에서도 불활성화되지 않을 정도로 저항성이 강하다. 또한, 저온에 강하여 겨울철 식중독의 주된 원인이 된다. 감염자의 대변 또는 구토물에 의해서 음식이나 물이 노로바이러스에 오염될 수 있고, 감염자가 접촉한 물건의 표면에서 바이러스가 발견될 수 있다. 소량의 바이러스만 있어도 쉽게 감염될 수 있을 정도로 전염성이 높아 2차 감염이 흔하기 때문에 집단적인 발병 양상을 보인다.

② **로타바이러스(rotavirus) 식중독** : 로타바이러스는 전 세계 영유아에게 발생하는 위장관염의 가장 흔한 원인 바이러스이다. 오염된 음료수, 음식, 손, 입, 대변의 접촉을 통해 전염되며, 호흡기를 통한 공기 전파의 가능성도 있다. 전염성이 강하여 적은 수의 바이러스만으로도 쉽게 감염되며 산후조리원, 어린이집 등 사람이 많은 곳에서 쉽게 전염되는 특징이 있다. 로타바이러스는 영유아에게 겨울철 설사 질환을 일으키기 때문에 과거에는 가성 콜레라로 알려졌었다.

(3) 화학성 식중독(Chemical food poisoning)

최근 산업의 급속한 발전과 더불어 식품공업의 대량생산이 가능해지면서 식품의 제조,

가공을 용이하게 하고 보존성을 증대, 상품 또는 영양가를 향상시키기 위하여 여러 가지 화학약품이 식품의 첨가물로 이용되고 있다. 이와 같이 유해한 화학물질이나 금속 이온이 식품에 혼입되어 섭취함으로써 체내에 이상현상을 일으키는 것을 화학성 식중독이라 하며, 세균성 식중독이나 자연독에 의한 식중독과는 달리 거의 계절성이 없을 뿐만 아니라 식품의 종류에 따른 특이성이 적다.

① **고의 또는 오용에 의한 중독** : 유해 · 유독물질에 대한 위생적인 지식의 결여로 고의 또는 잘못으로 식품에 가해지는 경우가 있다. 농약 특히, 비소를 함유하는 살충제의 섭취, 유기인제제의 흡입 등이 있다.

② **기구, 용기, 포장에 의한 중독** : 조리기구와 식기류는 금속을 사용하는 일이 많아 구리, 아연, 납 또는 이들의 합금으로 된 용기나 합성수지제품에서 가해성 금속이나 포름알데히드(formaldehyde) 및 페놀(phenol) 등이 용출되어 식중독 발생의 원인이 되는 경우가 있다.

③ **식품첨가물에 의한 중독** : 유해성 감미료, 인공착색료, 보존료, 살균료 등의 식품첨가물은 식품위생법에서 규제하고 있으나, 유해한 불순물이 함유된 부적합 첨가물을 사용하거나 사용기준을 무시하고 대량으로 사용하면 중독을 일으킬 수 있다.

(4) 자연독에 의한 식중독(Natural food poisoning)

동 · 식물체 중에서 자연적으로 생산되는 독성물질의 섭취는 만성 중독, 암, 돌연변이, 기형, 알레르기, 영양장애 및 급성 중독을 일으키는 원인이 된다.

① **동물성 자연독** : 대표적으로 복어의 유독물질인 테트로도톡신(tetrodotoxin)은 지각 이상, 운동장애, 호흡장애, 위장장애, 뇌장애 등을 유발하며, 가열로도 파괴되지 않기 때문에 전문조리사에 의해 독성부분을 제거한 뒤 섭취해야 한다. 이 외에 패류 섭취에 의한 중독이 있으며, 굴이나 바지락은 베네루핀(venerupin), 섭조개나 홍합은 미틸로톡신(mytilotoxin) 독성분을 포함하고 있다.

② **식물성 자연독** : 독버섯에 있는 무스카린(muscarine)에 의한 중독이 대표적이며, 구토, 설사, 경련, 심한 경우 근육강직, 신경장애를 일으키기도 한다. 기타 식물성 자연독에 의한 중독은 감자 중독, 맥각 중독, 청매 중독, 황변미(黃變米) 중독 등이 있다.

2) 기타 식품오염

(1) 대기오염과 식품

대기오염의 주원인물질은 자동차 배기가스, 공장에서 배출되는 연소가스 및 유독가스이며, 대기에 배출되는 오염물질 중 가장 큰 문제가 되는 것은 불완전연소로 인한 아황산가스, 자동차에서 주로 발생하는 질소화합물 및 탄화수소, 생산공장에서 배출되는 각종 유독성 가스 등으로 인하여 생활환경과 주민의 건강을 파괴하고, 농작물을 병들게 하며, 농산식품의 품질저하를 초래하게 한다.

(2) 수질오염과 식품

① **천연오염** : 강우 시 시멘트공장, 용광로, 화학공장 등에서 나오는 유해물질이 수중으로 혼입되거나, 또는 사람이나 가축의 배설물이 유입되는 것을 말한다.

② **산업폐수** : 통조림공장, 양조장, 제지공장, 피혁공장, 세탁공장 등에서는 유기물질이 높은 폐수와 정유물질이 많은 폐수를 배출하며, 세탁, 통조림, 석유정제, 피혁 및 양모 세정공장에서는 기름이 많은 폐수를 배출해서 수질을 오염시킨다.

③ **광산폐수** : 채탄시의 미분탄, 용해성 유해물질, 탄광의 산성 폐액은 하천 및 해수를 오염시키고, 어업과 농업에도 피해를 줄 뿐 아니라 상수도원을 오염시킨다.

④ **농경하수** : 화학비료, 살충제, 제초제 등이 하천에 유입되어 수질을 오염시킨다.

⑤ **도시하수** : 가정하수, 산업폐수 등은 수질을 오염시킨다.

(3) 방사성 물질에 의한 식품오염

핵폭발 실험에 의한 환경오염이나, 원자력 발전 등에 의한 많은 방사성 물질이 방출되어 식품을 오염시키기도 한다. 이렇게 오염된 방사성 물질은 동식물 및 식수를 통하여 인체에 들어와서 발암성 물질이나 유전변이의 물질을 유발하는 경우가 있어 식품위생상 매우 중요하다.

(4) 화공약품에 의한 식품오염

가축의 질병이나 생장촉진을 위해 사용되는 항생물질이나 탄소를 함유하고 있는 모든 물질은 산화연소되면 다환방향족 탄화수소가 생긴다. 다환방향족 탄화수소는 공장지대의 매연, 자동차 배기가스와 훈연식품의 연기를 통해 주로 노출되며, 관련 식품으로는 육류, 어패류, 과실, 우유, 난(卵)류 등이다.

2.3 식품안정성(Food security)

식품안정성 또는 식품보장이란 “모든 개인, 가족, 지역사회 구성원이 건강한 삶을 영위하기 위하여 충분하고 안전한 양질의 식품을 수용 가능한 방법으로 항상 확보하고 있는 상태”를 의미한다(김기랑 등, 2011). 유엔 식량농업기구(Food and Agriculture Organization, FAO)는 식품안정성 또는 식품보장을 “모든 사람들이 활기차고 건강한 삶을 위하여 항상 그들의 식이 필요량과 식품 선호도를 만족시킬 수 있는 충분하고 안전하며 영양가 있는 식품에 대한 물리적, 사회적, 경제적 접근성을 가지는 것”이라고 정의하였다(FAO, 2002).

산업화 이후 경제성장, 식품생산의 산업화 등으로 인해 충분한 식품생산 및 공급이 가능해졌으나, 여전히 저개발국가에서는 빈곤과 식량부족 문제가 심각하다. 또한 우리나라를 포함한 산업국가에서도 사회경제적으로 취약한 계층에서는 식량부족 문제가 나타나고 있어, 식품에 대한 유용성, 접근성, 이용성을 포괄하는 식품안정성이 중요한 문제로 인식되고 있다.

1) **유용성(Availability)** : 식품의 생산, 수입, 지원 등으로 적절하고 필요한 식품이 충분한 양으로 지속적으로 이용 가능하다는 것을 의미한다.
2) **접근성(Accessibility)** : 식품에 대한 접근성이란 식품을 생산 또는 구입하거나 이웃이나 정부로부터 식품을 얻는 능력을 의미한다. 소득 및 식품을 구입할 수 있는 자원들 및 시장의 구조와 정책, 환경의 영향을 받는다.
3) **이용성(Utilization)** : 식품섭취자의 건강상태를 고려하여 적절한 에너지와 필수영양소를 제공하는 식품 및 식수를 섭취하고 생물학적으로 이용하는 것을 의미한다.

3 보건영양자료

보건영양학은 인구집단의 식생활 및 영양상태와 관련된 자료를 조사 및 평가하는 과정을 포함한다. 보건영양자료에는 인구집단의 섭취식품과 영양소의 종류와 양을 평가하는 식사조사, 그리고 질병이나 영양상태를 평가할 수 있는 신체계측 및 생화학적 지표 등이 있으며, 이 외에도 식생활 및 영양상태에 영향을 줄 수 있는 인구사회학적 요인과 건강행태 요인들 또한 보건영양연구에서 중요하게 다뤄지고 있다(정효지 & 이경무, 2017).

3.1 식사조사

개인 또는 인구집단이 섭취한 식품 및 영양소의 종류와 양을 파악하는 조사방법으로, 가장 기본적인 보건영양자료이다. 식사조사를 통해 국가 단위의 식품수급 상태를 파악하고, 개인과 인구집단의 영양소 섭취실태와 영양문제를 파악할 수 있을 뿐 아니라 국가 차원에서 위험집단의 선별 및 식습관 개선 방안의 기초자료를 생산할 수 있다.

1) 24시간 회상법(24-hour recall method)

지난 하루 동안 섭취한 음식의 종류와 양을 기억하여 조사하는 방법으로 조사시간으로 약 15~20분 정도 소요되며, 잘 훈련된 조사자가 필요하다. 비교적 간단한 조사방법으로, 조사대상자가 섭취한 모든 식품들에 대한 정보를 자세히 얻을 수 있고, 교육수준에 큰 영향을 받지 않는다는 장점이 있으나 조사대상자의 기억에만 의존해야 하고 평상시 식사섭취 반영이 어렵다는 단점도 있다.

2) 식사기록법(Dietary record)

일정기간에 조사대상자가 섭취하는 모든 음식과 음료의 양을 먹을 때마다 기록하는 방법으로, 정확하고 자세한 식사자료를 얻을 수 있고, 기억력에 대한 오차를 줄일 수 있다. 그러나 식사내용을 기록해야 하므로 조사대상자의 교육수준이 어느 정도 이상이어야 하고, 조사시간도 1시간 정도로 조사대상자의 부담이 크다.

3) 식품섭취빈도조사법(Food frequency questionnaire, FFQ)

조사대상자의 식품섭취 패턴을 알 수 있는 조사법으로, 영양역학 연구에서 가장 흔히 사용되는 방법이다. 식품의 빈도와 섭취분량을 조사하여 양적으로 환산하여 섭취량을 계산한다. 조사대상자의 평상시 및 과거 섭취정보를 얻을 수 있고, 대규모 연구에 활용할 수 있으나, 조사표에 포함된 식품목록에 따라 식사 조사결과가 다르게 나타날 수 있다.

3.2 신체계측

신체계측은 신장, 체중, 신체구성 등을 측정하는 것으로 다른 방법들에 비해 간단하고, 조사대상자에게 부담이 적으며 경제적이라는 장점이 있으나, 다른 질병이나 유전적 요인 등에 의해 영향을 받을 수 있고, 단기간의 영양상태 판정이 어렵다는 단점이 있다.

1) **머리둘레** : 두뇌의 크기와 발달과 관련된 지표로, 2세 이하 영유아의 단백질, 에너지 영양상태 판정에 이용한다.
2) **신장, 체중** : 장기적인 영양상태를 반영하는 지표로, 변화추이를 통해 소아 및 청소년의 신체발육상태를 평가할 수 있다. 신장과 체중을 이용하여 체질량지수(body mass index, BMI)를 산출할 수 있다.
3) **로렐지수(Rohrer index)** : 학령기 이후의 소아에 대한 영양상태 판정 기준으로 신장이 150cm 이상인 경우 160 이상이면 비만, 110 미만이면 마른 아이로 판정한다.
4) **체지방량** : 피부두겹측정을 통한 체지방량의 평가는 상완 삼두근 피부두겹두께가 일반적으로 이용되며, 표준치의 90백분위수 이상인 경우 정상, 51~90이면 가벼운 결핍, 30~50이면 중간정도의 결핍, 30백분위수 미만이면 심각한 결핍으로 평가한다.
5) **체단백질량** : 일반적으로 상완위 근육둘레와 상완위 근육면적이 이용되며, 표준치의 90백분위수 이상이면 정상, 81~90이면 가벼운 결핍, 70~80이면 중간정도, 70백분위수 미만이면 심각한 결핍으로 평가한다.
6) **허리-엉덩이 둘레비(WHR)** : 신장과 상관없이 복부비만의 정도를 잘 반영하는 지표로, 여성의 경우 0.8, 남성의 경우 1.0 이상이면 상체비만으로 평가한다.

참고

세계보건기구(WHO)는 「비만이란 건강에 유해할 정도로 체지방이 과다하게 축적된 상태」라고 규정하고, 비만을 나타내는 지수로서 다음의 체질량지수(BMI; Body Mass Index)를 제시하였다.

$$\text{체질량지수(BMI)} = \frac{\text{체중(kg)}}{\text{신장}(m^2)}$$

BMI 값이 ≤ 19 : 저체중, 20~24 : 정상체중, 25~29 : 과체중, 30~39 : 비만, ≤ 40 : 극도 비만으로 분류한다. 예를 들어, 신장 160cm, 체중 77kg이라면, BMI는 「$77 \div (1.6 \times 1.6)$」=30으로 비만군에 해당한다.

3.3 생화학적 검사자료

생화학적 검사는 다른 영양판정 조사에 비해 정확하고 객관적인 자료를 얻을 수 있다는 장점이 있으나, 개인의 기저질환이나 생활행태, 환경 등에 영향을 받을 수도 있어서 식사조사, 기타 신체계측 조사, 임상조사 등과 함께 사용한다.

1) **혈액** : 가장 일반적인 생화학 지표로, 시료획득 및 분석이 용이하나, 정확하고 표준화된 조건에서 수집 및 취급해야 한다. 혈구(적혈구, 백혈구, 혈소판)와 혈장으로 구성되며, 영양소별로 지표가 다름에 따라 사용 시료 및 측정방법이 다양하다.
2) **소변** : 최근의 영양섭취 상태를 반영하는 지표로 신장의 기능, 영양소 대사산물, 수용성 비타민, 무기질 및 단백질을 평가하기 위해 사용된다.
3) **기타** : 필요에 따라 간 조직이나 골수 등의 조직이 사용되기도 하고, 단백질이나 미량 영양소 분석의 판정에는 모발, 손톱, 발톱 등이 사용되기도 한다.

4 우리나라 보건영양관련사업 및 정책

보건영양사업은 영양 및 식생활 조사와 모니터링, 영양지원 및 영양관리, 영양 및 식생활 교육과 홍보, 영양정보의 생산 등이 있다. 보건영양관련 정책은 국민의 건강증진을 위해 최적의 영양상태를 유지할 수 있도록 식품의 생산과 공급, 교육 등 다양한 분야를 연계 및 조정하는 조치라고 할 수 있다.

우리나라는 경제발전과 산업화로 영양결핍이나 영양불량 개선에 초점이 맞춰져 있었고, 보건영양을 위한 행정체계와 각종 기초자료가 미비하였으며, 국민들의 영양에 관한 인식이 부족하였다. 그러나 1990년대 중반 이후부터 시작된 급속한 노인인구의 증가, 핵가족화, 편의식품 섭취 및 외식의 증가와 같은 식생활 행태의 변화로 이와 관련된 만성질환 유병률 또한 증가하게 됨에 따라 보건영양정책의 중요성에 대한 인식이 확산되었으며, 1995년 「국민건강증진법」이 제정되어 국가차원의 영양개선사업이 실시되었다.

보건영양사업의 유형은 크게 영양 및 식생활 조사와 모니터링, 영양지원 및 영양관리, 영양 및 식생활 교육과 홍보, 영양정보의 생산 등으로 구분할 수 있다.

① **영양 · 식생활조사 및 모니터링** : 인구집단의 영양상태 및 식생활 또는 식습관을 조사하여 대상집단의 영양문제의 특성을 파악하고, 취약집단을 확인하는 것을 목적

으로 한다. 대표적으로 국민건강영양조사, 지역사회건강조사, 청소년 건강행태 온라인조사 등이 있다.

② **영양지원 및 영양관리** : 경제적인 어려움이나 기능적인 어려움으로 식사준비 및 섭취가 어려운 영양취약집단을 대상으로 식품, 음식을 지원해주는 사업이다. 우리나라에서 시행하고 있는 대표적인 사업으로는 영양플러스 사업, 어린이급식지원센터 사업, 노인급식지원사업, 맞춤형 방문건강관리사업 등이 있다.

③ **영양 · 식생활 교육 및 홍보사업** : 바람직한 식생활, 영양섭취, 비만예방 등에 대한 교육자료를 개발 및 홍보함으로써 국민들에게 영양정보와 관련 정책, 사업들을 전달하는 사업이다. 우리나라에서는 식생활 지침의 개발, 영양표시제도, 비만예방을 위한 교육 등이 시행되고 있다.

④ **영양정보의 생산** : 식품성분표 및 영양데이터베이스를 구축하고 지속적인 연구를 통해 영양섭취기준, 식생활지침 등을 개발하고 개정하는 사업이다.

4.1 국민건강영양조사

「국민건강증진법」에 의거, 국민의 건강과 영양상태 현황 및 변화를 파악하고, 통계자료를 생산하기 위한 조사로 1998년에 제1기 조사가 시작되어, 2024년 현재 제9기 조사가 진행 중에 있다. 검진, 건강설문, 영양조사로 구성되어 있다.

1) **실시목적** : 국민의 건강 및 영양상태에 관한 현황 및 추이를 파악하여 정책적 우선순위를 두어야 할 건강취약집단을 선별하고, 보건정책과 사업이 효과적으로 전달되고 있는지를 평가하는데 필요한 통계를 산출하기 위함

2) **세부목표** : 국민건강증진종합계획의 목표지표 설정 및 평가 근거자료 산출, 건강 위험행태 모니터링, 주요 만성질환 유병률 및 관리현황(인지율, 치료율, 조절률 등) 모니터링, 질병 및 장애에 따른 삶의 질, 활동제한, 의료이용 현황 분석, 국가간 비교 가능한 건강지표 산출

3) **조사내용** : 보건영양정책의 수립과 평가에 필요한 통계 산출을 위해 보건복지부의 수요와 관련 분야의 전문가들의 의견을 수렴하여 선정됨

4) **결과활용** : 국민건강증진종합계획 수립 및 평가, 국제기구(OECD, WHO 등)가 요구하는 건강지표 통계 산출과 국가 간 비교, 소아 · 청소년 표준성장도표 개발, 영양섭취기준의 제정, 건강 및 영양 취약계층 파악, 프로그램 개발, 예방 및 관리 방안 수립 등

4.2 영양플러스 사업

보건복지부에서 주관하는 사업으로써 영양 위험요인(예: 빈혈, 저체중, 성장부진, 영양섭취상태 불량 등)을 가진 임산부 및 영 · 유아를 대상으로 영양교육을 실시, 부족한 필수 영양소를 특정식품의 형태로 지원하여 영양문제를 해결하고, 식생활 관리 능력을 배양하며 평생 건강유지의 틀을 확보하고자 하는 프로그램이다. 사업의 대상자는 기준 중위소득 80% 이하의 임산부(임신부, 출산부, 수유부) 및 만 6세 미만의 영유아 중 빈혈, 저체중, 성장부진, 영양섭취상태 불량 등 영양 위험요인을 가진 자이다.

2004년 사업안이 개발되어 2010년부터 전국 250개 보건소에서 사업이 실시되고 있다.

1) **실시목적** : 영양상태가 취약한 대상에게 영양교육 및 보충식품을 제공하여 영양섭취상태를 개선하고 건강을 증진시키기 위함
2) **세부목표** : 취약계층 임산부 및 영유아의 영양문제(빈혈, 저체중, 영양불량 등)의 해소, 스스로 식생활을 관리할 수 있는 능력을 배양하여 건강증진을 도모
3) **주요내용** : 식생활 관리방법 관련 영양교육 및 상담, 보충식품 공급 및 보관과 이용에 대한 교육, 정기적인 영양평가
4) **사업결과** : 대상자의 빈혈유병률 감소, 영유아의 저체중비율 감소, 영양섭취상태의 향상, 영양지식과 건강행태의 개선

4.3 식생활지침

보건복지부는 2003년 국민건강증진종합계획(Health Plan 2010)의 일환으로 국민의 부적절한 식생활 습관을 개선하기 위해 한국인을 위한 식생활 목표와 지침을 마련하였고, 연령별 특성을 고려하여 영유아, 어린이, 청소년, 성인, 어르신, 임신수유부로 나누어 생애주기별 식생활 실천지침을 발표하였다. 이후 국민의 식생활 변화, 질병과 건강상태의 변화 등을 반영하여 주기적으로 개정되고 있으며, 2016년에 국민 공통 식생활 지침이 발표된 이후, 매 5년 주기로 보건복지부, 농림축산식품부, 식품의약품안전처가 공동으로 지침을 마련하여 발표하고 있다(보건복지부, 2021). 2021년 정부는 국민의 건강하고 균형 잡힌 식생활 수칙을 제시하기 위해 만성질환 감소, 비만 관리, 그리고 위생적인 식문화 등을 강조하여 '한국인을 위한 식생활지침'을 발표했으며, 그 내용은 [그림 7-2]와 같다.

한국인을 위한 **식생활지침**

❶ 매일 신선한 채소, 과일과 함께 곡류, 고기 · 생선 · 달걀 · 콩류, 우유 · 유제품을 균형있게
❷ 덜 짜게, 덜 달게, 덜 기름지게
❸ 물을 충분히
❹ 과식을 피하고, 활동량을 늘려서 건강체중을 유지
❺ 아침식사를 꼭 하자
❻ 음식은 위생적으로, 필요한 만큼만 마련
❼ 음식을 먹을 땐 각자 덜어 먹기를 실천
❽ 술은 절제하자
❾ 우리 지역 식재료와 환경을 생각하는 식생활을 즐기자

그림 7-2 한국인을 위한 식생활지침(보건복지부, 2021)

[참고문헌]

김기랑, 김미경 신영전 (2008), 식품보장의 개념과 측정, 대한예방의학회, 41(6): 387-396

김기랑, 홍서아, 권성옥, 오세영 (2011), 국민건강영양조사 식품안정성 측정 도구 개발, 한국영양학회지, 44(6): 551-561

보건복지부 (2011), 2011년도 영양플러스 사업안내, 보건복지부

보건복지부 (2021), 건강한 식생활을 실천해요! 정부, 「한국인을 위한 식생활지침」 발표, http://www.mohw.go.kr/react/al/sal0301vw.jsp?PAR_MENU_ID=04&MENU_ID=0403&page=1&CONT_SEQ=365279 [accessed 2021-09-19]

보건복지부, 한국영양학회 (2020), 2020 한국인 영양소 섭취기준, 2020

식품위생법(국가법령정보센터: http://www.law.go.kr/lsOrdinAstSc.do?menuId=9& p1=&subMenu=1&nwYn=1&section=&tabNo=10&query=%ED%99%98%EA%B 2%BD%EB%B3%B4%EA%B1%B4%EB%B2%95&x=26&y=23#) [accessed 2017-08-31]

오세욱 (2013), 최근 식중독 발생 현황 및 식품안전 연구동향, 한국식품저장유통학회지 12(2): 3-7

정효지, 이경무 (2020), 보건영양, 서울: 한국방송통신대학교출판문화원

질병관리청(http://kdca.go.kr)

Food and Agriculture Organization of the United Nations (2002), The state of food insecurity in the world 2001. Rome, Italy: Food and Agriculture Organization in the United Nations URL: http://www.fao.org/docrep/003/ y1500e/y1500e00.htm [accessed 2017-08-31]

Hughes R, Margetts BM (2011), Practical Public Health Nutrition, London, UK: Wiley-Blackwell

WHO (1956), Food Hygiene: 4th Report of the Expert Committee on Environmental Sanitation, WHO. URL: http://apps.who.int/iris/handle/10665/40272[accessed 2017-08-31]

WHO Europe (2001), The First Action Plan for Food and Nutrition Policy, WHO Europe. URL: http://www.euro.who.int/__data/assets/pdf_file/0013/ 120244/E72199.pdf. [accessed 2017-08-31]

WHO Europe (2002), Food and health in Europe: A new basis for action, WHO Europe. URL: www.who.int/nutrition/.../Food_and_health_Europe%20_ newbasis_for_%20action.pdf. [accessed 2017-08-31]

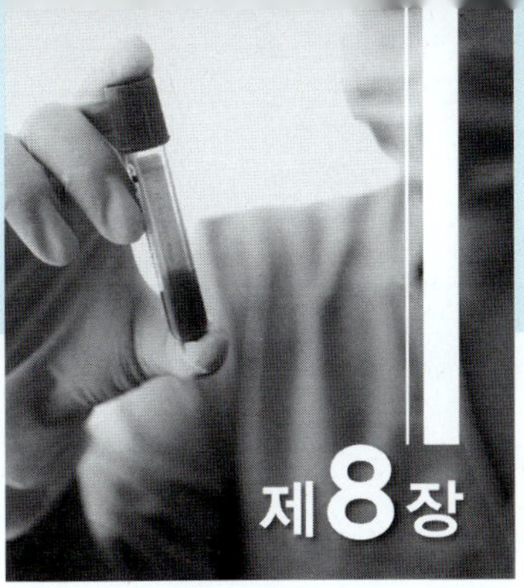

제8장 영역별 보건

개 요

영역별 보건에서는 학교보건, 노인보건, 정신보건, 모자보건에 대하여 다루고 있다.
학교보건은 학생들이 건강한 생활을 통하여 행복을 느끼고 최대의 학습능률을 높이고 평생건강의 기틀을 마련하는데 중점을 두고 있으며, 더 나아가 육체적·정신적·사회적으로 건전한 국민을 육성하는 데 그 목적이 있다. 노인보건은 노인들이 기쁨과 삶의 보람을 가지고 살아갈 수 있고, 젊은 세대가 기꺼이 노인과 같이 생활할 수 있는 사회로서 젊은 세대나 나이든 세대 모두가 함께 이룩해야 할 과제라는 점에서 보다 큰 의의가 있다. 정신보건은 국민의 정신건강문제 해결을 통한 개인의 삶의 가치 향상과 사회적 비용절감 및 국가경쟁력 확보의 비전을 가지고 다양한 사업을 추진하고 있다. 모자보건은 모성의 생명과 건강을 보호하고 건전한 자녀의 출산과 양육을 도모하려는 사업이다. 모성건강은 곧 태아의 건강이며 영아나 유아의 건강이기도 하고 더 나아가서 국민의 건강이기도 하다. 그러므로 모자보건사업은 국민건강을 위한 사업의 근원이라고 할 수 있다.
따라서 이 장에서는 네 가지 영역별 보건사업에 대하여 구체적으로 학습한다.

학습목표

1. 학교보건사업의 내용을 보건관리와 보건교육으로 설명할 수 있어야 한다.
2. 학교보건 교육의 방법을 기술할 수 있어야 한다.
3. 노인보건의 개념과 중요성을 설명할 수 있어야 한다.
4. 노년기의 현상과 건강관리에 대하여 설명할 수 있어야 한다.
5. 저출산, 고령사회 정책에 대하여 설명할 수 있어야 한다.
6. 정신보건의 개념과 기본요인에 대하여 기술할 수 있어야 한다.
7. 정신보건 문제와 정신장애가 가족과 사회에 미치는 영향을 제시할 수 있어야 한다.
8. 모자보건의 목적과 중요성을 설명할 수 있어야 한다.
9. 모성 및 영유아 보건관리에 대하여 설명할 수 있어야 한다.

1 학교보건

1.1 개념 및 중요성

학교보건은 학생 및 교직원과 그 가족, 더 나아가 지역사회를 대상으로 학생, 가족, 교직원 및 보건의료 전문가가 참여하여 보건봉사와 환경관리 및 보건교육을 제공함으로써 각자의 건강문제를 해결할 수 있는 신체적 · 정신적 · 사회적 건강수준을 향상시켜 안녕상태에 이르도록 하는 포괄적인 건강사업이다(양경희 외, 2011).

학교는 교육적 측면에서 지역사회의 중심체이고, 학생인구가 전체인구의 1/4 이상이며, 학생은 배우려는 의지가 있기 때문에 호적기이다. 또한 학령기 때 배우고 익힌 건강에 관한 지식은 그 영향력이 오랫동안 지속되고, 학생을 통해 가족 및 지역사회에 간접적 보건교육이 이루어질 수 있기 때문에 학교보건은 공중보건학적으로 매우 중요하다고 할 수 있다.

1.2 학교보건의 내용

학교보건의 내용은 크게 관리적 측면의 보건관리와 보건교육 등으로 구분할 수 있다. 학교보건의 내용분류는 어디까지나 인위적이고 편의적인 것이다. 실제로 학교현장에서 사업을 추진할 때는 여러 영역이 서로 관련된다(이주열, 2012).

첫째, 보건관리는 학교의 설치자측이 아동, 학생 등 대상자의 건강을 관리하기 위한 여러 가지 방법과 대책에 중점을 둔다.

둘째, 보건교육은 아동, 학생들이 적극적인 학습에 의해서 자신의 건강을 보호하고 유지하며, 더 나아가서 건강증진을 계획하는 것을 목적으로 한다.

물론 이들 양자를 분리해서 생각해야만 하는 것은 아니고 상호 간에 유기적인 관계를 갖고, 한편으로는 관리를 행하면서 다른 한편으로는 계통적 학습, 실천적 교육 등 필요한 보건교육을 진행하면서 이에 따른 종합적 성과에 의한 학교보건의 발전이 바람직하다.

1) 보건관리

(1) 아동, 학생들의 보건관리

① 건강평가

㉠ 정기건강평가

- 매년 1회, 4월부터 5월말 사이에 학생과 교직원을 대상으로 실시한다.
- 평가내용은 체격검사(신장, 체중, 흉위, 좌고 등), 체질검사(시력, 청력), 체능검사(달리기, 턱걸이, 넓이뛰기), 결핵검사, 치아이상검사, 영양평가, 기생충검사 등이다.

㉡ 수시건강평가

- 일정한 기간을 정하지 않고 수시로 평가하며, 학생자신이나 학부형의 요구, 감염병의 유행 시, 담임교사나 보건교사, 교의 등에 의해서 실시된다.
- 건강평가 결과 감염병환자가 발견되었을 때는 등교를 정지시켜 격리치료를 받도록 하고 건강한 학생들에 대해서는 예방접종을 받도록 조치해야 하며 기생충검사 결과에 따라 구충제를 먹도록 하여야 하고 감염병이 유행하여 학생들의 건강이 심히 우려될 때 학교장 재량에 의해 휴교조치를 할 수 있다.

② 건강진단

㉠ 학교 취학즈음

예정자의 장래 학습에 대한 신체적, 정신적 준비 조건의 가부를 검토하기 위하여 취학시 건강진단을 행하지 않더라도 필요에 따라서 여러 가지 조치를 취한다.

㉡ 입학 후

입학 후에는 정기 건강진단을 행하고 매년 건강상황의 추적을 시도하고, 그간에 문제가 발생한 경우에는 적절한 지시, 지도를 행한다. 더욱이 감염병 발생의 경우, 필요에 따라서 임시 건강진단을 실시하고 유행, 만연을 방지하는 것에 노력하도록 한다. 또한 교직원에 대해서도 결핵 건강진단을 정기적으로 엄격하게 행하여야 한다.

③ 건강상담

건강진단의 결과, 필요하다고 인정된 아동과 학생 및 교직원 등에 건강의 문제점이 있는 사람에 대해서는 매주 정기적으로 학교의사에게 건강상담을 하고 수시로 적당한 지시를 받도록 한다.

④ 학교 생활관리

㉠ 학급 편성, 시간 비율 편성, 학교 행사, 예습, 복습, 숙제 등의 가정학습 등 학교 생활관리

㉡ 수업시간 중의 교사에 의한 건강관찰에 따라 아동, 학생들의 일상생활에 건강상황 관리

㉢ 교우 관계에 대한 면밀한 관찰과 그 관찰의 결과에 따라 학생 생활관리. 특히, 장기 결석자, 빈번한 결석자 등에 대해서는 세밀한 관찰을 계속하여 자살이나 비행, 기타 불미한 사고의 발생을 미연에 방지

⑤ 질병관리

학교와 관계가 많은 감염병에 대해서 예방접종, 아동, 학생들의 출석 정지, 학교의 임시 휴교 등의 조치에 의해 그 예방 및 만연 방지책을 검토 실시한다. 또 이들 감염병과 구별해서 만성질환을 가진자, 허약자, 시력, 청력 등의 신체장애인에 대해서는 수업의 제한, 조정 등 필요에 따라 각기 특수한 건강관리가 행해진다.

⑥ 구강보건관리

유치가 영구치로 교환되는 학동기에 구강보건은 매우 중요한 의미를 지니게 되므로 구강위생, 치아위생, 상수의 불소처리, 치아의 불소도포 등 치아우식증의 예방을 위한 활동이 매우 중요하다.

(2) 교육환경보호구역

① 「교육환경 보호에 관한 법률」 제8조(교육환경보호구역의 설정 등)에 따라 학생의 보건 · 위생, 안전, 학습과 교육환경 보호를 위하여 학교경계 또는 학교설립예정지 경계(이하 "학교경계등")로부터 직선거리 200미터의 범위 안의 지역을 지칭한다. 학

생이 건강하고 쾌적한 환경에서 교육받을 수 있게 하는 것을 목적으로 한다.

② 설정권자는 시 · 도 교육감(법 제8조 1항)이며, 교육감의 권한 위임에 따라 관할 지역 교육지원청의 교육장이 설정 · 고시한다. 설정 범위는 다음과 같다.

㉠ **절대보호구역** : 학교출입문으로부터 직선거리로 50미터까지인 지역(학교설립예정지의 경우 학교경계로부터 직선거리 50미터까지인 지역)

㉡ **상대보호구역** : 학교경계등으로부터 직선거리로 200미터까지인 지역 중 절대보호구역을 제외한 지역

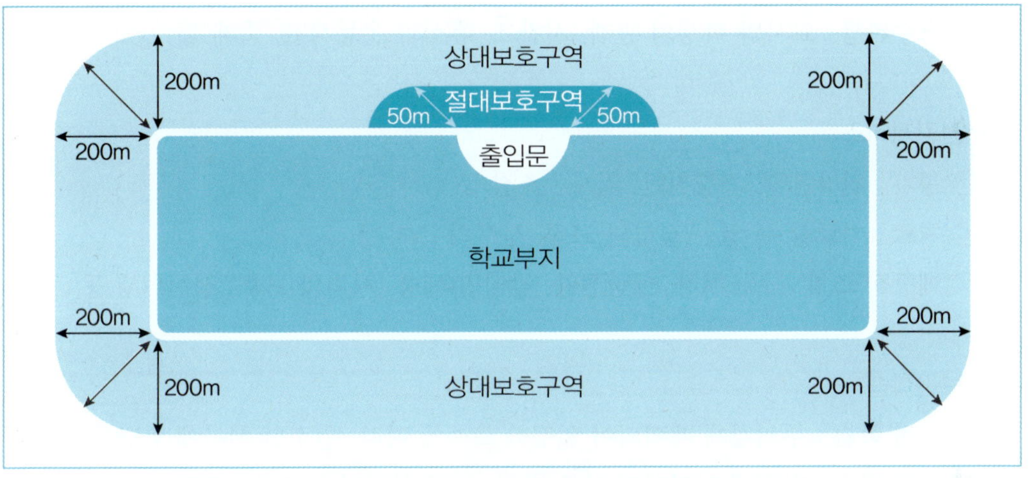

그림 8-1 교육환경보호구역 설정범위

자료: https://cleanupzone.edumac.kr/institution/info.do

2) 보건교육

(1) 학교 보건교육의 특성(이주열 외, 2012)

① 학교의 보건교육은 아동, 학생들에 대한 건강을 보호, 유지, 증진을 도모하기 위한 교육적 수단이다.

② 우리나라 학교에 있어서 보건교육은 초등학교부터 대학에 이르기까지 체육과, 건강교육과, 이과, 가정과 등의 각 교과에 있어서 계통적 지식 내용의 교수를 중심으로 하는 것과 학교 생활 전체에 대해서 생활학습으로 그 실천 활동의 훈련을 주로 하는 것 등의 양면을 가지고 있다.

③ 특히, 초등학교 고학년부터 사춘기에 있는 학생들에게 적절한 성교육이 실시될 필

요가 있으며, 지역사회 공중위생에 관해서도 커다란 관심을 갖고 그 발전에 공헌하도록 지도하여야만 한다. 안전교육에 관해서는 특히, 일상 생활학습을 중심으로 실제적인 습관형성의 교육이 행해지도록 배려하고 있다.

(2) 보건교육의 세 가지 영역

① 건강한 학교생활(학교 환경위생)

㉠ 학교 환경위생 : 채광, 환기, 난방, 의자, 급수, 교사의 관리, 안전시설 등

㉡ 교수위생 : 교사와 학생의 관계, 시간표, 휴식과 운동시간, 숙제 등

② 건강서비스

㉠ 평가 : 건강관찰, 건강진단, 검사 · 측정 등

㉡ 치료 : 치료할 수 있는 결함의 교정, 사후의 조치 등

㉢ 예방적 조치 : 구급처치, 예방접종, 감염병 예방, 시력의 보호, 정신위생 등

③ 보건학습

㉠ 직접 학습 : 주의깊게 계획되어 일정한 코스에 따라, 일정한 시간에 할당되는 학습

㉡ 간접 학습 : 학교에 있어서의 모든 기회, 모든 경험이 보조학습으로서 이용되는 것

학교보건에 있어서 보건학습의 커리큘럼 작성 시 필요한 자료

① 학생의 건강기록의 분석결과
② 학생의 관찰결과
③ 지식, 태도, 습관의 테스트 결과
④ 학부모, 교사, 학생과의 상담결과
⑤ 학생의 취미, 관심의 결과
⑥ 문헌의 연구결과
⑦ 지역사회의 건강에 대한 연구결과

1.3 학교폭력

1) 정의

학교폭력은 일반적으로 학교나 학교 주변에서 학생 상호 간 발생하는 의도성 있는 신체 · 정신적 가해 행동이다. 고의적인 괴롭힘, 따돌림, 언어적 놀림, 협박과 욕설, 금품갈취, 폭행이나 집단폭행 등이 속한다.

2) 학교폭력의 문제

(1) 학교 밖의 폭력은 금품갈취나 폭력 조직과의 세력 다툼 등으로 보여지는 심각성이 큰데 반해, 학교 내의 폭력은 안면이 있는 선배나 동급생 또는 중퇴자나 이들이 포함된 조직에게서 지속적으로 일어나고 있기에 더욱 큰 심각성을 지니고 있다.

(2) 학교폭력의 대표적인 현상인 '왕따' 및 '집단따돌림 · 괴롭힘'과 같은 용어는 학생들뿐만 아니라 정부와 매스컴을 통해서도 공식적으로 사용되고 있는 만큼 단순히 학교 혹은 청소년 계층에만 국한된 문제가 아니기에 더욱 심각한 사회문제로 인식되고 있다.

3) 대책

(1) 위험인자를 지닌 아동 또는 청소년에 대한 주의관찰
(2) 조기발견과 조기치료
(3) 학생교사 간 대화 활성화
(4) 또래 간의 집단토의 활성화
(5) 학생들 스트레스 해소책 강화
(6) 공격성의 건강한 표현방법의 강화
(7) 부모자녀 간 대화 활성화(현대가정의 변화)
(8) 교사의 역할 강화
(9) 부모와 선생님과의 대화 활성화
(10) 인성교육의 활성화, 가정 · 학교 · 사회 공생의 강조
(11) 대중매체의 폭력성 표현의 자제

1.4 학교보건 교육의 방법

1) 흥미를 갖게 한다.

강력한 흥미만이 절실한 관심을 환기시키는 수단이 된다. 보건교육을 진실로 재미있고 흥미진진한 학과로 하기 위해서 건강교육 교사는 한층 연구와 노력을 기울여야 될 것이다.

2) 어려운 전문용어나 이론을 피한다.

어려운 전문용어를 피하고, 학생들의 부담을 가볍게 하고 알기 쉬운 말과 용어로써 건강교육의 무궁무진한 흥미를 돋구도록 해야 할 것이다.

3) 적절한 예를 든다.

건강교육에 있어서 일상 경험에 입각하여 적용하고, 가급적이면 적절한 예를 들어 이해를 쉽게 해야 할 것이다. 학생들로부터 이제까지의 성공담 혹은 실패담을 듣는 것도 좋고 신문, 라디오, 잡지 등에도 건강에 대한 예가 많을 것이다.

4) 문제를 제기한다.

학생은 일반 성인에 비하여 활발한 의심이나 풍부한 연구심을 가지고 있기에, 이를 자극하고 조장함으로써 왕성한 학습의욕을 환기시킬 수가 있다. 교사는 끊임없이 학생에 대해서 새로운 질문이나 문제를 제기하여 테스트나 조사과제를 주고, 그 연구를 촉구해야 할 것이다.

5) 학생심리에 적응해야 할 것이다.

건강교육은 학생의 신체 발달과 정신 진보상태에 적응하여 점진적으로 전개해야 된다. 예를 들면, 허약한 학생에게 격렬한 스포츠 정신을 주장하는 것은 오히려 해로우며, 운동을 좋아하는 학생에게 스포츠의 효용을 강조한다면 그 교육효과가 적을 것이다. 또한 젊은 학생들에게 공통적인 호기심, 경쟁심 및 정의감, 협동정신 등도 건강지도에 이용해야 할 것이다.

6) 합리적인 계획을 세운다.

건강교육은 관련 교재나 협력할 사람들이 많으므로 여러 가지 조건을 잘 음미하여 학교 전체의 학교보건계획을 세워야 한다. 이에 따라서 학년계획, 학급계획 등이 연간, 월간, 주간, 일간 등으로 세워진다. 이때에 학교행사, 사회행사, 계절, 기후, 시설환경(운동장, 강당, 음악교실, 라디오) 등에 대해서도 고려할 필요가 있다.

7) 적절한 평가와 테스트를 실시한다.

(1) 교육 실시의 전제로서 기본적인 실태조사가 필요한 것과 같이, 교육의 효과에 대해서도 적절한 평가가 필요하다. 그리고, 그 평가를 통해서 다음의 계획과 준비가 마련되어야 한다.

(2) 평가의 방법으로서는 조사, 판정, 검사 등 여러 가지가 있으나 건강교육의 목표가 학생의 건강을 지키는 데 있으므로 그 결과로서, ① 건강의 보존, ② 체력 증진, ③ 태도 개선, ④ 발육 촉진, ⑤ 지식 개발, ⑥ 결함의 조정, ⑦ 기술의 수련 등에 대해서도 향상, 진보의 정도를 가급적 객관적인 방법으로 검토한다.

(3) 그 밖에도 학생의 흥미의 방향과 대소, 또 학생의 새로운 희망과 요구 등에 대해서도 조사를 한다. 평가나 테스트를 하면 학생 자신에게도 예상 외의 자극과 격려를 줄 수 있다는 것을 특히 주의해야 한다.

1.5 WHO 건강증진학교

1) 건강증진학교의 정의

건강증진학교는 학교조직의 모든 요원들이 학생들에게 그들의 건강을 유지하고 향상시키는 통합된 긍정적인 경험과 조성들을 제공하기 위해 함께 일하는 장소이다. 이것은 보건에 관한 정규적 · 비정규적 교과과정, 안전하고 건강한 학교 환경의 조성, 적절한 보건서비스의 제공과 건강을 향상시키기 위해 노력하고 있는 가족과 더 넓은 지역사회를 참여시키는 것을 포함한다.

2) 건강증진학교의 장점

(1) 건강의 신체적 · 정신적 · 환경적 분야 간의 상호관련성을 내포하는 전체적인 모델을 이용한다.
(2) 자녀들과 함께 건강기술과 지식개발에 참여하도록 장려함으로써 가족을 포함시킨다.
(3) 어린이의 건강에 기여하고 있는 물리적 환경(교실, 위생, 신선한 음료수, 운동장)의 중요성을 언급한다.
(4) 학생들의 긍정적인 학습환경과 건전한 교우관계와 강화된 정서적 안녕을 지원하는 학교의 사회적 특성의 중요성을 인식한다.
(5) 학교 아동에 흔한 특수한 건강문제를 언급할 지역적이고 부분적인 보건서비스와 학교를 연결한다(기생충 감염, 시력과 청력 문제, 말라리아, 정신 · 사회적인 스트레스).
(6) 평생 지속될 건강과 관련된 기술과 지식을 개발하기 위한 정규 교과과정을 능동적인 학생 참여에 초점을 둔다.
(7) 지역사회에 있는 소녀와 여성들의 건강 잠재능력을 증가시키는 보건과 교육에서 균등성을 강화한다.
(8) 학교와 지역사회가 학교 학생들과 가족들, 그리고 지역사회 주민들에게 유익하도록 건강 솔선권을 조정할 수 있도록 한다.

3) 건강증진학교의 영역 및 요소

(1) 학교 보건정책

① 학교는 건강식품에 관한 시책을 마련한다.
② 학교는 모든 활동에서 전적으로 금연과 알코올, 그리고 금지된 향정신성 물질을 엄금한다.
③ 학교는 여학생과 남학생이 동등하게 학교 자원을 이용할 수 있도록 보장함으로써 균등원칙을 지지한다.
④ 학교는 투약배분과 관련된 부분은 공식적 절차를 거치도록 한다.
⑤ 학교는 응급처치에 관한 정책과 프로그램을 마련한다.
⑥ 해당되는 학교는 장내 기생충과 다른 기생충 관리에 관한 정책을 마련한다.

(2) 학교의 물리적 환경

① 학교는 지역사회를 위한 안전한 환경을 제공한다.
② 적절한 위생과 안전한 음료수를 제공한다.
③ 지속할 수 있는 환경을 지원하는 실천행위를 지지한다.
④ 학생들은 학교시설물을 보호하도록 격려한다.
⑤ 학교는 물리적 조건을 보장함으로써 학습을 향상시키려고 최선을 다한다.

(3) 학교의 사회적 환경

① 학교 특성은 학생과 교직원들의 정신적 건강과 사회적 요구를 지원하는 것이다.
② 학교는 학생들의 출석과 참여를 고무시키는 관심과 신뢰와 친근한 환경을 창조한다.
③ 학교는 그들의 동료와의 관계에서, 특히 불이익을 당하는 학생들에게 적절한 지원과 협조를 제공한다.
④ 학교는 모든 학생들이 가치 있고, 각각 인정받는 충분하고 포괄적인 환경을 제공한다.
⑤ 학교는 부모들의 교육적 요구와 이 요구들이 얼마나 학생들의 안녕에 영향을 미칠 수 있는지 유의한다.

(4) 지역사회와의 관계

① 학교생활에 가족과 지역사회의 참여는 촉진되어야 한다.
② 학교는 속해 있는 지역사회와 연관되어 활성화된다.

(5) 개인 건강기술

① 교과과정은 일관성 있고 전체적인 방법으로 건강문제에 접근한다.
② 교과과정은 건강문제에 관한 학생들의 이론적인 이해와 실제로 적용하는 방법을 향상시킬 수 있도록 고안된다.
③ 교사는 건강증진학교에 중요한 참여자로서 그들의 역할을 위해 적절한 준비를 한다.
④ 다른 중요한 후원자(제3자)들은 건강증진학교와 연관된 기술을 획득하는 기회를 갖는다.

(6) 보건서비스

① 지방과 국가적 요구를 대변하는 기본적인 보건서비스는 학생과 직원들에게 유용하도록 한다.

② 지역보건서비스는 학교 건강 프로그램에 기여한다.

③ 보건서비스는 교사훈련에 기여한다.

2 노인보건

2.1 노인보건의 개념

1) 노인보건의 의의

인류의 역사에서 의학지식의 진보나 생활환경의 개선은 결핵과 같은 만성 호흡기감염증과 이질, 장티푸스 같은 소화기 감염병의 유행을 극복하고, 오늘날과 같은 고령화사회를 이룩하는데 커다란 공헌을 하였다. 생애주기적 관점에서 볼 때 노년기의 건강상태는 젊은 시절부터 생활습관과 직업성 폭로에 의한 결과로 노인인구의 증가에 따라 관리의 중요성이 점차 커지고 있다.

2) 노인인구와 고령화사회의 문제점

(1) 우리나라의 평균수명

통계청의 통계에 의하면 1980년에 65.7세였던 것이 2022년 기준 82.7세로 남자는 79.9세, 여자는 85.6세이다.

(2) 합계출산율(TPR)

합계출산율은 1990년 1.59에서 2001년 1.30, 2019년 0.918, 2023년 0.721명으로 낮아져 사상 최저가 되고 있다.[1]

(3) 65세 이상 고령인구

65세 이상 고령인구는 해마다 증가하여 1980년 3.8%인 146만 명에서 2015년 654만

[1] 통계청, http://kosis.kr/statHtml/statHtml.do?orgId=101&tblId=INH_1B81A17&vw_cd=MT_GTITLE01&list_id=101&seqNo=&lang_mode=ko&language=kor&obj_var_id=&itm_id=&conn_path=MT_GTITLE01

명, 2025년에는 1,000만 명을 넘고, 2065년에는 1,827만 명까지 증가할 전망이다.

UN에서 정한 기준으로 볼 때 '노인'이란 65세 이상을 말하며 UN의 기준에 따르면 65세 이상 인구가 총인구를 차지하는 비율이 7% 이상이면 고령화사회(ageing society), 65세 이상 인구가 총인구를 차지하는 비율이 14% 이상이면 고령사회(aged society), 65세 이상 인구가 총인구를 차지하는 비율이 20% 이상이면 후기고령사회(post-aged society) 혹은 초고령사회로 본다.

인구의 고령화로 인해 노인인구와 노인가구의 규모와 비중이 빠르게 증가하면서 우리나라 65세 이상 고령인구 구성비는 2015년 12.8%에서 빠르게 증가하여 2026년 20%, 2037년 30%, 2058년 40%를 초과할 전망이다. 또한 85세 이상 초고령인구는 2015년 51만명에서 2024년에 100만명이 넘고, 2065년 505만명으로 2015년 대비 10배 수준으로 증가할 전망이다.

(4) 노년부양비

노년인구에 대한 생산가능인구의 경제적 부담을 나타내는 지표인 "노년부양비(총인구 중에서 생산가능인구(15~64세)에 대한 고령인구(65세 이상)의 백분비)"는 사회의 고령화 추세를 파악하고 이에 대한 정책기초 및 노후생활 안정대책과 젊은 세대의 부담 완화 방안 마련을 위한 자료로 활용된다.

2010년에는 생산가능인구 6.7명이 노인 1명을 부양하였으나, 2018년에는 5.1명, 2030년에는 2.6명, 2050년에는 1.3명이 부양한다. 2065년에는 0.9명으로 노인 부양부담이 계

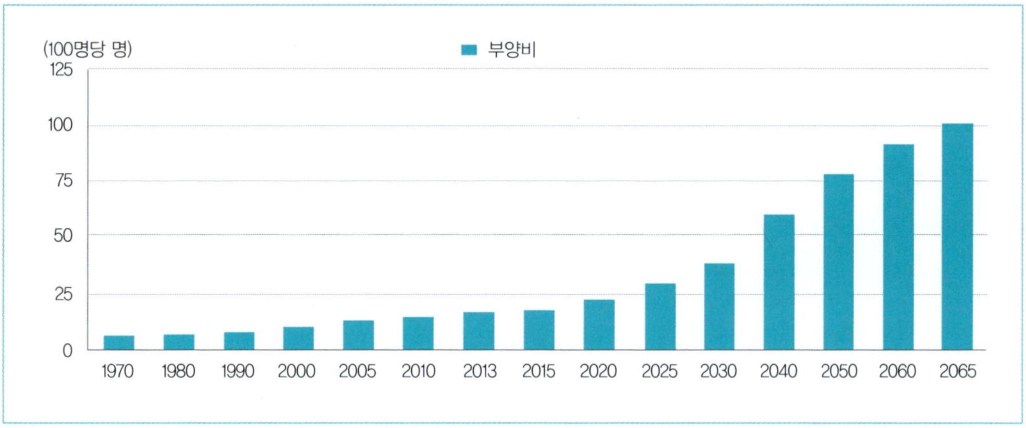

그림 8-2 노년부양비(1970–2065)

자료: e-나라지표

속 증가하는 추세이다(그림 8-2 참조).

(5) 우리 사회의 과제

20세기 이후 우리 사회의 가장 큰 과제는 의존인구로 분류되어 있는 노년인구를 어떻게 현실적으로, 의존으로부터 자립시켜 창조적 계층으로 유도하느냐에 달려 있다. 그리고 이 자립을 둘러싼 과제는 신체, 정신, 사회, 경제적 자립으로 연계되어야 한다. 더불어 우리나라는 급속한 인구의 고령화로 인한 사회적, 정책적 제도를 계속적으로 모색해야 한다.

2.2 노년기와 건강

1) 노화현상과 노년기

(1) 노화현상의 정의

시간의 경과에 따라 일어나는 생체변화는 사람 뿐만 아니라 모든 생물에 공통된 현상이며, 사람의 경우 인체활동을 조직, 기관의 시점에서 보면 40세를 지나면서부터 눈에 띄게 되는데 이것을 일반적으로 "노화" 또는 "노화현상"이라고 부른다.

(2) 노화현상

노화현상 중에서 가장 뚜렷하게 나타나는 것은 전신위축, 색소침착, 혈관의 탄력성 감퇴, 체격 및 체표면의 노화현상이 있으며, 특히 순환기능, 소화기능, 호흡기능, 내분비기능, 신경기능, 감각기능 등의 감퇴현상이 나타난다.

(3) 노년기

① 장년기부터 나타나는 심신 기능의 쇠퇴는 개인차가 많기 때문에 상술한 변화가 현저해져서 일상생활에 영향을 미치는 시기를 노년기라고 생각해도 개인의 차는 각각 다르다. 이점을 고려할 때 일반적으로 사람의 노년기가 몇 살부터인지를 결정하는 데 어려움이 따른다.

② 예를 들어, 여성의 생식 기능은 초경, 폐경이라는 구체적 현상으로 발달과 쇠퇴가 확실히 구분된다. 즉, 폐경에 수반하여 갱년기를 지나면 노년기에 들어선다고 일단은 정할 수 있을 것이다. 그러나 폐경 자체가 시대, 영양상태 또는 생활, 문화,

사회환경에 따라 개인차가 있다.

③ 일반적으로 노년기란, 각종 가령현상이 두드러지고 신체, 정신, 사회문화적 제기능의 저하가 뚜렷하게 나타나는 시기로, 평균 60세 이상을 노년기로 생각하는 것이 보통이다.

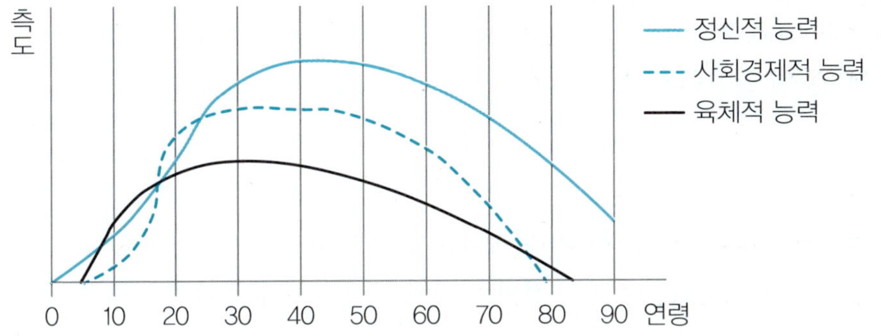

그림 8-3 연령에 따른 근력의 추이(Stiegeitz의 생곡선)

2) 노년기의 생리적 특징

(1) 외계에 대한 반응의 지둔을 들 수 있다. 이것은 시각 단순반응 시간의 측정 검사에서 잘 나타난다.

(2) 외력에 의해 일어나는 이상상태로부터 정상상태로 돌아가는 복귀 지둔을 들 수 있다. 그 예는 대사면에서 일정량의 포도당을 정맥 내에 주사했을 경우, 혈당가가 정상가로 돌아가는데 노인은 청년에 비해 긴 시간이 소요되는 것에서도 알 수 있다.

(3) 손상을 받았을 경우 회복력의 감퇴이다. 경험적으로 노인의 상처회복이 느리다는 것은 잘 알려져 있으며, 동물실험에서도 노령이 되면 창상의 치유가 더디고 재생에도 시간이 걸린다고 한다.

예를 들면, 근육의 쇠퇴, 운동 기능의 저하는 비교적 빨리 오지만 정신 기능, 특히 사물에 대한 판단력이 오래 지속된다는 것은 Stiegeitz의 생곡선에서도 증명되고 있다.

3) 노인질환과 특징

자신은 완전히 건강하다고 생각하는 노인일지라도 정밀검사를 하면, 그 2/3 이상이 질환을 가지고 있다는 사실이 여러 보고에서 나타난다. 이것은 노인질환에 대한 자각이 극히 애매하다는 것을 뜻한다. 노인질병의 특징을 살펴보면 다음과 같다.

(1) 병인이 불분명하고 선천적 원인(유전, 체질 등)과 후천적 원인(생활환경, 식사, 기왕증)이 복잡하게 상관하여 질병이 시작된다고 본다.

(2) 발병시기가 불분명할 때가 많으며, 서서히 가벼운 병상으로부터 만성으로 이행·진행하며, 점차 중병의 기능장애로 발전된다.

(3) 동일한 질병이라도 성인병과 노년기와의 병상 및 임상형태가 다르며, 병증이 심해도 증상은 경하든가 그 경과가 완속하든가 하여 상당한 차이점이 있다.

(4) 동일 개인이라도 병증이 있는 장기 이외에 가령의 형태에 따라 장애가 미치기 쉬우며, 합병증을 일으키기 쉽다. 따라서 병명이 복잡해질 경우가 많다.

4) 노년기의 건강관리

(1) 생활습관

① 노년기에 새롭게 시작하려는 변화는 가급적이면 피한다.

② 일상생활을 규칙적으로 하여 체력에 맞추어 무리하지 않고 생리적 리듬을 무너뜨리지 않도록 생활을 설계하여야 한다.

성인병과 성인기로부터 노년기에 걸쳐 잘 나타나는 만성병

(1) 동맥경화, (2) 고혈압, (3) 뇌졸중, (4) 심장 질환, (5) 악성 신생물, (6) 당뇨, (7) 호흡기 질환, (8) 빈혈, (9) 골관절 질환, (10) 감각기 치아 질환, (11) 정신장애

(2) 식사

① 노인이 되면 일반적으로 대사 기능이 떨어지기 때문에 영양소의 섭취량도 충분하지 못하다. 영양섭취가 부족하면 곧 영양장애를 일으키고 또 지나치게 많으면 각종 장애를 일으키기 쉽다.

② 60~70세에서는 10세 정도의 아동과 같은 정도가 좋으며, 소요 열량은 성인의 20% 감량으로 약 2,000 cal, 단백질 소요량도 10% 감량으로 69g 정도가 좋다.

성인병과 노인병

성인병이란 말은 1950년 후반부터 일본 후생성에서 사용하기 시작했고, 현재는 일반화된 말로서 우리나라에서도 흔히 사용되고 있다. 우리나라 보건사회통계에 의하면 1950년 후반부터 중추신경계의 혈관 손상에 의한 사망이 결핵과 같이 사인의 제1순위로 상승하고, 1960년에는 악성 신생물이 사인의 2위를 점하고, 70년대에는 심장 질환이 사인의 3위를 나타내게 되었다. 이 사망 순위는 그 후 계속해서 불변함으로써 40대에서 60대의 생산 연령층을 노동불능상태에 빠뜨리고 개인이나 사회적으로 많은 손실을 가져왔다. 우리나라에서도 이들 질환을 소위 성인병이라 부르고, 국민보건상의 중요과제로 취급하여 그 질환의 실태조사, 검진기술의 개발, 집단검진에 의한 조기발견, 조기치료의 실시, 전문시설의 확보 등을 추진하고 있다.

노인병이란 말은, 상술한 바와 같이 노년기에 현저하게 나타나는 병환으로 성인기부터 주목하지 않으면 안된다는 견해가 높다. 노년의학, 노년병학이란 원래 "가령(加齡)"을 연구하는 학문으로 노인병을 이해하기 위해서는 노년기의 삶 뿐만 아니라 생리적 가령과 가령에 수반하는 질환을 조기에 연구할 필요가 있다. 즉, 성인병 및 노인병이란 말은, 그 근원에는 인간을 가령의 면에서 고찰하고 성인기 · 노년기의 생리적 가령과 이에 수반되는 질환을 대상으로 하고 있다는 점에서 동일개념으로 생각할 수 있다.

(3) 일과 운동

① 일정한 일을 갖는 것은 중요하다. 개인적으로 어떤 목적을 가지고, 사회적으로도 어떤 형태의 사회생활에 관여하고 있다는 자각을 가지는 것은 정신을 젊게 하고, 이것이 신체적으로도 노화방지에 유효하게 된다.

② 자신에게 필요한 운동을 매일 규칙적으로 계속하는 것은 노화방지와 심신의 건강 유지에 필요하다. 일이나 운동은 자기에게 적당한 것이 좋다.

(4) 휴식과 수면

노인은 피로회복에 있어서 젊은층보다 시간이 걸리기 때문에 휴식을 충분히 취하는 것이 바람직하다. 피로의 축적은 적극 피하도록 할 것이며, 나이를 먹으면 수면시간이 짧아도 좋다고 하나 도리어 그 반대이다.

(5) 주거

① 외계변동에 대한 반응력이 떨어지는 노년기는, 기온의 변동에 큰 영향을 받는다. 동절기에는 혈압이 상승하고 뇌출혈도 많아진다. 각 방의 온도차는 적은 것이 바람직하다.

② 계단의 승강이 심한 2층 생활은 피하고 방과 방의 경계, 화장실, 욕실 등의 높낮이가 작은 것이 좋다.

③ 화장실도 한국식보다 서양의 좌변식이 좋으며, 배변이 장시간 걸리는 경우 혈압상승을 가져오므로 뇌졸중의 원인이 되지 않도록 주의한다.

(6) 정기적 검진

① 성인병 또는 노인병이라고 하는 고혈압, 당뇨병 등의 질환은 초기에는 거의 무병상이기 때문에 정기적 검사를 받아서 조기발견에 노력하여야 한다. 적어도 매년 1회 또는 6개월에 1회가 바람직하다.

② 조기발견, 조기치료는 병상의 조정이 가능하고 합병증을 예방할 수 있어 수명 연장에 도움이 된다.

(7) 성생활

① 우리나라 노인의 성문제는 한국의 성문화, 습관, 체질, 기타 여러 가지 제조건을 충분히 종합적으로 고려한 후 검토되어야 한다. 서구문화와 노인의 식생활, 영양상태 등을 현실적으로 생각하고, 성충동에 대한 생리적 조건도 고려되어야 한다.

② 한국에는 아름다운 인간 관계의 유형이 옛부터 전해오고 있다. 그것은 "말벗"이란 말이다. 남녀교제의 유형에는 인격적이고 세속된 요소가 요구되는 것이다. 성의 복권보다는 아름다운 노년기의 가능성을 믿고 차 한잔을 함께하는 말벗으로서의 교제를 할 수 있는 노인이 됐으면 한다.

(8) 건강교육

① 우리나라 의과대학에서는 노년의학이 개설되어 있는 곳이 거의 없다. 하물며, 노인교육은 노년학 및 교육학 부분에서도 그 비중이 낮기 때문에 더욱 없다. 그러나 21세기에는 많은 분야에서 노인에 대한 종합적 연구계획이 진행될 것은 분명하다.

② 고령자에 대한 교육은 고령자 자신이 필요 향상에 의해 장래교육의 중추적 과제가 될 것이다. 전 생애 중 가장 유의한 학습의 많은 부분이 고령기에 다시 된다는 것

은 아동기 및 청년기가 학습에는 최적기라는 통념을 깨는 것이다. 특히, 고령기를 즐겁게, 보람 있게 보내기 위해서는 건강하지 않으면 안되기 때문에, 건강증진을 목적으로 하는 건강교육을 최우선으로 해야 한다고 연구자들은 주장한다.

③ 노인이 일상생활을 유의하고 쾌적하게 지내기 위해서는 젊은 세대와 같이 스스로 '걸을 수 있으며, 배설할 수 있고, 정신적 장애가 없어야' 한다.

5) 노인 보건사업의 향후 과제

(1) 노인장기요양법

① 노인장기요양법이 2008년 7월부터 시행되어 독립적으로 일상생활이 어려운 노인을 위한 재가 및 시설요양서비스를 실시하고 있다. 장기요양제도는 장기요양 1~3 등급으로 인정받은 중증장애 노인을 대상으로 서비스를 제공하고 있으며, 등급외자에 대해서도 보건소 방문건강관리, 사례관리 등의 서비스를 연계해 주고 있다.

② 최근 노인요양병원의 증가로 뇌졸중, 치매 등의 노인환자를 위한 전문진료와 재활서비스 등이 제공되고 있다.

(2) 향후 과제

① 노인인구가 급증하면서 노인의 복합적인 건강문제를 전담하는 일차의료의 강화와 노인의학전문의 등 새로운 전문의료인력 양성의 필요성이 꾸준히 제기되고 있다. 노인은 2개 이상의 만성질환을 복합적으로 가지고 있는 경우가 대부분으로 이들의 장애예방을 위한 건강증진사업의 새로운 패러다임이 요구되고 있다.

② 이에, 노인의 건강상태에 초점을 맞춘 건강검진 항목의 개발, 급증하는 노인의료비에 대처하기 위한 일차의료와 전문의료 강화, 의료와 장기요양, 복지 등을 연계해 주는 지역사회 중심의 통합적 보건의료체계를 수립하는 것이 필요하다.

3 정신보건

3.1 정신보건의 개념과 역사

1) 현대사회의 특성

현대사회의 특성으로 정신건강의 문제가 크게 논의되고 있다. 즉, 도시화와 산업화, 과도한 경쟁, 단절과 상실로부터 유래되어 질 수 있는 소외현상 등은 현대를 특징지우는 한 단면일 수 있으며, 현대사회가 갖는 물질주의적, 편의주의적, 자동화의 특성으로 인간성의 상실과 개인 병리, 가족 정신 병리, 나아가서 사회 병리적 현상을 초래할 수 있다.

근래의 건강 개념은 단지 질병이 없는 소극적 상태가 아니라 건강 유지나 증진을 위해 생활을 윤택하게 만들고 생산적인 삶을 추구하는 적극적인 상태인 것이다.

2) 개념

정신보건은 정신건강에 관한 보건을 포괄하며 정신건강의 회복, 유지, 증진에 필요한 모든 지식과 기술, 실천을 포함한다고 하겠으며, 그 범위는 개인의 정신적 건강의 유지와 증진 문제, 정신병적 결함으로부터의 회복을 위한 모든 문제가 취급된다.

3) 목적

정신보건의 목적은 첫째, 인간이 갖고 있는 타고난 재능과 능력을 적절하게 발휘하도록 하고 개인적으로나 사회적으로 적합한 적응을 할 수 있도록 하는 것이며, 둘째, 정신장애를 예방하여 건강한 사회를 이룩하고자 함이다.

3.2 정신장애의 요인

정신장애는 하나의 요인으로만 발생하는 경우는 드물며, 유전적, 심리적, 환경적 등의 다양하고 복잡한 요인이 상호작용하여 발병하는 경우가 많다.

정신보건의 역사

■ 고대시대

Hippocrates는 기질은 체액에 따라 다르다고 하면서 최초로 정신질환을 분류하려고 노력하였다. 그 당시 처음으로 정신신체(psychosomatic)라는 용어가 등장하였으나, 대부분의 사람들이 신체적 건강에 보다 큰 중점을 두었기 때문에 정신적 건강에 대한 고려는 지지부진한 경과를 보여주었다. 그 이후 중세시대에 이르러 정신질환은 신의 저주나 악령에 의한 것 혹은 죄에 대한 벌로 인식되었다. 따라서 그 당시 정신질환자에 대한 치료법은 인간적인 치료법과는 전혀 동떨어진 격리적, 형벌적 차원에서 잔혹하게 이루어졌다.

■ J. Weyer

정신장애에 대한 오랫동안의 역사적 시련은 16세기의 J. Weyer(1515~1588)에 의해 최초로 횃불을 들기 시작한 이후 인도주의적 치료는 여러 사람들에 의해 성숙단계에 들어서게 되었다. 소위 도덕 요법이라고도 불리우는 정신장애자의 인도주의적 배려는 P. Pinel(1745~1826), W.E. Tuke(1732~1822), V. Chiarugi(1759~1820) 등에 의해서 보다 개선되었고 근대 정신의학의 한 여명기를 열어 주었다.

■ 17세기

17세기에 들어서면서 영국과 프랑스에서는 정신질환자에 대한 정부의 관여가 제도적으로 시행되었으며 이들을 수용할 정신병원이 설립되었다. 한편, 18세기 말에 이르러 계몽주의 사상과 인간성에 대한 각성이 고조됨에 따라 서구 각국에서는 정신보건에 관한 개혁운동이 시작되었다.

■ Tuke & Pinel

정신보건에 가장 큰 영향을 끼친 사람은 영국의 Tuke와 프랑스의 Pinel이었다. 퀘이커 교도였던 Tuke는 기독교 정신과 합리적인 원칙에 입각해서 새로운 환경의 정신병 요양소와 정신병 치료법을 도입하였다. Pinel은 프랑스 혁명의 소용돌이와 전쟁의 와중에서 당시 정신병 치료에 보편적으로 이용되던 잔인한 방법 대신에 인간적인 대우가 더욱 효과적임을 확신하여 수많은 정신병자를 쇠사슬로부터 해방시켰다. 이러한 Pinel의 대담한 개혁은 정신보건 분야에서의 제1차 혁명으로 일컬어지고 있다.

■ Clifford Beers

정신보건에 대한 최초의 개념은 미국의 Clifford Beers(1876~1943)가 자신의 정신병원에서의 체험을 담은 『A mind that found itself』(1908)를 출판한 것을 계기로 이루어졌다고 보아야 하겠다.

■ Adolf Meyer & Beers

종래의 모든 개념을 정신보건적 개념으로 그 영역을 넓힐 수 있었던 이면에는 Adolf Meyer(1866~1950)의 이론적 근거가 도움이 되었다. Beers는 1908년 미국의 Connecticut주에 주정신위생협의회를 조직하고 정신건강 운동에 매진하였고, 정신건강의 유지, 정신질환의 예방, 정신질환에 대한 계몽 및 조기발견, 치료를 주장하여 현대적 정신보건사업의 발전에 크게 기여하였다.

■ 정신보건에 관한 법률

세계 각국에서 정신보건에 관한 법률이 잇달아 제정 공포되었다. 1960년에 이르러서는 전세계적으로 벌어진 인권운동과 1950년대에 제시된 지역사회보건 개념이 서로 결합하여 대형 정신병원, 수용소를 중심으로 격리 입원 차원에서 행해진 종래의 정신보건관리정책이 지역사회 중심의 정신보건체계로 전환되었다. 이를 일컬어 정신 분야에서의 제2의 혁명이라 부른다. 최근에는 세계보건기구(WHO), 유네스코(UNESCO), 국제적십자사 등이 중심이 되어 정신보건 문제를 중요한 항목으로 지정하고 이에 대한 각종 지원 및 연구사업을 진행하고 있다.

1) 유전적 요인

(1) 개인의 혈통조사, 가족 연구, 쌍생아의 연구 등이 높은 정신장애 발생률을 경고하고 있지만, 실제 열성이든 우성이든 유전인자가 증명된 질환은 극소수에 불과하다.
(2) 정신보건상의 유전 문제도 외부적 환경이나 여러 가지 조건에 의해 영향을 받음이 없이 오직 유전에 의해서만 정신장애 현상이 일어난다는 것은 위험한 결론일 수 있다.

2) 신체적 요인

(1) 뇌 조직의 손상에 의한 영구적 조직 손상
(2) 노인성 정신병
(3) 뇌혈관장애, 두부, 외상, 종양, 독극물의 중독, 진행 마비 등
(4) 임신에 의한 장애, 만성적인 피로, 감염, 내분비의 장애 등

3) 심리적인 요인

개인의 심리, 사회, 환경적 요인 등이 복합적으로 작용함으로써 일어나므로 어느 한 가지 요인에 의해서만 영향을 받는 것은 아니며, 다만 심리, 사회, 환경적 요인이 다른 어느 요인들 보다 강하게 영향을 주고 있다는 것이 지적되고 있다.

(1) 가장 중요한 것은 대인관계이다. 특히, 유아와 부모와의 관계, 특히 어머니와의 관계에서 형성되어지고, 5세 이전에 이루어진다. 이때의 어머니와의 관계는 미래의 모든 대인관계와 정신건강을 결정지우는 가장 기본적 관계가 된다.
(2) 욕구불만, 심리적 갈등, 공격심, 압력과 불안, 스트레스 등
(3) 사회적 관계속에서의 내적 갈등

4) 스트레스

(1) 신체가 어떤 외부자극에 대해서 보이는 비특이적 반응으로 여러 가지 원인으로 인한 마음의 부담과 고통을 받게 되는 심리적 부담의 모든 요인을 말한다.
(2) 스트레스 상태에 직면하면 대응하기 위한 적극적인 노력이 필요하다.
① **긍정적인 스트레스** : 자극의 효과가 있어서 분발이나 재도전의 계기

② **부정적인 스트레스** : 불안, 초조, 분노, 증오, 우울증, 기능장애 및 질환을 야기

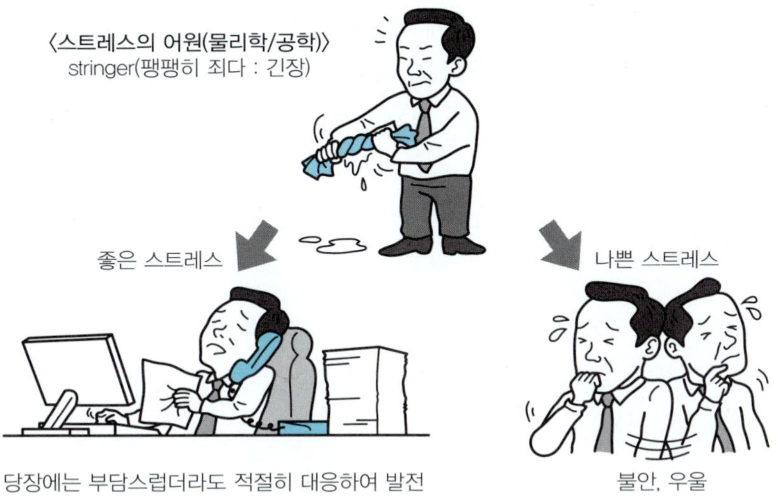

자료: http://paydma.blog.me/220250016045

스트레스의 증상

심리증상

불안, 걱정, 근심, 신경과민, 성급함, 짜증, 분노, 불만족, 건망증, 우유부단, 좌절, 탈진, 우울

신체증상

근골격 : 두통, 목이 뻣뻣해짐, 이갈이, 어깨통, 요통, 관절염 등

사지와 피부 : 손발이 차가움, 발한, 가려움증, 피부발진 등

심혈관 : 빠른 박동, 고르지 않은 맥박, 두근거림/현기증, 고혈압, 심근경색 등

호흡기 : 과호흡, 천식 등

기타 : 떨림, 장시간 앉아있지 못함, 백일몽, 수면장애(불면/과다수면, 악몽), 피로, 성기능장애, 면역력 감소(잦은 감기, 암의 악화 등), 뇌졸중 등

자료 : 허그인 심리상담전문센터

3.3 주요 정신질환의 종류

1) 지적장애

지적장애(mental retardation)는 정신발육지연으로 정신지체라고도 불리며, 18세 이전에 시작하는 발달장애 상태로, 지적, 인지적 능력에 뚜렷한 제한이 있고 일상생활을 제대로 수행하기 어렵다. 지적장애 자체가 질병은 아니다.

전 세계적으로 정신과 영역에서 가장 많이 쓰이는 진단 기준인 미국정신의학회의 정신장애의 진단 및 통계편람 제4판(Diagnostic and Statistical Manual of Mental Disorder-Fourth Edition: DSM-IV)에 따르면 정신지체의 진단 기준은 다음과 같다.

(1) 지적인 기능이 뚜렷이 평균 이하이다. 개인적으로 시행한 지능검사에서 대략 70 이하의 소견을 보인다(유아인 경우, 임상적인 소견에 의하여 평균 이하의 지적인 기능상태를 보인다고 판단될 때).

(2) 다음 항목 가운데 적어도 두 가지 항목에서 현재의 적응 기능 결함이나 장애를 동반한다.

- 의사소통, 자기-돌봄, 가정 생활, 사회적 기술과 대인관계적 기술, 지역사회 자원의 활용, 자기-관리, 기능적 학업 기술, 직업, 여가, 건강 및 안전

(3) 18세 이전에 발병한다.

2) 신경증

지적 기능의 장애 정도

- 가벼운 정도의 정신지체 : 지능지수 50~55에서 약 70까지
- 중간 정도의 정신지체 : 지능지수 35~40에서 50~55까지
- 심한 정도의 정신지체 : 지능지수 20~25에서 35~40까지
- 아주 심한 정도의 정신지체 : 지능 지수 20 또는 25 이하
- 정도를 세분할 수 없는 정신지체 : 정신지체라는 강한 심증은 있지만, 표준화 검사에 의해 지능을 측정할 수 없는 경우

신경증(neurosis)은 정신신경증 환자라고도 하며, 비현실적인 이상한 행동을 하는 사람을 가리킨다. 신경증은 욕구불만 · 갈등 · 억압 또는 불안 등으로 인한 심한 정신적 긴장 때문에 생기는 행동장애이다.

(1) 신경쇠약(Neurasthenia)

신경쇠약증은 지나친 스트레스로 인하여 불안증 · 정신신체증상 · 피로감 · 일반 적응 증후군이 나타나는 것을 말한다. 늘 지쳐서 의욕을 잃고, 우울하고 초조해지며, 정신집중을 하지 못한다.

(2) 불안신경증(Anxiety neurosis)

불안신경증은 신경쇠약증보다 한단계 진행된 상태로 지나치게 모든 일을 두려워하고 걱정한다. 예를 들면 친구나 돈을 잃을까 두려워하고, 혹시나 사고가 나서 다치지 않을까, 심지어는 얼마 못살고 죽지 않을까 두려워하고 걱정한다.

(3) 히스테리성 신경증(Hysterical neurosis)

히스테리성 신경증은 성격상의 기능장애이다. 배반을 당한 사람이 정신적 갈등을 해소하기 위한 일종의 적응현상이며, 신체적인 질병을 앓게 되거나 장애증상이 나타난다. 이때 나타나는 증상은 일부러 나타낼 수 없을 정도로 심하고, 기질적인 질병이나 장애가 있어서 나타나는 것과 비슷하지만 병원체 · 병변 · 생화학적 이상소견 등의 결함은 찾아볼 수 없다.

(4) 공포신경증(Phobic neurosis)

공포신경증은 어떤 대상에 대해 실제로 자기에게 아무런 위험성이 없다는 것을 의식하면서도 어떤 대상이나 상황에 대하여 몹시 겁을 내고 두려워하는 상태를 말한다. 이때의 증상으로서는 겁에 질려 기절하는 수도 있고, 가슴이 두근거리며, 진땀이 흐르고, 메스꺼워서 구역질이 나며 몸이 떨린다.

(5) 강박신경증(Obsessive-compulsive neurosis)

강박신경증은 공포증이나 강박의식과 행위로 스트레스와 불안감을 벗어나기 위해 원하지 않은 생각과 행위가 계속 반복되는 것이다. 예를 들면, 쓸데없이 돈 걱정, 질병과 죽음에 대한 걱정을 지속적으로 하며, 정도가 심하면 일상생활에 지장이 있다.

3) 정신질환(Psychosis)

정신질환은 신경증보다 더 심한 정신장애로, 정신 기능이 악화되어 개인적 능력이 저해되고 환각이나 망상 등 지각 이상이 생기며, 적응하지 못할 정도의 정서 변화가 일어나 정상적인 사회생활에 적응이 어렵다. 기질적 정신질환과 기능적 정신질환으로 구분된다.

(1) 기질적 정신질환(Organic brain system)

뇌손상 또는 뇌질환으로 인하여 뇌의 기능이 장애되어 지남력 · 기억력 · 계산력 · 지식 · 학습력 · 판단력이 없어 억누를 수 없는 따위의 뇌증상이 함께 나타나는 정신질환을 말한다.

(2) 기능적 정신질환(Function brain system)

뇌의 조직은 정상이나 기능이 비정상적인 상태로서, 정신분열증과 조울증이 대표적인 예이다.

① 정신분열증(schizophrenia)

정신분열증은 망상, 환청, 와해된 언어, 정서적 둔감 등의 증상과 더불어 사회적 기능에 장애를 일으킬 수도 있는 질환으로, 예후가 좋지 않고 만성적인 경과를 보여 환자나 가족들에게 상당한 고통을 주지만, 최근 약물 요법을 포함한 치료적 접근에 뚜렷한 진보가 있어 조기진단과 치료에 적극적인 관심이 필요한 질환이다.

다소 생소할 수 있는 '조현병(調鉉病)'이란 용어는 2011년에 정신분열병(정신분열증)이란 병명이 바뀐 것이다. 정신분열병(정신분열증)이란 병명이 사회적인 이질감과 거부감을 불러일으킨다는 이유로, 편견을 없애기 위하여 개명된 것이다. 조현(調鉉)이란 사전적인 의미로 현악기의 줄을 고르다는 뜻으로, 조현병 환자의 모습이 마치 현악기가 정상적으로 조율되지 못했을 때의 모습처럼 혼란스러운 상태를 보이는 것과 같다는 데서 비롯되었다. 아직까지 의료 현장에서 정신분열증이란 용어가 더 많이 사용되고 있긴 하나, 조현병 환자에 대한 인식의 변화와 함께 이 용어가 점차 정착될 것이다.

② 조울병(manic-depressive psychosis)

조울병은 기분장애의 대표적인 질환으로 삶과 존재에 대한 감정이 변화되는 정신질환이다. 몇 달 또는 몇 해 동안 우울증 또는 조증이 계속되는 수도 있고, 두 가지 증상이 교대로 나타나는 수도 있다. 일반적으로 조증에 이어서 우울증이 생기며, 우울증이 조증보다 오래 지속된다.

3.4 정신보건 문제

1) 자살 문제

자살은 공격적 충동성이 내재화함으로써 자신을 파괴시키는 것인데, 순간적인 충동성 때문에 오는 경우는 예견하기 어렵다. 자살빈도로 보면 여자가 많으나 성공률은 남자가 높다. 자살을 기도하는 사람의 약 1/6은 대체로 성공하는데 전체 자살의 약 1/3은 심각한 정신장애에 이환되어 있음이 밝혀지고 있다.

자살의 원인

① 정신분열증 같은 정신질환이나 심한 우울증
② 좌절, 상실, 삶의 보람을 잃어버릴 때
③ 신체적 장기 질환을 앓을 때
④ 특수한 목적으로 자신의 의지에 의해 자살하는 경우. 특히, 최근에는 과열된 입시 경쟁으로 인한 청소년의 자살이 증가하고 있어 사회 문제가 되고 있다.

2) 음주 문제

알콜은 일부 신경계통에 대해서는 억제 작용을 하고, 소량의 알콜 농도에서도 조정 기능에 영향을 주며, 판단 · 억제 등에 관여하는 뇌중추에 영향을 준다. 초기에는 쾌감을 느끼나 점차 음주량이 증가하면 판단력이 소실되고 자신감이 증가하여 착각을 일으킨다.

음주와 관련된 질병

① **간경화증(liver cirrhosis)**
알콜이 간경화증의 유일한 원인은 아니지만 많은 환자에게서 크게 작용하는 것만은 사실이다. 과잉 알콜과 식사 중 불충분한 단백질과 비타민이 간세포를 파괴시킨다.

② **코르사코프 증후군(korsakoff's syndrome)**
korsakoff 증후군은 사고를 관장하는 대뇌피질세포가 파괴되어 기억력과 복귀력이 상실된다.

③ **진전섬망(delirium tremens)**
음주를 많이 하던 사람이 금주를 하면 수일 내에 무의식적으로 머리, 손, 몸 등을 흔드는 진전현상이 오고 흔들흔들하며, 잠이 오지 않아 시간과 장소를 혼돈하게 된다.

3) 약물남용 및 중독 문제

(1) 약물남용의 정의

약물남용(drug abuse)이란 용어는 두통, 불면, 불안 등의 구체적 증상을 완화시키기 위하여 전문가의 도움없이 임의로 의약품을 사용하는 경우와 마약류 혹은 향정신성의약물(psychoactive drug)을 탐닉(addiction)하는 경우 모두를 포함하는 것이다.

(2) 약물남용의 문제점

우리나라 사람들은 약품 선호경향과 의존성이 강하다. 특히 강장제, 정력제의 남용과 통증이나 불안 등의 증상을 완화시키기 위하여 정확한 진단과 전문가의 도움없이 환자가 임의로 약품을 선택하고 사용하는 예가 흔한 것이 문제가 되고 있다.

(3) 약물 중독 현상

향정신성약물은 개인의 정상적인 두뇌 활동과 행동 및 현실 파악에까지 영향을 미치며, 계속적인 사용은 신체적 · 정신적 의존을 일으켜 중독현상을 가져오게 된다.

약물 중독자의 경우 약물 사용을 중단하면 약물의 종류에 따라 특유한 금단현상(abstinence syndrome)이 나타난다. 즉, 진통제의 경우는 자율신경계의 기능장애로 하품, 눈물, 콧물 등을 흘리며, 소름이 끼쳐 피부가 닭살처럼 되고, 또한 중추신경계의 자극으로 근육경련, 불면증, 고열, 고혈압 등이 생긴다.

(4) 약물 중독의 원인

① 개인의 사회의 부적응에 대한 불안, 오락의 결핍, 만성적 좌절감
② 청소년들이 자신들의 미숙함과 만용 및 반항의 표현
③ 연예인의 경우는 긴장감, 따분함, 고통 따위를 덜고 인위적으로 흥분을 돋구기 위하여 쓰임

(5) 약물 중독 예방

① 철저한 의약분업에 따라 의사의 처방(prescription)에 의해 약품을 쓰는 것
② 대부분의 약품이 약국을 통해 자유롭게 판매되고 있으므로 약물의 남용과 오용을 관리하는 것

4) 흡연 문제

흡연이 인간의 건강에 유해하다는 것은 담배성분 중에 함유된 유독물질 때문이다. 담배 중 가장 문제가 되는 화학물질은 타르(tabacco tar)인데 적어도 수백종의 화학성분이 농축된 갈색의 점성물질이며, 이중에는 방사성 성분도 포함된다. 또한 니코틴은 무색의 유독성분의 독성물질로 70mg 정도만으로도 평균 체중의 성인을 사망하게 할 수 있다.

이와 같이 담배에 함유되어 있는 니코틴, 타르, 일산화탄소 등의 화학물질은 각종 암 질환을 유발하거나 심장병을 비롯한 순환기계, 소화기계, 호흡기계, 신경계 및 내분비계 질환을 일으키는 요인이 되고 있다.

3.5 정신보건관리

1) 지역사회 정신보건

(1) 목표

지역사회 정신보건은 개인이나 집단의 혼란된 행동에 대처하고 또 감소시키기 위한 지역적, 정신의학적 노력을 목표로 한다. 정신건강의 혼란은 물론 개인의 치료적 과정을 통해 회복하는 것도 중요하지만 지역사회가 정신적 건강에 기여하는 바도 크다. 그래서 이러한 지역사회 정신보건의 목표를 실현하기 위해서 예방과 진단, 치료, 재활, 교육 등이 포함되어야 한다는 공통적인 주장이 있다.

(2) 참여자

지역사회 정신보건의 실천 요원으로서는 정신과 의사, 임상심리 전문가, 정신과 간호사, 사회사업 전문가, 사회학자 등이 한 팀을 이루고 지역사회의 자문가로서 지역사회 요원이 함께 참여하는 것이 바람직하다.

(3) 정신의학적 치료로서의 특성

① 그 대상 지역의 설정에서 공중보건학적 개념과 유사하다.

② 종합적인 서비스를 들 수 있다. 여기에 입원, 외래 환자의 치료, 응급 처치, 교육 프로그램, 상담, 재활, 연구 등이다.

③ 예방적 정신의학 개념인데 이 예방에는 크게 세 가지로 구분한다.

- **1차 예방** : 직접 정신질환을 초래하는 원인이 되는 요인을 제거하고 질병의 발생을 막는 것을 말한다. 실천적 방법으로는 상담 프로그램과 지역사회 요원의 교육, 지역사회인의 계몽 등이 포함된다.
- **2차 예방** : 질병이 발생하여 더 발전되는 것을 방지하고 조기진단과 치료를 통해 생산성의 제한을 방지하는데 있다. 위기 극복이나 응급 처치, 질병의 치료 등이 이에 속한다.
- **3차 예방** : 일단 정신장애를 회복시킨 후 잔존하는 능력의 감퇴와 제한성을 제거해 줌으로써 질병으로부터 받는 후유증을 감소시키는 것을 말한다.

(4) 정신보건관리 활동

지역사회에서의 정신보건관리는 정신장애인을 조기발견하고 치료하며, 정신장애를 예방하고, 정신질환의 치료 후 사회로의 복귀, 일반적인 건강증진, 재가환자의 지도와 치료 등이다.

2) 정신건강증진기관

(1) 우리나라 정신질환자 현황

국가정신건강사업은 전체 국민을 대상으로 한 정신건강 증진과 예방, 환경조성을 강조한다. 광역정신건강복지센터 17개소, 기초정신건강복지센터 246개소, 중독관리통합지

표 8-1 정신건강증진기관 · 시설현황 (단위 : 개소)

구분	기관수	주요기능
계	2,847	
정신건강복지센터	263	• 지역사회내 정신질환 예방 • 정신질환자 발견 · 상담 · 정신재활훈련 및 사례관리 • 정신건강증진시설 간 연계체계 구축 등 지역사회 정신건강사업 기획 · 조정
정신의료기관	2,109	• 정신질환자 진료, 지역사회 정신건강증진사업 지원
정신요양시설	59	• 만성 정신질환자 요양 · 보호
정신재활시설	356	• 병원 또는 시설에서 치료 · 요양 후 사회복귀촉진을 위한 훈련 실시
중독관리통합지원센터	60	• 중독 예방, 중독자 상담 · 재활훈련

자료: 2024년 정신건강사업안내

원센터 60개소가 설치 · 운영되고 있으며, 정신건강증진시설로는 정신의료기관 2,109개소, 정신재활시설 356개소, 정신요양시설 59개소가 운영되고 있다. 시 · 도 단위로 보면 정신의료기관은 서울시에 가장 많이 설치되어 있으며, 정신재활시설 또한 서울시에 가장 많이 설치되어 있다(표 8-1).

정신건강을 위한 10가지 수칙

1. 긍정적으로 세상을 본다. → 동전에 양면이 있다는 사실을 믿게 된다.
2. 감사하는 마음으로 산다. → 생활에 활력이 된다.
3. 반가운 마음이 담긴 인사를 한다. → 내 마음이 따뜻해지고 성공의 바탕이 된다.
4. 하루 세끼를 맛있게 천천히 먹는다. → 즐거움의 샘이다.
5. 상대의 입장에서 생각한다. → 다툴 일이 없어진다.
6. 누구라도 칭찬한다. → 칭찬하는 만큼 내게 자신이 생기고 결국 그 칭찬은 내게 돌아온다.
7. 약속시간에 여유있게 가서 기다린다. → 초조해지지 않아 좋고 신용이 쌓인다.
8. 일부러라도 웃는 표정을 짓는다. → 웃는 표정만으로도 기분이 좋아진다.
9. 원칙대로 정직하게 산다. → 거짓말을 하면 죄책감 때문에 불안해지기 쉽다.
10. 때로는 손해볼 줄도 알아야 한다. → 내 마음이 편하고 언젠가는 큰 것으로 돌아온다.

자료 : 보건복지부, 2014년 정신건강사업안내

4 모자보건

4.1 모자보건관리

1) 모자보건의 개념

(1) 개념

WHO 모자보건전문분과위원회(1952)의 정의에 의하면, "모자보건이란 모성의 건강유지와 육아에 대한 기술을 터득하여 정상분만과 정상자녀를 갖도록 하며 예측가능한 사고, 질환 그리고 기형을 예방하는 사업이다"라고 하였다.

(2) 중요성

유아의 건강은 모성의 건강에서 좌우되기 쉬운 것이므로 모성 및 유아건강의 보존 · 증진에 대해서는 일관된 대책이 바람직하며, 모자를 대상으로 보건지도 · 건강진단 · 의료 기타의 조치를 취하여야 한다. 그러므로 세계 각국은 국민보건의 가장 중요한 과제의 하나로, 각각 그 국력이 미치는 대로 모자보건에 힘쓰고 있다. 한국에서는 1964년부터 1,432개 면에서 시범 · 영구적인 모자보건사업을 벌인 바 있었고, 1967년에는 분만기구를 보급, 1973년에는 모자보건법이 공포되었다.

즉, 모성건강은 곧 태아의 건강이며 영아나 유아의 건강이기도 하고 더 나아가서 국민의 건강이기도 하다. 그러므로 모자보건사업은 국민건강을 위한 사업의 근원이라고 할 수 있다.

(3) 모자보건의 목표

WHO 모자보건전문분과위원회(1952)의 모자보건 목표는 다음과 같다.

① 모든 임산부들로 하여금 건강을 유지 · 증진하고 영유아 보건에 대한 지식을 습득시키며 정상분만 및 건강한 어린이를 출산하도록 한다.

② 모든 어린이로 하여금 가정 내의 건전한 환경에서 사랑과 보호를 받으며 성장하게 하고, 적당한 영양과 건강지도 및 효과적인 의료봉사를 제공해 주며 생활태도를 길러준다.

※ 그러므로 모자보건은 출생 이전과 이후의 모자에 대한 보건관리에 의하여 이환율과 사망률을 현저하게 감소시키고자 하는데 그 근본적인 목적이 있다고 할 수 있다.

2) 모자보건사업의 대상

모자보건사업의 범위는 대상 인구와 관련된 모든 보건서비스를 포함한다.

(1) 광의의 모성인구

광의의 모성인구는 초경이 시작된 여성에서 폐경에 이른 여성, 즉 모든 가임여성을 말하며, 보통 15세에서 49세 사이의 여성을 의미한다.

(2) 협의의 모성인구

협의의 모성인구는 현재 임신 · 출산 중인 여성, 출산 후 산욕기에 있는 여성, 그리고 수유 중인 여성, 즉 젖먹이 어린이를 갖고 있는 여성만을 말한다.

(3) 어린이 인구

어린이 인구는 넓은 의미로는 태아에서부터 사춘기에 이르는 남녀 모든 어린이를 말하지만 실제 사업에는 0세에서 14세까지의 어린이를 포함한다.

4.2 모성보건관리

1) 모성보건의 개념

모성은 전 여성을 의미하지만, 협의로는 사춘기에서 갱년기에 걸친 여성을 대상으로 하고, 모성 존중의 이념을 고양시켜 모성의 건강 유지 · 증진과 복지를 지향한 활동이 모성보건이다. 모성보건의 실시에 관해서 보건복지부는 미혼기 · 결혼전후 · 임신기 · 분만기 · 산욕기 · 수유기 이후로 구분하고 각기의 건강진단과 보건지도의 요령을 정함과 동시에 임신중독증에 대한 각종 사회보장 대책을 하고 있다.

2) 모성의 산전, 출산, 산후관리

(1) 산전관리

① 산전관리는 임신과 분만을 전후한 시기에 임신부를 관찰하고 교육하여, 임신과 관련하여 생길 수 있는 이상이나 임신에 영향을 줄 수 있는 이상이 있는지 알아보기 위한 것이다.

② 임신을 하면 생리학적으로 인체의 변화가 심하고 적절한 관리를 소홀히 하게 되면 유산이나 사산 또는 조산이나 태아 성장지연 등 여러 가지 위험이 초래되므로, 임신으로 인한 모성 및 주산기사망과 여러 가지 후유증은 철저한 산전관리를 함으로써 예방할 수 있다.

㉠ 주기적 검진

임신주수별로 정기검진을 통해 임부의 일반적 특성과 병력을 진찰받아서 반드시 기록해야 한다.

P·U·B·L·I·C·H·E·A·L·T·H

표 8-2 임신 주수별 정기검진 횟수

임신 주수	정기검진 횟수
임신 7개월까지	4주마다
임신 8~9개월	2주마다
임신 10개월	매주

주기적 검진 내용은 다음과 같다.

인적사항 및 가정환경	임부의 주소, 성명, 연령, 교육수준, 직업, 그리고 남편의 직업, 교육수준 등
마지막월경 시작월일	최종월경일을 통해 분만 예정일 확인
산과력	산과력을 정확하게 파악해 두는 것이 임신의 위험도 예측에 도움이 됨 과거 임신 횟수, 유산, 사산, 조산의 경험, 산후 출혈 및 감염증상, 임신중독증과 같은 합병증, 제왕절개술에 의한 분만 등 확인
기왕력	과거에 앓았거나 현재 앓고 있는 병, 특히 심장병, 고혈압, 신장병, 갑상선 기능 이상, 당뇨병, 결핵 등과 같은 임신으로 악화되거나 태아에 악영향을 미치는 질환이 있는지를 확인
가족병력	가족 가운데 선천성 기형, 유전성 질환, 당뇨병, 고혈압, 결핵, 간염, 매독 등 확인
직업력	X-선을 포함한 방사능이나 유해물질에 노출될 수 있는 직장에 근무했거나 현재 근무 중인지 확인
식사	식사의 양과 질 그리고 규칙성 확인
약물복용	현재 복용 중인 약물과 임신초기에 복용한 약물 확인
습관	흡연, 음주, 습관성 약물을 복용하는지 확인

㉡ 신체검진

- 키, 몸무게
- 혈압, 맥박수, 호흡수, 체온
- 구강 및 인두, 갑상선, 심장, 폐, 유방, 복부, 중추신경계, 골격, 사지, 직장검사
- 내진 : 자궁 크기, 골반 형태 및 구조물의 이상유무를 검사

㉢ 임상검사

- 혈액 검사 : 혈액형 및 Rh형, CBC, 혈색소, VDRL, 풍진항체 titer, B형 간염 표

식자, 식후 2시간 혈당치 검사

- 소변 : 단백뇨, 당뇨, 비중, 적혈구, 백혈구 검사
- 질 검사 : Pap smear(지난 6개월 내 검사한 적이 없을 때)와 임균 배양 검사

㉣ **산전관리 보건교육**

- 산전관리를 위한 진찰과 검사의 필요성과 방법에 대한 보건교육을 시킨다.
- 산전관리는 정기적으로 받는 것이 중요하며, 임신 첫 7개월까지는 4주에 1회, 8~9개월에는 2주에 1회, 그리고 마지막 달에는 매주 받는 것이 이상적이다.
- 임신이 진행됨에 따라 신체에 변화가 나타나므로 그 증세에 대해 설명해 주고 적절한 조치를 알려준다.

임신시 모체의 변화

① 무월경 : 예정일 이후 10일 이상 무월경
② 오심, 구토 : 임신 1~3개월 사이에 주로 아침에 나타나는 morning sickness
③ 빈뇨 : 자궁이 커짐에 따라 방광을 압박
④ 유방의 변화 : 유방이 커지고 유두와 유륜에 갈색의 색소침착이 생기고 분비선이 발달
⑤ 태동 : 임신 4~5개월에 처음으로 나타남
⑥ 복부증대 : 태아가 커짐에 따라 복부가 증대
⑦ 체중증가 : 임신 중 정상 체중의 증가는 10~14.5kg(평균 12kg)
⑧ 식욕증가 : 태아 발육에 따라 충분한 영양분이 필요하므로 골고루 소량씩 자주 섭취

(2) 출산관리

① 진통 및 분만

㉠ **진통**

- 처음 1시간은 2~3회 또는 4~5회이며, 진통의 지속시간은 10~15초이다.
- 시간이 경과할수록 진통은 길어져서 30~40초 계속되며 진통의 정도도 강하게 되고 진통 간격은 3~4분이 된다.
- 출산이 점점 임박해지면 1분 간격으로 오며, 진통 지속시간도 1분 정도가 되므로 아픈 시간과 쉬는 시간이 같아지게 된다.

진통의 3단계

- 제1기 : 진통 시작부터 자궁경이 완전히 열릴 때까지
- 제2기 : 자궁경이 완전히 열린후부터 태아의 분만까지
- 제3기 : 태아의 분만부터 태반이 나올 때까지

㉡ 이슬

- 산기가 가까워지면서 붉그스름한 혈성 분비물
- 이슬은 자궁구가 약간 열려 자궁구 부근의 난막의 일부가 벗겨져 그곳에서 피가 나와 이것이 분비물의 점액에 혼합된 것임
- 이슬은 출산이 시작되었다는 암시를 주는 것이며, 진통이 증가함에 따라 자궁구가 열려 혈액 같은 분비물이 증가

㉢ 정상분만 과정

분만 제1기	• 진통이 시작되어서 자궁구가 완전히 열릴 때까지의 시기로서 가장 불안하고 초조한 기간으로 초산부의 경우 12시간, 경산부의 경우 6시간이 소요 • 진통은 허리에서부터 복부로 전파되고 10~15분 간격으로 발생하며 점차 규칙적으로 빨라지고 강해져 말기에는 3~5분 간격으로 50~60초까지 진통 • 진통이 반복될 때 복식호흡을 하며, 식사는 유동식이가 좋고, 소변을 자주 보아 방광을 비우게 하여 산도를 넓혀주어 분만이 지연되는 것을 방지
분만 제2기	• 자궁경관이 완전히 열리고 태아가 나오기까지의 시기임. 자궁수축과 함께 복압이 강해지므로 진통이 올 때 같이 힘을 주어야 하며, 이 기간에는 금식하며 수분섭취를 위해 수액요법을 함
분만 제3기	• 태아만출부터 태반만출까지의 시기이며, 이때 태반이 완전히 만출되지 않으면 산후출혈의 원인이 됨 • 분만시 실혈량은 약 300cc. 만약 500cc 이상이면 출혈로 간주하여 처치

(3) 산후관리

산욕기까지 모체 건강관리가 중요하며 산욕기란, 산후 생식기가 임신 전 상태로 회복되는 시기로서 6~8주까지를 말한다.

① 자궁회복과 오로

㉠ 자궁은 분만 다음날부터 차차 적어지고 산후 1일이 되면 자궁질부는 원상회복이 되지만 자궁구는 원상회복이 되려면 약 4주가 걸린다.

㉡ 오로는 산욕기에 자궁내막의 조직들이 점차 자궁 내에서 배설되는 것이다. 분만 후 1~10일경까지는 거의 떨어져 나오나 태반 상 거의 3주 후에 상처가 아문다고 본다.

② 유즙분비

㉠ 분만 2~3일 후부터 초유가 생성되며 약 일주일 정도 분비된다. 이 초유는 진한 노란색의 액체로서 모체의 면역물질이 함유되어 있으므로 반드시 먹이도록 한다.

㉡ 유즙분비의 촉진을 위해 규칙적으로 수유를 하여 유방을 비워주고 충분한 수분과 음식을 섭취하도록 한다.

3) 모성사망의 개념과 주요 질병

(1) 모성사망

모성사망은 임신, 분만, 산욕에 관계되는 특수한 질병 또는 임신 합병증 때문에 일어나는 것을 말하며, 임신 중의 각종 감염병 감염, 중독사, 익사, 사고 등에 의한 사망은 포함되지 않는다.

모성사망 지표

$$모성사망률 = \frac{임신 \cdot 분만 \cdot 산욕으로\ 인한\ 모성사망수}{15\text{–}49세\ 여성수} \times 10{,}000$$

$$모성사망비 = \frac{임신 \cdot 분만 \cdot 산욕으로\ 인한\ 모성사망수}{연간\ 출생아수} \times 100{,}000(10만)$$

모성사망률은 15-49세 가임기 여성 10,000명당 모성사망수로 표시한다. 모성사망비는 출생아 10만명당 모성사망수로 표시하는데, 동일 인구집단 간의 비교가 아니므로 비율로 나타낸다.

(2) 모성사망의 주요 원인

모성사망의 주요 원인은 임신중독증, 출혈, 감염의 순서이며 영양상태, 출산력 조절, 산전관리와 분만 및 산후관리 등과 밀접한 관계가 있다.

① 직접적 모성사망률 순위

- 1순위 : 고혈압성 질환(임신중독증, 자간증)
- 2순위 : 출혈성 질환
- 3순위 : 자궁외 임신(유산)
- 4순위 : 감염증(패혈증, 산욕열)

② 간접적 원인

- 주로 심장질환, 악성종양, 신장질환 등의 악화에 의한 사망

※ 모성사망 시기는 주로 60~70%가 분만 후 사망이고, 분만 중 사망은 20% 전후, 분만 전은 20% 미만이었다. 한국의 모성사망률은 2003년 출생아 10만명당 15명, 2008년 8.4명으로 최저치를 기록한 이후 2011년 17.2명으로 급증했다.

(3) 모성의 주요 질병과 이상

① 임신중독증

임신중독증(toxemia)은 임산부 사망의 최대 원인이며, 특히 임신 후반기인 제8개월 이후에 다발하는 것으로 유산(流産), 조산(早産), 사산(死産) 및 주산기사망(周産期死亡)의 주요 원인이 되고 있다. 임신중독증의 주 증상은 부종, 단백뇨, 고혈압이다.

② 출혈

출혈(hemorrhage)은 임신 전반기(임신 제5개월 전) 출혈, 후반기(임신 제6개월 후) 출혈과 산욕기 출혈 등이 있는데 전반기 출혈은 자궁외임신, 포상기태 등에 의하는 경우가 있으며, 후반기 출혈은 전치태반, 태반조기박리 등에 의한 출혈이 있다.

③ 자궁외임신

㉠ 자궁외임신(ectopic pregnancy)의 대부분이 난관임신이지만 난소 및 복강임신이 있을 수도 있음

㉡ 자궁외임신의 원인은 임균성 및 결핵성 난관염과 인공유산 후의 염증 등이 원인이 되는 경우가 많으며, 이 경우는 난관 및 자궁파열 등에 의한 출혈과 극심한 복통을 호소하게 됨

임신중독 예방을 위한 주의사항

- 단백질과 비타민 충분히 공급
- 적당한 휴식과 겨울철의 보온에 주의
- 식염, 당질, 지방질의 과량 섭취를 금함
- 정기적인 건강진단

임신중독증의 개념

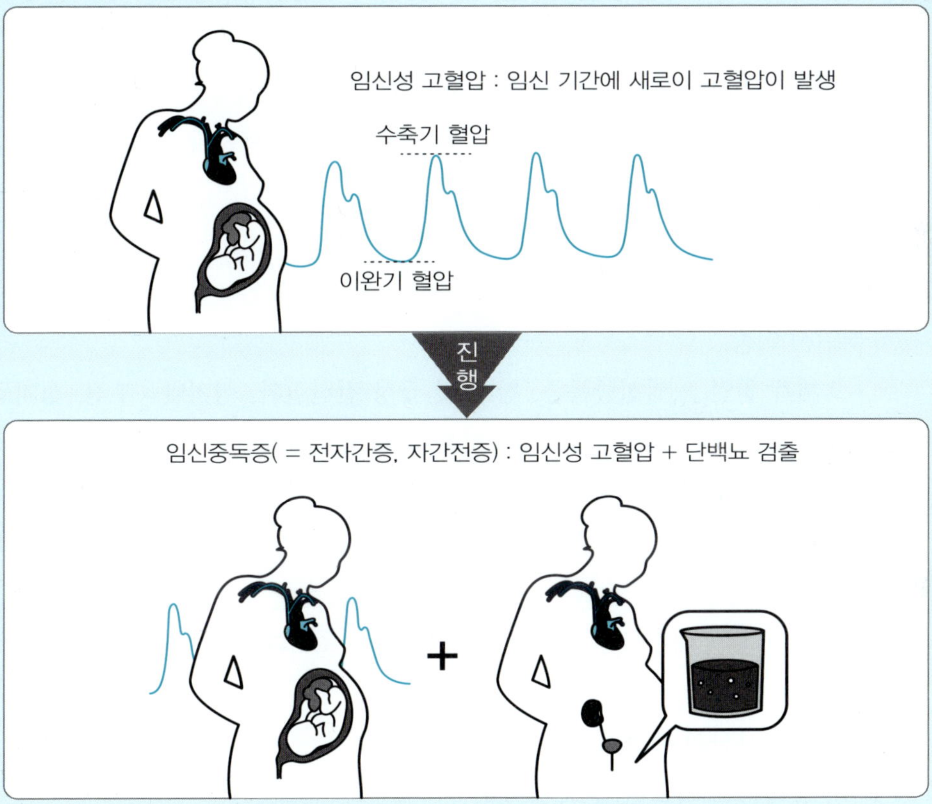

자료: 국가건강정보포털 의학정보

④ 산욕열 및 감염

㉠ 산욕열(puerperal fever)은 출산 6~8주 사이인 산욕기 감염에 의한 심한 발열현상을 말함

㉡ 자궁내막의 염증, 산도의 국소적 염증과 전신적인 균의 침입으로 발생하며, 38℃ 이상의 고열과 오한이 생기게 되는데, 근래에 와서는 항생제의 사용, 위생적 분만 등으로 산욕열은 상당히 감소되고 있으며 의학적 보호를 받는 선진국이나 도

시에서는 그 발생률이 극히 낮다.

⑤ 유산, 조산, 사산의 개념과 원인 및 예방대책

㉠ 유산의 개념

ⓐ 유산(abortion)이란 임신 7개월(제28주)까지의 분만

ⓑ 조산(prematurity)이란 임신 제28~38주 사이의 분만

ⓒ 사산(still birth)이란 죽은 태아를 분만하는 경우

- 정기산(定期産) – 임신 제39~42주 사이의 4주간 사이의 분만
- 과기산(過期産) – 임신 제42주 이후의 분만

㉡ 유산, 조산, 사산의 원인

ⓐ 분만전 이상

- 모체측 원인 – 임신중독증, 만성 및 급성 전신질환, 성기발육부진, 성기위치 이상, 과로 등을 들 수 있으며, 임부결핵, 임부심장질환, 당뇨병, 성병(매독), 빈혈 등으로 직접 · 간접의 영향을 받게 된다.
- 태아측 원인 – 기형, 발육이상, 태반이상, 양수과다 등이 유 · 조 · 사산의 원인이 된다.

ⓑ 분만시 이상 – 태위이상, 진통이상, 산도이상, 조기파수 등이 원인이 되고 있다.

㉢ 유산, 조산, 사산의 예방대책

ⓐ 임신중독의 조기발견 및 조기치료

ⓑ 급성 전신질환에 감염되지 않도록 하는 예방

ⓒ 정기적인 진료

ⓓ 난산자는 입원분만하도록 지도

ⓓ 산원증설 및 모성보건교육의 실시

ⓔ 과로를 피하고 적당한 휴식

4.3 영 · 유아 보건관리

1) 영·유아의 특성 및 성장

(1) 영 · 유아의 특성

영 · 유아는 신생아에서 유아기까지의 기간을 말하며, 출생 후 28일 미만을 신생아라고 한다. 또한 1년 미만까지를 영아라고 하고, 4세 이하를 유아라고 한다.

영 · 유아기에는 성장발육이 급격히 이루어지며, 질병에 대한 저항력이 적다. 영 · 유아기에는 신체, 언어, 인지발달의 모든 발달에서 적절한 환경이나 자극의 제공으로 경험을 주어 발달시켜야 하며, 긍정적 자아개념과 사회성을 발달시키도록 부모의 양육태도나 방식이 중요하다.

(2) 영 · 유아의 성장과 발달

① 개념

성장(growth)은, 세포수의 증가(hyperplasia)와 개개 세포의 크기가 증가(hypertrophy)하여 장기나 신체가 커지는 것을 말하고, 발육(development)이란, 세포 또는 기관의 기능이 성숙(functional maturation)되는 것으로 생리 기능, 감각 기능, 운동 기능 등이 향상되는 것을 말한다.

② 성장과 발달의 내적 · 외적 요인

성장과 발달 과정 중에는 수많은 내적, 외적 환경요인에 의해 영향을 받게 되고 신체적 성장에 영향을 미치는 요인은 생물학적인 내적 요인과 환경적인 외적 요인으로 크게 구분할 수 있다. 전자는 부모로부터 받는 유전인자와 내분비 기능 즉, 성장호르몬 티록신, 성호르몬 등의 분비 작용에 의하며, 후자는 영양섭취, 온도, 습도, 운동 등의 요인들이다.

(3) 영 · 유아의 영양

① 모유의 효과

모유 속에는 면역글로불린과 같은 항감염 물질이 들어 있어 각종 세균성 및 바이러스성 감염에 대한 저항성을 높여 준다. 특히, 초유에는 면역글로불린과 리소자임이 풍부하기 때문에 신생아에 있어서는 반드시 모유를 먹이도록 해야 한다.

② 보충식

㉠ 생후 4개월부터나 늦어도 생후 6개월부터는 철결핍성 빈혈이 나타나거나 성장이 지연이 될 수 있으므로 보충식을 주어야 한다. 보충식은 처음에는 사과나 귤같은 과일즙을 5cc 정도의 소량으로 시작하여 하루 1~2회 수유시간 사이에 주고 점차 횟수와 양을 증가시키며 다음에는 계란 노른자, 쌀가루, 콩가루 등으로 만든 묽은 미음을 추가하도록 한다.

㉡ 생후 6개월 쯤에는 이유식을 시작하여 곡물, 육류, 채소 등을 섞어 만든 암죽으로 서서히 수유를 대체한 후 고형식으로 바꾼다. 이유식은 성장에 필요한 영양공급을 위한 것이므로 모유량이 풍부한 경우에는 수유를 서둘러 중단하지 말고 적절한 보충식을 주면서 계속 모유를 먹이도록 한다.

2) 영아 사망

영아사망은 출생에서 1세 미만까지의 영아사망을 말한다. 또한 영아기는 생후 4주까지를 신생아기(neonatal period)로, 생후 28일부터를 후신생아기(post-neonatal period)로 분류하여 사망률을 분석하기도 하는데 이는 주요 사망원인이 다르기 때문이다.

선진국에서는 영아사망의 대부분이 신생아기에 일어나며, 특히, 전체 영아사망의 1/2 정도가 생후 1주 이내에 일어나고, 이들의 사망원인은 조산 또는 태내 성장지연에 의한 저체중과 관련된 것과 선천성 기형이다. 후신생아기에 일어나는 사망의 주요 원인은 영아급사증후군(sudden infant death syndrome), 선천성 기형, 폐렴, 사고 등이다.

이에 비해 개발도상국은 영아사망의 1/3 정도가 신생아기에 일어나며, 주요 사망원인은 선진국과 같이 저체중과 관련된 것과 선천성 기형 외에 폐렴과 같은 감염이 추가된다. 나머지 2/3 정도는 후신생아기에 일어나며, 주요 사망원인은 영양 결핍과 감염이다. 그러므로 개발도상국이나 후진국에서 영아사망률이 높으므로 단순히 영아의 건강수준뿐만 아니라 그 나라의 국민생활 수준, 문화수준을 나타내는 지표로 사용된다.

$$\text{영아사망률} = \frac{\text{당해연도 0세 사망아수}}{\text{당해연도 연간 출생아수}} \times 1{,}000$$

$$\text{신생아사망률} = \frac{\text{연간 생후 4주 이내의 사망수}}{\text{연간 출생아수}} \times 1{,}000$$

$$\text{후신생아사망률} = \frac{\text{연간 생후 4주에서 11개월 이내 영아사망수}}{\text{연간 출생아수}} \times 1{,}000$$

주산기란, 임신 28주부터 생후 7일까지를 말하고, 한해 동안 이 기간의 태아 및 신생아 사망수와 같은 해의 태아사망과 출생아를 합한 수의 비가 주산기사망률(perinatal mortality rate)이다.

$$\text{주산기사망률} = \frac{\text{임신 28주 이후의 사산아 + 생후 1주 사이의 총사망아 수}}{\text{어느 해의 출생아수 + 28주 이후 사산아 수}} \times 1{,}000$$

3) 보건대책

(1) 영유아 건강증진사업

영유아기는 평생에 걸쳐서 가장 빠른 성장과 발달을 보이는 기간으로 이 시기의 질환이나 사고는 일생동안 영향을 미치기 때문에 사고 예방을 위한 교육과 조기진단이 중요하다. 이에 보건복지부는 영유아 무료건강검진 사업을 시행하고 있으며, 이는 영유아의 건강관리를 위한 예방적 차원이자 자가 관리를 고양시키기 위한 취지이다.

(2) 예방접종

태아기나 생후 6개월까지는 모체로부터 받은 면역으로 약간의 저항력을 가지게 되나 대체로 질병에 대한 감수성이 높은 시기이므로 특정 질병에 대해서는 예방접종이 반드시 필요하다. 영유아기에 필요한 정기예방접종은 결핵, D.P.T., 소아마비, M.M.R., B형간염이며, 유아의 정기검진과 함께 규정된 방법과 시기에 접종하도록 한다(예방접종표 참고).

우리나라 만 6세 미만 영유아 무료건강검진

2007년부터 11월 15일부터 만 6세 미만 영유아는 누구나 총 5차례에 걸쳐 본인부담 비용이 전혀 없는 건강검진을 받을 수 있다. 검진 시기는 4개월, 9개월, 18개월, 30개월, 5세 총 5차례이며 18개월과 5세에는 구강검진도 포함된다. 구체적인 검진 항목은 모든 검진 시기마다 각 시기에 특화된 문진(시각 · 청각 문진 포함)과 진찰, 신체계측(신장 · 체중 · 두위)을 실시하고, 2~3종의 건강교육과 발달평가 및 상담(4개월 제외)을 실시하는 것으로 구성됐다.

건강교육은 기본적으로 모든 시기에 안전사고예방과 영양 교육을 실시한다. 4개월의 경우 영아급사증후군의 예방 차원에서 수면자세 교육, 9개월의 경우 젖니의 위생관리를 위해 간단한 구강 교육, 5세의 경우 취학을 앞두고 아이의 정서 상태와 사회성 정도를 점검하기 위한 취학 전 교육이 이뤄진다. 영유아 건강검진을 받고자 하는 대상자는 11월 각 가정으로 발송된 건강검진표를 통해 각 시기별 검진이 가능한 기간을 확인한 후, 가까운 영유아 건강검진기관을 방문하면 된다. 영유아 검진기관은 종별에 관계없이 보건복지부가 승인한 영유아 검진의사 교육을 이수한 후, 영유아 검진기관으로 신청한 의료기관이다. 검진 가능기간 및 가까운 검진기관을 국민건강보험공단 홈페이지 및 콜센터를 통해 확인할 수 있다. 구강검진은 치과 병 · 의원 어느 곳에서나 가능하다.

자료: 국민건강보험공단

표 8-3 영유아 건강검진 시기와 항목

검진시기			항목
4개월	건강검진	생후 4~6개월	문진 및 진찰, 신체계측, 건강교육
9개월	건강검진	생후 9~12개월	문진 및 진찰, 신체계측, 발달선별검사 및 상담, 건강교육
18개월	건강검진	생후 18~24개월	문진 및 진찰, 신체계측, 발달선별검사 및 상담, 건강교육
	구강검진	생후 18~29개월	구강문진 및 진찰, 구강보건교육
30개월	건강검진	생후 30~36개월	문진 및 진찰, 신체계측, 발달선별검사 및 상담, 건강교육
42개월	건강검진	생후 42~48개월	문진 및 진찰, 신체계측, 발달선별검사 및 상담, 건강교육
	구강검진	생후 42~53개월	구강문진 및 진찰, 구강보건교육
54개월	건강검진	생후 54~60개월	문진 및 진찰, 신체계측, 발달선별검사 및 상담, 건강교육
	구강검진	생후 54~65개월	구강문진 및 진찰, 구강보건교육
66개월	건강검진	생후 66~71개월	문진 및 진찰, 신체계측, 발달선별검사 및 상담, 건강교육

자료: 국민건강보험공단

[참고문헌]

국가건강정보포털 의학정보(http://health.mw.go.kr/)

메디컬타임즈뉴스, 건정심 위원들도 놀란 모성사망률 이 정도일 줄이야(2013.6.21.) URL: http://www.medicaltimes.com/Users4/News/newsView.html?ID= 1083955 [accessed 2017-08-31]

보건복지부 (2024), 정신건강사업안내 2024, 보건복지부

보건복지부 (2019), 통계로 보는 사회보장 2018, 서울: 보건복지부

양경희, 공은숙 등 (2014),『학교보건(2판)』, 서울: 현문사

이주열 (2016),『공중보건학(3판)』, 서울: 군자출판사

통계청, 장래인구추계: 2015~2065년, 보도자료 2016년 12월 8일자

통계청, http://kosis.kr/statHtml/statHtml.do?orgId=101&tblId=INH_1B81A17&vw_cd=MT_GTITLE01&list_id=101&seqNo=&lang_mode=ko&language=kor&obj_var_id=&itm_id=&conn_path=MT_GTITLE01

e-나라지표, https://www.index.go.kr/potal/main/EachDtlPageDetail.do?idx_cd=1430&param=001

P·U·B·L·I·C·H·E·A·L·T·H

찾아보기
Index

ㄱ

감수성 숙주 72
감염 70
감염경로 71
감염병 70
감염원 71
거미줄(원인망) 모형 42
건강결정요인 5
건강위해성평가 284
건강증진 6
건강증진학교 385
건강평가 379
검역 86
계급제 191
계층의 원리 185
공공성 175
공중보건학 22
과학성 176
과학적 연구 42
교육성 176
국가손상조사감시사업 144
국가승인통계 65
국가암관리사업 137
국민건강영양조사 373
귀속위험도 51
근로강도 336
기생충 질환 102
기술성 176
기온역전 304

ㄴ

녹조 317

ㄷ

단면조사 연구 46
대표관료제 191

ㅁ

만성 감염병 96
만성질환 112
만성콩팥병 예방관리사업 136
말더스주의 246
면역 79
명령통일의 원리 185
모집단 56

ㅂ

법정감염병 82
베버리지 보고서 210
변수 57

병원소 74
병원체 72
병인 39
보건교육 232
보건기획 192
보건복지부 177
보건영양 354
보건지표 58
보건통계 56
보건행정 168
보험급여 215
봉사성 175
부영양화 316
분석역학 46
분업의 원리 185

ㅅ

사회성 175
산성비 305
산업보건 334
산업재해 337
상대위험도 51
상환제 216
생활오염 298
성층현상 317
세계보건기구 200
손상관리 138
수레바퀴모형 41
숙주 40
스모그 305
식품안정성 369
식품의약품안전처 180
신뢰도 51
신말더스주의 247
실적주의 190
심뇌혈관질환 예방관리사업 131

ㅇ

아토피 · 천식 예방관리사업 137
안정인구론 248
역학 38
역학적 연구 42
열섬현상 304
엽관주의 190
영양플러스 사업 374
예방관리 115
오존층 파괴 305
온실효과 305
온열요소 269
온열지수 271
유병률 114
응급처치 147
의료기관 기반 손상감시 145
의료보장 208
일차보건의료 30
임의급여 225

ㅈ

적정인구론 247
전파 76
제3자 지불제도 216
조장성 176
조정의 원리 185
조직이론 184
지렛대 이론 41
지역사회 통합건강증진사업 15
지역사회기반 중증외상조사 146
직업공무원제 190
직위분류제 192
진료비 지불제도 217
질병관리청 179
질병발생 3원론 40

ㅋ

코호트 연구 48

ㅌ

타당도 50
통솔범위의 원리 185

ㅍ

표본 56
필수예방접종 84

ㅎ

하인리히(Heinrich) 법칙 338
환경 40
환경보건 276
환경보건관리 284
환경성질환 288
환자 – 대조군 연구 47
환자의뢰체계 226

A

Attributable risk 51

C

Career civil service system 190
Career–based system 191
Case–control study 47
Clark 40
Cohort study 48
Cross–sectional study 46

D

Determinants of Health 5

E

Environmental diseases 288
Eutrophication 316

F

Food security 369

G

Gordon 41

H

health education 232
health indicator 58

I

Immunity 79
Infection 70

K

Kramer 41

M

Macmahon 42
Mausner 41
Merit system 190

P

PHC 30
Population 56
Position-based system 192
Primary Health Care 30
Primary prevention 116
Principle of coordination 185
Principle of division of work 185
Principle of hierarchy 185
Principle of span of control 185
Principle of unity of command 185
public health 22
Pugh 42

R

Referral pathway 226
Reimbursement 216
Relative risk 51
Representative bureaucracy 191
Reservoir 74
Route of transmission 71

S

Sample 56
Secondary prevention 116
Source of infection 71
Spoils system 190
Stratification 317
Susceptible host 72

T

Tertiary prevention 116
The third party payment 216

Transmission 76

V

Validity 50
Variable 57

W

Water Bloom 317
WHO 200
World Health Organization 200

숫자

1차 예방 116
2차 예방 116
3차 예방 116

공저자 소개

- 이규식　연세대학교 보건행정학부 명예교수
- 김미정　부천대학교 보건의료행정과 교수
- 김채봉　재능대학교 보건의료행정과 교수
- 박남수　협성대학교 보건관리학과 교수
- 오지영　한국폴리텍대학 서울강서캠퍼스 보건의료정보과 교수
- 전상남　동양대학교 의무군사학과 교수
- 현숙정　백석예술대학교 보건행정전공 교수
- 황성완　백석예술대학교 보건행정전공 교수

공중보건학〈제5판〉　　값 29,000원

2015년 3월 6일 제1판 1쇄 발행
2025년 1월 10일 제5판 1쇄 발행
2026년 1월 30일 제5판 2쇄 발행

공 저 자 : 이규식 · 김미정 · 김채봉
박남수 · 오지영 · 전상남
현숙정 · 황성완
발 행 인 : 주 영 일
발 행 처 : 계 축 문 화 사

서울특별시 종로구 통일로12길 16-17
우편번호 03029
TEL : 735-2257 · 738-9746
FAX : 723-9025
E-mail : gyechuk@hanmail.net
홈페이지 : http://gyechuk.co.kr
1973. 10. 31 등록번호 제300-1973-8호
ISBN 978-89-5629-795-8　93510